神经系统疾病定位诊断

（第 4 版）

安德仲　编著

人民卫生出版社

图书在版编目（CIP）数据

神经系统疾病定位诊断 / 安德仲编著．—4 版．—北京：人民卫生出版社，2018

ISBN 978-7-117-26653-6

Ⅰ. ①神…　Ⅱ. ①安…　Ⅲ. ①神经系统疾病 - 诊断 Ⅳ. ①R741.04

中国版本图书馆 CIP 数据核字（2018）第 093922 号

神经系统疾病定位诊断

第 4 版

编　　著：安德仲
出版发行：人民卫生出版社（中继线 010-59780011）
地　　址：北京市朝阳区潘家园南里 19 号
邮　　编：100021
E - mail：pmph @ pmph.com
购书热线：010-59787592　010-59787584　010-65264830
印　　刷：北京虎彩文化传播有限公司
经　　销：新华书店
开　　本：850 × 1168　1/32　　**印张：**18.5
字　　数：480 千字
版　　次：1975 年 3 月第 1 版　　2018 年 6 月第 4 版
2023 年11月第 4 版第 4 次印刷（总第24次印刷）
标准书号：ISBN 978-7-117-26653-6/R · 26654
定　　价：52.00 元

本书于20世纪70年代由张葆樽教授与编者合编，谨以此书献给张葆樽教授以示怀念。

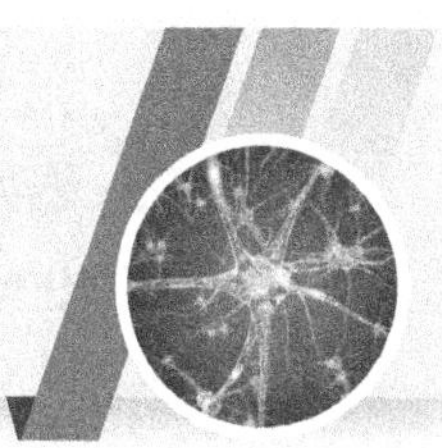

前　言

《神经系统疾病定位诊断》首版于20世纪70年代出版，至今已有40余年。多年来该书深受广大读者喜爱与阅读，尤其对于拟学神经内科的医师或内科医师欲转入神经内科者，确实起到了桥梁作用。为了使该书更加实用，承蒙人民卫生出版社要求进行第四次修订。

本次修订在第3版基础上依据实用性、科学性和先进性的原则进行增补与改写。当前影像学虽然对神经系统疾病诊断有所帮助，但原编著者之一张葆樽教授生前特别强调临床实践的重要性，因为神经解剖学知识与临床实践结合起来，再附以影像学检查，避免了某些疾病的误诊。因此，此次修订增补了简述神经元的生理解剖，以及神经元传递信息的机制、神经纤维髓鞘形成和其生理功能，作为理解脱髓鞘疾病的病理学基础知识。另外，改写了脊髓病损后"传导束型障碍"各节段病变的定位、定性诊断的临床表现和体征。

在修订过程中虽然参考了有关神经解剖学、神经病学及其他相关文献，但限于编者知识水平有限，恐有遗漏与错误，敬请同道或读者予以赐教指正。

编著者

2018 年 4 月

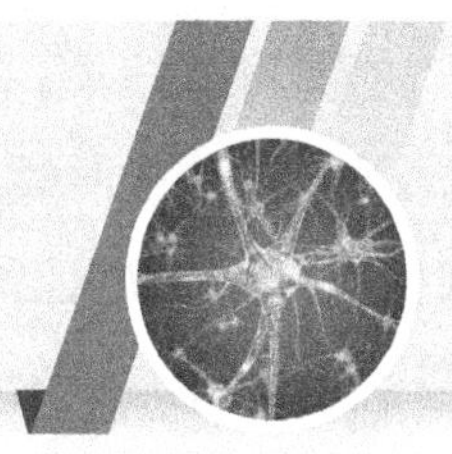

第 3 版前言

自从 1956 年编者之一张葆樽翻译俄文特里乌莫夫的《神经系统疾病定位诊断》一书匆匆已过去了 50 年,后来因缺少原著,改为编写,写进去了我们自己看病的体验,编入了部分我们做过尸检的病例内容,那时认为"看图识字"定位诊断很难,目前各医院尸检工作已很困难,原来这些资料就显得更加宝贵。现在再版再次加入部分我们做过的尸检资料,供大家参考。

虽然现在随着新技术的飞速发展,特别是影像学的发展在某些时候定位诊断变得很容易,但影像学并不能代替临床定位时复习神经生理解剖知识。影像资料可以复查,但不如定位知识使我们随时复习解剖生理知识。而且,如果影像检查没有事前的基本定位可以增加影像检查的盲目性,如果将脊髓病变患者做了脑的 MRI 或者将脊髓胸段病变做了颈段 MRI 则不仅浪费检查费用而且会造成误导,而且我们确实遇到一些患者临床有体征影像无所见或影像发现异常信号而临床并无体征,因此解决临床问题不认真查体是绝对不可行的。

这次修订有机会阅读了 Duus P 翻译的《神经病学定位诊断》(*Topical Diagnosis in Neurology*(1983))一书,适宜引用会增加我们的理解。我们还参阅了 ТриумФов А. В 原版俄文第五版。这次修订主要参考了这两本原著,更重要的是引用了我们自己前几年做的病理工作。原来我们做病理工作的时候,黄克维教授还在世,每一次尸检他都亲临现场指导我们,验证我们定位诊断的正确性,在检查大脑前他总是让我们做定位诊断,切脑时让我们自己看我们的定位诊断是否正确,以便加深认识。这次修订的主要根据就是这些,希望能通过修订共同提高认识。

本书第3版修订过程中还参阅了国内、外有关神经系统解剖学、神经系统疾病诊断、神经病理学、神经影像学等专著和大量的期刊文献,限于本书的篇幅未能一一列出,望作者予以谅解并表示诚挚的谢意。

本次修订虽然我们本着实用性、科学性、先进性的原则,但是由于水平所限,遗漏、错误等在所难免,敬请同道和读者指正。

编著者

2006年6月于北京

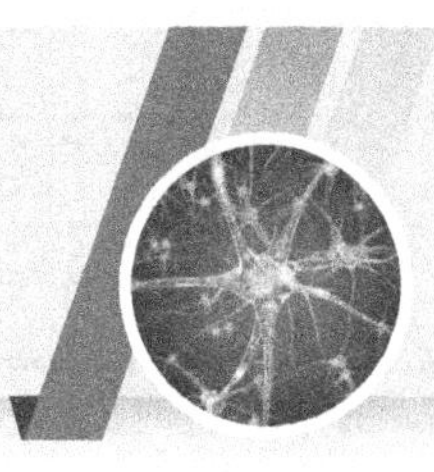

目　录

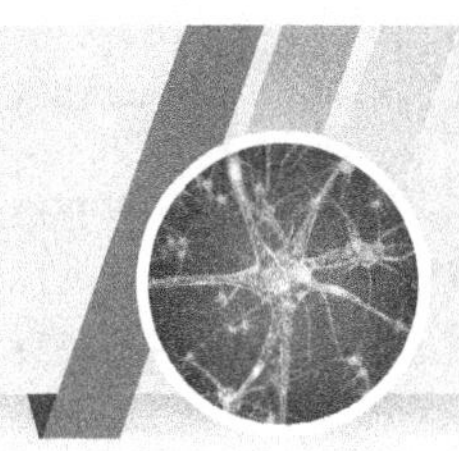

第一章

概　　论

一、神经元简述

神经元都具有胞突,是从胞体伸出长短不等的突起。胞突按其形状分为两种:一种是呈树枝状短突,称为树突;另一种为细长的单突,称为轴突。每一个神经元可有多个树突,但只有一个轴突。轴突的长短因不同神经元而异,长者可达 1m 以上,短者仅有 10μm。延长的轴突被施万细胞或髓鞘包裹,构成神经纤维,神经纤维末端分布在相应组织或器官中,称为神经末梢。神经纤维传导方向即树突接受刺激后,把冲动传递给胞体,轴突则把冲动自胞体传出。

(一) 神经纤维

神经纤维是神经细胞突起的延长部分,主要由轴突及套在它外边的鞘结构所组成。中枢神经系统内的鞘状结构则由少突胶质细胞形成。周围神经系统的鞘状结构则由施万(Schwann)细胞形成。不同的轴突分别被这两种细胞反复包绕构成髓鞘,神经元胞体部分则不被以上两种细胞包绕(个别部分例外)。包有髓鞘的神经纤维,称为有髓纤维。有些轴突仅被施万细胞包裹,但不反复包绕,因而不形成髓鞘,称无髓纤维。在显微镜下观察神经纤维的构造，如一条周围神经的有髓纤维可分成轴突（轴索）、髓鞘和施万鞘三部分。在轴突的外层包有髓鞘，髓鞘外层又包有施万鞘。这种结构很像电线或绝缘的导线。

有髓神经纤维，其髓鞘并不是连续的，但是每隔一定的距离有一处间隔，形成郎飞结（node of Ranvier），此处较狭窄，轴突呈半裸露状。在两个郎飞结之间有完整的施万鞘（Schwann sheath），和髓鞘包裹的一段，称为结间段，每一个结间段由一个施万细胞包绕（图 1-1）

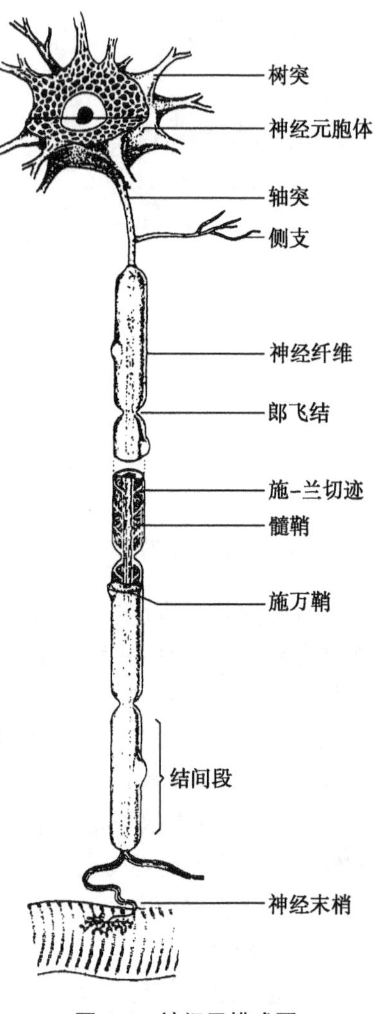

图 1-1 神经元模式图

（二）髓鞘的形成

周围神经的髓鞘是由施万细胞的膜卷绕而成的。在髓鞘形成过程中，开始轴突先贴附在施万细胞膜表面，在此处逐渐凹陷并出现纵沟，轴突陷入沟中。随后纵沟两侧的胞膜彼此结合，形成双层系膜，称为轴系膜，轴突逐渐被包在细胞内。无髓神经纤维仅停留在此阶段。当轴突膜不断延长，包裹着轴突做螺旋状环绕时，即形成髓鞘，称为有髓神经纤维。无髓鞘的神经纤维，称为无髓神经纤维，其轴突外面直接被施万鞘包裹，但胞膜不做反复卷绕，故不形成髓鞘的板型结构（图 1-2）。

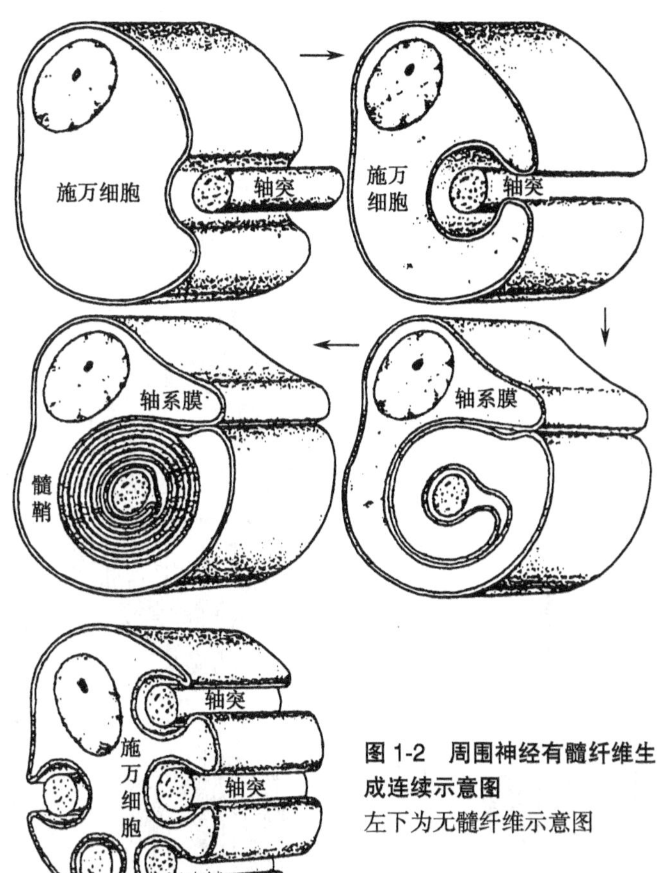

图 1-2 周围神经有髓纤维生成连续示意图
左下为无髓纤维示意图

中枢神经纤维髓鞘形成是由于少突胶质细胞的突起接近神经元轴突，轴突末端扩展成扁平薄膜，包裹轴突并反复环绕，与周围神经纤维髓鞘形成的过程大致相同。少突胶质细胞的数条突起可以包绕数条轴突，所以每个细胞也可以包绕数条轴突，因此每个细胞也可以包绕几个结间段(图 1-3)。

许多神经束集合成神经干，其外膜是结缔组织，称为神经外膜。各神经束外膜的结缔组织称为神经束膜。神经束有很多神经纤维，神经束膜进入束内分布于神经纤维之间，形成神经内膜(图 1-4)。

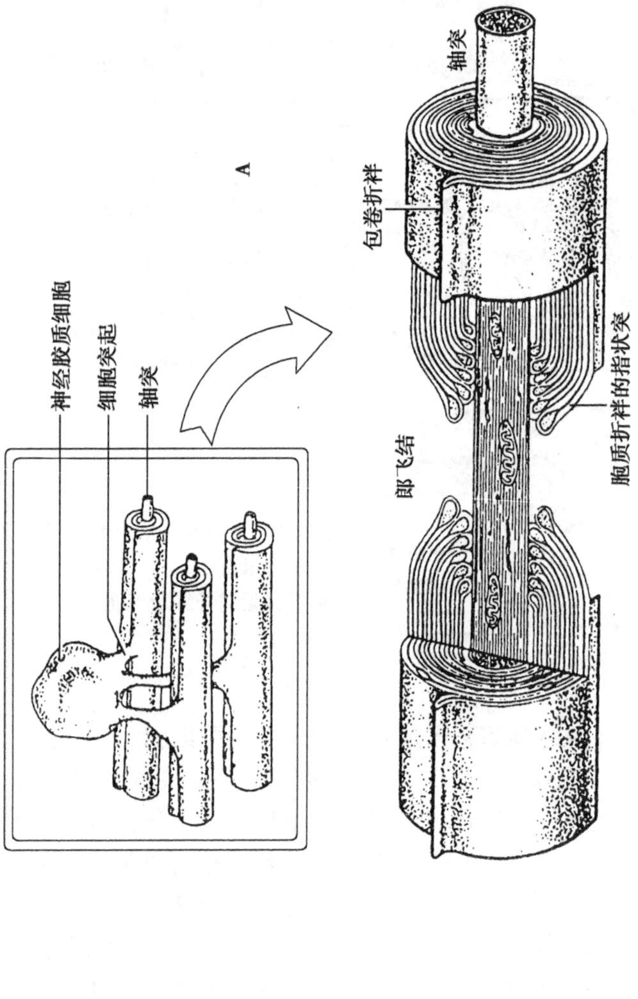

神经胶质细胞

细胞突起

轴突

A

包卷折袢

郎飞结

轴突

胞质折袢的指状突

图 1-3 两种有髓神经纤维的电子显微镜观察模示图形成的两种不同方式

A 图为中枢神经系统的有髓纤维，少突胶质细胞胞突完全环绕包卷轴突

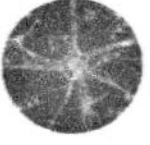

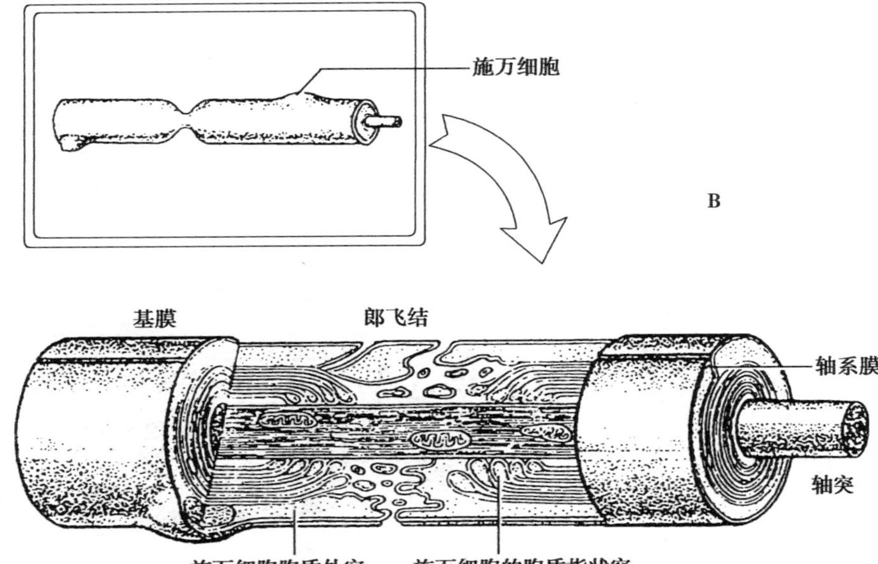

图 1-3(续)

B 图为周围神经的有髓纤维,轴突先陷入施万细胞内,再反复包卷而成。显有外轴系膜

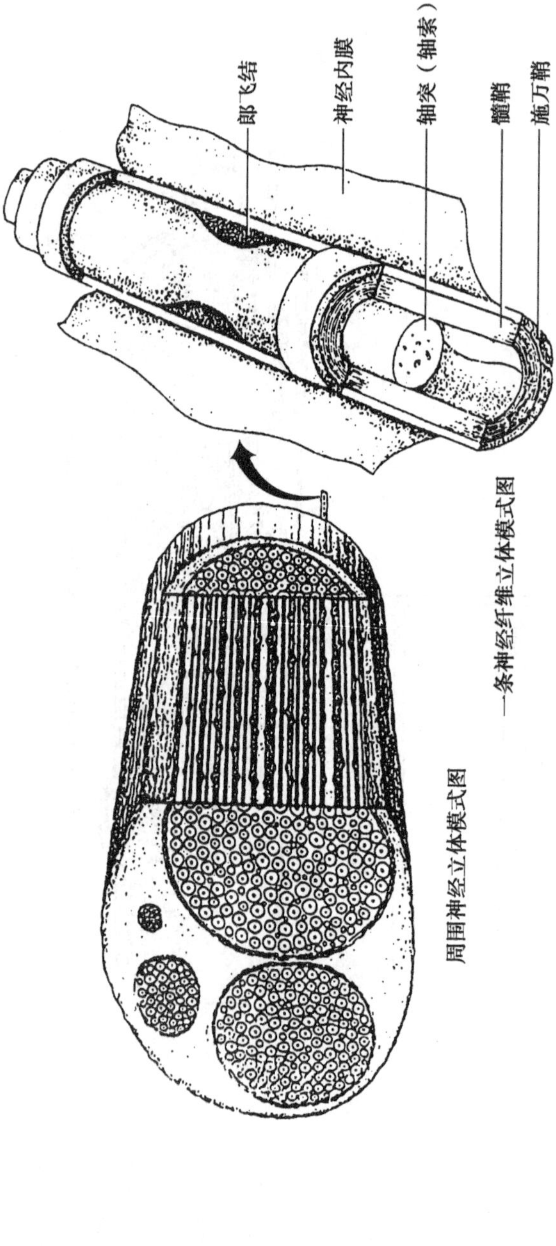

周围神经立体模式图
一条神经纤维立体模式图
郎飞结
神经内膜
轴突（轴索）
髓鞘
施万鞘

图 1-4　周围神经及其神经纤维结构图

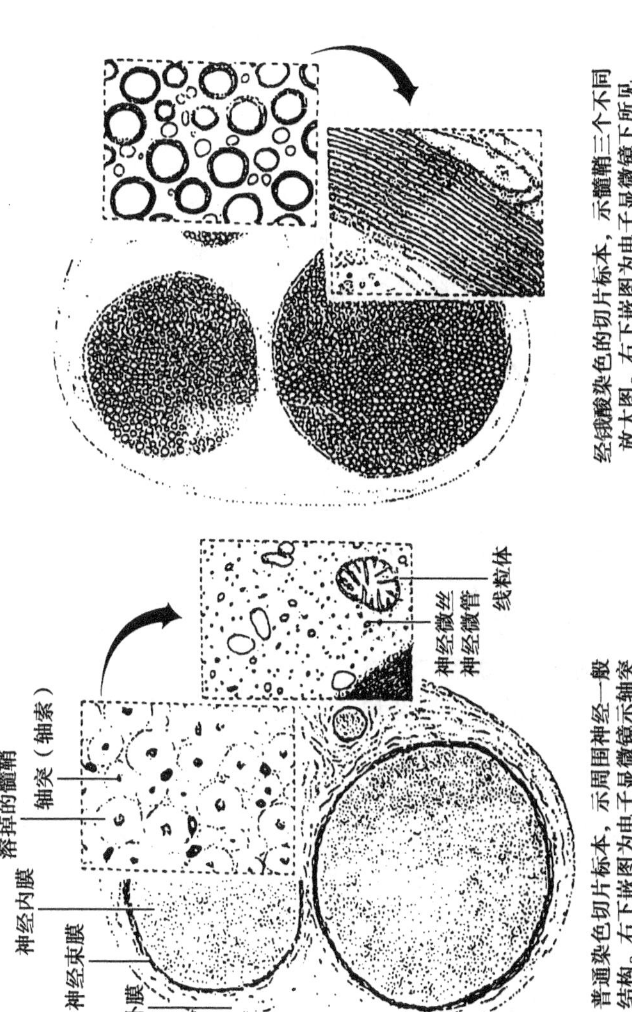

普通染色切片标本，示周围神经一般结构。右下嵌图为电子显微镜示轴突

经锇酸染色的切片标本，示髓鞘三个不同放大图。右下嵌图为电子显微镜下所见

图 1-4（续）

髓鞘的化学成分：蛋白质占干重的22%，脂类占干重的78%。脂类包括胆固醇、神经鞘磷脂、脑苷脂和神经节苷脂（后三者合称神经鞘磷脂），而不含脂化胆固醇。蛋白质包括碱性蛋白质、脂蛋白、糖蛋白、膜蛋白和代谢所需的转换酶等。

（三）髓鞘的生理功能

髓鞘的生理功能是保护轴突（或称轴索），帮助传导神经冲动，并具有绝缘作用。髓鞘的形成及其结构的维持不仅依赖于施万细胞或少突胶质细胞，而且也有赖于轴突的完整和充足的血液供应系统。当轴突遭到病损破坏时，其髓鞘也要脱落。如果没有轴突存在，少突胶质细胞或施万细胞也不能形成髓鞘。总之，髓鞘的形成依赖于轴突的完整、少突胶质细胞、施万细胞和充足的血液供应。

各种有害因素均可引起白质典型的髓鞘脱失性变性反应。它可以是多种神经系统疾病如感染、中毒、退行性变或营养缺乏状态的继发性表现。但在神经系统疾病中，尚有一类病因不十分清楚而原发病变在髓鞘的疾病，临床称此为脱髓鞘疾病。本类疾病包括多发性硬化、视神经脊髓炎、同心层型轴周性脑炎、急性播散性脑脊髓炎、弥散性轴周性脑炎、脱髓鞘周围神经疾病等。

（四）神经元的联系与突触

神经系统脑的中枢神经和脊髓内聚集大量的神经元，每一神经元虽然其结构和功能是一个单位，但并不是孤立存在的，更不能单独完成神经系统的功能活动，而是许多神经元相互衔接，密切联系，共同完成其功能活动。一个神经元发出的冲动，可以传递给多个神经元，而一个神经元也可以接受多个神经元传导的冲动。神经元之间的联系仅是彼此接触，并不是细胞质的沟通，其接触点称为突触。

突触由突触前、后两部分组成，树突或胞体属突触后成分，或称后膜，轴突终末或其侧支的终末，属突触前成分，或称前膜。突触前、后成分接触部位之间有一条裂缝存在，称突触间隙（synaptic cleft）。突触前成分含有大量突触囊泡（synaptic vesicle)，其中储存和释放递质通过突触间隙，将信息传递至突触后成分的突触后膜上(图 1-5)。如上所述的神经终末与非神经

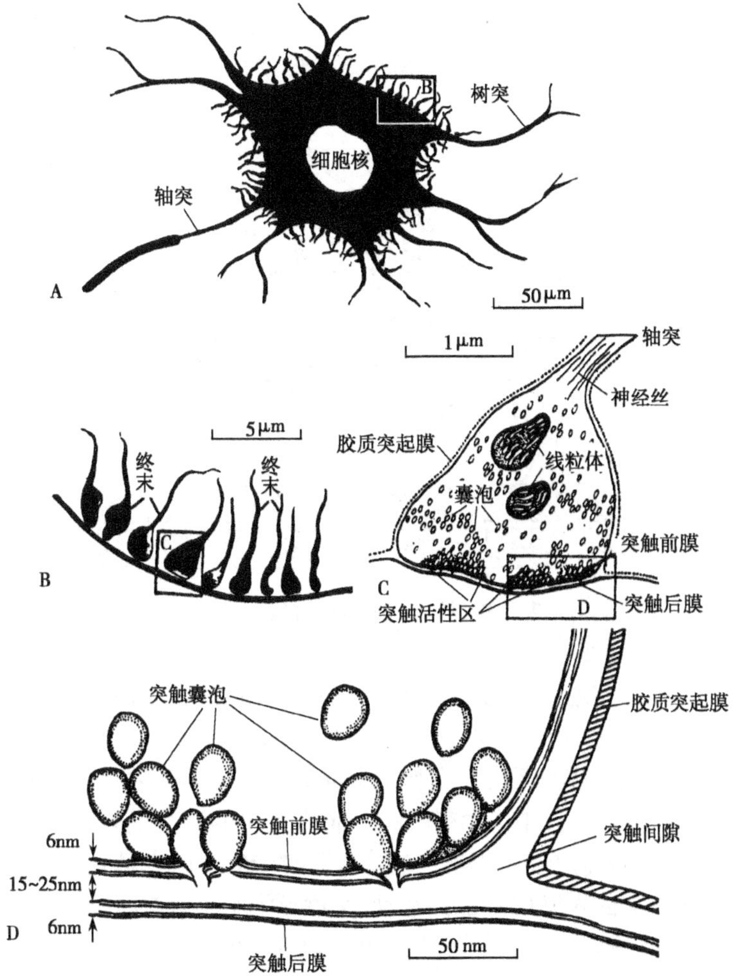

图 1-5 突触的形态和结构

A 为神经元表面分布的轴突终末图像；B 为 A 图方格内的轴突终末放大图像；C 为 B 图方格内的一个轴突终末的超微结构图像；D 为 C 图方格内突触活性区的放大图像(引自 E.De Robertis)

细胞间(如效应器——肌肉、腺体)的连接处也存在突触前、后两部分,神经 - 肌肉接头处的运动神经终末是突触前成分,肌肉是突触后成分(图 1-6)。在突触前成分内含有大量的突触囊泡,它是化学突触结构的重要特点之一。当神经冲动到达时突触囊泡释放其内的递质,激起突触后成分的变化。

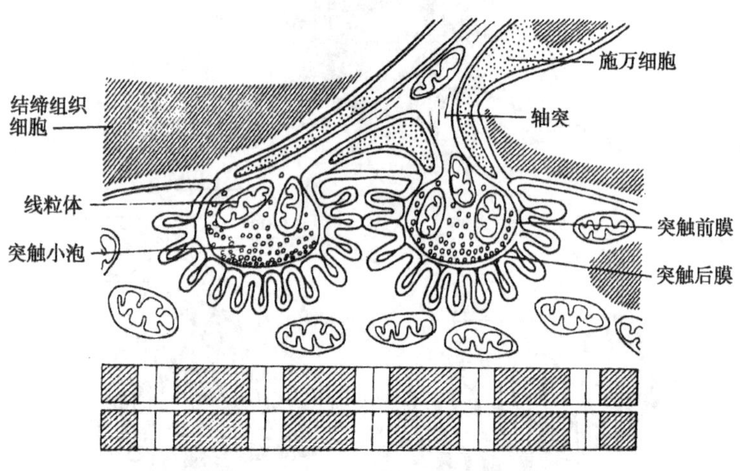

图 1-6 神经 - 肌肉接头的超微结构

突触传递兴奋的方式有三种类型:①通过释放神经递质传递兴奋的,称为化学性突触;②通过缝隙接触以低电阻传递兴奋的,称为电突触;③在一个接触点同时存在化学突触和电突触,称混合突触。其中化学突触最为常见,分布也较广泛。

突触传递机制:①动作电位导致神经终末的突触囊泡移至突触活动区入坞(docking)活动,突触囊泡与突触前膜接触并融合,开孔释放递质至突触间隙;②释放的递质弥散性地跨越突触间隙到达突触后膜上;③递质与突触后膜上的特异性化学受体结合,产生离子通透性变化;④离子流改变突触后膜邻近区的极化,诱导出突触电位;⑤突触后膜上的递质作用被酶破坏而告终。综上所述,即突触传递介质过程中其终末内的突触囊泡逐渐向突触前膜移行入坞，借助钙离子的作用与突触前膜融合，并经胞吐作用释放内容物（递质）进入突触间隙，刺激突触后膜上的受体产生效应。

网状结构神经元含有多种神经活性物质。通常可将中枢递质分为经典递质、神经肽及一些有待确定的可能递质。

1. 经典递质　①胆碱类：主为乙酰胆碱（ACh）；②单胺类：多巴胺(DA)、去甲肾上腺素(NA)、肾上腺素(A)、5-羟色胺(5-HT)、组织胺（HA）；③氨基酸类：分为兴奋性氨基酸（如谷氨酸、天门冬酸）和抑制性氨基酸（如r-氨基丁酸、甘氨酸）。

2. 神经肽　①下丘脑神经肽：生长抑素、后叶血管紧张素、缩宫素、促甲状腺激素释放激素；②垂体肽：促黄体激素释放激素（LHRH)、促肾上腺皮质激素（ACTH)、α-促黑激素；③脑肽素：P物质（P，SP)、神经降压肽（NT)、胆囊收缩素（CCK)、血管活性肠肽（VIP)、胰多肽（PPT)、神经肽（NPY)、胃泌肽（GT)、蛙皮素(BOM)；④内阿片肽：甲硫脑啡肽（M-Enk)、亮脑啡肽（L-Enk)、β内啡肽（β-End)、强啡肽（Dyn)、孤啡肽（OFQ)、内吗啡肽-1和2(EM-1和EM-2)；⑤其他肽：甘丙肽（Gal)、心房肽（ANF)、血管紧张素Ⅱ(AⅡ)、降钙素基因相关肽（CGRP)、缓激肽（BK)等。

3. 一些有待确定的可能递质　①嘌呤类物质：包括嘌呤(purine)和腺苷（adenosine)等；②一氧化氮（nitric oxide，NO)。

［附］ P物质

P物质(substance P，SP)，是由11个氨基酸组成的多肽，其生理功能颇为广泛。现简述如下：

1. 对伤害性信息的传递和调节作用　SP是第一级感觉神经元的神经递质，存在于第一级传入神经纤维中，这些纤维支配脊髓胶状质和三叉神经脊束核。SP高度集中在背角浅层(Ⅰ~Ⅲ)，该处是第一级传入纤维的终止部位。SP神经终末在背角浅层形成轴树突触，在其末梢内具有SP大颗粒囊泡。

SP既可产生镇痛作用，也可引起痛觉过敏，这取决于用药剂量和用药途径，给予脑室低剂量 SP 产生镇痛并可被纳洛酮所翻转，而高剂量产生痛觉过敏。

2. 参与运动功能调节 已证明纹状体内不但有丰富的 SP 胞体，也含有这类终末。在帕金森（Parkinson）病病人脑中，黑质和苍白球外段 SP 免疫反应明显减少，此可能是纹状体黑质 SP 系统变性的结果。

3. 参与学习记忆过程 在培养细胞发现 SP 对基底前脑的胆碱能神经元产生兴奋作用。学习行为研究发现，将 SP 注射到基底核区出现记忆增强的作用。

二、定位诊断的意义

为了正确治疗疾病，首先必须对疾病做出正确的诊断。在神经科，一个正确的诊断应当包括：明确病变的部位（这就是定位诊断），并明确病变的性质和原因。因此，定位诊断技术是神经科临床诊疗工作的一个相当重要的组成部分。

定位诊断的重要性，首先表现在，只有把病变部位搞得清楚，才能有的放矢地对它进行治疗，尤其是牵扯到外科治疗时，对病灶部位的正确判断，更为重要。另一方面，正确、仔细地做好了定位诊断，常常就能对疾病的性质有个基本认识。例如，我们如发现某病员在一侧或两侧颈 3~ 胸 10 脊髓节段有痛、温觉消失，触觉存在，上肢肌反射消失，将病灶定于颈 3~ 胸 10 脊髓节段的后角或前连合部位，如有数年病史无明显恶性进展，则基本上可推测他（她）患有脊髓空洞症。再如，一位患儿，在发热后发生一侧下肢瘫痪，肌肉松弛，肌反射消失，知觉正常。自当将病灶定位于腰脊髓灰质之前角，而且脊髓灰质前角炎的诊断亦基本可以成立。诸如此类的例子，在神经科临床上是很常见的。反之，由于定位诊断错误而导致错误治疗，甚至错误手术的病例也有不少教训。因此，对于神经系统疾病的定位诊断，确实应做过细的工作，粗枝大叶不行，粗枝大叶往往出错。

三、定位诊断的要求

神经科医生面对一位患者，常常需要首先考虑其病灶位置，即定位诊断。应根据患者的症状和体征，考虑其病灶是弥散的还是局灶性的，如非全神经系统受累，应考虑其病灶在颅内，还是在脊椎管内。

对于颅内病变，应分析其病灶在脑膜（硬脑膜内、外，蛛网膜及软膜），还是脑实质。如在脑实质内还应进一步判断在灰质还是白质，左侧还是右侧，在哪一脑叶，还应注意有无间脑或底节症状与体征。如考虑为脑底病变，还应判断病变在颅前窝、颅中窝还是颅后窝。如小脑幕上结构的症状与体征不足，则应重点分析小脑幕下结构有无病变？如有无小脑，中脑导水管，第四脑室、脑干以及枕骨大孔（环枕区）的症状与体征。

对于椎管内的病变，在定位诊断时应力求确定病灶的上界、下界，髓内、髓外，硬膜内、硬膜外。如为髓内病变还应大体判断其病灶占据的范围。如为脑神经损伤，应确定核上病变、核性病变抑或核下神经病变。周围神经病变则应判明是根性病变、神经丛病变还是具体神经损伤。

细致的定位诊断不仅要求比较准确地确定病变的部位与范围，还应通过认真的病史收集工作，确定病变发展的过程。这一点十分重要，但时常注意不够。这一步对定性诊断常可提供重要线索。例如，在观察蝶鞍区病变患者的视野变化时，如先发现双颞侧上象限盲，而后变为双颞侧偏盲，提示病变由视交叉之下方向上生长，鞍内肿瘤之可能性大。反之，如先观察到双颞侧之下象限盲，而后变为双颞侧偏盲，则表示病变自上而下生长，应考虑鞍上病变、三脑室附近病变如颅咽管瘤，而鞍内肿瘤的可能较小。再如，一位幕下病变的患者，如首先发生共济失调一段时间之后，相继发生颅内压增高及脑干病变体征，表示病变自小脑向前生长，应考虑小脑病变如髓母细胞瘤等，如果相反，先出现脑桥神经核症状（眩晕、眼震、面瘫及展神经麻痹等）之后出现四脑室阻塞症状及共济运动障碍，则表示病变起自脑干，向小脑方面发展。诸如此类的情况不胜枚举，如得以正确判断病变发展过程，则定位诊断的精确性会大大提高一步，对定性诊断及手术治疗都将提供重要的参考材料。

四、定位诊断的方法和步骤

第一步，采集病史。一份完整而有价值的病史，除一般统计资料（姓名、年龄、性别、职业等等）外，首先应抓住病人的主要痛苦（主诉）作为线索，仔细地按各症状发生的时间顺序，一一加以描述。例如症状如何开始，起因是什么，为阵发性抑或为持续性，逐渐加重抑或有时好转，某一主要症状发展（或发作）到高峰时有何种现象伴发？在何种情况下可以缓解，缓解程度如何，在什么情况下可以加重或发作，何种治疗对病程有何种影响，等等。在采集病史与书写病史时，应充分运用自己所掌握的专业知识，力求提高病历书写的科学性和思想性。

所谓科学性，就是要如实地、全面地反映出患者的发病经过和既往的治疗经过。为了保证病史书写的科学性，对患者的主要症状描述，必须明确无误，例如患者诉头痛，则必须阐明究竟是胀痛、搏动性痛、电击样痛或针刺样痛，全头痛或哪一部位痛，持续性痛还是发作性痛，如系发作性痛，那么每次发作多长时间，发作频度如何，以及有何种伴发现象，均须详细问清。所谓思想性是指在询问病史或书写病历时必须有一定的指导思想。有时候，病人主诉头痛，但细问起来，并非真正疼痛，而是头重、“头昏眼花”，头部紧缩感，因此，询问病史并不是将病人所诉加以罗列，而医生必须细致询问，加工整理，才能对诊断起指导作用。有时，必须通过向在场者调查了解，才能获得确切情况，尤其是在疾病发作（或发生）过程中有意识障碍的患者，自己不能完整、确切地叙述病史，例如脑外伤、癫痫发作的患者。医生有目的地随着对病情逐步深入的认识，不断提出问题询问患者，才能指导病历的书写，使病历内容脉络清晰而且有充分的诊断依据，能够确切反映出医生对病情的认识，而又简洁明了，力求排除那些与病程经过毫不相干的闲话。提高病历书写思想性的一条重要经验是，在采集病史、检查病人之后，书写病历以前，阅读一些有关资料，必要时再补充询问一些问题，然后着手书写。一般来说，这是提高病历质量的一条重要途径，也是结合实际提高临床理论水平的一种好方法。

就定位诊断而言，病史仔细、完整的重要性十分明显。例如：已知脊髓丘脑束中由下肢来的纤维在脊髓之周边部，躯干的纤维比较靠内，而由上肢来的纤维则更在内侧，如患者自觉有右颈根部痛，先有左侧下肢麻木，而后逐渐向上及躯干、再及上肢，自可推测病灶在脊髓外。如相反，患者并无根痛，而是先由上肢麻木开始，之后才逐渐向躯干、下肢蔓延，则很可能病灶在脊髓之内。若患者病历中，只有左侧肢体麻木，而无病程发展的时间顺序，则无从推测其病灶在脊髓内或脊髓外。这里列举的是脊髓的定位诊断(以及定性诊断)。病变发生在脑内也是一样，以局限性癫痫发病者为例，如右手先开始抽动，稍后才右下肢抽动，最后达到或未达到全身抽搐均提示病灶在左大脑半球前中央回中下部；如先有右手感觉异常发作而后才有抽搐，病灶则可能在左半球后中央回中下部。

总之，描述患者各症状的细节时，切记按照时间顺序记载的基本原则进行，因为它对神经系统疾病的定位诊断、定性诊断均有重要的意义。

第二步，即应着手进行一般的神经系统检查。在基本内科体检的基础上，一般的(或简易的，或最低限度的)神经系统检查应包括如下项目：

1. 一般观察　包括患者的意识、言语状态，能否合作，步态有无共济失调或偏瘫等。

2. 脑神经检查

(1) 嗅神经：可用某种酸或香味分别试验两侧鼻孔，应先试可疑患侧。

(2) 视神经:视力、视野均以粗试法初查。例如以阅读距离分别测两眼看报上的5号宋体字试问是否清楚;以医生与患者对坐用手指对比两眼视野。初步检查中,还应包括眼底检查,此时一般无须散瞳,重点观察视神经乳头形状、色泽、生理凹陷及边缘是否清楚,血管比例和反光强度,视网膜有无水肿、出血、渗出物等。

(3) 眼运动神经检查:令患者注视检查者手指,分别向上、下、左、右、上左、上右、左下、右下,各方向移动,以检查有无眼外肌麻痹及复视。如有,应记录其虚实像垂直抑或水平,在何方位距离最大,以判定麻痹的具体肌肉。

同时注意瞳孔直接、间接对光反应,瞳孔大小、形状以及辐辏反应。

(4) 三叉神经:查面部知觉,角膜反射,双侧咀嚼肌肌力。

(5) 面神经:查皱额、紧闭眼、鼓腮等运动的肌力。

(6) 听神经:查有无眼球震颤,或者此项检查在眼运动检查时已注意到,以普通音叉分别查骨传导与气传导之听力,并以音叉置于额部试问双侧听力是否相同(Weber 试验)。

(7) 舌咽、迷走神经:查有无吞咽发呛,令患者张口发“啊”声,查软腭上举力量,分别查两侧咽反射等。

(8) 副神经:令患者扭头并给以阻力查胸锁乳头肌肌力,耸肩时之斜方肌肌力。

(9) 舌下神经:令患者将舌伸出口外,查伸舌有无偏斜。

3. 四肢肌力、肌张力检查　在一般检查中抽查几组主要的肌群即可,如上肢的肱二、三头肌和握力,下肢足背屈力等。如必要,再进一步做具体肌肉的肌力测验。关于肌力测定的客观描述,通常分六级记录:

“0级”:为完全麻痹,虽经患者努力,麻痹肢体无任何运动。

“一级”:患者用力时,麻痹肢体有肌蠕动,但无关节运动。

“二级”:有关节运动,但无抗引力,即肢体虽可伸屈,但不能抬离床面。

“三级”:患肢能抗引力而抬离床面,但无抗阻力,检查者略加阻力于患肢,即不能抬离床面。

“四级”:有部分抗阻力,即虽加若干阻力于患肢,它仍可克服阻力而抬离原来位置,但患肢仍较健肢肌力为弱。

“五级”:正常。

肌张力在可令患者做某种动作时或被动运动其肢体时体会之,触摸肌肉硬度也是一种方法。

4. 共济运动检查 普通检查做指鼻试验、跟膝胫试验,轮替动作和反击征。

5. 深浅反射 一般应包括上肢肱二、三头肌腱反射,桡腕反射,腹壁反射,下肢跟、膝腱反射,足底反射等,应特别注意两侧是否对称。

6. 病理反射 在普通情况下,检查上肢之霍夫曼(Hoffmann)反射,足部之巴宾斯基(Babinski)反射或/和查多克(Chaddock)征。

7. 脑膜刺激征 即检查项部有无强直或抵抗,有无凯尔尼格(Kernig)征。

8. 感觉检查 可对比身体两侧的痛觉、触觉、音叉振动觉与关节肌肉觉。

已如前述,这是一个最低限度的神经系统检查计划。进行这样一种检查,除需备简易检查眼镜、普通音叉及叩诊锤外,无需特殊设备。如检查熟练,几分钟内即可完成。这个检查计划虽比较简单,但经验证明,如做得准确,它已足可发现或除外神经系统的(包括比较早期的)器质性病变。我们认为,在日常门诊工作中,在完成大量体检任务时,坚持这个计划即基本上可以避免重要漏诊。

第三步,重点检查和仪器检查。以上检查对于精确的定位诊断,还是不够的。在这样的检查中,如果发现神经系统某部有可疑病变,即应着手安排进一步的重点检查,如初步怀疑到皮质某部病变时,即应进一步做皮质功能检查,如失语症之检查,失用症之检查,甚至做特殊的(脑电图、气脑、CT扫描、脑或脊髓磁共振、血管造影等）检查，以便进一步明确诊断；如果发现患者有一侧下肢疼痛，则应进一步检查有无坐骨神经压痛，如直抬腿高试验，压痛点并特别注意下肢反射之对称性，感觉障碍分布范围等，以确定有无坐骨神经痛。为进一步探讨病因，有时尚需做腰椎穿刺查脑脊液，X线摄像等检查。决不要停留在前面那个一般检查计划里。可以说，一般检查基本可以发现神经系统的病变；如要明确其病变部位及性质，则尚须进一步重点检查。本书各章中，对神经系统各部的检查方法，都做了必要的介绍，可作为进一步重点检查之参考。

我们以上所说的，认真地采集病历、准确的神经系统之一般检查以及进一步的重点检查包括某些必要的特殊检查，这都是为了收集各种检查材料，得到正确的诊断。在收集材料之后，还要进行联贯起来的思索，这就需要检查者具备神经系统生理解剖的基本知识，熟悉神经系统各部病变之综合征，这是本书各章节的主要内容。

为了便于理解，本书编写中将传导束分为感觉、运动、锥体外系，将中枢神经系统分为脑、脑干及脊髓，将大脑皮质分为额、顶、枕、颞各叶等，分别叙述其结构、功能及病变体征，但在发生病变时，则往往是几个部位同时受累，即便一个病灶也可能波及几个邻近的组织部位，因而，对病变体征应综合分析、联贯思索，才能比较准确地做出定位诊断。

根据一般的临床经验，进行连贯思索的另一重要方法是利用对疾病的初步判断去解释临床症状或体征。以定位诊断为例，如已初步推测病变在某部，应立即回过头来再利用该部之生理解剖知识，去说明患者各种主要体征的发生原理。如多数症状及体征可获得满意的解释，则诊断正确的可能性较大；反之，如有许多症状与体征，无法用预想的诊断说明，则诊断很难正确。因而，正确地解释体征是验证诊断的一个重要步骤。当然，根据我们现有的认识水平，想把所有现象都解释清楚，既不可能，也不符合辩证法的发展规律。我们的知识只是客观事物大海中之一粟，认识在发展，事物更是在不断向前发展，对于真理的认识也就永远没有完结。我们决不因此而拒绝认识事物，而是决心以现有知识水平为起点，去努力探索临床现象的秘密，并且不断地用实践（患者的临床表现）去检验我们的认识，力求更好地为伤病员服务。

第二章

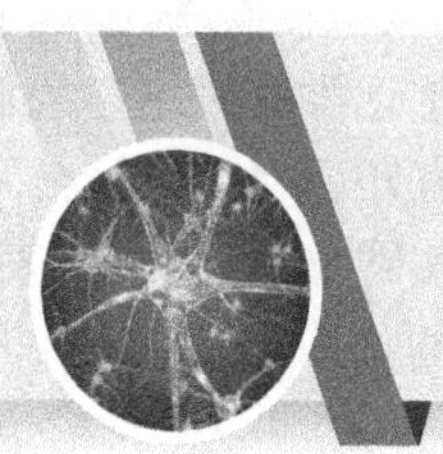

感觉系统及其病变综合征

一、感觉及其传导束

感觉是物质世界在我们意识中的最简单的最初的反应形式，是神经活动的基础。在生理学上，巴甫洛夫将产生感觉所必需的整个解剖生理器官称为分析器。

分析器由周围装置即感受器、传导束和大脑皮质的感受细胞三个部分组成，所有这些部分构成一个统一的功能系统。皮质部分具有高级的分析和综合功能，是分析器的高级部位。

周围装置（神经末梢）是一种专门的（对每一种感觉的）变换站。每一个变换站将某一种能变换为神经过程。每一种刺激都有其专门的神经末梢，专门的传导束以及专门的大脑皮质感受区。传导各种感觉冲动的神经纤维束称为感觉传导束。现摘其主要者，分述如下：

（一）脊髓丘脑侧束

解剖径路：此束由三级神经元“接力”而成。第一神经元位于脊神经节内，是一种假单极神经元，其突起作“T”形分叉，周围支（树突）至皮肤温、痛觉感受器，中央支（轴突）经脊髓后根进入脊髓后角，与该处的第二神经元发生触突，第二神经元的轴突，经脊髓前连合交叉至对侧侧索，立即或稍向上倾斜地上升(图 2-1)。上升至延髓时，位于下橄榄核的背外侧，至脑桥接近于内丘索，位于其背外侧，至脑桥上部时转至内丘索的背侧，到达中脑时，又稍行向外侧，仍位于内丘索的背侧。因为脊髓丘脑侧束自脑桥始，基本与内丘索同行，向上均达于丘脑的腹后外侧核。有人将脊髓丘脑束包括于内丘索之内。自丘脑腹后外侧核再发出第三神经元，经内囊后肢到达大脑皮质的后中央回。脊髓丘脑束在脑干行走过程中，向脑干网状结构发出许多侧支。

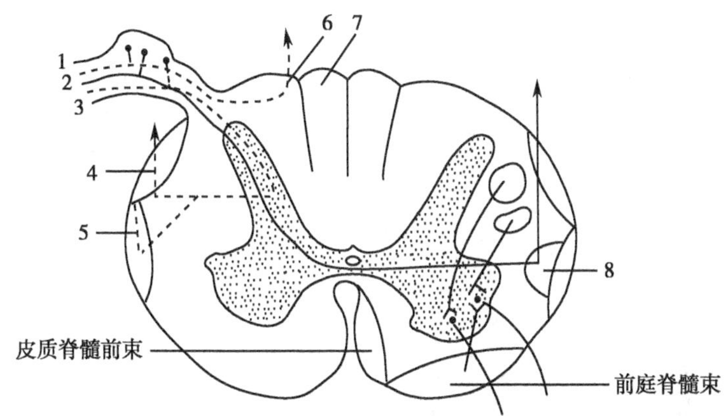

图 2-1　脊髓横切面，示从后根感觉纤维来的向心纤维和经前角细胞发出的离心纤维

1. 关节肌肉感觉、振动感觉和部分触觉的纤维；2. 痛觉和温度觉纤维，亦含部分触觉纤维；3. 小脑本体感受器纤维；4. 脊髓小脑后束；5. 脊髓小脑前束；6. 楔束(Burdach 束)；7. 薄束(Goll 束)；8. 脊髓丘脑束

曾有人提出，脊髓丘脑束的第一神经元入脊髓后，先上升 2~3 节段才发生触突并向对侧交叉。但 Foester 根据手术切断脊髓前侧束治疗顽固性疼痛的经验表明：此种纤维进入脊髓后就在本节段或至多上升一节段就已完全交叉。据日常临床经验，在胸段脊髓患肿瘤时，根据痛觉消失的上界，向上推 1~2 个椎骨进行手术，这主要是脊神经根在椎管内向下偏斜的缘故(图

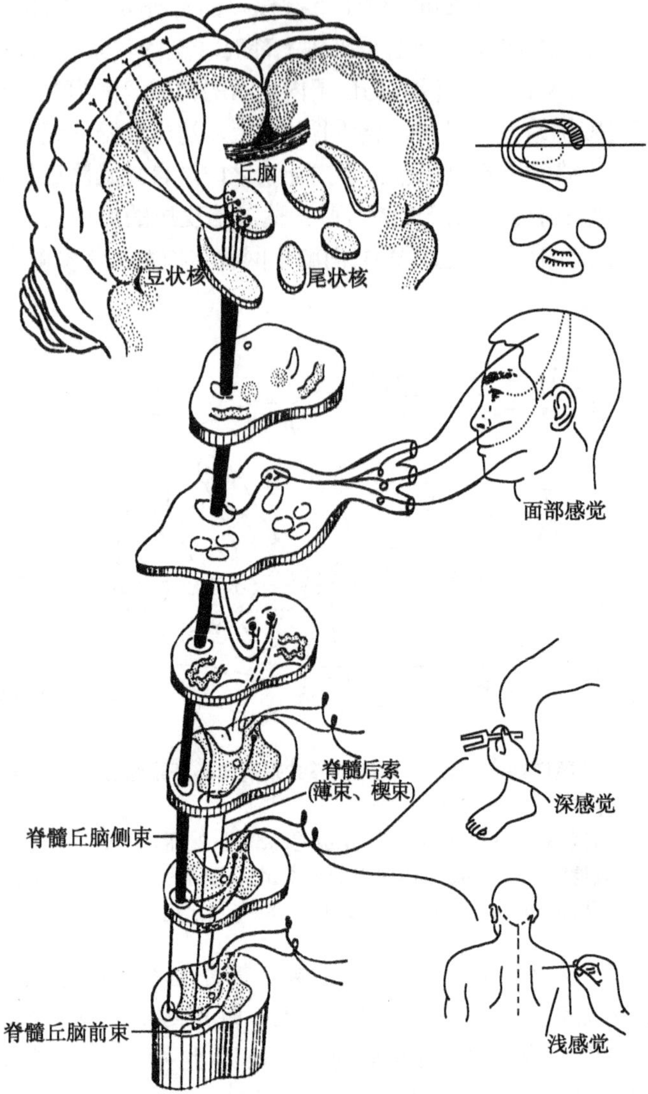

图 2-2　感觉传导束

2-2)。如若痛、温觉纤维进入脊髓后先升 2~3 节段交叉，再加上神经根下斜 2 节段，在胸段手术切口的椎断将要比痛觉消失的上界高出 4~5 节段，但外科医生并不这样确定手术切口部位。

生理功能：此束主要传导痛、温觉。

病变体征：此束损伤后，身体对侧病灶水平以下痛、温觉消失或减弱。

脊髓丘脑束在脊髓内的排列有一定次序，由外向内依次为来自骶、腰、胸、颈脊髓节段的纤维(图 2-3)。也就是说，此束外侧部的纤维传导尾骶部和下肢的痛、温觉；中间部传导躯干痛、温觉，内侧部传导上肢和颈的痛、温觉。这个顺序一直保持到脑干。因此，当髓外病变向髓内方向发展时，则尾骶部和下肢先有感觉障碍，然后依病变进展的程度痛、温觉障碍逐渐向上发展；

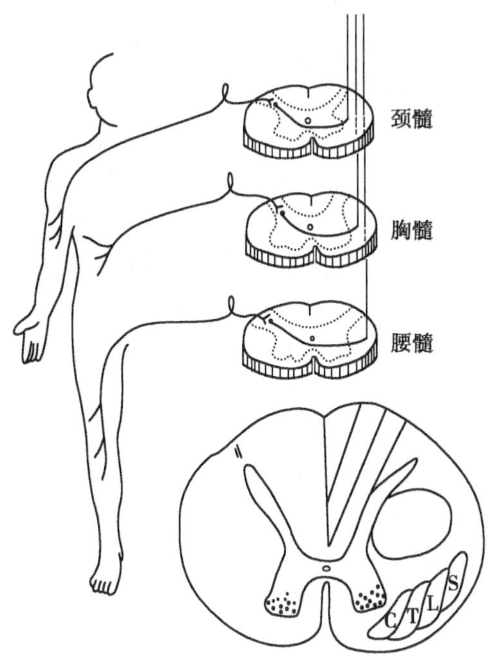

图 2-3　脊髓丘脑束纤维排列顺序

(S：骶；L：腰；T：胸；C：颈)

当髓内病变从灰质向外扩张时，则痛、温觉障碍的发展顺序与髓外病变相反，即自病变水平逐渐向下肢方向扩展。这一点，对脊髓疾病的定位诊断有一定意义。此束的脊髓段如受病损，则产生受损水平下方对侧肢体皮肤痛、温觉障碍。

（二）脊髓丘脑前束

解剖径路：大体与脊髓丘脑侧束相同，第一神经元入脊髓后角，交换神经元后第二级神经元亦经灰质前连合交叉至对侧之脊髓侧索，行走于脊髓丘脑侧束之前方，向上行，途径脑干，止于丘脑腹后外侧核。

生理功能：传导一部分触觉（另一部分由后索传导）。据 Foester 等人研究，切除双侧脊髓丘脑前束，引起痒觉、搔爬觉及性感觉消退。

病变体征：无特殊重要性。脊髓灰质前连合部位的脊髓空洞症，虽可损伤这一部分触觉纤维，由于后索存在，仍然是仅仅有痛、温觉消失，触觉及其他深感觉存在（感觉分离）。

有的学者认为，脊髓丘脑前束的触觉纤维分散于脊髓丘脑侧束之中，不值得自立为脊髓丘脑前束。

（三）脊髓后索（薄束和楔束）

解剖径路：脊髓后索主要由后根纤维组成。在后索内，有上升纤维和下降纤维。大部分后根纤维进入脊髓后角内侧，分上、下两方行走。上行支长，下降支短。由下部（骶、腰节段）来的纤维逐渐向内后斜行，延续于整个脊髓后索之全长，由较高（上胸、颈）节段来的纤维进入后索，居稍外侧，将下节段的纤维挤向内侧。因此，在颈脊髓和上胸段脊髓的后索外侧，内侧的纤维称薄束，外侧的纤维称楔束，各以其断面的形状而得名。大致说，在胸脊髓第 6 节段（T_6）以上楔束才比较明显，而薄束则见于脊髓之全长（图 2-4）。

在后索中，有许多纤维比较短，它们在脊髓各节段的后角中陆续终止，只有后根纤维的一部分在同侧上升到延髓，终止于薄核和楔核。

脊神经节是本传导束的第一个神经元，其突起周围支来自

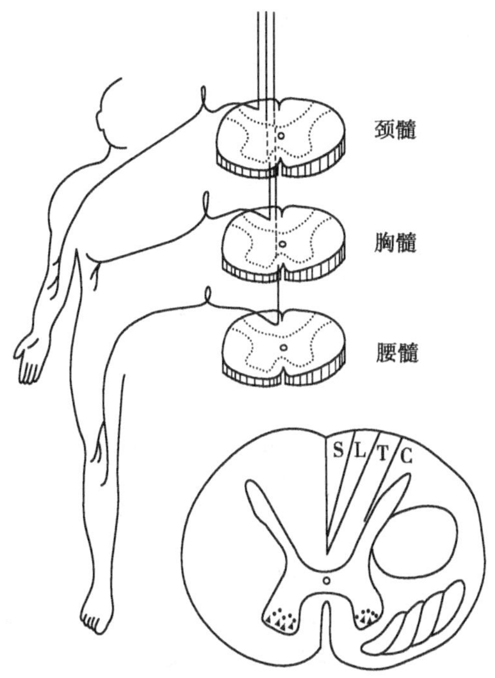

图 2-4　后索纤维排列顺序

关节、肌肉和皮下组织的感受器，中央支入同侧后索上行，在延髓内与薄核和楔核的神经细胞（第二神经元）发生触突，第二神经元的轴突向前内方行走，形成内弓状纤维，交叉，过中线，向上合成一束，称内丘索。内丘索上行，经脑桥、中脑上达丘脑。内丘索最初位于脑干的中线附近，在脑桥开始，逐渐向两侧偏移，逐步行入两侧大脑脚，来自舌咽、迷走及三叉等脑神经感觉核的纤维，交叉后也并入内丘索。内丘索的纤维在丘脑终于腹后外侧核（VPL），这里是第三神经元，第三神经元再发出轴突，上行经内囊后肢，终止于大脑皮质的感觉区（中央后回和顶叶）。

脊髓后索的下行纤维较短，但有的也可下行 10 节以上，自后根入脊髓后，向内稍后的方向行走，达到以下节段的脊髓，在颈胸髓，形成一小窄束位于薄束与楔束之间，称为束间束(fasciculus intertascicularis)，在腰脊髓沿中线附近下行，至两侧薄束之间后沿，称隔沿束(septomarginal fasciculus)。

生理功能：脊髓后索的长纤维上行束传导意识性本体感觉。所谓意识性本体感觉是由于肌肉收缩而产生的冲动传入高级中枢，使人意识到肢体所在的空间位置及运动的程度，这就是位置觉和运动觉；后索也传导部分触觉。这里传导的触觉比较精细，如两点辨别觉、触觉的精确定位，音叉振动觉实际也是触觉的时间波动，并非感觉的特殊类型。下行支是多触突反射(反馈)机制的传导纤维。

病变体征：后索病变引起病灶同侧辨别触觉(两点辨别觉、触觉之精确定位等)、关节运动觉、音叉振动觉消失或减弱。单纯的轻触觉可以正常(如果脊髓丘脑前束存在)。患侧手辨别重量及辨认物体的能力丧失。症状在手指最明显，肢体次之，躯干最不明显。由于关节位置觉的丧失产生共济失调(感觉性共济失调)。

(四) 本体感觉传导束(脊髓小脑束)

和痛觉及温度觉纤维共同从后根进入后角的还有小脑的本体感觉传导束(脊髓小脑束)。此束将颈、躯干、四肢的肌肉收缩冲动传递至小脑，由小脑反射性地调节肌肉运动，以维持身体平衡。

(五) 面部浅感觉传导束

面部浅感觉传导由三叉神经感觉部分完成，也是三级神经元，关于它的传导径路参阅第七章第二节有关“面神经”部分。

二、感觉的种类及其检查法

(一) 浅感觉

浅感觉包括痛觉、温觉和触觉。

痛觉：用针尖刺激身体两侧对应部位的皮肤，而且力求每侧刺激的强度相等，被检者不仅回答“痛”或“针尖”的，而且说明左右痛的程度是否相同。

温度觉：包括两种不同的感觉——冷觉和热觉。常用两支试管，一管盛冷水，一管盛热水。采用检查痛觉相同的方法，以冷热试管交替试之，请被检查回答“冷”或“热”。

触觉：检查触觉时应用棉花或软毛笔。对体表不同部位依次接触，请被检者立刻回答“有”或“感觉到”。刺激不应过频，其间隔时间不应相等，不应以“涂抹”方法接触，以免压力过大，产生压觉。

做以上检查时，请被检者闭目，以便专心确定和分析所获得的感觉，且可避免用视觉来确定刺激种类。

（二）深感觉

关节肌肉感觉、音叉振动感觉、压迫感觉和重量感觉谓之深感觉。

关节肌肉感觉：或位置和运动感觉，是辨别关节被动运动之能力。请患者闭目，检查者从末指（趾）节运动开始，依次逐渐向上给若干关节以被动运动，同时请被检查者回答出指（趾）或肢体所处的位置。

关节肌肉感觉丧失可引起感觉性共济失调的运动障碍。即患者丧失了对身体某些部分的空间定位感觉，丧失了对运动方向和范围的感觉，特别当没有视觉控制时更为明显。

振动感觉：将普通音叉脚放在软组织较薄的骨上（如指背、手背、足背、胫骨）或关节上，请被检者回答感觉到的振动程度。

两点辨别觉：用钝脚的双脚规，交替地用一脚或双脚触碰皮肤，请患者回答一点触碰或两点触碰，检查中逐渐缩小两脚的距离，至能辨别的最小距离为止加以记录。正常人身体各部的两点辨别觉距离不等，指尖为 2~8mm，手背 2~3cm，上臂和大腿为 6~7cm，有个体差异，应两侧做对照检查。

压迫感觉：可用简单的指压法或特殊仪器（压觉计）检查。被检者应将触觉和压觉区别开，并区别不同压力之间的差别。

重量感觉：用放在伸出的手上重物（砝码）来测定。正常人能辨别相差 15~20g 的重量。

（三）实体感觉

实体感觉是一种复杂的感觉。请被检查者闭目，以触摸来确定置于其手中的物体。对于该物的性质(温度、重量、形状、表面、大小)的各种感觉,在大脑皮质结合成对该物体一定的综合概念。如果被检查者触摸的是他(她)所熟悉的物体,并将对该物的感觉和过去对该物的了解作比较(分析和综合),则能辨认该物。因为在实体感觉过程中有许多种不同的感觉参与,所以实体感觉消失是由于上述各种感觉,特别是触觉和关节肌肉觉消失所致。但也可能单纯发生实体感觉障碍(顶叶受损害时),此时患者能够描述物体的各种性状,但不能借触摸而辨认该物。

三、感觉障碍的种类

(一) 常见感觉障碍

1. 感觉消失　即指某种感觉丧失或缺失。如浅感觉(痛温觉)消失、深感觉(关节肌肉感觉、振动觉等)消失或深浅感觉全部消失。

2. 感觉减退　即感觉不完全消失或感觉的程度减弱。

3. 感觉过敏　即轻度刺激而有强烈的感觉,表示感觉系统有刺激性病变。

4. 感觉分离　即在同一个区域内单独有几种感觉障碍,而其他感觉正常。如脊髓空洞症的浅深感觉分离,脊髓后索病变的深感觉消失而浅感觉存在等。

5. 感觉过度(hyperpathia)　特点是兴奋阈增高,对痛刺激又有异常强烈的感觉。患者对微弱刺激的辨别能力丧失,即感觉不出轻微的触觉刺激,温、冷觉消失,精细分析觉如确定刺激部位的感觉、体会刺激性质的感觉均受损失。对于痛觉刺激,必达到很强的程度才能感觉到,从刺激到产生感觉有一段长潜伏期,一旦产生感觉即为强烈的暴发性疼痛与剧烈的不适,并不能明确定位。此种异常感觉有些类似灼性神经痛,但一般不伴随局部的自主神经功能障碍。

感觉过度于丘脑病变时最常见,但并非丘脑病变的特异症状,也可以见于中枢神经系统其他部位(脑干、岛盖、顶叶皮质)病变时,甚至亦可见于周围神经病变。

（二）自发性感觉异常

无外界刺激而发生的感觉异常称为“自发性感觉异常”。包括：

1. 异常感觉 未受外界刺激而产生的不正常感觉，如麻木感、蚁走感、冷或热感、刺痛或灼热感等。

2. 自发性疼痛 即无外界刺激而产生的疼痛，它是感受器、感觉传导束或中枢受刺激的结果。虽说感觉系任何部分的损害都可以引起疼痛或异常感觉，但是最明显的疼痛现象是发生于周围神经（如正中神经、胫神经）、脊髓感觉后根和脑神经感觉根、脑脊膜及丘脑等部病变。

3. 内脏疾病时的内脏反应痛（“Head 带”） 是刺激扩散的结果，此时刺激由内脏感受器扩散到脊髓后角的痛觉细胞，结果好像觉得疼痛发生在相当该脊髓节的神经分布区（图 2-5A、B）。这种疼痛称为内脏感觉现象，发生这种疼痛的区域名为海特（Head）区。除疼痛外，这里还能发现感觉过敏。与各内脏相当的节段如表 2-1 所示。

表 2-1 内脏之投射性痛与脊髓节段的关系

内脏	能发生疼痛和感觉过敏的节段
心脏	胸 1~ 胸 5
胃	胸 6~ 胸 9
肠	胸 9~ 胸 12
肝脏和胆囊	胸 7~ 胸 10
肾脏和输尿管	胸 11~ 腰 1
膀胱	
膀胱颈黏膜的刺激	骶 2~ 骶 4
充盈过度时膀胱壁的强烈扩张	胸 11~ 腰 1
睾丸、卵巢	胸 10
子宫	
体部	胸 10~ 腰 1
颈部	骶 1~ 骶 4

上述内脏感觉现象(疼痛、感觉过敏)有一定临床诊断意义。说明了为什么心绞痛时出现左上肢尺侧缘和第五手指部疼痛,阑尾炎时右髂部疼痛等。有时这些内脏感觉现象是诊断内脏疾病有价值的辅助症状。

4. 烧灼性神经痛　是一种特殊的疼痛现象,呈烧灼样剧烈疼痛,发生于周围神经,特别是正中神经和胫神经损伤后。痛苦难受的烧灼感常迫使患者不停地用水浸泡患肢。在该神经所支

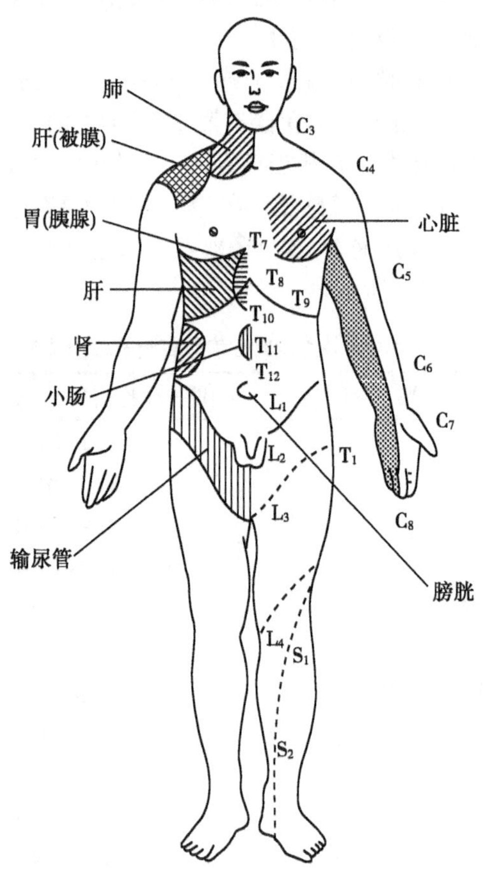

图 2-5A　内脏疾病的感觉过敏区(前面)

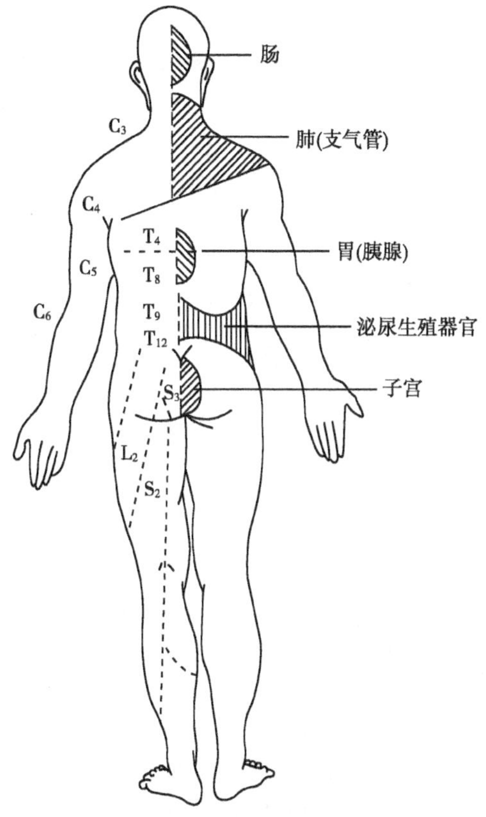

图 2-5B　内脏疾病的感觉过敏区(后面)

配的皮肤区域内检查时，感觉极度过敏，并伴有许多血管运动异常现象如皮肤发紫、发红等。有人认为烧灼性神经痛的产生与神经不完全破坏而形成“短路”传导有关。疼痛现象的特殊性质是由于病变波及交感神经(交感神经痛)所致。大概丘脑受刺激也可产生烧灼性神经痛。

(三) 刺激性疼痛

当压迫或牵拉位置较表浅并靠近骨骼的神经干或神经时产生的疼痛谓之刺激性疼痛。例如：压迫锁骨上窝以检定臂神经丛的疼痛，压迫尺神经沟以检定尺神经痛，压迫腓骨小头以检定腓神经痛等。直腿抬高试验（Lasèque 征）就是用直抬腿牵拉坐骨神经引起疼痛反应。检查时请患者平卧，膝关节伸直，检查者直抬患者下肢使髋关节屈曲。正常时可抬高达 90° 左右。如有坐骨神经痛可能直抬 20°~30° 即引起坐骨神经的串痛，而且抬高度数越大则疼痛越加明显。

四、感觉系统各部病变的定位诊断

根据一般临床经验，将感觉障碍分为下列四种类型，比较有利于进行定位诊断。

（一）周围型感觉障碍

1. 单神经病特殊的单一神经病变　单纯的或多发的单一神经病变其特征是受损神经支配区域内的疼痛，无力与感觉异常，可以单发或多发的单一神经病变是不对称的，各神经的损害可以同时出现，或相继陆续发生。如果许多神经被广泛累及，可拟似多发性神经病变，可称为多发单神经病。

2. 神经系统周围部分病变的基本特征是综合性障碍，如感觉受累，则各种感觉均有障碍；进而言之，周围神经病变时不仅有各种感觉障碍，还会有运动障碍、肌营养障碍及反射障碍等。因为周围神经中多数不仅有感觉纤维，同时也有运动纤维及自主神经纤维。

但是，也有些少见的疾病其病变主要位于感觉神经或脊髓后根节。例如：遗传性感觉神经病（hereditary sensory neuropathy）的主要表现为各型感觉呈进行性周围性损害，感觉性共济失调，反射丧失，肢体与躯干可广泛无痛觉，常有无痛性溃疡，足和趾骨骨折或吸收而无疼痛。有些非转移性癌性神经病也可表现为感觉性神经病。

3. 距细胞体最远的肢体远端部位，往往最先发生异常，因而在各类型多发性神经炎时常常有如手套或袜套型分布的感觉减退或异常。

4. 当病变仅限于某一神经的支干时，也可以发生该神经支配区以感觉障碍为主的表现。如最常见的股外侧皮神经损伤时，多往往仅有股外侧该神经支配区的感觉障碍；尺神经在睡眠受压时仅有小指或 / 和无名指麻木等（图 2-6A、B）。这种按周围神

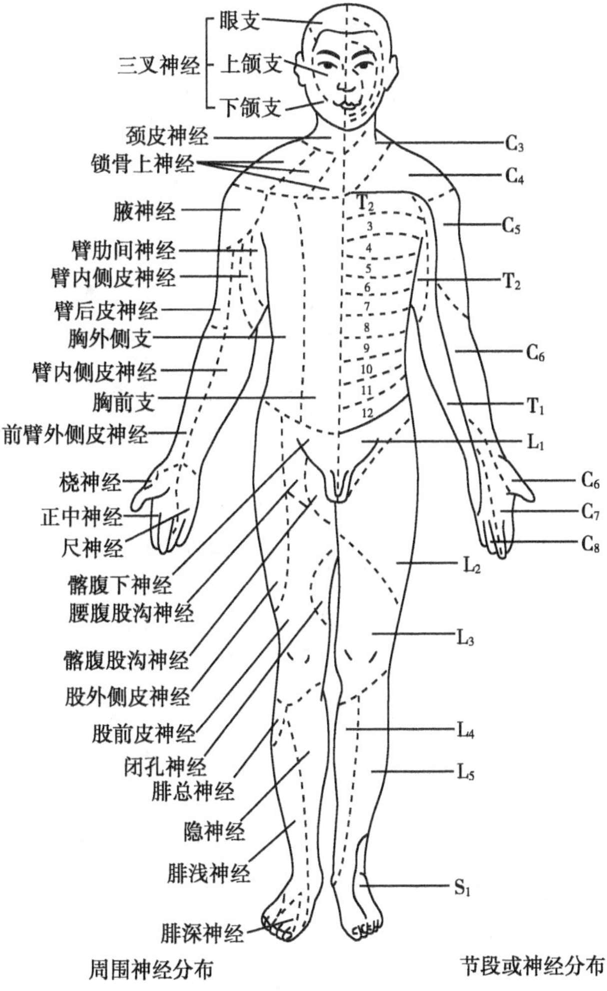

图 2-6A　皮肤的神经分布（前面）

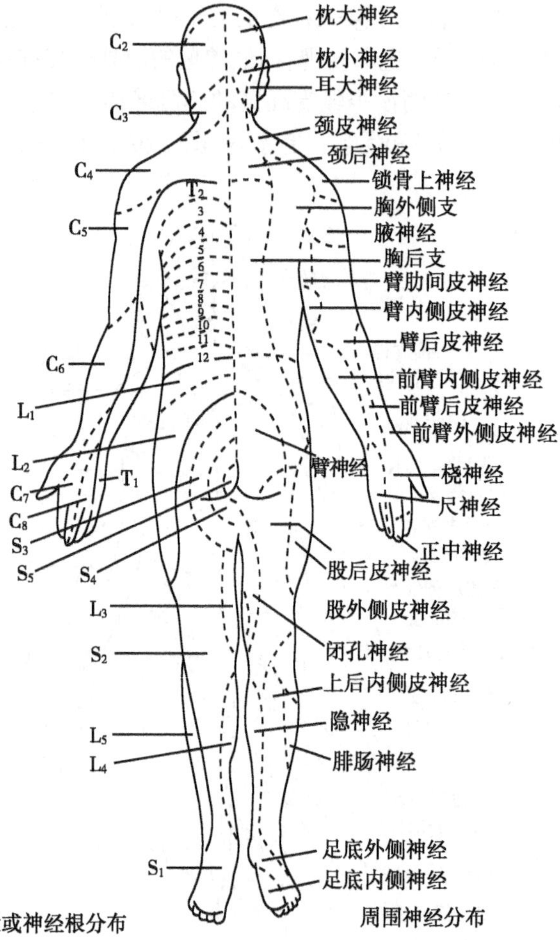

图 2-6B 皮肤的神经分布(背面)

经分布的皮肤区发生的感觉障碍,对于周围神经损伤的定位诊断相当重要。因而,遇有感觉障碍的患者,应认真检查,以确定其感觉障碍的范围。

5. 腕管综合征(CTS) CTS 是一种发生在纤维 - 骨性腕管水平的正中神经陷夹综合征,该疾病可以由多种因素引起,包括肿块、肌腱炎、滑膜炎以及新陈代谢和沉积作用，但是多数病例是特发性的。中年女性较男性更容易患该疾病。特殊的职业可以使该病的症状恶化。通常依赖临床症状和神经传导研究对该病做出诊断，但这些诊断依据并不总是可靠的。利用超声使得正中神经直接显像，从而对可能因素做出评估如正中神经的肥大、缺乏实时的可变性和存在反常血流等CTS的显像特征。

超声多普勒成像证实一例患者在正中神经的周围和内部均有血流的增加。超声检查提示CTS的诊断，与风湿病学家为该患者得出的临床检查结论保持一致。

这名患者后来采用腕关节固定术的治疗方法，并于一个月之后接受再次扫描检查。重复检查显示出与患者的临床症状改善相一致的充血水平降低。

超声在肌肉骨骼成像中的价值在于对患者和操作者而言，它的使用简便，能够与高频探头技术相适应，从而对详细的解剖学结构进行评价。在这个病例中，超声显示包括肌腱的异常、滑液的流动路线和肿块的存在，从而做出腕管综合征的快速诊断。

6. 肘管综合征　肘管综合征虽较为常见，其病因多为肘部骨折后血肿机化、骨块移位、异常骨赘及肘外翻畸形等造成尺神经受压、牵拉或摩擦所致，偶尔因局部腱鞘囊肿压迫尺神经引起。有时将其尺神经沟内的条索状肿物误认为是神经鞘增厚的尺神经。待术中发现为一条索状的腱鞘囊肿，完整切除后，症状很快缓解。

7. 颈椎病　颈椎病是由于颈椎间盘退行性变、颈椎骨质增生所引起的一系列临床症状的综合征。颈椎病可分为颈型、神经根型、脊髓型、椎动脉型、交感神经型和其他型，临床常表现为颈、肩臂、肩胛上背及胸前区疼痛，臂手麻木，肌肉萎缩，甚至四肢瘫痪。可发生于任何年龄，以40岁以上的中老年人为多。该病具有发病率高，治疗时间长，治疗后极易复发等特点。颈椎病

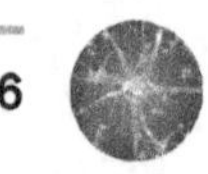

是多种疾病的根源，其退行性病变是一个长期、缓慢的过程，有时由于头部急速甩动造成，如高速交通工具如急刹车，所谓甩鞭损伤。引起手麻最常见的疾病就是颈椎病，它是中老年人好发的疾病之一。颈椎生理上有一个向前的屈度，当人步入中年以后，由于职业的习惯，随着年龄的增加，一些器官往往会发生退行性变，当颈椎间盘发生退行性变以后，椎间盘突出或是关节突发生增生或肥大，这些突出的颈椎间盘或增生的关节突一旦压迫邻近的颈神经根时，便出现了颈椎病。颈椎病除了有手指麻木、感觉异常以外，往往会导致颈椎病多发的单一神经病，发生颈肩部肌肉酸痛，上肢有放射痛或活动障碍等。确诊颈椎病并不困难，只要照一张 X 线片就可显示病因。还有一种检查颈椎病的简单方法，一个人托患侧头部，一手握患侧上肢，将其外展 90°，两手同时向相反方向推拉，有放射痛或麻木者可初步确诊为颈椎病。

8. Barre-Lieou 综合征　又称颈后交感神经综合征。颈椎第 4~6 节段因关节炎、创伤、颈椎病等致颈后交感神经（第 5 对和第 8 对）的多种刺激症状。表现为头痛，以枕部最强烈；眩晕，当患者旋转头部的瞬间突然出现，不伴有前庭末梢器官损害的症状；耳鸣；视力障碍。患者不能看书过久；常发生易倦和各种不同程度的低血压。在这种情况下需要鉴别的是，如颈 4~6 椎间盘突出、椎体及小关节增生以及黄韧带的骨化等均可致颈 5、8 神经根受压，常有颈枕部疼痛，疼痛同时颈强直与头运动受限也是最突出的症状，有时有强迫头位，甚至出现位置性眩晕。颈椎或其附近的癌肿以神经鞘瘤多见，可见椎间孔的扩大或破坏，出现椎旁肌张力增高，此时颈强直极为明显，似棍样梗，在这种情况下头向各方向运动均受限制，且伴有剧烈的头痛。颈椎损伤多见于椎体压缩性骨折和椎弓崩解，常伴不同程度脊髓损伤症状。

9. Bernard-Horner 综合征　又称 Horner 综合征、颈交感神经系统麻痹综合征。交感神经通路任何一部分受累均可出现此征。常见病因有炎症、创伤、手术、肿瘤、血栓形成或动脉瘤等。常因梅毒性心脏病的主动脉瘤压迫交感神经干而出现。表现为瞳孔缩小、眼睑下垂、眼球内陷、眼压低，同侧面部无汗和温度升高，泪腺分泌增多或减少。本征发生于儿童时常有虹膜色素缺失。

10. Roth 综合征　又称 Bernharat-Rondrome 综合征、感觉异常性肢痛、股外侧皮神经病。其原因有寒冷暴露、温热刺激。最多见的原因是机械性压迫，损伤股外侧皮神经。特征为大腿前外侧面皮肤疼痛和感觉异常。多见于 40 岁左右男性，多为一侧性。多因大腿前外侧面发麻而引起注意，早期多呈间歇性，逐渐加重，转变为灼热感和持续性疼痛，感觉减退，也有痛觉缺失者。皮肤障碍区出汗异常，皮肤萎缩，髂前上棘内侧及下方压痛。加重因素有步行、站立时间过长、衣服摩擦、大腿过度伸展等。

11. 前斜角肌综合征　又称 Naffziger 综合征、Adson 综合征、Coote 综合征。由于在前斜角肌和中、后斜角肌间经行的臂丛和锁骨下动脉在两肌间受压引起，常伴有颈肋或畸形的第一肋骨等解剖因素，以及由于搬运重物或肌肉松弛使用下垂等附加因素共同作用。特征为自肩部向上肢放射的疼痛、感觉异常、肌力降低以及上肢的血循环障碍。多见于 20~30 岁女性，右侧较多见。症状一般逐渐发生，均以疼痛起病，程度不一，主要表现为自肩部向上肢放射的疼痛和麻木感，强烈时可至手的尺缘，有时向桡侧扩展，前斜角肌第一肋骨附着部有压痛，上肢伸展及外旋使疼痛加剧，托住肘部让肩被动向上则疼痛缓解，劳累时加重，休息时减轻。运动障碍出现较迟，表现为肌无力和肌萎缩，主见于手部小肌。血液循环障碍少见，偶见手部呈雷诺现象。Adson 试验、紧肩试验及肩外转试验阳性。用 Seldinger 法做锁骨下动脉造影，并结合以上试验可明确受压部位。

单一神经局限的损害最常见的原因是外伤。剧烈的肌肉活动或关节用力的过度牵伸如高速交通工具突然刹车的“甩鞭损伤”可引起局灶性神经病变，反复的小的损伤（例如，经常紧握一些小的工具，或抡锤过度的振动冲击）同样也能产生局灶性神经病变。压迫性或卡陷（entrapment）性瘫痪通常影响浅表的神经（如尺神经，桡神经，腓骨神经），发生在骨质隆突处（例如，在瘦弱或恶病质的人以及往往在酗酒者熟睡时或在麻醉过程中），或在管道狭窄时（例如腕管综合征）。压迫性瘫痪也可以由肿瘤、骨质增生、石膏固定、拐杖或长时间处于拘谨的姿势中（例如从事园艺劳动）等因素所引起。神经内出血，受寒或受放射线都能引起神经病变。直接的肿瘤侵犯也可产生单一周围神经病变。

颈椎病非常多见，以根型最多见，表现为颈部不适，颈肩部沉重、酸胀、肩部疼痛，椎动脉型颈椎病，由于椎动脉供血不足，导致脑干及高颈脊髓内的网状结构缺血，导致颈部扭动时头昏或眩晕，如果支配心脑的自主神经受骨赘的激压是神经根型和交感型颈椎病引起血压异常、心律失常的主要原因。

（二）根型和节段型分布的感觉障碍

1. 后根受损伤的症状　脊髓神经后根可因压迫、炎症性病变而发生刺激性症状。最重要和最常见的现象是根痛。这种疼痛大致按神经根的分布扩散，同时也影响到同一根所支配的深部组织及相应的内脏。如病变在胸根，典型症状是所谓“束带样痛”；如在四肢，则条带形分布。根痛一般均相当严重，病人痛苦很大。当然，如刺激病变轻，也可以仅在其分布区域以内的某一小区疼痛，例如第一腰根受刺激时疼痛可限于腹股沟及大转子部位。有时，后根虽受病变刺激，但无明显疼痛，仅表现为根分布区的各种感觉异常，如麻木、串电样感觉等。后根受到破坏性病变时，则在受累神经根分布范围内发生感觉减退或消失，一般也是各种感觉都丧失。但需注意，由于各节段间存在交互支配，单一神经根病变时，往往查不出客观的感觉障碍。根症状的一个典型而重要的伴发现象是所谓脑脊液冲击征，即咳嗽、喷嚏或用力憋气时，可使疼痛或麻木加重。病变涉及后根神经节时，发生带状疱疹。

后根病变的最常见原因有脊椎管内肿瘤、椎间盘突出等，有些黄韧带肥厚的病例也可产生类似症状。

2. 脊髓后角及灰质前连合病变的症状　二者均可引起节段性感觉障碍，分布范围与根性分布相同。但有一重要区别，即后角及前连合病变时为分离性感觉障碍。因为，感觉后根进入脊髓时，只有痛觉、温度觉及部分触觉纤维进入后角，而另一部分触觉及关节肌肉觉纤维则绕过后角，直接进入后索的白质传导束中。因此，后角及前连合病变时，只有从该节段来的痛觉和温度觉纤维遭到中断，使病变范围的节段内痛、温觉消失，而触觉仍然存在。后角与前连合病变时都引起节段性感觉分离，但二者仍有不同：前者为一侧节段性感觉分离，前连合病变时则为双侧对称性节段性感觉分离。这是因为两侧的痛、温觉纤维在前连合交叉，一旦发生病变即两侧同时受累。

脊髓后角和灰质前连合病变的最常见原因是脊髓空洞症。此症为一常见疾病，病变可位于后角或前连合，多在颈胸段脊髓，或在延髓，在腰髓节段者少。双侧病变既可对称，又可不对称，分离性感觉障碍的形式多种多样，临床上须认真分析研究。

另外，在脊髓内肿瘤的初期，也可有相当一个时期表现为分离性感觉障碍。必须结合其他体征联贯思索进行鉴别。

（三）传导束型感觉障碍

中枢神经系白质传导束病变时所发生的感觉障碍称为传导束型感觉障碍。这表现为病灶水平以下全部区域内的感觉障碍，而不限于某几个节段或某几个神经支配区。传导束型感觉障碍主要发生于：

1. 脊髓侧索病变时，在病灶水平以下对侧（一直到骶尾节段分布区，即肛门、会阴部）发生痛、温觉丧失。这是因为痛、温觉传导束的第二级神经元在进入侧索以前，已在灰质前连合内进行了交叉。同时需注意，如果病灶从脊髓外侧方发展，尚未完全破坏脊髓丘脑束,感觉障碍的区域就达不到病灶水平。如只从脊髓侧方浅表部破坏脊髓丘脑束的一部分,则可能只损伤来自尾部(即会阴部)以上的几个节段的纤维,造成假性病变平面,使我们错误地决定病灶水平。例如,一患者主诉在右侧乳头(相当于胸5)有根性疼痛,其客观检查的痛、温觉丧失区在左侧腹股沟以下(相当于腰1以下)。这就可能表示,在胸4~5节椎管内有一病灶从侧方破坏了腰1以下来的痛、温觉纤维,尚未破坏胸12~5的纤维。随着病灶的扩大,感觉障碍的上界才逐渐上升到病灶水平。在根据感觉障碍的平面定位诊断时,切不可忽略这个情况。而且,根据经验,病灶即便不在脊髓侧方,而是在后方(例如在硬膜外腔),从后向前压迫脊髓时,也可能因两侧齿状韧带的牵紧,加压于脊髓两侧,使脊髓丘脑束由浅入深地逐渐受损,造成双侧痛、温觉障碍由下而上地上升性发展。在这些情况下,根痛的存在是判定病灶水平的一个相当重要的指征。

当然,如果病灶发展到相当阶段,已完全破坏了脊髓丘脑束,甚至也破坏了锥体束,诊断就比较明确了。

2. 脊髓后索病变时,在患侧病灶水平以下发生传导性关节肌肉觉和振动觉消失。患者往往表现出感觉性共济失调,走路不知深浅。如请患者双足并拢直立,睁眼时尚可;如请闭目,则立即摇晃、倾倒(Romberg征阳性)。触觉也可能部分受累,但不会完全消失。不过,两点辨别觉的消失,却是后索病变的一个重要指征。

3. 后侧索联合病变,如病变主要在后索,可以通过牵紧齿状韧带或其他方式同时造成侧索症状(已如前述)。此处,主要介绍一个特殊的情况,即后侧索联合变性或称亚急性联合变性。此症,在国外,为恶性贫血的重要神经并发症,由于脊髓后索及侧索变性而有深感觉障碍及上运动神经元不全瘫痪。在国内,恶性贫血十分少见,但此病并不很少,不少病例并无贫血或胃液缺乏,故真正致病原因尚不明确。遇有此种情况应做腰穿与椎管内占位病变鉴别。此症多并发周围神经损伤的症状,用

维生素 B_{12} 治疗可能奏效。

（四）半身感觉障碍

患者半身感觉障碍时，定位诊断方面应考虑的部位有：

1. 脑干病变　在脑干病变，尤其是延髓和脑桥病变时，可产生某种程度的交叉性偏身感觉消失，即病灶同侧面部感觉消失，对侧半身感觉消失。由于有可能深、浅感觉同时消失，故病灶对侧肢体可有感觉性共济失调。如病变主要在内丘索的外侧，也有可能仅有对侧身体的痛、温觉消失，而内丘索的深感觉纤维及稍外侧的触觉纤维可能保留。这种现象有时可见于椎动脉或小脑后下动脉阻塞造成的延髓外侧软化。如果脊髓丘脑束的病变仅限于外侧，尚有可能面部感觉障碍区并不与对侧躯干的感觉障碍相衔接，随病灶由外向内累及的范围，可能仅达胸 5，或仅达腰 1（腹股沟）水平。

如病灶高达中脑，已超过三叉神经交叉水平，则不再出现交叉性偏身感觉障碍，而仅见病灶对侧偏身（包括面部）感觉缺失。

2. 丘脑病变　当比较小的血管性病灶累及丘脑腹后外侧核时，即产生身体对侧的丘脑症状。典型的丘脑综合征包括：①对侧半身感觉异常，属于认识性深感觉损失严重，痛、温等基本感觉损失较轻；②半身疼痛，自发或刺激诱发，性质特殊，称丘脑痛或感觉过度。

3. 内囊病变　内囊病变时发生的偏身感觉障碍与丘脑病变时相同，但无丘脑疼痛或感觉过度，一般还会伴有偏瘫等其他体征。

4. 大脑皮质后中央回区病变　皮质型感觉障碍的特点是其分布范围极不一致。最常见的是半身感觉减退。感觉障碍常在肢体的远端部位，上肢的尺侧（见病例介绍例四）、下肢的腓侧较为明显，躯干的感觉较能保持。由于皮质中的感觉分析器非常分散，感觉障碍可局限于身体的某一部分，出现所谓单肢感觉缺失。这是皮质病变的特征，与前中央回病变时产生的单瘫相似。

皮质型感觉障碍的特点是精细的、复杂的各种感觉障碍比较严重，浅感觉如痛、温觉较能保持不变，触觉障碍亦不明显，深感觉如关节肌肉觉、定位觉、实体觉等发生的障碍特别明显。

皮质病变的另一特别是很难进行感觉检查，患者回答迟慢而多变，时常前后不符合，患者注意力很易疲劳。

皮质病变造成的感觉障碍的范围，如病变不继续进展(如脑血管病，手术损伤后等)，过一定时间便明显缩小。按顺序说有下列部位感觉功能恢复较早：①肛门、生殖器部位；②口腔；③口及眼的周围；④颈部；⑤躯干中线两旁；⑥肢体近端以及上肢桡侧。显然，这是由于这些部位的皮质代表区有较好的代偿功能。同样，在皮质有进行性病变如肿瘤时，在对侧半身感觉障碍发展的过程中，上述这些部位也往往最后发生障碍或相对保持正常。

最后，在皮质感觉中枢区域发生刺激性病灶时，可产生感觉性局部性癫痫发作。在病灶对侧的皮肤相应部位发生感觉异常，并可向邻近各区扩散，亦可扩散到运动区引起全身性癫痫发作。

另外，半身感觉障碍有时是功能性的。此时，颅内并无器质性病变。功能性半身感觉障碍的特点是：一般是严格沿正中线整个半身均匀的感觉减退或缺失，通常是痛觉障碍最为明显，能形成单纯的半身痛觉减退，而其他形式的感觉存在。

病例介绍：

例一，男性，24岁。1978年8月15日入院。患者自1978年2月感右侧中胸部束带样串痛，咳嗽时加重。6月感左足发麻，并逐渐向上蔓延及左下肢、左臀部，最后发展到左侧乳腺水平。7月感右下肢无力，小便费力，8月感行动困难乃入院。入院检查：感觉：左侧胸5以下痛觉消失，触觉存在。

右侧胸5以下亦有痛觉减退。运动:右下肢肌力3级,左下肢肌力5级。腹壁反射、提睾反射右侧消失,左侧微弱。双侧巴宾斯基征阳性。腰穿压颈试验近乎完全梗阻。临床定位诊断,胸5脊髓髓外压迫性病变,椎管碘油造影,在第3胸椎体下缘见杯状充盈缺损,完全阻塞。

1978年8月21日手术,将胸椎2、3、4椎板切除,发现第4胸椎椎体处偏右侧有一肿瘤,2.5cm×2cm×1.5cm,暗红色。完整切除。病理诊断:神经纤维瘤。

本例首发症状右侧胸部束带样痛、咳嗽加重当为根痛现象,4个月后左足发麻,逐渐向上蔓延可理解为右侧脊髓丘脑侧束由外向内挤压的刺激现象,5个月后右下肢无力示右侧锥体束受压,入院时脊髓已双侧受累,但仍以右侧受压为主,为一不典型半侧脊髓损伤综合征。造影及手术所见均说明胸段脊髓髓外病变的临床体征,按脊髓节段水平(胸5)计算,比胸椎体低一节,肿瘤实际位置在第4胸椎体平面。这是脊神经根在椎管内向下斜行的缘故。

例二,男性,26岁。于1973年10月12日入院。病人1970年10月感到左下肢发麻,逐渐加重,不久右下肢亦同样发麻,于1971年5月出现左颈部及左肩部呈跳、串样痛,性质较剧烈,尤以咳嗽时更明显。此时右上肢亦感发麻,无力和大小便困难。1972年10月双下肢力弱,行走困难,双上肢肌力亦较差。1973年以来上述症状逐渐加重。脑神经无阳性体征,右上下肢肌反射活跃,左上下肢肌反射亢进,有髌踝阵挛,双侧巴宾斯基征阳性,四肢肌张力均较高,左侧尤为明显,四肢肌力3~4级。颈3以下感觉障碍。颈椎X线片示左侧2~3颈椎椎间孔如胡桃大。于1973年11月27日行手术治疗。术后诊断神经纤维瘤,颈3,左。

这个病例比例一的病情稍复杂一些,但诊断已经手术证实,而且X线片上左侧颈2~3间椎间孔如胡桃大,有左侧颈部根痛,定位诊断在左侧颈3神经根处已无疑问。回顾分析,自1970年10月发病，首发症状为左下肢发麻，可能是左颈3根处生长肿瘤时使脊髓向右侧移位，脊髓右侧首先受到坚韧锐利的齿状韧带的牵拉，使右侧脊髓丘脑束由外向内地受牵拉压迫，因而先发生左下肢发麻。本例发病后不久，即变为双侧体征，也提示其偏一侧的肿瘤经常产生双侧体征的可能性。由于肿瘤的坚软不同，向对侧挤压的作用大小不等，在某些病例的早期对侧脊髓丘脑束可首先出现受损的现象。临床上对这种稍为复杂一些的情况稍加注意，仍可理解。

例三，男性，54岁。高血压病数年，1977年1月因左侧半身麻木，痛觉、温觉、音叉振动觉及关节肌肉觉减退(近消失)，左上下肢肌力稍感力弱，左耳听力差，有时视物成双，复相略呈垂直排列而住院，按右侧丘脑附近供血不足治疗68天，左上下肢肌力自觉完全恢复，感觉异常无变化出院。1979年11月19日14时，又在打太极拳中，出现头昏，左半身麻木，自觉视物成双，复相呈垂直排列再次住院，入院时血压170/120mmHg，入院后病情迅速恶化，出现深昏迷，四肢瘫痪，双侧瞳孔散大，对光反应消失，眼球固定，发病后7小时死亡。

死后尸检：右侧丘脑与中脑交界处，有一0.3cm×2cm的横位病灶。在此病灶以下，有大片新鲜出血，整个中脑结构消失。镜检：在中脑出血处，为大量新鲜出血，中、丘脑交界处为陈旧软化病灶，有残存的格子细胞及星形肥胖变性胶质细胞。病理诊断：丘脑中脑交界处陈旧性脑软化，继发中脑出血。

讨论：本例第一次与第二次住院，病人均诉左半身麻木，并发现左半身各型基本感觉(深浅感觉)减退，已提示病变可能在丘脑附近，结合两次自诉视物成双，复相垂直排列，应想到病灶在中脑与丘脑交界处，而且第一次住院诉左耳听力差，可能与丘脑内侧膝状体受损有关。第一次入院后，左半身肌力差迅速恢复，感觉障碍顽固存在，实体觉正常，都说明病灶可能在丘脑(右)腹后外侧核以下。患者第二次入院时症状与第一次住院大致相同，说明是在原来的软化病灶基础上发生新近出血，破坏中脑，造成死亡。第二次发病后7小时死亡，时间上不足以发生格子细胞与星形肥胖变性胶质细胞，因此，根据第一次发病距第二次发病一年又十个月，两次发病症状类似，又在右侧中、丘脑交界处找到一个陈旧性软化病灶，足以解释左半身麻木、深浅感觉障碍及垂直复相的复视（动眼神经核受累），因而，从定位诊断的观点出发，本例第一次发病及第二次发病之初始阶段，应称之为中、丘脑交界部病变综合征。

例四，男性，40岁。因左手尺侧麻木于1975年10月10日就诊。就诊当时除左手尺神经分布范围内痛、触觉减退外，无其他神经体征。左手小鱼际肌肌电图检查未见异常，拟诊尺神经（左）受损而予以对症治疗。因治疗无效于12月31日复诊，发现左手尺侧麻木增重，痛、温觉减退，音叉振动觉亦有减退，无肌萎缩，肌力亦大致正常，但发现左手之形体觉消失，持筷常失落（患者左利），左肱二头肌腱反射与左膝反射稍活跃，因而检查脑电图，发现右顶部导联有中至高波幅θ波若干，随入院检查。2日后病人严重头痛，呕吐一次，出现左鼻唇沟稍浅，伸舌稍偏左，左手仍为尺侧感觉障碍，因而做右侧颈动脉造影，发现右顶叶似有占位病变指征。于1976年1月6日，局麻下开颅探查，发现右顶叶缘上回表面，有一0.4cm×0.3cm×0.5cm的灰白色病灶，病理检查为转移性腺癌。术后多次照肺片，于1个半月后发现肺片有肺癌阴影。

例四观察说明，皮质顶叶病变（可能累及后中央回），在一个时期内可以表现为尺侧麻木及感觉障碍，很类似周围性尺神经损伤体征。早期肌电图检查无异常神经电位可能有鉴别诊断意义。同时证明，早期出现的形体觉障碍有很大的诊断价值。本例从定位诊断学角度，初期可称为皮质性尺侧感觉障碍。

第三章

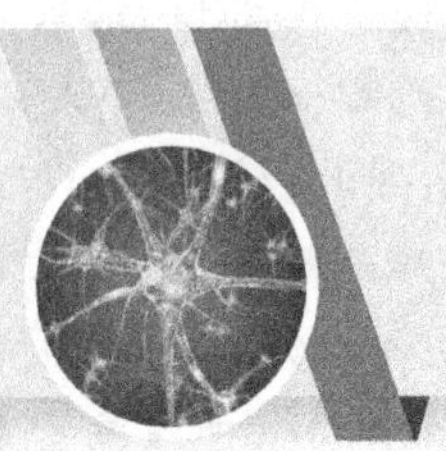

反射及其病变综合征

一、反射的生理与解剖

广义地讲，有机体对内外环境刺激所作的规律性回答都是反射。反射是神经活动的基本形式。运动当然也是反射。只不过是比较复杂一些的反射。本节首先讨论神经病学临床上最常应用的牵张反射和保护反射。

牵张反射有两种类型：腱反射和肌紧张。

(一) 牵张反射

有神经支配的骨骼肌，如受到外力牵拉使其伸长时，能引起受牵拉肌肉的收缩，这种现象称为牵张反射。感受器为肌梭，效应器为梭外肌。牵张反射的基本过程：当肌肉被牵拉导致梭内、外肌被拉长时，引起肌梭兴奋，通过Ⅰ、Ⅱ类纤维将信息传入脊髓，使脊髓前角运动神经元兴奋，通过 α 纤维和 γ 纤维导致梭内、外肌收缩。其中 α 运动神经兴奋使梭外肌收缩以对抗牵张，γ 运动神经元兴奋引起梭内肌收缩以维持肌梭兴奋的传入，保证牵张反射的强度。

腱反射是指快速牵拉肌腱时发生的牵张反射，主要是快肌纤维收缩。腱反射为单突触反射。

肌紧张是指缓慢持续牵拉肌腱时发生的牵张反射，表现为受牵拉的肌肉能发生紧张性收缩，阻止被拉长。肌紧张是维持躯体姿势的最基本的反射活动，是姿势反射的基础。肌紧张主要是慢肌纤维收缩，是多突触反射。

临床上检查时刺激肌腱、肌肉引起的各种所谓深反射应称牵张反射。生理上称腱反射并不合理，但已习惯成自然。

牵张反射的基本反射弧大都比较简单，但它们也受高级中枢的控制。在其脊髓反射弧中断时，它可以消失；在它失去高级中枢控制时，可以亢进。

反射的实现，依赖于刺激的感受和传递到效应器官。前者由感受器、感觉神经元来实现；而后者则借运动性神经元及效应器官完成。这些机构称为反射弧。

一般肌反射均属单触突反射，但它们的反射弧也不像过去脊髓反射图上画的那样简单。现以膝反射的反射弧为例，略加说明。膝反射的感受器主要是股四头肌内的肌梭，这种肌梭的传入神经纤维有两类：一种是“快传纤维”，属于Ⅰa类纤维，当以叩诊锤叩击膝腱时，肌梭受到牵张，引起冲动，冲动沿脊髓神经后根节传入脊髓腰3节段，在脊髓内一面经后索向上传到小脑及大脑感觉皮质区，一面直接与前角α运动神经元发生触突；肌梭还有“慢传导”的传入纤维，可能是本体感受器的纤维，属于Ⅱ类纤维，除同时向高级中枢传导冲动外，对此牵张反射的形成亦起促进作用。

此外，在叩击膝腱时，冲动还从腱器官沿Ⅰb类纤维传入脊髓的腰2节段。入脊髓后，一面向上级中枢（小脑）传递信息，一方面也向下传导，达到腰1节段前角，对股二头肌（四头肌的拮抗肌）发生抑制性影响，这样才能使膝反射顺利形成。

脊髓支配骨骼肌的传出纤维也有两类：①前角α运动神经元发出的α纤维，达到运动终板；②前角γ运动神经元发出的γ纤维，支配肌梭内纤维，调节其长度，使其感受器经常处于敏感状态。当然，α和γ运动神经元同时还受到脊髓以上更高中枢下行纤维的影响。

可见，叩击膝腱时，由股四头肌之肌梭传入腰3，由Golgi腱器传入腰2，这些传入纤维入脊髓后一面将信息传入高一级的中枢，一面传至本节的前角α和γ运动神经元，同时还要传至腰4的前角，使股二头肌受到抑制性影响，反射才能完成(图3-1A、B)。

（二）保护反射

脊椎动物肢体受到伤害性刺激时，受刺激的一侧肢体出现屈曲反应，关节的屈肌收缩，伸肌弛缓，因而也可称为屈肌反射。在生理上具有保护性意义。这类屈肌反射是比较原始的反

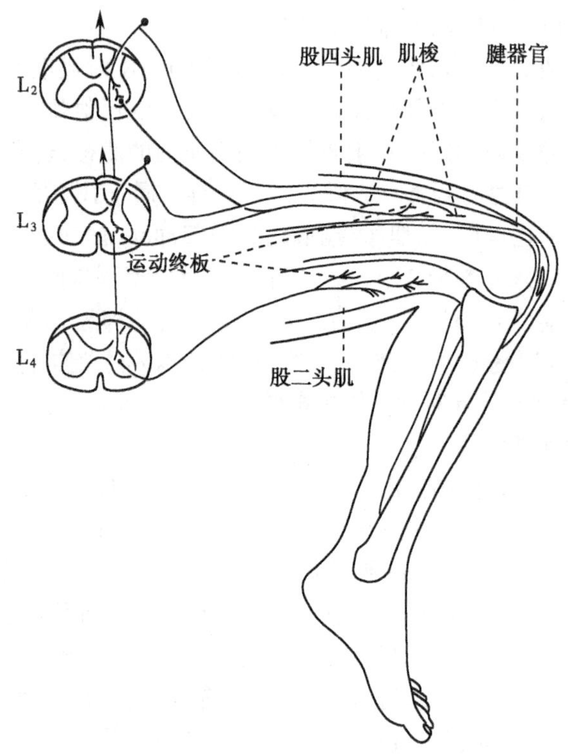

图3-1A 膝反射

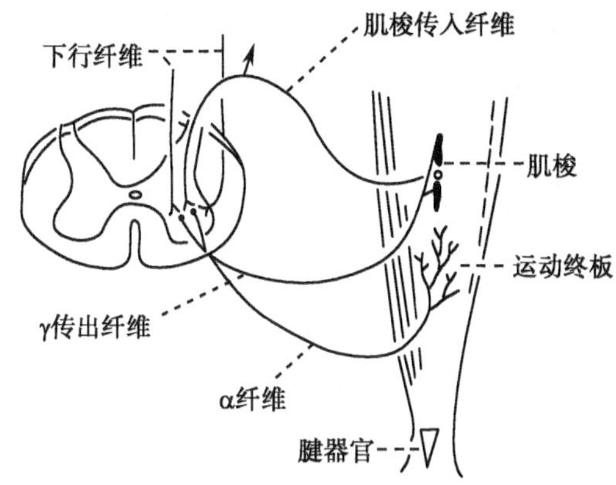

图 3-1B 反射袢

射。在生理状态下，它们受到大脑皮质的抑制而不表现出来；在人类脊髓失去了高级中枢控制或婴儿锥体束未发育完全前，均可出现所谓巴宾斯基反射，也是一种原始的保护反射。

临床上的所谓浅反射，是刺激皮肤或黏膜引出的反射。虽然它也是皮肤-肌肉反射，但在生理意义上不属于牵张反射而属于保护性反射。它们的反射弧较长，反射冲动可能上达皮质顶叶及运动区或运动前区。因而，在锥体束损伤时，浅反射不是亢进而是消失或减弱。

二、反射的检查法、性质与反射弧的部位

现在按由上向下的检查顺序将临床上常检查的反射名称、反射的性质、反射弧的主要部位、部位和引出方法叙述如下：

1. 眉弓反射　用叩诊锤叩击眉弓的内缘引出。它是深反射。反应是眼睑闭合（眼轮匝肌）。反射弧为三叉神经第一支，三叉神经感觉核，脑桥中的面神经核，面神经。

2. 角膜反射　令病人侧视，睁大眼睛，用棉花或软纸片乘其不注意小心地轻触角膜而引出，应注意不触其睫毛。为浅反

射。其运动反应也是眼睑闭合，反射弧与眉弓反射相同。

3. 下颏反射 口稍张，用叩诊锤叩击下颏而引出，属深反射，反应是咀嚼肌(咬肌)收缩，使下颏上举。反射弧为三叉神经下颌支的感觉纤维，三叉神经感觉核，脑桥的三叉神经运动核，三叉神经第三支运动纤维。此反射在正常人并不常存在或微弱，在病理情况下(例如在假性延髓麻痹)则显著增强(图 3-2)。

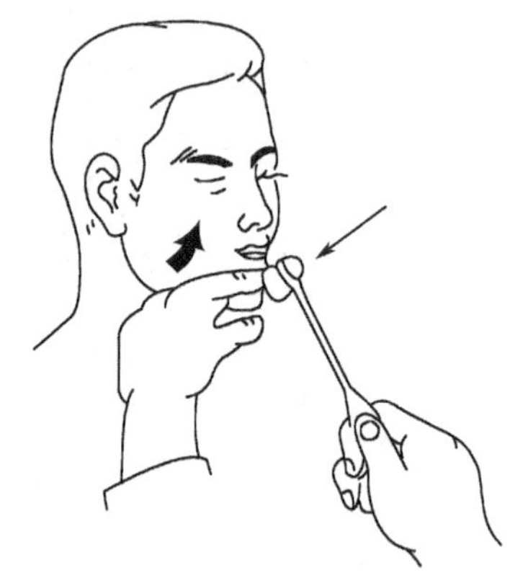

图 3-2 下颏反射引出法

4. 咽反射 用压舌板触咽后壁引出，出现咽下运动，有时出现咳嗽或呕吐动作。反射弧为舌咽和迷走神经的感觉纤维及核，舌咽和迷走神经运动核和运动纤维。

5. 腭(软腭)反射 触软腭而出现。反应是软腭悬雍垂上举。反射弧与咽反射相同。

咽反射和软腭反射很不恒定，健康人亦可不出现。然而一侧反射减弱或消失则有诊断价值，所以应分别试验两侧的咽反射和软腭反射。这两个反射都是浅反射。

6. 肱二头肌反射(屈肘反射) 用叩诊锤叩击肘弯的二头肌肌腱引出。反应为二头肌收缩，肘关节屈曲。反射弧为肌皮神经，脊髓第五和第六颈节。属深反射。

为了引出屈肘反射，坐位时检查者用左手执被检查者一手，平卧时令病人将两手置于胸前，并屈曲其肘关节。上肢肌肉应尽量松弛。然后用叩诊锤准确、敏捷而不连贯地叩击二头肌腱(可事前用手指摸到此腱)。当然，检查左右上肢时叩击的力量应当相同，以便双侧对比。有时检查者可用左侧前臂托着被检者的前臂，左手拇指摸得肌腱，用拇指的指肚紧压肌腱，再用叩诊锤叩击自己的拇指甲，则更易引出(图 3-3)。

7. 肱三头肌反射(伸肘反射) 用叩诊锤叩击三头肌肌腱,引起该肌收缩和肘关节伸展。叩击的位置在鹰嘴上方1.5~2cm处。检查的位置与肱二头肌反射相同:检查者以左手握住被检者一手,被检者上肢放松,肘关节屈成直角(有时略呈钝角更佳)。此反射亦可以用另一方法检查:在肘部稍上方处持住被检者的上臂,使其肌肉完全放松,前臂及手自然地下垂,弯曲肘关节呈直角或略呈钝角,然后用叩诊锤在鹰嘴上方叩击。反射弧为桡神经,脊髓第七和第八颈节段。属深反射(图3-4、图3-5)。

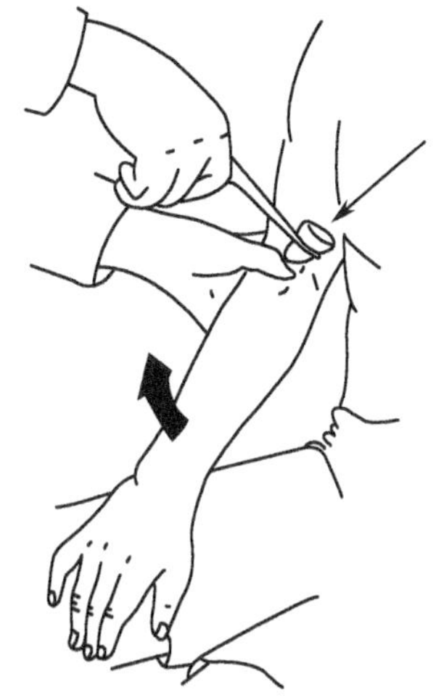

图3-3 肱二头肌反射引出法

8. 腕桡反射 以叩诊锤叩击桡骨茎突而引出,其反应为肘关节弯屈、旋前和手指弯屈。上述各反应并不是经常都能出现,表现得最明显的往往是旋前。在检查时,被检者的肘关节应屈曲呈直角或略呈钝角,手的位置应介于旋前及旋后之间。被检

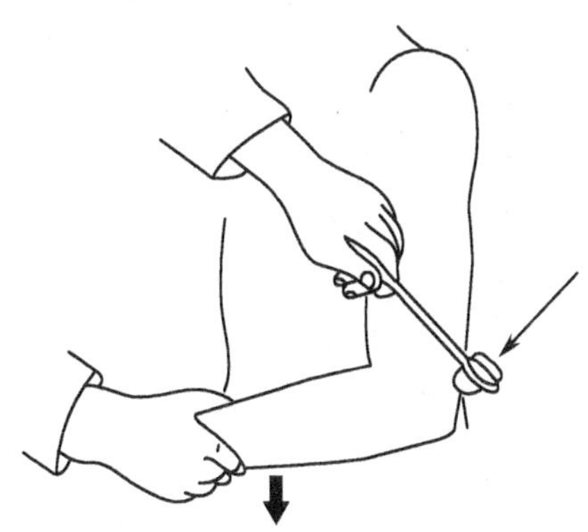

图3-4 肱三头肌反射引出法1

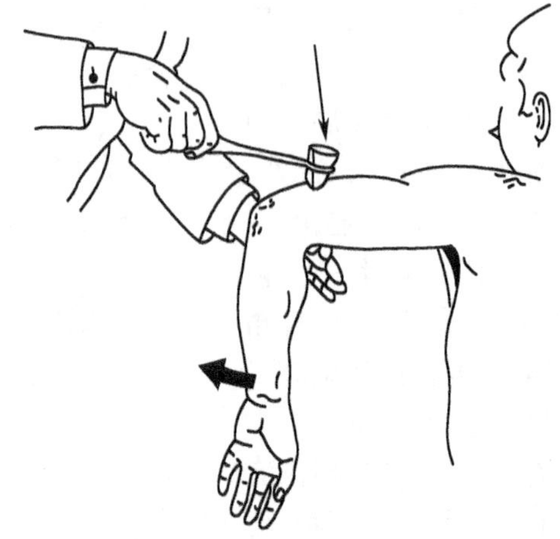

图 3-5　肱三头肌反射引出法 2

者的手或由检查者用左手托住，或令被检者坐下，两手按上述位置对称而自然地放在大腿上。反射弧为旋前肌，指屈肌，肱桡肌和二头肌，正中神经，桡神经和肌皮神经，脊髓第五、六、七和第八颈节。属深反射（图 3-6）。

9. 肩臂反射　用叩诊锤叩击肩胛骨的内缘时出现，反应为上臂的内收和外旋。检查时上臂应自然下垂。本反射系深反射。反射弧为大圆肌，肩胛下肌，肩胛下神经，第五、六颈节。

10. 腹壁反射（图 3-7）

(1) 上腹壁反射：划肋弓以下的腹壁皮肤引出。

(2) 中腹壁反射：划脐水平两侧的皮肤。

(3) 下腹壁反射：划腹股沟韧带上方的腹壁皮肤。

划时应迅速，用稍尖之物。划的方向和部位如图 3-7 所示。

反射弧：上腹壁反射为脊髓第七和第八胸节；中腹壁反射为第九和第十胸节；下腹壁反射为第十一和第十二胸节。反应是腹壁肌肉收缩。此反射属浅反射。

用叩诊锤叩击腹直肌左右各距中线 1~1.5cm 处，可以引出腹壁深反射，结果为相应侧腹壁收缩。此为腹肌腱的深反射（第

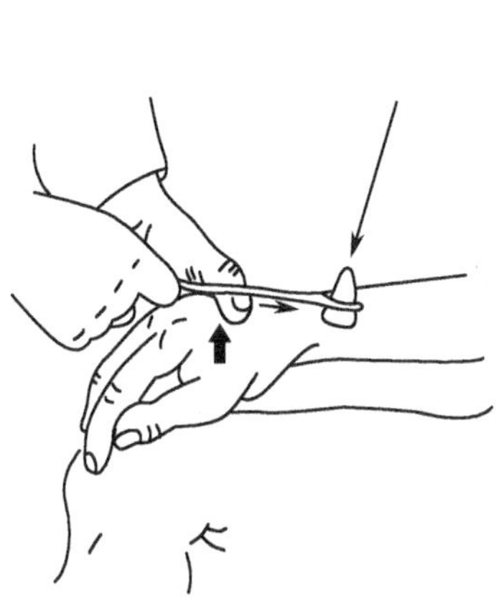

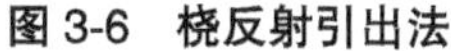

图 3-6 桡反射引出法

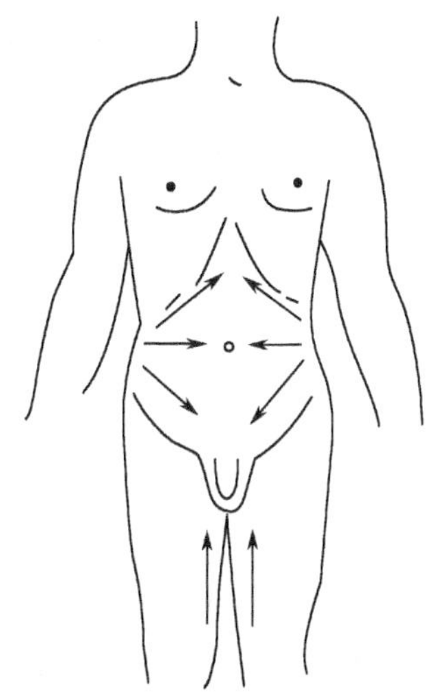

图 3-7 检查腹壁和提睾反射时轻划之方向

六至十二胸节),正常人腹壁深反射很弱或引不出,在胸 6~12 脊髓节段病变时消失,在胸 6 脊髓平面以上的锥体束病变时腹壁深反射亢进(腹壁浅反射消失)。

叩击第九肋尖端肋弓缘而引起腹肌收缩,也是腹壁深反射,称胸肋缘反射(胸 5)。

11. 提睾反射 轻划大腿内侧皮肤而引出。表现为该侧提睾肌收缩,睾丸上举。此反射在正常人可有轻度的不对称(可能是由于睾丸在阴囊中之位置不同所致)。反射弧为生殖股神经,第一和第二腰节。属浅反射。

12. 膝反射 以叩诊锤叩击膝盖骨下方的膝腱而得,结果是股四头肌收缩,小腿伸展。膝反射的检查最好在病人卧位时进行。检查者站在被检者的右侧较为方便,左手托在被检者的膝关节下,被检者的腿弯曲成钝角,两足支在诊察台上,下肢肌肉应完全放松,以右手持叩诊锤叩击两侧膝腱。患者仰卧时,尚可分别检查两侧的膝反射:请患者一腿搁在另一腿上,医生将左手置于其大腿上以判定股四头肌收缩之程度。此外,尚可在被检者坐位时检查膝反射,被检者的小腿应靠着诊察台或床的边缘,自然地下垂,与大腿呈直角,两足不应着地。有时因患者下肢肌肉不会完全放松,因而使膝反射难以引出。这时可请被检者举起双上肢以转移注意力;或请被检查者双手扣握,检查者喊"1、2、3"时,患者用力牵拉,在其牵拉时叩击膝腱,此谓加强法。膝反射的反射弧为股神经,第二、第三和第四腰节。属深反射(图 3-8、图 3-9)。

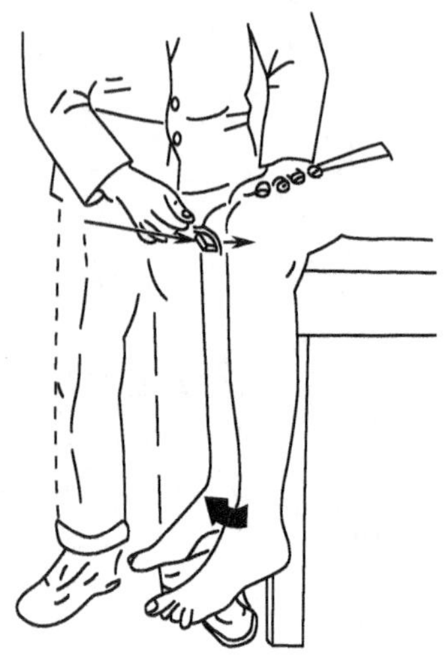

图 3-8 坐位膝反射引出法

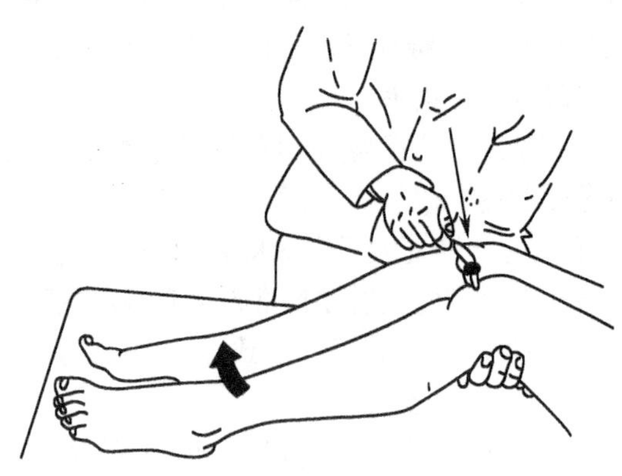

图 3-9 卧位膝反射引出法

13. 跟腱反射 以叩诊锤叩击跟腱而引出,出现小腿三头肌的收缩和足的跖屈。最方便的检查方法是请被检者仰卧,膝外展,足跟向内,检查者左手持足掌,右手叩跟腱。必要时请其跪在诊察台上或椅子上，两足靠边自然而松弛地垂下，双手扶着墙壁或椅背。亦可请被检者俯卧，双膝呈 90° 屈曲，检查者用左手握其两足趾，再使踝关节屈曲成直角，然后用叩诊锤依次叩击左右两跟腱。反射弧为胫神经（坐骨神经的分支），腰 5 和第一、第二骶节。属深反射（图 3-10）。

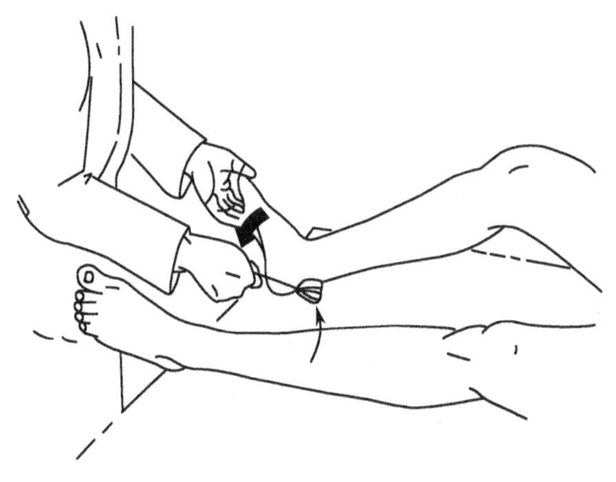

图 3-10 跟腱反射引出法

14. 跖反射 用叩诊锤柄或尖物划足内缘或外缘时出现。划的方向可由下向上，亦可由上向下；有时在划时稍加压力。反应是足趾的跖曲，当反射增高或刺激很强时，亦有足的背屈，并伴有膝和踝关节的屈曲（缩腿），形成防御反射。在检查时患者仰卧，下肢平放在诊察台上，或是检查者用左手执住下肢，并使其稍屈曲。反射弧为坐骨神经，第五腰节和第一骶节。属浅反射。

15. 肛门反射 以针刺肛门附近皮肤而引出，表现为肛门括约肌收缩。反射弧为肛尾神经，第四和第五骶节。属浅反射（表 3-1、表 3-2）。

表 3-1 深反射名称、神经支配及节段

反射	肌肉	神经支配	节段
眼轮匝肌反射	眼轮匝肌	V1 及Ⅶ	脑桥、中脑
眉间反射	眼轮匝肌	V1 及Ⅶ	脑桥、中脑
口轮匝肌反射	口轮匝肌	V1 及Ⅶ	脑桥、中脑
吸吮反射	口轮匝肌	V3 及Ⅶ	脑桥、中脑
下颏反射	咬肌	V3 感觉运动支	脑桥、中脑
掌颏反射	颏肌收缩	正中神经、Ⅶ	C_5~C_8、T_1、Ⅶ神经核
三角肌反射	三角肌	腋神经	C_5~C_6
肱二头肌反射	肱二头肌	肌皮神经	C_5~C_6
桡骨膜反射	肱二头肌	正中神经、桡神经、肌皮神经	C_5~C_8
肩胛肱骨反射	三角肌、小圆肌、冈下肌	腋神经、肩胛上神经	C_5~C_6
肱三头肌反射	三头肌	桡神经	C_7~C_8
胸肌反射	胸肌	胸前神经	C_5~C_8、T_1
胸肋缘反射	上腹肌	肋间神经	T_5
腹深反射	腹直肌	下部肋间神经	T_6~T_{12}
膝反射	股四头肌	股神经	L_2~L_4
股内收肌反射	股内收肌	闭孔神经	L_3~L_4
小腿屈曲反射	股二头肌、半膜肌、半腱肌腱	坐骨神经	L_4~L_5,S_1~S_2
跟腱反射	小腿三头肌	胫神经	L_5,S_1~S_2

表 3-2　浅反射名称、神经支配及节段

反射	肌肉	神经支配	节段
角膜反射	眼轮匝肌	V1、Ⅶ	延髓
咽反射	诸咽缩肌等	舌咽、迷走神经(感觉和运动)	延髓
腭(软腭)反射	腭帆提肌	舌咽、迷走神经(感觉和运动)	延髓
上腹壁反射	腹横肌、腹斜肌、腹直肌	肋间神经	T_7~T_8
中腹壁反射	腹横肌、腹斜肌、腹直肌	肋间神经	T_9~T_{10}
下腹壁反射	腹横肌、腹斜肌、腹直肌	肋间神经	T_{11}~T_{12}
提睾反射	提睾肌	生殖肌神经	L_1~L_2
跖反射	趾屈肌等	坐骨神经	L_5~S_1
肛门反射	肛门括约肌	肛尾神经	S_4~S_5

三、反射的异常

反射可能有下述异常:①减弱或消失;②增强;③病理反射(表 3-3)。

表 3-3　反射异常综合征及其一般临床意义

分类		伴发特征	定位诊断意义	可能的病因
反射亢进	生理性	对称,肌力、肌张力正常,可伴有神经质表现		正常人或神经症
	病理性			
	上运动神经元病变	对称或不对称,肌张力增高,肌力减弱,有病理反射	锥体束病变,尤指大脑皮质6区纤维在锥体束内的病变	感染,脱髓鞘,外伤,肿瘤,血管病,畸形,产伤,变性病等
	外源性毒素	伴肌阵挛性抽动	脑干核及/或脊髓前角刺激?	士的宁中毒,破伤风
	代谢异常	伴低钙血症	周围神经应激性增高	甲状旁腺功能低下,钙吸收不良,耗钙过多等

续表

分类	伴发特征	定位诊断意义	可能的病因
反射减弱或消失	肌张力低下,感觉丧失,无肌萎缩、麻痹及肌电图异常	脊髓后根	脊髓结核
	肌张力低下,肌萎缩、麻痹,肌束震颤,无感觉障碍	脊髓前角、下运动神经元	脊髓前角灰质炎,脊髓性肌萎缩,某些吉兰-巴雷综合征
	肌张力低下,肌萎缩、麻痹,无感觉障碍及肌束震颤	肌肉	肌病
	肌麻痹、萎缩,肌张力低下,反射减弱,叩击肌肉有肌紧张现象,无感觉障碍及肌束震颤	全身性疾病	萎缩性肌强直
	肌麻痹、萎缩,肌张力低下,感觉丧失,肌束震颤	周围神经	周围神经病

(一) 反射消失或减弱

可因反射弧的任何部位(传入、连接和传出部分)遭受破坏而发生。单纯对称性的反射减弱或消失,不一定是神经系统损害的指征。因为某些反射在健康人身上亦很难或完全不能引出,尤其是上肢的深反射有时很难引出,必要时须转移病人的注意力,反复叩引。有时,由于腹壁松弛而腹壁反射不易引出;有时健康人的跖反射常很迟钝等。但是,下肢的肌反射却有很大的恒定性,因此下肢反射消失时,必须仔细而全面地检查神经系统。

腹壁皮肤反射减弱或消失,不仅见于反射弧的损坏,也见于相应的脊髓节段(胸 7~ 胸 12)和大脑皮质的联系断离时如锥体束受损。这种反射的出现与小儿开始直立的时间是一致的。腹壁皮肤反射好像是由大脑皮质促成的,因此当它与大脑皮质的联系断离时反射即消失。当然,脊髓反射弧中断时,腹壁反射也会消失。腹壁深反射在正常人很弱或不存在,在锥体束损伤后出现或增强。

（二）反射增强（亢进）

说明节段装置（脊髓的、脑干的）反射活动增强。反射增强最常见的原因是锥体束以及网状脊髓束病变,因为大脑皮质对于脊髓节段反射机构的抑制作用是通过锥体束,尤其是通过脊髓前外侧索的网状脊髓束来传递的。然而,若无其他病理症状存在,仅表现为对称性反射增强,还不一定说明有器质性病变存在,在神经症患者,有时也可见到对称性反射增强。阵挛和牵张反射增强均属于反射增强。

1. 阵挛　是腱反射增强的极度表现。阵挛是在拉长某一肌腱后该肌肉所发生的有节律的收缩。本质上,阵挛是由于肌腱不断地拉长而引起的一连串的腱反射。最常见的是髌阵挛和踝阵挛。

髌阵挛:骤然向下推动膝盖,并将推下的膝盖继续保持于这个位置,即可引起髌阵挛。检查时,被检者仰卧,下肢伸直。检查者用拇指和示指持住膝盖,冲击状向下推移。附着在髌骨囊上缘的股四头肌腱即被拉长,当膝反射高度增强时,这就足以引起该肌收缩,肌腱继续拉长,肌肉的收缩便一个接着一个,引起膝盖有节律的运动。

踝阵挛:患者亦取仰卧位,检查者用右手握住其足的远端部,使膝和髋关节屈曲;猛力推足使踝关节背屈。此时（当跟腱反射极度活跃时）,由于跟腱的拉长而发生足的有节律的跖曲和背屈运动。

因为髌阵挛和踝阵挛只是膝腱反射和跟腱反射高度增强的指征,所以它们可以发生在任何有腱反射增强的场合,也包括神经系无器质性病变时。不过在神经症和全身生理反射亢进时的阵挛和器质性病变时的阵挛不同,前者通常不甚恒定,两侧表现的程度一般相等,且不伴有其他器质性症状。如两侧反射不对称,则常常表示有器质性疾病存在。反射的不对称或者由于一侧反射减弱(在神经、神经根或脊髓灰质中的反射弧损坏),或者由于一侧反射增强(锥体束损坏)。

因此,判定反射的不对称非常重要。所以检查应仔细;检查左右两侧时,叩诊锤叩击、轻划刺激都应在两侧用相同的力量,最好重复几次,用各种方法对照检查,以便加深体会。

2. 牵张反射 有些在生理状态下不出现或不常出现的牵张反射,有人认为是病理反射,但本质上属于牵张反射亢进,其意义不及病理反射。属于这类反射的主要有:

鼻唇反射:用叩诊锤轻击鼻梁引出,反应是口轮匝肌收缩(口唇前噘)。

吸吮反射:轻击口唇时出现吸引动作。

霍夫曼(Hoffmann)征:检查时用左手托住患者一手,右手的示指和中指夹住患者的中指,并以拇指轻弹或以叩诊锤轻叩而引出。反应是患者拇指及其余各指出现屈曲动作(图 3-11)。

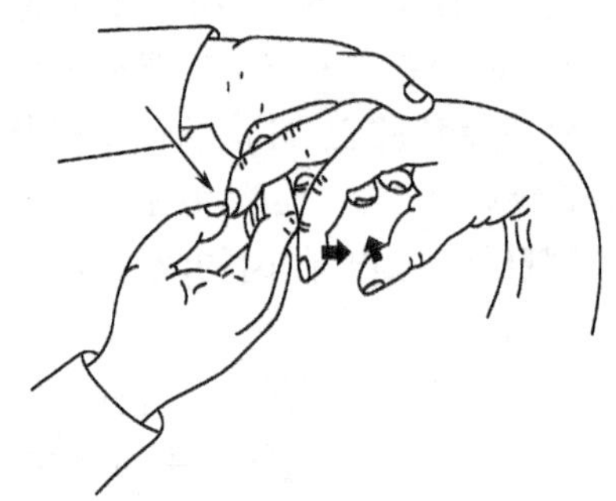

图 3-11 Hoffmann 征引出法

罗索利莫(Rossolimo)征:检查者用叩诊锤或手指急速叩击第二至第五趾趾端引起其反射性跖屈。别赫节列夫(Бехтерев)征:用叩诊锤击足背的前外侧部引起同样的足趾跖屈。

如考夫斯基(Жуковский)征:用叩诊锤叩击诸趾下方的足底部而引出,反应是第二到第五趾跖屈。

(三) 病理反射(图 3-12)

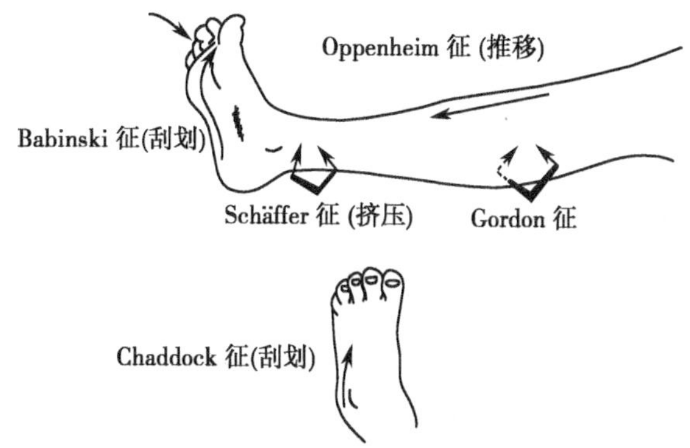

图 3-12 病理反射

一般说是神经系统发生器质性病变时出现的异常反射。主要是巴宾斯基反射及其有关的一组体征。巴宾斯基征的出现,绝大多数情况下均表示锥体系有器质性病变。然而,有几种个别情况如低血糖昏迷或全身麻醉时,可有一过性巴宾斯基征。此时如经静注高渗葡萄糖或麻醉解除则此征迅速消失。这种情况似乎还不能表明锥体束已发生组织损伤。

已如前述,巴宾斯基征是一种原始的保护反射的释放。可以设想,人类在直立行走以前的时期(原始的爬行时期),足底受到地面或外物的刺激,即发生蹋趾背曲、四趾散开而进行爬高或平跑。人类直立行走以后,足底受到刺激(接触地面或受钝物刺激)即产生五个足趾的共同屈曲,而促使足掌抬起(迈步),因而,正常的足底反射是行走反射。在生理情况下,由于锥体束的发展,行走反射抑制(或代替)了原始的爬行(或屈肌)反射。在锥体束损伤后,即正常行走反射消失,而原始的保护反射出现。临床上主要的病理反射有:

巴宾斯基(Babinski)征:用一钝尖刺激物,刺划患者足掌外缘。正常人出现足底反射，五趾掌曲，锥体束损伤时，出现蹞趾背曲伴或不伴其余四趾扇形散开。这是最重要的一个病理反射。据临床经验，如操作和判断准确，此反射的“假阳性”是很少见的。划巴宾斯基反射时须注意以下三点：①刺激物不可过尖过钝。以方物钝角或以2cm左右直径尖钝头（类似织毛衣的粗针尖）为宜。②用力适当，不可过强或过弱，以不引起疼痛但有一定压力为宜。③划引部位，一般是足掌外缘及足背、足掌交界处外缘较易引出。但这三点都还可以因人因病情而有差异。当一种刺激物、一种力量、一个刺激部位不合适时，还应细心地试用一下其他刺激物、另一种力量、另一个刺激部位，以便最后确定此征是否存在。Goetz CG等（2002）报道Babinski和Chaddock足底伸张反射的历史，指出这是在下肢检查中枢部位病变的一种反射试验。正常人刺激足底其蹞趾应当向下屈曲运动。1896年发现有锥体束包括皮质、皮质下、脑干或脊髓病变的人刺激足底其足蹞趾向上伸展，这种现象不见于歇斯底里无力的病人。它能够区分器质性和非器质性病变。C.G.Chaddock非常钦佩Babinski的工作。他进一步验证时发现刺激足的外侧沿也引出同样的反射，等于一个Babinski反射的变异，存在这两个反射之一就可以认为锥体束损伤。后来对这个反射有很多描述，但根本意义依旧。

查多克（Chaddock）征：用钝尖刺激足背外侧缘，近于足背足掌交界处。引出的反射与巴宾斯基征相同。其敏感性与意义近乎巴宾斯基征。

奥本海姆（Oppenheim）征：检查者用拇指和示指肚紧压小腿前面，由上向下推移而得。其反应和巴宾斯基征一样，也是蹞趾背屈。

戈登（Gordon）征：也是蹞趾反射性背屈，由检查者紧捏腓肠肌引起。

夏夫尔（Schäiiffer）征：捏夹或压迫跟腱而引起蹞趾反射性背屈。

上述各种足部病理反射，都是锥体束病变的指征，是低级运动装置与大脑皮质联系中断的表现。但是，在正常一岁半以内的婴儿，由于尚未直立行走，锥体束的发育也还不完全等(其髓鞘尚未完全形成)，也能见到这类反射。因而，对婴儿期出现的这种反射，还不能认为是病理反射。

防御性反射：也是锥体束病变的指征。在横贯性脊髓损害时，表现得特别明显。捏夹、针刺(有时须连刺几次)或猛使足背曲，均可引出。其特点是：有相当长的潜伏期，刺激后瘫痪的和感觉已消失的肢体仍能“回缩”，髋、膝及踝关节均不自主屈曲(“缩短反应”)。此种防御反射对判定脊髓横贯性损伤，有一定意义。在脊髓横贯水平以下的部位给予刺激，可引出此种反射。

第四章

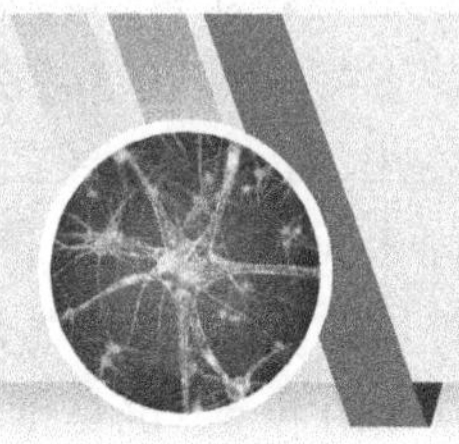

运动功能及其病变综合征

一、运动功能的生理与解剖

运动功能是接受了感觉刺激以后所产生的反应。运动功能在一定程度上可分为“随意”运动和“不随意”运动。随意运动是指有意识地执行某种动作，主要是锥体束的功能，由横纹肌的收缩来完成。不随意运动是指不受意识控制的“自发”动作。在正常情况下保持正常姿势的活动，主要是锥体外系统包括小脑系统的功能，由横纹肌的“不随意”收缩来调节；在病理情况下即可出现不随意（不自主）运动或运动过多，例如震颤、舞蹈样或手足徐动样动作等。受自主神经调节的内脏运动功能也属于不随意运动，由平滑肌的收缩来完成。脊髓前角细胞是直接执行运动功能的神经元，其轴突组成运动神经纤维，分布到受支配的肌肉。

运动功能也可根据生理解剖和病理生理而分为三个部分：①锥体束或皮质脊髓束及皮质脑干束，或上运动神经元，传导随意运动的冲动，受损后产生上运动神经元瘫痪或痉挛性瘫痪（硬瘫）。②锥体外系统，保证运动所必需的稳固性姿势，使动作准确、协调，免除震颤和不必要的附带动作。受损后出现肌张力变化和不随意运动；小脑保持运动的协调受损后产生共济失调。③下运动神经元包括脑干运动核及脊髓神经元，是运动功能的执行者，受损后产生下运动神经元瘫痪或称弛缓性瘫痪（软瘫）。

执行随意运动功能的主要神经机构是锥体系。锥体系起源于大脑皮质，过去认为来源于大脑皮质4区的贝兹（Betz）细胞，现证明这种巨锥体细胞在每侧只有3000~4000个，而锥体系的纤维有100万余条。不过，只有2%的纤维（2万~3万）直径达10μm，传导速度达70m/s，这可能是巨锥体细胞的纤维。因而锥体系不仅起源于4区的巨锥体细胞，也起源于深处的较小锥体细胞，此外也起源于额叶的6区、8区以及顶叶的3、1、2区及5区和7区。其中，4区和额叶6区对随意运动的支配可能起主导作用。6区在随意运动中起调节张力作用；同时，现已证明6区支配躯干和四肢近端的肌肉，而4区支配四肢远端的肌肉。身体各部位在皮质的代表区有一定的排列顺序。有精细的功能定位：支配下肢运动的细胞在运动区（前中央回为主）的上端，其中足趾的运动区位置最高，位于大脑内侧面的旁中央小叶，支配躯干的代表区在下肢代表区稍下方，再往下为上肢和手的代表区，由于手执行着特别复杂的劳动，它的代表区特别大，一直延伸到前中央回中部。前中央回中部以下为头面部的运动代表区，这一部分不是倒置支配。额与眼肌（头面上部）支配区在拇指与颈肌运动区之下，往下有一个巨大的面、唇、额运动代表区，舌及咽肌运动支配区在前中央回的最下端。左侧半球运动区支配右侧半身肌肉的运动而右侧半球运动区支配左侧半身肌肉的运动（图4-1）。

锥体系的行程（图4-2）：皮质脑干束，自大脑皮质4区下部、8区和44区出发，集合下降成辐射冠，下达内囊膝部，经由大脑脚、脑桥和延髓，终止于脑干的诸运动神经核。在大脑脚中，皮质脑干束居锥体束之内侧，在脑桥底部，桥横纤维之间穿过。皮质脑干束纤维一面行走，一面顺序地终止于脑干内各脑神经运

4

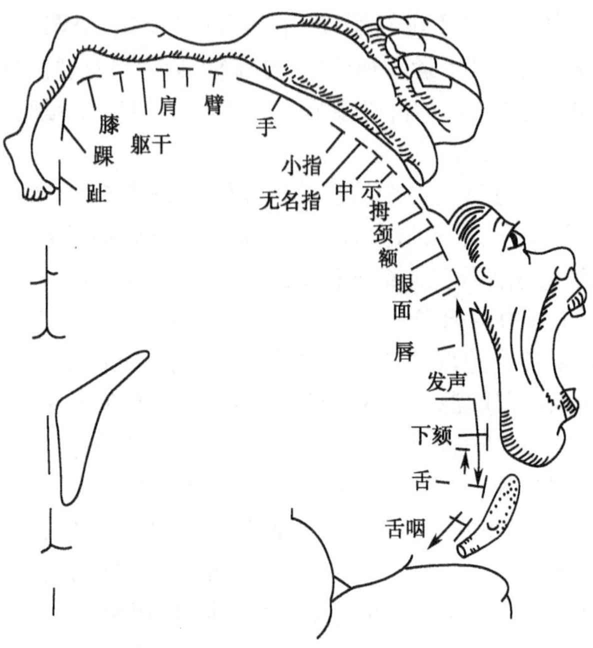

图 4-1 身体各部的皮质运动区投射部位

动核，在进入脑干诸运动神经核前发生交叉，但是，除舌下神经核及下部面神经核仅受对侧皮质支配外，其余的运动核（动眼、滑车、三叉神经运动支、展、面核上部、疑核、副神经核）均为双侧皮质支配。

皮质脊髓束即锥体束，自皮质出发，经辐射冠下行至内囊（一般认为居内囊后肢的前 2/3，但有个别病理报道，锥体束在内囊后肢的后 3/4 处）至大脑脚，居脚底的中间 3/5，其内侧为皮质脑干束，外侧是颞桥纤维。在脑桥底部，锥体束被桥横纤维分散成许多小束，在延髓下部形成两个突起，称为锥体。在延髓和脊髓交界处，锥体束进行不完全交叉（锥体交叉）。大部分纤维交叉后转入对侧脊髓侧索，称为锥体侧束（或称锥体主束或皮质脊髓侧束）。小部分纤维不交叉而进入脊髓前索，称为锥体前束

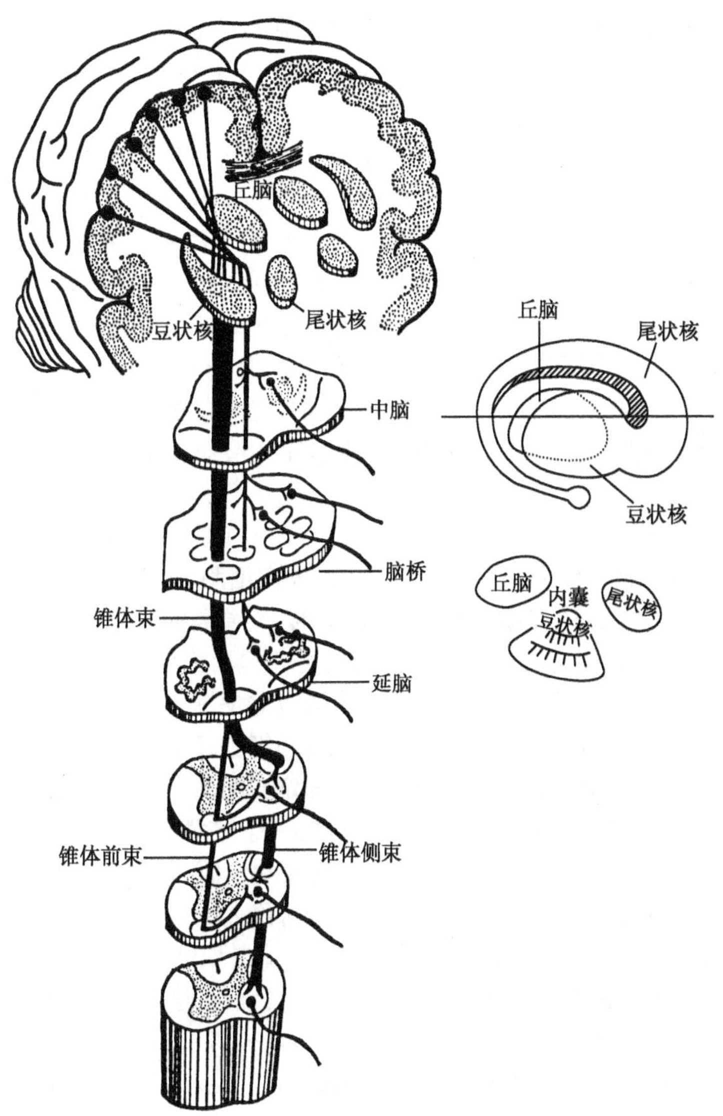

图 4-2　皮质脑干束及锥体束

或直接锥体束或皮质脊髓前束，锥体前束的大部分纤维在下行过程中，又经白质前连合到达对侧，终止于前角细胞，小部分终止于同侧前角细胞等部。

目前已知，80%~90% 的锥体束纤维与下运动神经元（前角细胞）之间有一个以上的中间神经元接替，只有 10%~20% 的纤维与下运动神经元发生直接的单触突联系。但是，这种单触突直接联系却是人类技巧活动发展的结果，支配肢体远端肌肉的纤维比支配肢体近端肌肉的纤维有更多的单触突联系。有许多证据说明，运动愈精细的肌肉，大脑皮质的支配有愈多的单触突联系。因而，上下运动神经元单触突联系的运动传导通路，是完成运动功能，特别是完成精细运动的主要传导通路。

锥体束的生理功能：在大脑皮质的垂直冠状切面上，各种运动细胞呈纵向排列，运动区的这种多细胞单位称为运动柱（motor column），刺激运动柱的不同深度，对脊髓的单触突反射影响不同，证明运动柱是重叠的易化区和抑制区（不是单纯的兴奋或抑制）。运动柱内相邻的锥体细胞常投射到不同的运动神经元群，而投射到同一运动神经元群的细胞却来自不同的运动柱，并不是某一群密集的皮质细胞固定支配某一肌肉。但同一运动柱的细胞却与同一关节的运动有关。这就是说，皮质运动神经元（上运动神经元）在运动中支配动作而下运动神经元支配具体的肌肉（例如眼外肌在上运动神经元损害时产生协同麻痹，而下运动神经元损害时发生个别的眼外肌麻痹）。实际上每一块肌肉在许多运动柱中均有支配它的细胞，这样才能使皮质内广泛区域中的锥体及非锥体细胞对输入信息发生综合反应。在运动柱细胞间存在着调节运动的整合功能及冲动传递环路，进行整合功能的具体方式和环路尚不清楚，但据推测，大锥体细胞主要支配脊髓的 α 运动神经元，起发动肌肉运动的作用，而小锥体细胞主要支配脊髓的 γ 运动神经元，它调节肌梭的敏感性，以配合运动，两者协同活动，控制肌肉做适度的收缩，保持运

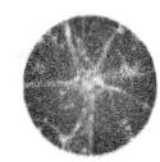

动的协调。

锥体系病变的体征:在大脑皮质内,由于锥体系与锥体外系有很大重叠,不易分清锥体系与锥体外系损伤。锥体系下行经过脑干时,发出许多侧支调节锥体外系的活动,因而在脑干节段的锥体束损伤也常有锥体外系损伤的表现。只有达到延髓尾端以后,锥体束损伤才产生比较单纯的锥体束体征。

在人类,单侧前中央回损伤,使对侧肢体失去运动能力,手和脚的肌肉完全麻痹。已知皮质4区损伤产生肢体远端瘫痪,并无痉挛,为软瘫。6区损伤产生臂近端瘫痪伴有痉挛。一侧整个前中央回损伤,出现对侧肢体的完全瘫痪及痉挛状态(spasticity)——肌张力过强,肌反射亢进或阵挛。

临床上将锥体系病变引起的瘫痪称上运动神经元瘫痪,严格说也含有锥体外系(6区纤维)损伤的表现。下面的锥体系与锥体外系病变体征鉴别(表4-1)是有临床实用价值的。这是大体准确但不甚严格的习用标准。

表4-1　锥体系与锥体外系病变体征鉴别

体征	锥体系	锥体外系
肌强直特点	折刀征	成形性均匀强硬(如铅管或齿轮状)
肌强直的分布	上肢屈曲,下肢伸直	四肢躯干均屈曲
回缩反应	有	无
不随意运动	无	有
肌反射	增强	正常或轻度增强
巴宾斯基征	有	无
随意运动瘫痪	有	无或轻

二、运动功能的检查方法

运动功能的检查方法有:①观察患者的一般外貌、言语、姿势和步态;②判定主动运动的力量和范围;③检查被动运动和肌张力;④检查共济运动;⑤测定神经和肌肉的电活动。

仅仅检查患者的外表就能得到很多重要的材料,并使检查者发现某种运动功能和肌肉状态的缺陷,如肌肉萎缩和肢体挛缩,异常姿势、运动过少或过多。和患者谈话时,可发现其表情肌的不全麻痹,言语和发音障碍,看到震颤,痉挛抽动等。此外必须检查患者的步态,在上运动神经元性偏轻瘫时可发现“偏瘫性划圈”步态。在上运动神经元下肢截瘫时出现“痉挛性轻瘫性”步态,患者走路时,两腿挺直,足掌不离地面;运动下肢时便可发现下肢肌紧张。下运动神经元轻截瘫时,常有足下垂,患者为了免于足尖绊地不得不高抬其腿(所谓“雄鸡式”或“跨越式”步态)。

主动运动按由上而下的顺序检查;通常只需测定某些主要运动的范围。

面部可检查皱额,闭眼,眼球运动,张口,口角向外运动,伸舌等。此外,应测定头向侧方旋转的范围。请患者两肩上举(耸肩),两上肢平举或上举,屈曲或伸直肘、腕和指关节;手腕旋前和旋后;检查轻度不全麻痹和精细运动障碍,宜请患者用手指迅速地做屈伸运动,同时两手前伸,以观察其平举之持久力。

其次,应检查躯干向前后左右的运动。再检查髋关节、膝关节、踝关节、趾关节的屈伸运动,用足尖和足跟行走。

在个别的病例,须检查个别肌肉的较精细的单独运动。

运动检查表(表4-2)指出完成每一动作的肌肉、神经和神经节段中枢。如果上述这些部位发生病变,则相应的运动消失(下运动神经元瘫痪)。

主动运动范围正常,并不表示没有轻度的瘫痪,在这些情形下,不全瘫痪可能仅限于肌力减弱。因此,检查肢体主动运动范围时,同时要检查肌力,为此检查者对其运动应给以相当阻力。手的握力可用握力器测定之。一般应以肌肉或关节为单位,按概论中所介绍的6级法做检查肌力的记录。

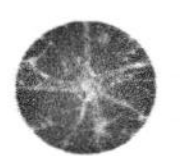

表 4-2　运动检查表

运动	肌肉	神经	脑神经核和脊髓节段
向上皱额	额肌	面神经	面神经核
眼睑闭合	眼轮匝肌	面神经	面神经核
眼睑上举	上睑提肌	动眼神经	动眼神经核
向上看	上直肌和下斜肌	动眼神经	动眼神经核
向下看	下直肌和上斜肌	动眼神经和滑车神经	动眼神经核和滑车神经核
向侧面看	外直肌和内直肌	展神经和动眼神经	展神经核和动眼神经核
眼轴聚合	内直肌	动眼神经	动眼神经核
口角向外上方牵动	上唇提肌，颧肌，笑肌	面神经	面神经核
吹口哨状口唇前噘	口轮匝肌	面神经	面神经核 *
咀嚼运动（咬）上下颌闭合	咬肌和颞肌	三叉神经第三支（运动）	三叉神经运动核
下颏向前，侧方运动	翼外肌，翼内肌	三叉神经第三支（运动）	三叉神经运动核
开口（下颏往下）	颏舌骨肌	舌下袢	Ⅰ~Ⅱ颈节
伸舌	颏舌肌	舌下神经	舌下神经核
软腭上举	腭帆提肌	迷走神经	迷走与舌咽神经（运动）核
吞咽	咽缩肌，咽腭肌和茎突咽肌	迷走神经和舌咽神经	迷走神经核和舌咽神经（运动）核
声带	环杓肌等	迷走神经	迷走神经（运动）核

4

续表

运动	肌肉	神经	脑神经核和脊髓节段
头向前屈	胸锁乳突肌和头前直肌等	副神经，Ⅱ～Ⅲ颈神经	副神经核和Ⅱ～Ⅲ颈神经
头向后仰	夹肌，头后直肌	颈神经	Ⅱ～Ⅴ颈节
头转向侧方	胸锁乳突肌等	副神经	副神经核
膈运动	膈肌	膈神经	Ⅳ颈节
肩上举(耸肩)	斜方肌	副神经	副神经核
手平举	三角肌	腋神经	Ⅴ颈节
手高举	斜方肌，前锯肌	腋神经，副神经，胸长神经	Ⅴ～Ⅵ颈节
肘关节屈曲	肱二头肌等	桡神经	Ⅴ～Ⅵ颈节
肘关节伸直	肱三头肌	桡神经	Ⅶ颈节
手腕屈曲	腕屈肌	正中神经和尺神经	Ⅷ颈节
手腕背屈	腕伸肌	桡神经	Ⅶ颈节
手指屈曲	骨间肌和指屈肌	正中神经和尺神经	Ⅷ颈节
手指伸直	指伸肌	桡神经	Ⅶ颈节
手指分开和并拢	骨间肌	尺神经	Ⅷ颈节～Ⅰ胸节
中、末两指节伸直，同时基节屈曲	蚓状肌，骨间肌	正中神经和尺神经	Ⅷ颈节～Ⅰ胸节
躯干向前屈	腹直肌和腹斜肌	Ⅶ～Ⅻ胸神经	Ⅶ～Ⅻ胸节
脊柱背屈	背最长肌和背棘肌等	脊后神经	胸节

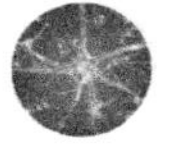

续表

运动	肌肉	神经	脑神经核和脊髓节段
脊柱侧弯	腰方肌等	腰神经丛肌支	Ⅰ~Ⅳ腰节
髋关节前屈(屈腿向腹)	髂腰肌等	股神经	Ⅰ~Ⅳ腰节
髋关节后屈	臀大肌	臀下神经	Ⅴ腰节~Ⅰ骶节
大腿内收	内收肌等	闭孔神经	Ⅱ~Ⅲ腰节
大腿外展	臀小肌	臀上神经	Ⅳ~Ⅴ腰节
膝关节伸直	股四头肌	股神经	Ⅲ~Ⅳ腰节
膝关节屈曲	股二头肌、半腱肌、半膜肌等	坐骨神经	Ⅴ腰节~Ⅰ骶节
足背屈	胫骨前肌	腓神经	Ⅳ~Ⅴ腰节
足跖曲	小腿三头肌	胫神经	Ⅰ~Ⅱ骶节
足外转	腓骨肌	腓神经	Ⅳ~Ⅴ腰节
足内转	胫骨前肌、胫骨后肌	胫神经	Ⅰ~Ⅱ骶节
足趾伸展	趾伸肌	腓神经	Ⅳ~Ⅴ腰节
足趾屈曲	趾屈肌	胫神经	Ⅰ~Ⅱ骶节
足尖行走	小腿三头肌、趾屈肌等	胫神经	Ⅰ~Ⅱ骶节
足跟行走	胫骨前肌、趾伸肌等	腓神经	Ⅳ~Ⅴ腰节

注:* 当第十二对脑神经损害时,口轮匝肌同时也受侵犯(口唇变薄、多皱,不能吹口哨),其余的颜面肌肉均不受侵犯。这可能是因为面神经的口轮匝肌运动纤维是从舌下神经核中的细胞发出而走到周围来的,所以舌下神经核损害时,口轮匝肌也受损害

三、运动系统肌力检查方法

见图 4-3~ 图 4-23。

(一) 上肢肌力检查

1. 肱二头肌、肱肌、喙肱肌肌力测定　嘱患者前臂置旋后位，然后屈肘，医者对此动作给以阻力，并分别触摸肱二头肌及肱肌之收缩。

2. 肱三头肌、肘后肌肌力测定　患者肩外展，肘屈曲，做抗阻力伸肘动作，并触摸肱三头肌、肘后肌之收缩。

3. 旋前圆肌、旋前方肌肌力测定　患者肘伸直，前臂旋后位，嘱其前臂旋前，医者给以阻力。

4. 桡侧腕屈肌肌力测定　嘱患者腕关节背伸，继做屈腕动作，医者对此给以阻力，并触摸桡腕关节处紧张的肌腱。

5. 掌长肌肌力测定　嘱患者握拳，并尽量屈腕，可见掌长肌突于皮下，医者对屈腕动作给以阻力。

6. 指浅屈肌肌力测定　嘱患者屈曲示指至小指中任一手指的近端指间关节，其余手指由检查者固定于伸直位，医者对屈指动作给以阻力。

7. 拇长屈肌肌力测定　医者固定拇指近端指节，嘱患者屈拇指末节，并给以阻力。

8. 指深屈肌肌力测定　患者手指伸直位，医者固定手指中节，嘱其屈手指末节，并给以阻力。

9. 拇短展肌肌力测定　嘱患者拇指做外展动作，医者对此动作给以阻力，并触摸拇短展肌的收缩。

10. 拇指对掌肌肌力测定　嘱患者拇指向小指做对指动作，医者对此动作给以阻力。

11. 拇短屈肌肌力测定　嘱患者屈曲近节拇指，医者在拇指近节掌面给以阻力。

12. 尺侧腕屈肌肌力测定　嘱患者腕关节呈内收位，在此位置上，做屈腕动作，医者对此动作给以阻力。

13. 拇收肌肌力测定　嘱患者做拇指内收动作,医者给以阻力。

14. 小指展肌肌力测定　嘱患者手指伸直,小指做外展动作,医者对此动作给以阻力。

15. 小指短屈肌肌力测定　嘱患者拇、食、中、无名指伸直,然后小指的掌指关节屈曲,医者给以阻力。

16. 小指对掌肌肌力测定　嘱患者小指置伸直位,然后小指向拇指方向对合,医者对此动作给以阻力。

17. 蚓状肌、骨间肌肌力测定　嘱患者食、中、无名、小指在近端和远端指间关节伸直位时,屈曲掌指关节,医者对此动作给以阻力。

18. 骨间背侧肌肌力测定　以患者中指为中心,嘱其将示指、无名指、小指分开,医者对此动作给以阻力。

19. 骨间掌侧肌肌力测定　以患者中指为中心,先将示指、无名指和小指伸直并分开,再嘱患者将示指、无名指、小指向中指靠拢,医者给以阻力。

20. 肱桡肌肌力测定　患者前臂置于中立位与旋后位之间,嘱其前臂旋前并屈肘,医者对此动作给以阻力。

21. 桡侧腕长伸肌、桡侧腕短伸肌肌力测定　嘱患者腕关节于外展位,并做伸腕动作,医者对此动作给以阻力。

22. 旋后肌肌力测定　患者前臂置于旋前位,嘱其做旋后动作,医者对此动作给以阻力。

23. 指总伸肌肌力测定　嘱患者掌指关节伸直位,中、末节手指屈曲位,然后做伸直手指的动作,医者给以阻力。

24. 尺侧腕伸肌肌力测定　嘱患者腕关节呈内收位,并做腕背伸动作,医者对此加以阻力。

25. 拇长展肌肌力测定　嘱患者外展并稍伸直拇指,医者对此动作给以阻力。

26. 拇短伸肌肌力测定　嘱患者伸直拇指近端指节,医者对此动作给以阻力。

27. 拇长伸肌肌力测定　嘱患者拇指末节伸直，医者对此动作给以阻力。

（二）下肢肌力检查

1. 长收肌、短收肌、大收肌肌力测定　患者仰卧，先将双下肢伸直外展，然后做夹腿动作，医者对此动作给以阻力。

2. 股薄肌肌力测定　嘱患者股内收，膝关节屈曲，小腿内旋，医者触摸该肌肉的收缩。

3. 髂腰肌肌力测定　患者坐位或仰卧位，先屈曲膝关节，再做屈髋动作，医者给以阻力。

4. 缝匠肌肌力测定　患者坐位，膝关节半屈曲位，嘱其外旋大腿，医者对此动作给以阻力，并触摸该肌肉的收缩。

5. 股四头肌肌力测定　患者坐位或仰卧位，膝关节屈曲，嘱其伸直膝关节，医者给以阻力。

6. 梨状肌、闭孔内肌、孖肌、股方肌肌力测定　患者仰卧位，髋、膝关节伸直，下肢外旋，医者给以阻力。

7. 臀中肌肌力测定　患者侧卧位，下肢伸直内旋，大腿做外展动作，医者给以阻力，并触摸肌肉收缩。

8. 阔筋膜张肌肌力测定　患者俯卧位，膝关节屈曲，小腿向外移动，医者对此动作给以阻力，并触摸该肌肉的收缩。

9. 臀大肌肌力测定　患者俯卧位，小腿屈曲，大腿后伸，医者给以阻力。

10. 半腱肌、半膜肌、股二头肌肌力测定　患者仰卧位，髋、膝关节屈曲至90°，在此位置上嘱患者屈曲膝关节，医者给以阻力，并分别触摸股二头肌和半腱肌、半膜肌的收缩。

11. 腓肠肌肌力测定　患者俯卧位，膝关节伸直。嘱其踝关节跖屈，医者给以阻力，并触摸该肌肉的收缩。

12. 比目鱼肌肌力测定　患者俯卧位，膝关节屈曲至90°，使踝关节跖屈，医者给以阻力，并触摸肌肉的收缩。

13. 胫骨前肌肌力测定　嘱患者足背伸、内翻，医者给以阻力，并触摸该肌肉的收缩。

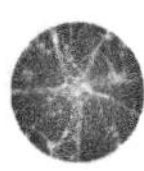

14. 胫骨后肌肌力测定　嘱患者足部跖屈并同时做足的内收、内旋动作，医者对此动作给以阻力，并在足舟状骨结节的后下方可触及该肌腱。

15. 趾长屈肌肌力测定　患者近端趾节伸直位，嘱其屈曲2~5趾之末节，医者在其趾端跖面给以阻力。

16. 踇趾长屈肌肌力测定　将患者踇趾的跖趾关节固定在伸直位，嘱其屈曲踇趾末节，医者在其踇趾端跖面给以阻力。

17. 趾短屈肌肌力测定　医者将患者的2~5趾跖趾关节固定于伸直位，嘱其屈曲2~5趾近端趾间关节，并对此动作给以阻力。

18. 短屈肌肌力测定　患者踇趾趾间关节保持伸直位，嘱其屈曲踇趾跖趾关节，并给以阻力。

19. 展肌肌力测定　嘱患者用力将踇趾与第2趾分开，医者对此动作给以阻力。

20. 跖方肌、小趾展肌、小趾短屈肌肌力测定　嘱患者外展小趾，医者对此动作给以阻力。

21. 足蚓状肌肌力测定　嘱患者足趾的跖趾关节屈曲，近端和远端趾间关节伸直，医者对此动作给以阻力。

22. 足骨间肌肌力测定　嘱患者做足趾的分开与合拢的动作，医者对此动作给以阻力。

23. 腓骨长肌肌力测定　嘱患者足尽量跖屈，并使足外翻，医者给以阻力。

24. 腓骨短肌肌力测定　嘱患者足背伸并外展，医者给以阻力。

25. 趾长伸肌肌力测定　嘱患者伸2~5趾末节，医者对趾端背侧给以阻力。

26. 长伸肌肌力测定　踇趾伸直位，嘱患者做踇趾背伸动作，医者给以阻力。

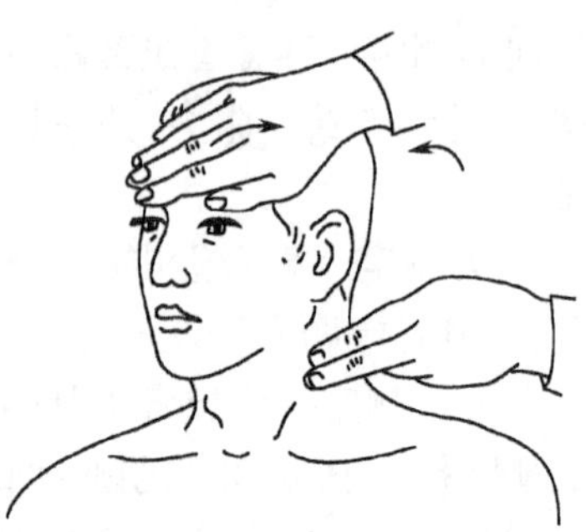

图 4-3 胸锁乳突肌肌力测定法
颈向左转，给予阻力，触摸胸锁乳突肌(副神经，颈 2、3)

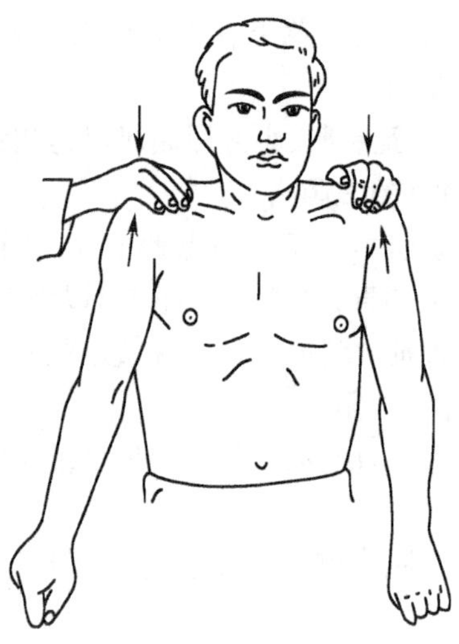

图 4-4 斜方肌肌力测定法
患者耸肩，给予阻力(副神经，颈 3、4)

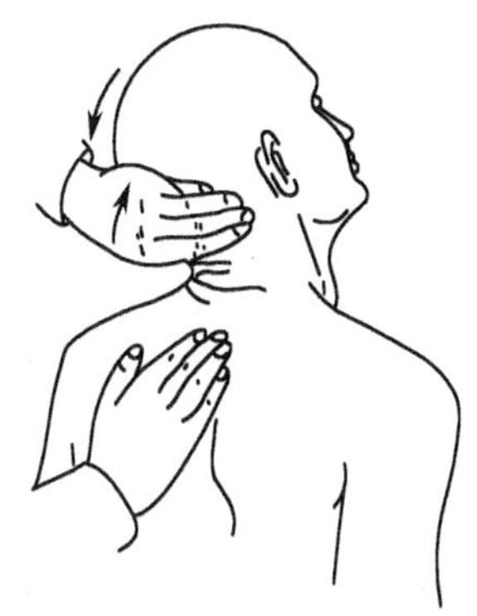

图 4-5　头后肌群肌力测定方法

头后仰，给予阻力（颈 2~5）

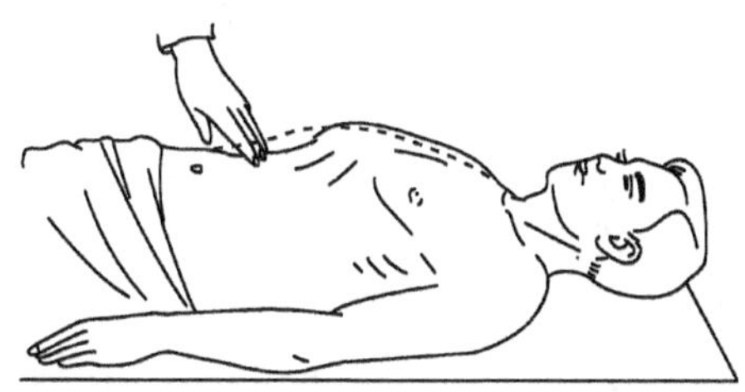

图 4-6　膈肌肌力测定法

患者深呼吸，触其腹壁紧张度（颈 3、4 或 4、5）

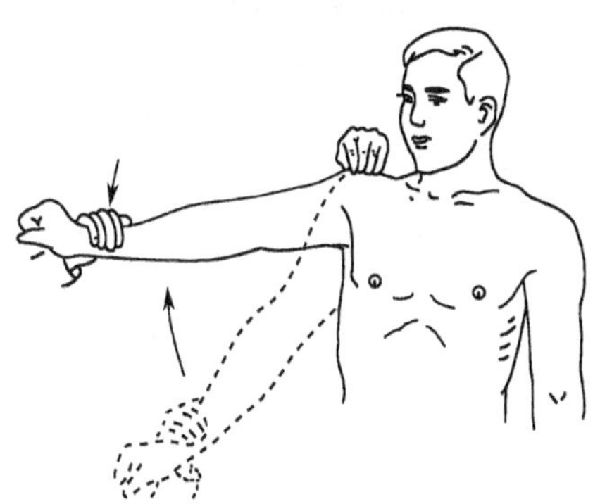

图 4-7　三角肌肌力测定法

患者上肢平举，给予阻力（颈 5）

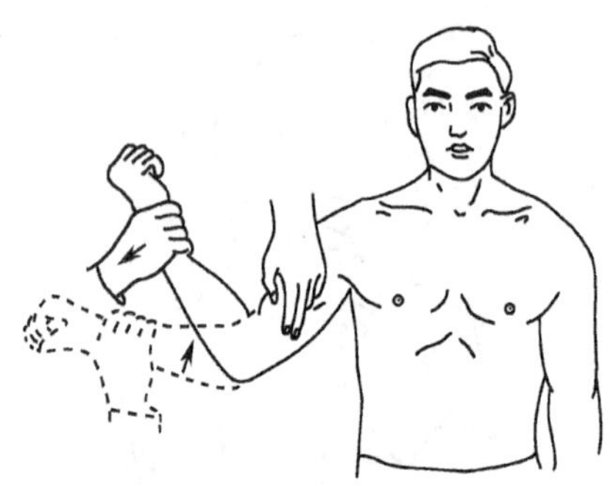

图 4-8 肱肌肌力测定法

肘屈位，前臂后旋，给予阻力（颈 5、6）

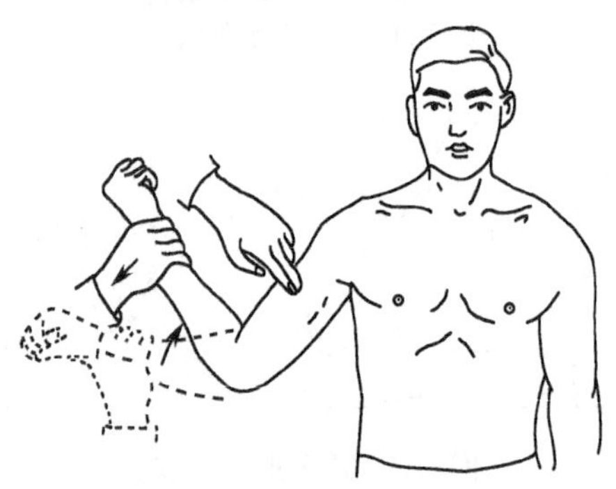

图 4-9 肱二头肌肌力测定法

患肢肘曲，给予阻力（颈 5、6）

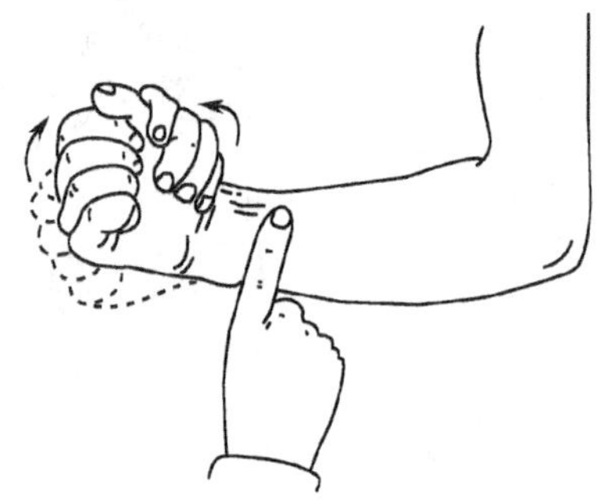

图 4-10 桡侧腕屈肌肌力测定法

腕屈曲外展，给予阻力（颈 8）

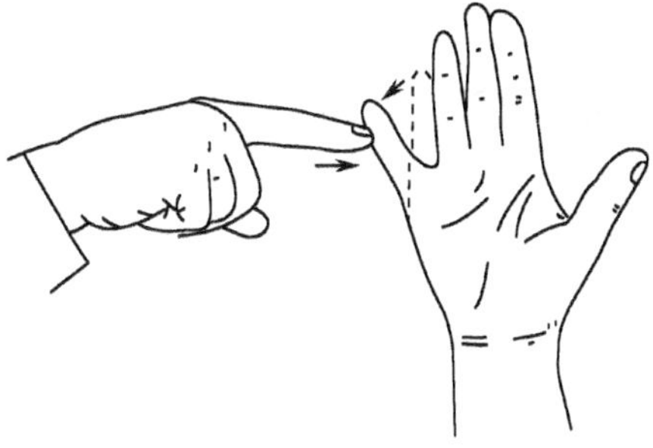

图 4-11　小指展肌肌力测定法
（颈 8）

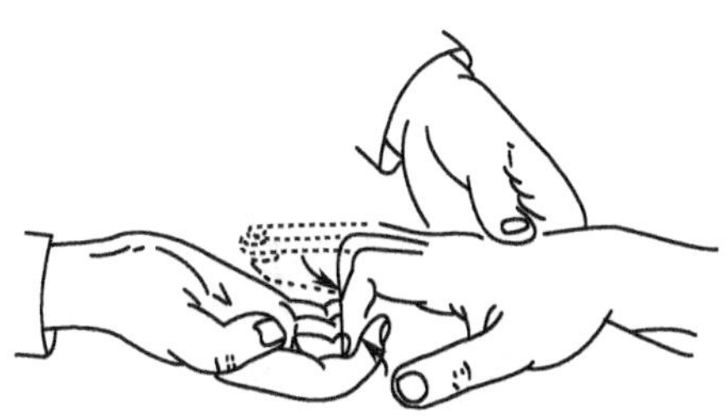

图 4-12　指浅屈肌肌力测定法
患手屈曲 2~5 指，给予阻力（颈 8、胸 1）

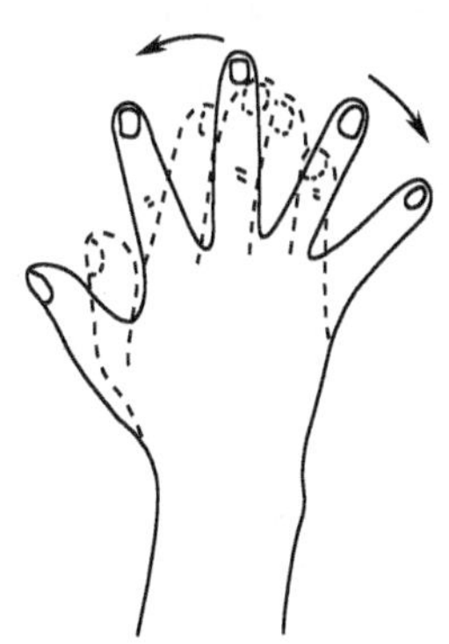

图 4-13　骨间背侧肌肌力测定法
患者用力展开各指（颈 8）

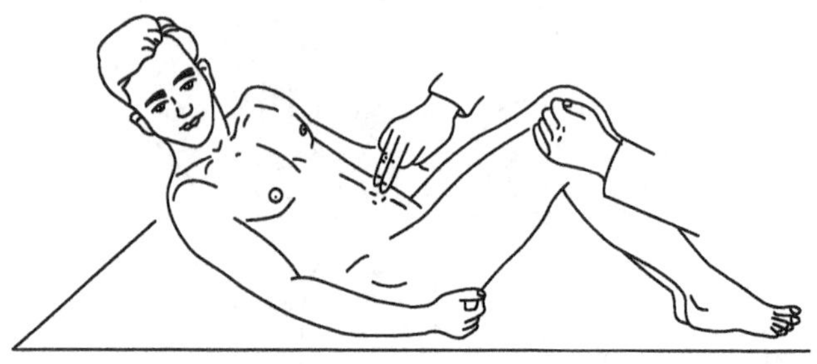

图 4-14　腹斜肌肌力测定法

仰卧前曲，旋转躯干（胸 5~12、腰 1）

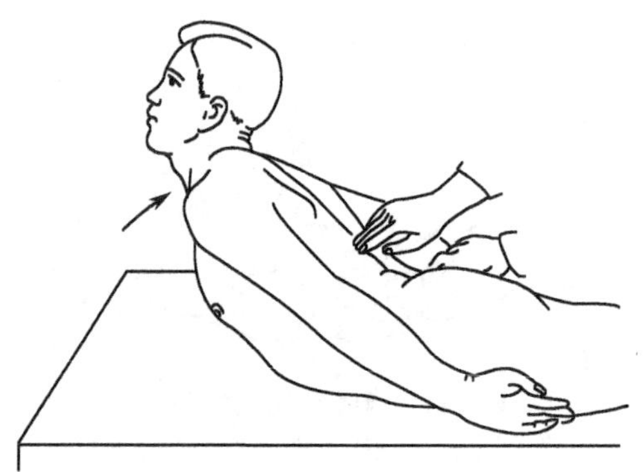

图 4-15　背肌肌力测定法

腹卧腰后伸，触摸肌收缩（胸节）

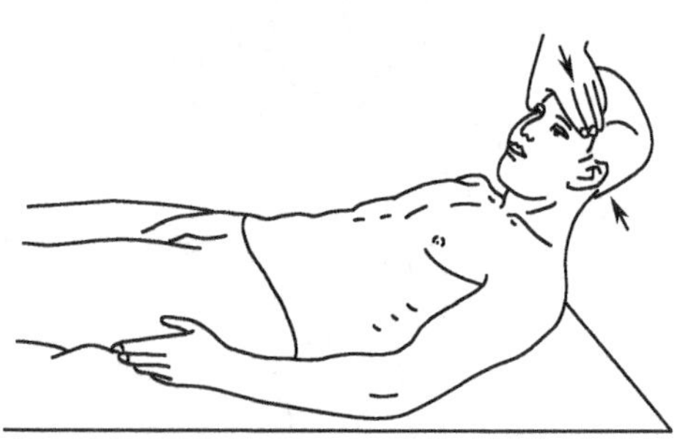

图 4-16　腹直肌肌力测定法

仰卧，头肩抬起（胸 7~12）

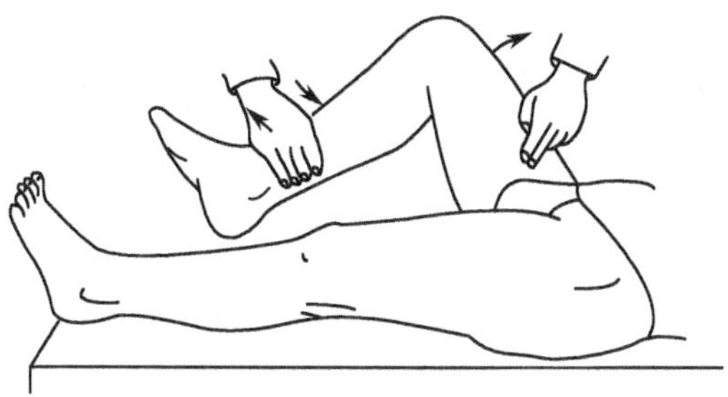

图 4-17　缝匠肌肌力测定法
髂、膝关节屈曲，用力外展，给予阻力（腰 2、3）

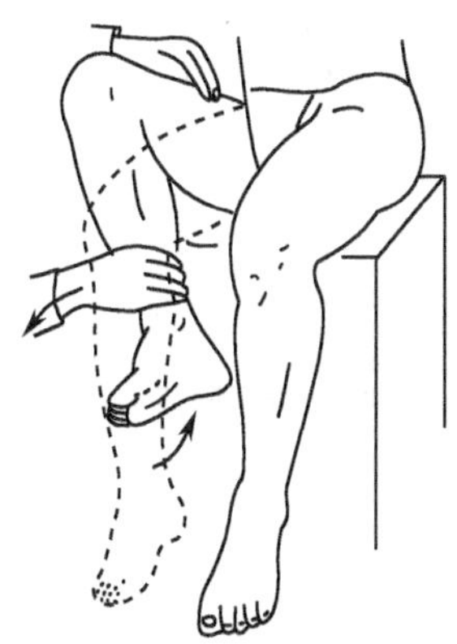

图 4-18　缝匠肌肌力测定法
患肢髂、膝关节屈曲，大腿用力外旋，给予阻力（腰 2、3）

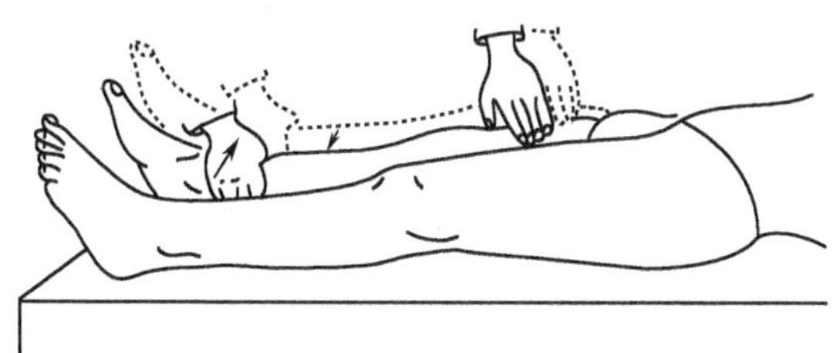

图 4-19　大腿内收肌肌力测定法
患者腿由外展位内收，检查者给予阻力（腰 2、3）

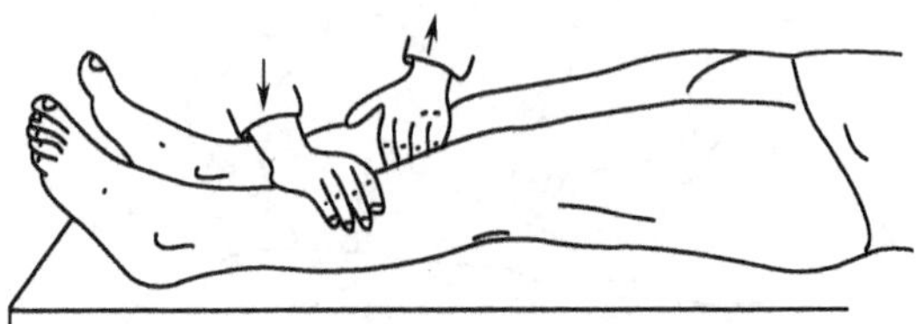

图 4-20 股长收肌和短收肌肌力测定法

患者两腿内收，检查者用力分开（腰 2、3）

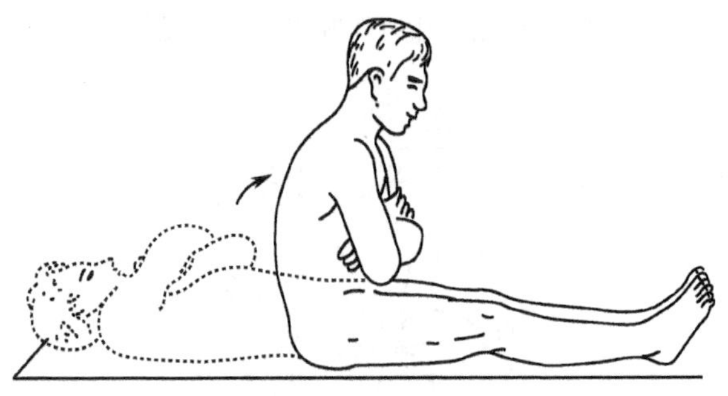

图 4-21 髂腰肌肌力测定法

（腰 1~4）

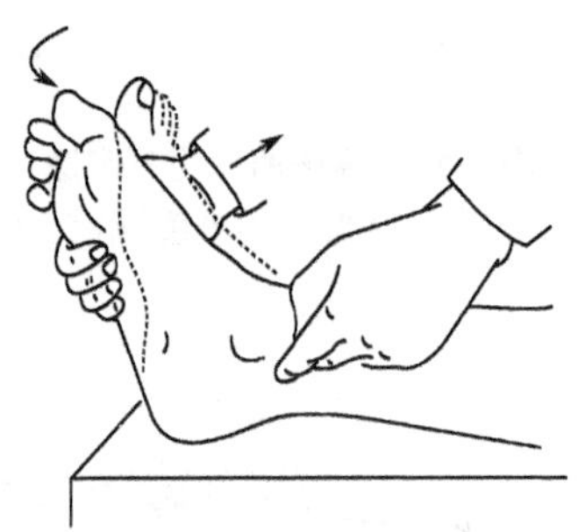

图 4-22 胫骨后肌肌力测定法

屈足内收足外缘，给予阻力（骶 1、2）

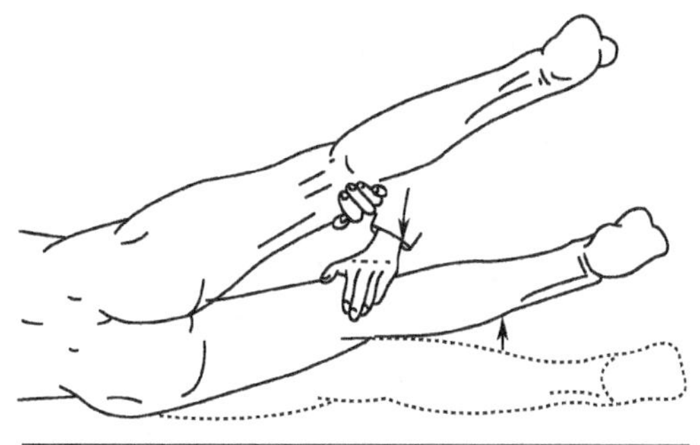

图 4-23 臀中肌、臀小肌肌力测定法
侧卧抬上腿时下腿内收，给下腿阻力（腰 4、5）

四、运动障碍

运动障碍含义较广，凡因神经系统执行运动功能的部分病变而引起的异常均发生运动障碍，如运动过多、运动过少、痉挛、瘫痪以及内脏的运动异常，均属之。但本节主要讨论上、下运动神经元损伤时所发生的瘫痪现象。临床上习称为上运动神经元瘫痪（又称硬瘫、痉挛性瘫、中枢性瘫）及下运动神经元瘫痪（又称软瘫、萎缩性瘫、周围性瘫）。

（一）下运动神经元瘫痪

下运动神经元瘫痪是脊髓前角细胞（或脑神经运动核细胞）、脊髓前根、脊周围神经和脑周围神经的运动纤维受损害的结果。这一种瘫痪的特点是反射消失、肌张力减退及肌肉萎缩。

反射消失：周围运动神经元是反射弧的传出部分，因此它受损时反射消失。如果损害的程度较轻，则可能是反射减弱。

肌张力缺乏或减退：同样是由于反射弧的中断失去了正常牵张反射维持的肌张力。此外肌肉萎缩亦可以使肌张力减弱更加明显。无张力的肌肉摸起来是松弛的，有过度的被动运动，关节松弛。因而，有时根据肌肉的状态将下运动神经元瘫痪称为弛缓性瘫痪。

肌肉萎缩：是由于肌肉与前角细胞的联系离断所致。因为促进肌肉组织正常代谢的神经营养冲动是从前角细胞沿运动神经纤维而抵达肌肉的。因肌肉萎缩为下运动神经元瘫痪的特点之一，又可称萎缩性瘫痪。在慢性进行性肌萎缩时，可见到肌束抽动——单群肌纤维或肌束急速收缩。

电变性反应：肌肉萎缩在运动神经纤维变性和死亡之后出现，此时发生肌肉“失神经”现象。神经中的运动纤维自中断部位以下消失；肌纤维发生变性和死亡，脂肪和结缔组织增生。受损神经和肌肉的电反应发生下运动神经元瘫痪特有的典型变化，称之为电变性反应。

正常时用直流电（通电和断电时）和感应电刺激神经，能引起该神经支配的肌肉收缩；刺激肌肉本身也发生肌肉收缩，并且用直流电阴极通电时引起的（“闪电样”）收缩大于阳极通电时的收缩。

变性反应时，由于离心运动神经纤维发生变性和死亡，神经不能把电流传到肌肉；肌肉也发生变性，丧失了对感应电刺激起收缩反应的能力，只对直流电刺激还保留着兴奋性。但这种收缩也是缓慢的（蠕动状的），而且阳极通电时的收缩反而比阴极通电时的收缩大了。这种情形称为完全变性反应。产生于神经中断或前角细胞死亡后的第 12~15 天。

在下运动神经元不完全损坏时也可以出现部分变性反应。此时神经对于电刺激的兴奋性不丧失，只减弱：肌肉对感应电的兴奋性减弱；直流电刺激时，肌肉的收缩产生得也慢，阳极通电时的效应也比阴极通电时大。

完全变性反应还不是预后不良的指征。神经纤维再生时，它可以经过部分变性反应而恢复正常的电兴奋性。但在下运动神经元瘫痪时，如果肌肉完全丧失神经支配超过 12~14 个月（有时更久），则肌肉纤维由于进行性变性而完全死亡，被脂肪和结缔组织代替，发生肌肉硬化，对直流电流不发生反应，即电兴奋性完全丧失。这就表示在肌肉中发生了不能复原的变化。

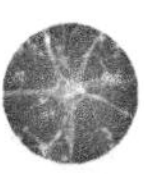

表 4-3 是下运动神经元瘫痪时电兴奋性的变化(根据 М.И.Аствацатуров)。

表 4-3　下运动神经元瘫痪时的电兴奋性变化

特点	感应电刺激神经	直流电刺激神经	感应电刺激肌肉	直流电刺激肌肉
正常	收缩	收缩	收缩	闪电样收缩
部分变性反应	弱收缩	弱收缩	弱收缩	阴极通电 > 阳极通电 收缩缓慢无力 阳极通电 > 阴极通电
完全变性反应	无收缩	无收缩	无收缩	收缩缓慢无力 阳极通电 > 阴极通电
电兴奋性完全丧失	无收缩	无收缩	无收缩	无收缩

下运动神经元损坏而发生的肌萎缩,可有变性反应。肌肉其他性质的萎缩过程(关节源性,失用性,由于肌肉本身疾病而发生的萎缩)不伴有变性反应。在临床上,变性反应的检查具有一定的意义,我们可用它来对不同性质的肌肉萎缩进行鉴别诊断。此外,电兴奋性的检查使我们有可能早期诊断神经传导性和肌肉收缩能力的障碍,使我们能够判断病变的变化情形,例如能确定下运动神经元瘫痪在恢复过程中从完全变性反应变成部分变性反应的情况等。

关于神经和肌肉电兴奋性的正常值及电变性的检查方法,可参阅有关书籍。由于肌电图检查可提供更加确切的资料,兹不赘述。

(二) 上运动神经元瘫痪

上运动神经元瘫痪由皮质运动投射区和上运动神经元径路(皮质脊髓束和皮质脑干束)损坏而引起。因为锥体束的纤维和细胞排列得相当紧密,故上运动神经元瘫痪多为广泛性的,波及整个肢体或身体的一侧。下运动神经元瘫痪则可能仅限于某些肌群或甚至个别的肌肉。当然,也有例外,如大脑皮质的小病灶即能引起足、颜面等处小范围上运动神经元瘫痪。相反的，神经或脊髓前角的广泛性病变，也有时引起广泛的下运动神经元瘫痪。

上运动神经元瘫痪的症状与下运动神经元瘫痪的症状有明显差别。上运动神经元瘫痪没有肌萎缩和电变性反应，也不会有肌张力缺乏及反射消失。因为上运动神经元瘫痪时，下运动神经元（和反射弧）并未受到损害。因而，在没有受到损伤的脊髓节段不仅保留着它的反射活动，而且由于在上运动神经元病变（锥体系的损害）时脱离了大脑皮质或/和脑干网状结构的抑制性影响，反射活动反而增强。

上运动神经元瘫痪的主要特征是肌张力过强，腱反射增强，出现所谓连带（联合）运动和病理反射。

肌张力过强和肌痉挛；上运动神经元瘫痪因有肌张力过强又称为痉挛性麻痹。触摸时肌肉紧张、坚硬；被动运动有明显的抵抗，有时很难克服，甚至引起关节挛缩。上运动神经元瘫痪时上肢常靠近躯干，肘关节屈曲，手及手指也处于屈曲位置。下肢的髋、膝关节伸直，踝关节跖屈，足掌内转（因而使下肢伸直，“加长”）。在这种情况下即出现“划圈”步态（由于腿的“加长”，病人不得不用患腿“划圈”而行，常足尖触地）。

肌反射增强：也是脊髓自动活动增强和抑制解除的表现。一切深反射均亢进，甚至极轻微的叩击也引出反射或反射带扩大，即叩击肌腱邻近部位也出现反射。反射极度增强时出现阵挛。阵挛本质上是一种连锁反射。

与深反射相反，皮肤（浅）反射（腹壁反射、跖反射、提睾反射）在上运动神经元瘫痪时不增强，反而减弱或消失。

连带（联合）运动：当健康肌肉收缩或紧张时，患侧肢体可以反射性地出现连带运动。其发生的原因，是脊髓内兴奋向同侧和对侧的邻近节段扩散（正常人这种扩散的倾向受着皮质的抑制）。在抑制解除后，其兴奋扩散性表现得特别强烈，因而出现瘫痪肌肉“额外的”反射性收缩。

上运动神经元瘫痪时连带运动很多，此处列举几种：①请患者健侧上肢屈肘，不让检查者将其拉直，或用健侧的手使劲握紧检查者的手，则瘫痪的上肢也连带发生反射性屈曲阵挛；②咳嗽、打喷嚏、打呵欠时患臂也发生屈曲；③如果患者坐在床缘或椅子上，小腿悬空，则在上述条件下可见到瘫痪下肢不随意地伸展；④请患者仰卧，两腿伸直，请其健侧下肢强行内收或外展，检查者用手给以阻力，则能发现瘫痪的下肢有相应的不随意内收和外展；⑤上运动神经元瘫痪时，最恒定的一种连带运动是大腿和躯干联合的屈曲症状。试验时请患者仰卧，两手交叉在胸前，两腿伸直起坐，则瘫痪或不完全瘫痪的下肢稍向上抬起（有时并内收）。

病理反射：是上运动神经元瘫痪非常重要和恒定的体征。当瘫痪发生于下肢时，足部见到的病理反射有特殊的意义。最敏感的是巴宾斯基征。

深反射增强、浅反射减弱和巴宾斯基征是锥体束完整性破坏的极精细的早期征象，也可见于损害还不足以引起瘫痪或不全瘫痪时。因而，其诊断意义重大。

下运动神经元瘫痪和上运动神经元瘫痪的区别见表 4-4。

表 4-4　上、下运动神经元瘫痪的区别

区别要点	上运动神经元瘫痪	下运动神经元瘫痪
损害部位	皮质运动投射区或锥体束	脊髓前角、前根和周围神经的运动纤维
瘫痪的范围	常为广泛的	常为局限的
肌张力	张力过强、痉挛	张力减退、弛缓
反射	深反射增强，浅反射减弱或消失	深、浅反射都减弱或消失
病理反射	（+）	（–）
连带运动	有	无
肌萎缩	无	有
电变性反应	无	有

五、运动系统各部病变的定位诊断

临床上遇到瘫痪患者，首先应判明是上运动神经元瘫痪，还是下运动神经元瘫痪。无论对肢体瘫痪患者或是脑神经瘫痪的患者都必须这样做。这个任务一般并不难完成。但有时也会碰到一些复杂情况，例如，在内囊附近出血的早期（在昏迷期），瘫痪的一侧完全有可能因“休克”而肌张力减低，反射消失，病理反射也不出现。这种肌柔软的瘫痪（软瘫），不是下运动神经元瘫痪。上运动神经元瘫痪如病程较久，也可能因局部“失用”而引起相当程度的肌萎缩，甚至因肌腱挛缩，肌反射也不易引出。这种情况，不是下运动神经元瘫痪。确定为上运动神经元瘫痪或下运动神经元瘫痪之后，还应进一步分析病灶的具体部位。

（一）下运动神经元瘫痪的进一步定位诊断

1. 周围神经病变时，该神经支配的肌肉发生下运动神经元瘫痪（关于各周围神经支配的肌肉已列入表4-2，可查阅）。因为绝大多数神经都是混合性的，既有运动纤维，又有感觉纤维及自主神经纤维，故除瘫痪外，往往同时伴有感觉障碍、反射消失、营养障碍等。

当病变不是在某个单一周围神经而是部位较高，如位于神经丛（即颈、臂、腰、骶各丛）时，亦可引起下运动神经元瘫痪，且易合并感觉障碍和疼痛。但其症状分布范围与单个周围神经干损伤者不同，因神经丛是神经干比较集中的地方，一旦产生损伤，即能造成多数周围神经干损伤的体征（参阅第十六章）。

2. 脊髓前角病变的特点是产生纯运动性下运动神经元瘫痪，而无感觉障碍。其典型病例是急性脊髓前角炎（婴儿瘫）。有时，在临床上遇到一些病人，身上一个局部肌萎缩，例如一侧大腿明显较细，无感觉障碍，发病时间不详，病程并无进展，虽无明确病史回顾，仍可能为一轻型脊髓前角炎后遗症。此类病

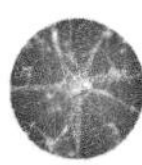

变，如发生于脑干运动核，则发生运动性脑神经的下运动神经元瘫痪。

有的吉兰-巴雷综合征患者，因病变主要在前角或运动根，无明显感觉障碍，因而又称为多发性神经元炎。

前角病变引起的下运动神经元瘫痪，呈节段型分布，即所谓节段型运动障碍，这也与周围神经干、丛病变之体征不同。

肌电图检查对前角病变（出现综合巨大电位）与周围神经干、丛病变（出现纤颤电位）的区别也有一定参考价值（参阅第十七章）。

（二）上运动神经元瘫痪的进一步定位诊断

上运动神经元（即锥体束）在脊髓侧索中出现孤立性病变的情况十分罕见。如脊髓侧索受压，则必然同时有对侧浅感觉障碍；若为侧索硬化，可无感觉障碍，但多伴有下运动神经元损伤体征如肌萎缩、肌束震颤等。脊髓横贯损伤，必于病灶水平以下发生上运动神经元瘫痪，这将在脊髓病变定位诊断章书中讨论。

若病变不在脊髓，而在延髓以上各部某侧，患者将发生偏瘫（半身麻痹）。临床上遇有偏瘫患者，在定位诊断方面应考虑：

1. 脑干病变　当中脑、脑桥或延髓发生局限性病变时，最基本的特点是交叉体征，即病灶同侧脑神经损伤体征，对侧偏瘫。脑干各段病变的详细情节，将于脑干病变定位诊断一章内专题讨论。此处，仅指出于中脑和延髓一侧发生病灶时，同侧脑神经麻痹征多较明显，于脑桥一侧病变引起对侧偏瘫时，如无明显同侧脑神经麻痹，此时，有另一个可靠体征是患侧凝视麻痹（病人注视着麻痹肢体），前庭功能障碍如伴发眩晕及眼球震颤也有重要意义。

2. 内囊病变　内囊病变的基本特点是对侧偏瘫（半身不遂），一般症状均较广泛，很少发生单瘫。偶然，在内囊后肢前部有局限性血管病灶时，可以仅有一侧面、舌部的麻痹。但内囊病变造成上肢单瘫则十分罕见。至于下肢单瘫，则绝不见于内囊病变。内囊偏瘫也可以是纯运动型。

在内囊区引起锥体束损伤的病灶，常常是软化或出血（脑血栓形成或脑出血）。已如上述，于短暂的急性休克期后，即可暴露偏瘫的面貌，偏瘫早期肌张力很高，说明病灶靠近内囊与底节而不是靠近皮质。如为低张力单瘫伴有半身感觉障碍，则更可能为皮质软化或出血。如肿瘤靠近内囊，体积不大即可引起三偏体征（偏瘫、偏身感觉障碍、偏盲）。如皮质发生肿瘤，则瘤体需长得很大才能引起偏瘫。

3. 皮质与皮质下病变　这个部位病变具有两个典型特征：①皮质受刺激的现象（有局限性癫痫）；②运动障碍多为单瘫或局限性麻痹。局限性麻痹是皮质运动区相应部位病变的结果。有时，皮质病变区域很小，只在身体上很小的一个局部发生运动功能丧失。例如，在前中央回上端发生病灶时，可产生足趾麻痹，足趾运动完全消失，足背屈力显著减弱。骤然一看，像是周围性腓神经麻痹，但这种患者的足趾麻痹只在旋前位时明显，走起路来并不显著。这可能是锥体外系协同作用有所补偿。

如在两半球的足运动区发生病变（如矢状窦旁脑膜瘤时），可造成双侧足趾麻痹，此时多伴有膀胱及直肠功能障碍。

下肢为主的偏瘫，可见于弹伤、肿瘤（较少）之后，也可因大脑前动脉阻塞引起。

皮质相应部位的小病灶还可造成手指麻痹，所谓皮质性“桡”麻痹表现为手与手指桡侧无力，有“手下垂”，但与周围性桡神经麻痹不同，皮质性桡麻痹时骨间肌功能同时丧失。笔者曾见到一例皮质性尺侧麻痹，主诉为左手尺侧（小指、无名指）无力，在尺神经分布区内痛觉减弱，数日后因发现其左手形体觉消失而进一步检查证实为顶叶皮质病变。

前中央回下部的急性或亚急性病变，可引起对侧上运动神经元性面瘫与舌下神经麻痹；有时也可有舌咽、迷走及副神经不全麻痹，构成所谓岛盖综合征（opercular syndrome）。若为血管性病变所致，数周内即恢复。

这些比较局限的综合征，其病因如为进行性的（例如肿瘤），则原发病变迟早会扩延到更大的区域，造成比较完全的偏身体征。

原发（或起始）于皮质运动区的刺激性病灶，在早期即可能造成局限性或由局部开始而扩及全身的癫痫发作（参阅第十章）。

4

病例介绍：

例一，男性，12 岁。因右下肢瘫痪而入院，患者其母代述于 6 岁时春天某日，突然发热，三天之后发现右下肢不能活动。后来体温虽降至正常而右下肢的运动并未恢复，且逐渐变细。必须持杖才能行走。右下肢腱反射消失，无病理反射，肌力明显减弱，肌张力低下。右大腿肌肉有明显萎缩。深浅感觉未发现异常。

根据以上临床表现为右下肢下运动神经元瘫痪，无感觉障碍，其病变部位应在腰骶脊髓前角。故可诊断为脊髓前角灰质炎后遗症。

例二，男性，32 岁。因四肢进行性无力两年，言语不清、吞咽困难半年，于 1969 年 12 月入院。患者于 1962 年底右手不灵活，如写字、持筷等笨拙，同时伴有该手的肌肉跳动和消瘦，左手亦出现肌肉跳动但较对侧轻，双下肢易疲劳。一年后四肢无力、消瘦亦渐加重而不能下床，并有吞咽发呛和言语不清，但患者始终未诉感觉异常。患者神志清楚，言语含糊不清，两侧软腭提举力弱，咽反射双侧消失，耸肩转颈不能，舌不能完全伸出，舌肌萎缩但位置居中，有肌束颤动，双上肢肌力 2 级，双下肢肌力 3 级，两手大小鱼际肌及骨间肌有明显的萎缩和肌束颤动，两下肢肌张力增高，四肢肌反射亢进，两侧腹壁、提睾反射消失，双侧巴宾斯基征阳性，无感觉障碍。脑脊液无色透明，常规检验正常。

病程为两年缓慢进展，呈四肢瘫痪，性质以上运动神经元瘫痪为主，但均伴远端为主的肌萎缩，同时有双侧后组脑神经（Ⅸ、Ⅹ、Ⅺ、Ⅻ）障碍，全身感觉无异常。故拟诊肌萎缩侧索硬化。病变部位在脊髓前角细胞和锥体系。脑干的运动神经元亦受侵犯，因此，本例为上运动神经元与下运动神经元同时病变。

5年后随访，患者四肢已完全瘫痪，咽下极度困难，双上肢肌肉萎缩达“皮包骨”的程度，双下肢高度挛缩，张力仍高，言语能力完全丧失，曾用多种方法治疗未能阻止病程恶化，患者仍无任何感觉障碍，脑脊液仍正常。于发病7年后合并感染死亡。

例三，男性，36岁。1978年5月24日入院。患者1972年发病，病初仅感跑步时双小腿酸痛、疲劳无力、逐渐进展，至1975年渐发现四肢无力，不能持重，手不能提物，双下肢走路不稳、费力。同时发现双手、足远端肌肉萎缩，逐渐进展，屡治无效。既往曾多次患“胃肠炎”，余无特殊，家族史无特殊。

专科检查：脑神经无特殊体征，四肢远端肌肉明显萎缩，以手之大、小鱼际肌及足骨间肌、小腿肌肉萎缩更为明显。四肢肌反射均未引出，无共济运动障碍，深浅感觉正常，无病理反射。

肌电图检查：轻用力，双小腿腓肠肌见较大电位，电压3500~4200μV，时限13~15ms。肌电图所见符合脊髓前角病变。

脑脊液检查正常。

左腓肠肌活检：正常肌纤维群与萎缩纤维群相互镶嵌，萎缩纤维极小，群内纤维数不等，有的数十条一群。萎缩的纤维大小大体一致，肌核固缩，聚集成链，少量脂肪沉积。未见炎性细胞。病理诊断：神经源性肌萎缩。

根据患者为中年男性，缓慢进展的病程，无感觉异常，对称性四肢远端肌萎缩，肌电图符合脊髓前角病变，肌活检为神经元性肌萎缩，病程6年而无上运动神经元病征，临床诊断为脊髓型进行性肌萎缩。

第五章

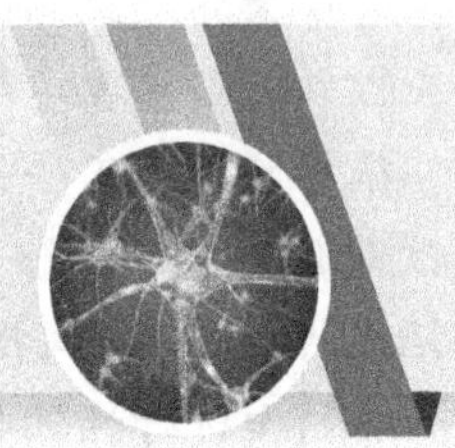

脊髓及其病变综合征

一、生理、解剖

(一)脊膜

脊髓包绕三层特殊的结缔组织,统称脊膜。最外层为硬膜,硬膜外的腔隙称硬膜外腔,内含脂肪性结缔组织,其中包埋着静脉丛。静脉丛在脊髓的前面和后面最多,形成所谓椎管内前静脉丛和后静脉丛。

硬膜:是致密的结缔组织,自枕骨大孔始向下一直延伸到第二骶骨,枕骨大孔以上接续着硬脑膜,硬脑膜与颅骨骨膜融合。因而,在枕骨大孔以上只有个别部位两层分开,一般没有两层之间的硬膜外腔。硬脊膜沿着每一支脊神经向椎间孔延伸,形成硬膜根袖,在两侧固定于椎骨骨膜之上。自硬膜向前延伸的纤维韧带组织,经过硬膜外腔,固定于脊椎之后纵韧带。硬脊膜的下端渐成丝状(硬膜丝),下达第二骶骨,终止于其骨膜。脊髓下达至第1、2腰椎体即已终止,脊髓终止后的硬膜腔为一硬膜囊,内含脊髓终丝及马尾神经。

硬膜外面粗糙,内面为平滑的纤维母细胞层,形成硬膜下腔的外壁。硬膜下腔一般是一隐在的间隙,只含有足以润湿其

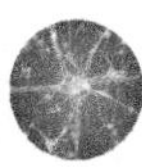

壁的少量液体。有小静脉,偶有细纤维组织条交错其中。此腔隙虽小,但可积液或积血而压迫脊髓,并常与周围神经的结缔组织腔相通,因而它有重要的临床意义。

蛛网膜:外面平滑犹如硬膜的内面,延续于神经根,偶尔延续于血管周围,构成横过硬膜下腔的小梁,内面有无数的短丝或小梁,横过蛛网膜下腔,与软膜相接。在蛛网膜下腔内有脑脊液循环。

软膜:紧贴于脊髓的表面,是一层结缔组织,软膜内敷盖着一层扁平细胞。

齿状韧带:软膜、蛛网膜和硬膜通过齿状韧带相互联结。齿状韧带左右成对,是结缔组织性坚固条带,与软膜相连,系于前、后神经根之间的脊髓上,它发出突起,横过蛛网膜下腔,穿过蛛网膜,固定于硬膜上。第一条齿状韧带在第一对脊神经的稍上方,以后每两条脊神经之间均有一条,一般只延续到第十二胸神经根与第一腰神经之间。因而共有齿状韧带 20~21 条。齿状韧带固定脊髓于蛛网膜下腔,防止脊髓转动,脊髓外的某一方向受压使脊髓移动时,可使齿状韧带拉紧,使脊髓症状复杂化。考虑脊髓定位体征时,应想到这个情况(图 5-1)。

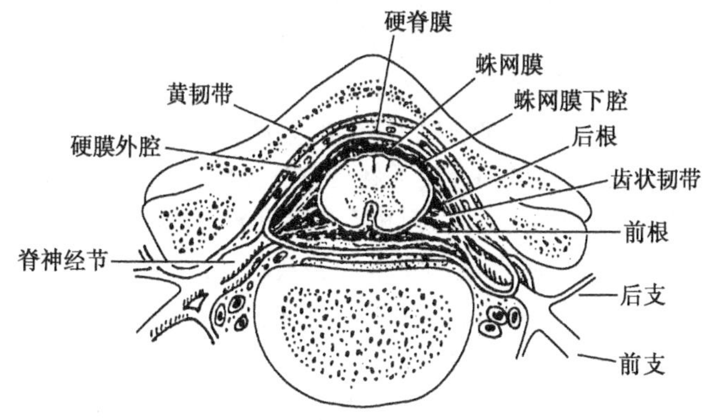

图 5-1 脊髓与椎管(颈 4 横切面)

（二）脊髓

脊髓位于椎管内，其上端与延髓相连，相当于锥体交叉或第一对颈神经根出口处，下端位于第一和第二腰椎的交界处，长42~45cm。

脊髓可分为31个节段，每一节段有两对神经根——前根和后根。临床上又将脊髓分为下列各部：

颈部——由8个颈节构成；

胸部——由12个胸节构成；

腰部——由5个腰节构成；

骶部——由5个骶节构成；

最下面一个节段（有时是两个节段）是尾节。

脊髓横断面的直径平均为1cm左右，有两处直径显著增大，称为脊髓膨大。颈膨大包括五、六、七、八颈节和一、二胸节；腰膨大包括所有的腰节和一、二骶节。下面的三个（第三到第五）骶节和尾节构成脊髓圆锥，即圆锥样的脊髓末端。

和脊髓的节段数相当，从脊髓发出31对运动前根，并有31对感觉后根进入脊髓。前根和后根在椎管内逐渐接近，通过位于椎间孔的脊神经节后合成一束。由两根构成的运动和感觉纤维总束从椎间孔穿出，称为根神经。

在发育过程中，脊髓的长度较脊柱长得慢，至成人时，脊髓比脊柱短了许多，脊髓的下端仅及于一、二腰椎的交界处。因此，通往各个椎间孔的神经根，只有在脊髓上部（颈部）是平行的；从胸脊髓开始，神经根便向下斜行；在脊髓圆锥以下的腰骶节段神经根，在椎管内的方向，则几乎是垂直的，构成马尾（图5-2）。

在估计脊髓各节段和脊椎的关系时，必须考虑到上述脊髓和脊柱长度不等的情况。在颈部，脊髓节段比相应的脊椎高一个椎骨；上部胸节高出两个椎骨；下胸节则高出三个椎骨（例如，第五颈节位于第四颈椎处，第五胸节位于第三胸椎处，而第十一胸节则位于第八胸椎处附近等）。腰节和骶节与椎骨更不相符，腰节位于第十、十一和十二胸椎和第一腰椎处，马尾则位于第二

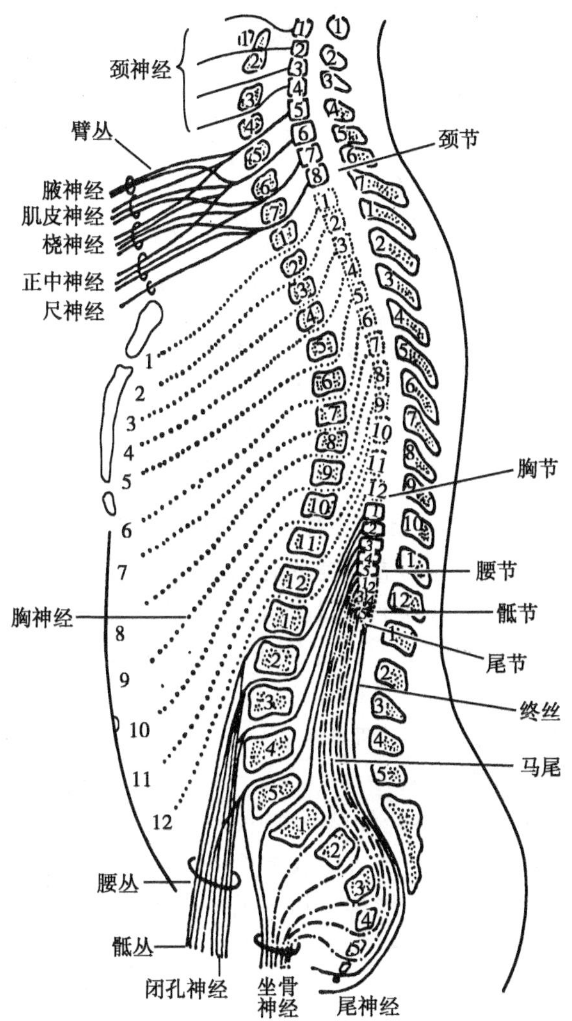

图 5-2　脊椎、脊神经节段及其发出的根

腰椎以下。这种相互关系，对于决定病变部位后的外科手术，尤其重要。

1. 脊髓的灰质（节段结构）　在脊髓横断面上，可明显地区别出位于中央的灰质与周围的白质（图 5-3）。灰质呈四翅伸展

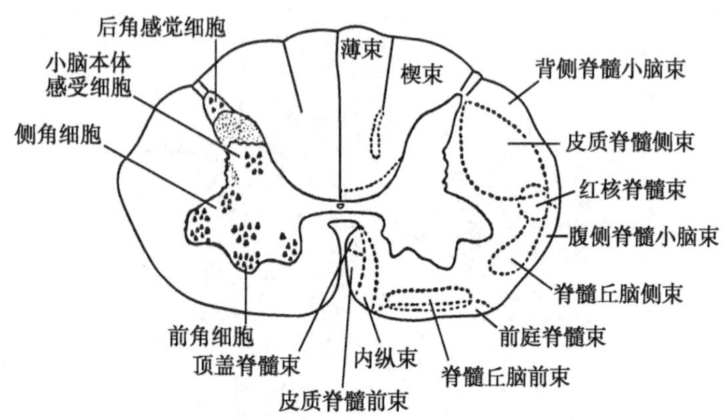

图 5-3　脊髓横断面

的蝶形或“H”状。其中心有一狭窄的覆以室管膜的中央管。在正常状态下,中央管常常是闭合的。中央管前面的灰质横条称为灰质前连合,中央管后面的灰质称为后连合。灰质的其余部分分为脊髓前角和后角。在前角的外侧部灰质向外突出,称为侧角(在下颈髓和上胸髓中比较明显),由此走向后角的细条灰质网,称为网状结构。

脊髓灰质由神经细胞、细胞突起以及胶质细胞组成。近代神经解剖学将灰质细胞结构由后向前分为 10 个板层(图 5-4),其中主要的细胞群有:

(1) 感觉细胞,后角内的板层Ⅰ~Ⅳ是皮肤感觉传入纤维的终止区。

(2) 小脑本体感受细胞(第二神经元),在后角基底。

(3) 交感(和副交感)脊髓中枢

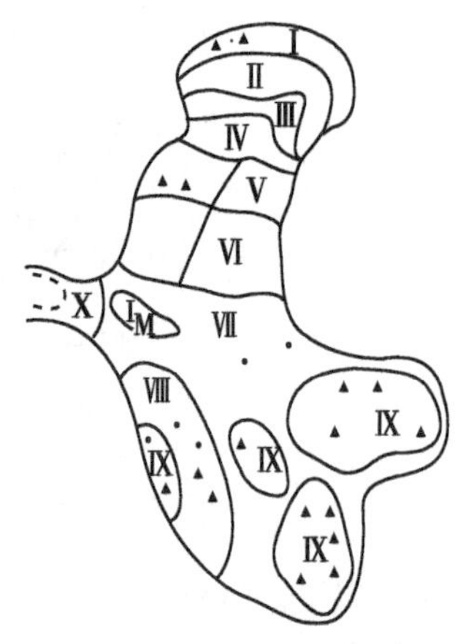

图 5-4　脊髓腰 5 切面板层示意图

(IM:中间内侧核)

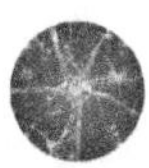

(血管舒缩、泌汗中枢等)细胞,比较分散,但主要集中于侧角,为中间(前后角之间)内侧柱及中间外侧柱细胞群,发出的纤维进入前根,达交感(副交感)节。

(4) 前角细胞在板层Ⅸ,主要含两种运动细胞:α 运动神经元及 γ 运动神经元。

α 运动神经元发出轴突构成前根,终于梭外肌纤维。

γ 运动神经元发出轴突经前根终于梭内肌纤维。

(5) 联合细胞用以建立各节段的联系,多位于周边部位,后角板层Ⅰ(后角缘核),可能主要完成节间联系。

除脊髓灰质外,进入后角的感觉根,从前角发出的运动根也属于节段性结构。病变分布为节段性时,症状只见于受害节段范围内。随病变在脊髓横断面上分布的范围,可以见到包括运动、感觉、反射、血管、汗液分泌以及营养等各种异常的节段性障碍。

2. 脊髓的白质(传导结构)　脊髓白质大部由有髓鞘的纵行纤维构成。在这些纤维之间有神经胶质。这些纤维就是所谓传导束,有的长,有的短;有上行的,也有下行的。白质位于灰质周围,依据“H”形之灰质的分隔,可将白质分为:①前索:位于前角和前根的内侧;②后索:位于两后角和两后根之间;③侧索:位于脊髓之两外侧,前后根之间。

在前索中,有下列下行传导束通过:

皮质脊髓前束:在前索内侧缘,其纤维部分终止于同侧,部分终止于对侧前角运动细胞。

网状脊髓束:主要起自脑桥和延脑的网状结构,起于脑桥的纤维几乎全部在内纵束中下降,位于前索的内侧部;起于延髓的纤维,在同侧侧索前部下降;这两个束主要终止于前角底部的板层Ⅷ、Ⅶ,少数纤维终止于板层Ⅸ,它们可能通过中间神经元影响 γ 运动神经元,从而调整肌张力。可能脑桥的纤维起易化作用而延髓的纤维起抑制作用。

内纵束:位于前索的后部,起自前庭内侧核、网状结构、上丘、间质核(interstitial nucleus),多数纤维只达上颈髓,终于板层Ⅷ和Ⅶ的一部。主要调节头颈肌的共济运动与姿势反射。

前庭脊髓束:位于前根内侧,前索的腹侧边缘部,大部分纤维终止于颈腰髓,终止于板层Ⅷ和Ⅶ的一部分,通过中间神经元影响 α 和 γ 运动神经元。

顶盖脊髓束:主要起自四叠体上丘,位于前索前内侧部,有交叉,大部分纤维仅达上颈髓,少量纤维达下颈髓,终止于板层Ⅷ、Ⅶ和Ⅵ的一部分,此束可能有完成视、听觉姿势反射的功能。

在后索中,有上行传导束通过,这就是薄束和楔状束。这是关节肌肉觉、振动觉和部分触觉的第一神经元纤维,它的细胞在脊髓神经节中。薄束位于内侧,是来自下面脊髓节段的纤维(下肢来的纤维);楔状束在后索的外侧,是从较高脊髓节段来的纤维(上肢来的纤维)。

在侧索中,有下行的和上行的传导束:

下行传导束:锥体束系的皮质脊髓侧束,位于侧索偏后部。其纤维部分通过中间神经元(板层Ⅳ、Ⅴ、Ⅵ等部),部分直接终止于前角细胞,它将"随意"运动的冲动和从中枢神经系统高级部位来的,特别是从大脑皮质来的抑制性冲动传递给下级运动神经元。

红核脊髓束,在锥体束前方通过,从对侧中脑的红核发出,交叉后下行,终止于板层Ⅴ、Ⅶ、Ⅷ,经中间神经元或 γ 运动神经元,间接影响 α 运动神经元。

上行传导束:脊髓丘脑束是痛觉、温度觉和部分触觉的第二级神经元纤维,在灰质前连合交叉后进入对侧的侧索。

脊髓小脑后束和前束或称 Flechsig 束和 Gowers 束。这是小脑本体感觉的第二级神经元纤维。该神经元位于后角基底部,此二传导束位于侧索周边。脊髓小脑后束在后,前束在前。

这里说到的,只是功能最重要的脊髓传导束。所有的下行传导束都直接或间接地影响脊髓前角的运动神经元。因此,下运动神经元广泛地联系着与张力和运动有关的神经系各部分。当然，神经系各部发向前角的冲动，既有兴奋性的，也有抑制性的。就是说，在脊髓前角细胞中，集中了决定肌张力和运动效应的神经系复杂活动的最终结果。

联系神经系统高级部位的长束，主要位于脊髓白质的周边部。靠近灰质的部分，还有大量上行及下行纤维。这是节段间纤维束或联合束，它们建立脊髓各节段之间的联系。灰质的周围部和它的联合细胞，以及附近的纤维白质，构成所谓脊髓的固有结构，联系着各节段，并在相当程度上保证着复杂的、各种各样的脊髓反射活动。

二、脊髓病变的一般症状

（一）脊髓节段型障碍

1. 节段型运动障碍　发生于前角或前根病变，表现为肌张力低、肌萎缩、反射消失以及电变性反应等下运动神经元麻痹的特征，特点是体征与脊髓病变的节段一致。因此，必须了解脊髓节段与其支配的肌肉的解剖关系，才能确定是否为节段型运动障碍。脊髓节段和肌肉间的简单关系如表 5-1。

表 5-1　若干肌肉的节段支配

脊髓节段	肌肉	脊髓节段	肌肉
颈 4	膈肌	腰 1	髂腰肌
颈 5	三角肌	腰 3	股四头肌
颈 6	二头肌	腰 4	股收肌
颈 7	三头肌	腰 5	胫前肌
颈 8	指屈肌	骶 1	腓肠肌
胸 1	小鱼际	骶 2	足掌小肌
胸 3~12	肋间肌	骶 3~5	会阴肌

第一到第四颈节支配颈部肌肉；

第五到第八颈节和第一、二胸节支配上肢肌肉；

第三到第十二胸节和第一腰节支配躯干肌肉；

第二到第五腰节和第一、二骶节支配下肢肌肉；

第三到第五骶节支配会阴部的肌肉和泌尿生殖器官。

2. 节段型感觉障碍　发生于感觉后根、后角和灰质前连合病变。

(1) 后根病变的症状是神经根痛(放射痛，紧箍痛)、各种感觉消失或减退、反射消失或减弱。

(2) 后角病变可能不出现疼痛或仅有感觉异常如自觉某节段范围内发冷、发热感等，有深浅感觉分离(即痛觉和温度觉消失而触觉和关节肌肉觉仍然存在)，反射消失或减弱。

(3) 灰质前连合病变时，在病变所在节段范围内，身体两侧发生对称性痛、温觉丧失(痛、温觉第二级神经元在此交叉)，触觉及关节肌肉觉存在。

表 5-2 所列为需重点记忆的节段分布区。

表 5-2　脊髓节段与皮肤感觉区的关系

脊髓节段	皮肤区域	脊髓节段	皮肤区域
颈 1~3	枕部，颈部	胸 10	脐水平
颈 4	肩胛部	胸 12 腰 1	腹股沟
颈 5~7	手，前臂，上臂桡侧	腰 1~5	下肢前面
颈 5~ 胸 2	手，前臂，上臂尺侧	骶 1~3	下肢后面
胸 5	乳线	骶 4~5	臀内侧面
胸 7	肋弓下缘		会阴部，肛门，生殖器

3. 反射障碍(反射消失或减弱)　发生于后根、后角、前角和前根诸部病变，可以根据反射障碍断定脊髓病变的水平。

4. 血管、分泌和营养的节段型障碍　发生于交感和副交感脊髓中枢病变，这些中枢均在灰质，主要在侧角。此时，用针尖刺激不能引起反射性皮肤划纹症现象，并可出现血管的其他障碍(如发绀)，汗液分泌异常(无汗或多汗)，竖毛反射(搔划或寒冷刺激时立毛肌收缩)消失，皮肤、指甲等营养性变化。

自主神经的节段分布，对定位诊断有一定参考价值，但它的节段范围与躯体感觉节段并不完全一致，而且对于节段分布的意见，也尚不一致。下列初步意见，仅供参考。

颈 8~ 胸 3 或其通路病变时，同侧面，颈、头部皮肤的血管运动功能失调；胸 4~7 病变时此类症状在上肢；胸 4~12 病变时症状在躯干；胸 10~ 腰 2 病变时症状在下肢（图 5-5）。

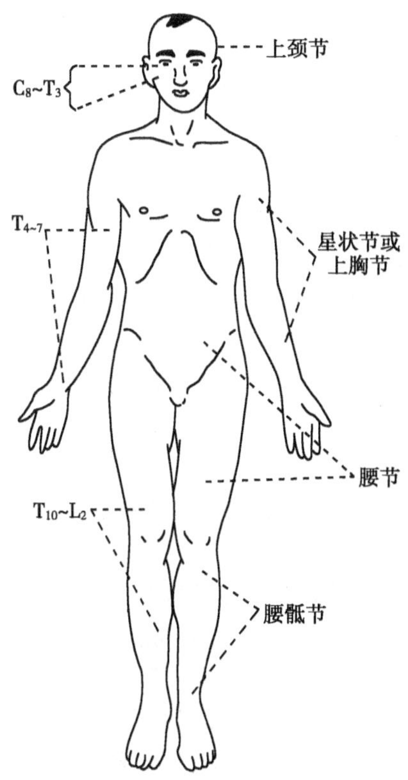

图 5-5 自主神经节段分布及神经节

5. 脊髓病变时的内脏功能障碍　在颈 8 和胸 1 节的侧角中有一群细胞，称为睫状脊髓中枢。从这里出来的交感纤维，经过前根、颈交感神经节系、交感神经、颈动脉交感神经丛和睫状神经节到达眼部，其纤维分布于眼球的三个平滑肌，即瞳孔扩大肌、上睑提肌、眼眶肌。因此，在睫状脊髓中枢或由此发出的纤维损坏时即出现霍纳(Horner)征：瞳孔缩小，睑裂狭小，眼球稍内陷。

在第三、四、五节骶髓灰质中有排尿和排便的中枢。从定位诊断的角度讲，当上运动神经元双侧病变(因膀胱受双侧大脑皮质的双重支配，一侧病变时症状不明显)时，发生尿失禁。此时逼尿肌张力增高，应激性增强，尿液进入膀胱后无力保留，因不能抑制而不自主排出。但是，在急性上运动神经元双侧损伤，如由于脊髓急性横贯损伤而发生脊髓休克时，也可以使逼尿肌麻痹，产生尿潴留(膀胱虽储尿很多，但仍无力排出)。只有在脊髓休克解除后，才能再演变为尿失禁。

下运动神经元损伤(病变在脊髓圆锥部或及神经根)时，逼尿肌为周围性麻痹，膀胱弛缓，尿液进入膀胱很多仍无力排出，称之为尿潴留。

此外，脊髓侧角细胞对其他脏器的影响还有：胸 1~5 节段侧角对心脏有一定影响；胸 7~8 节段侧角影响食管、肝脏及胆囊；胸 7~9 节段侧角影响胃；胸 9~12 节段侧角影响肠道。这些内脏的反应有时对定位诊断亦有参考价值。

(二) 脊髓传导型障碍

临床上脊髓病变并不少见。病变伤及脊髓内白质或 / 和灰质，致使脊髓传导反射和神经营养功能障碍，并出现相应的临床症状。由于中枢神经损伤后的再生问题尚无获得突破性研究成果，因此脊髓病损后常导致严重的后果。脊髓结构和功能损伤后为节段性障碍较广泛。运动和感觉传导因病变传导中断，病灶水平以下的各节段发生肌肉麻痹(为上运动神经元瘫痪)及感觉缺失(为传导型感觉障碍)。

脊髓后索病损时，病灶侧水平以下振动觉、触觉和关节肌肉觉(即深感觉)缺失，因而表现为感觉性共济失调。

脊髓侧索病损时，病灶水平以下同侧上运动神经元瘫痪，对侧有痛觉、温度觉(即浅感觉)缺失。

脊髓半横贯病损:脊髓外伤或髓外肿瘤压迫时,可导致脊髓半横贯损伤,出现相应临床症状和体征,即所谓 Brown-Sequard 综合征,主要表现为:①损伤水平以下同侧深感觉和精细触觉丧失,这是由于后索损伤所致;②损伤水平对侧 1~2 节段以下浅感觉(痛、温觉)丧失,这是由于损及脊髓丘脑束;③病损水平以下同侧上运动神经元瘫痪(亦称硬瘫,或称痉挛性瘫痪),表现肌张力增高,腱反射亢进,Babinski 征阳性,这是因为皮质脊髓束受损;④由于病损伤及部分脊髓前角,表现病损节段下运动神经元瘫痪(亦称软瘫,或称弛缓性瘫痪)和血管运动障碍;⑤病变若伤及病损节段后根,则表现过敏现象(图 5-6)。

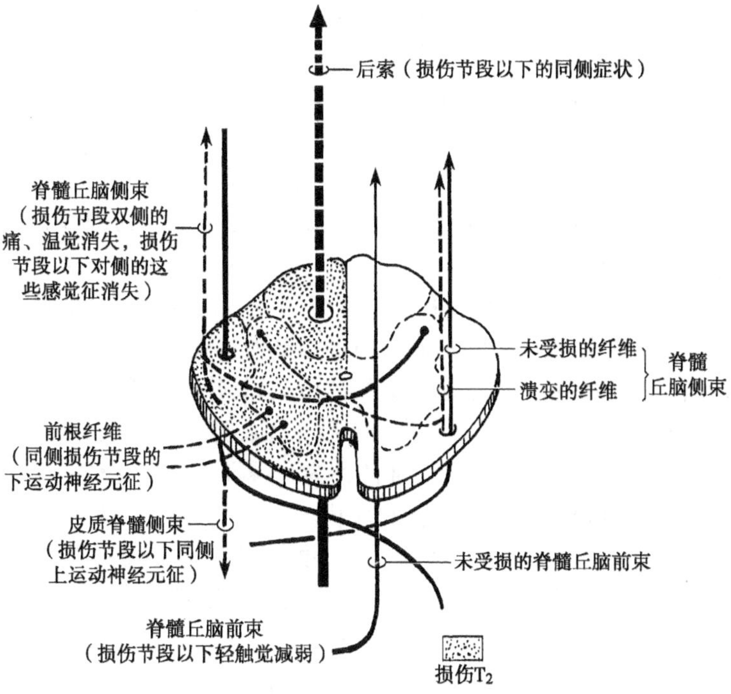

后索(损伤节段以下的同侧症状)
脊髓丘脑侧束(损伤节段双侧的痛、温觉消失,损伤节段以下对侧的这些感觉征消失)
未受损的纤维
溃变的纤维
脊髓丘脑侧束
前根纤维(同侧损伤节段的下运动神经元征)
皮质脊髓侧束(损伤节段以下同侧上运动神经元征)
未受损的脊髓丘脑前束
脊髓丘脑前束(损伤节段以下轻触觉减弱)
损伤T_2

图 5-6　脊髓半横断示意图

横断性病损后，脊髓与高级中枢的联系断离，由于脊髓突然失去高级中枢的控制，如皮质脊髓束、皮质下的各种下行传导束以及网状结构的易化和抑制影响均消失，首先表现脊髓休克。其临床症状是在脊髓横断以下即刻出现：①躯体感觉消失；②内脏感觉消失；③随意运动功能丧失（截瘫）；④肌张力消失；⑤反射活动消失。另外，患者尚可表现血压下降，不能维持正常体温，大便潴留和膀胱不能排空等。脊髓休克持续时间为1~6周，平均1~3周。待脊髓休克期解除之后，临床表现脊髓横断面以下深浅感觉消失，肌张力增高，随意运动功能丧失，腱反射亢进，病理反射阳性（Babinski征），临床上谓之痉挛性瘫或硬瘫。截瘫后，膀胱的功能不全，最初为尿潴留，这是因为膀胱壁的逼尿肌瘫痪及括约肌痉挛。而后因为逼尿肌肥厚而出现尿失禁，继而出现自动排尿（称自动膀胱），如尿液量积存到一定程度时则可引起反射性排尿，这可能是因为腹壁肌挛缩，增加了膀胱外压所致。若骶髓受损时则无自动排尿。

（三）截瘫

因某种病因致脊髓横贯性病损引起双下肢瘫痪，或者（病变位置在颈髓）四肢瘫痪，亦谓之截瘫。通常所认为的和临床最常见的是双下肢截瘫。

1. 截瘫分类　按肌张力状态分为弛缓性截瘫和痉挛性截瘫；按病情部位分为脑性瘫痪、脊髓性截瘫和周围性截瘫。临床多采用弛缓性截瘫和痉挛性截瘫的分类，其临床表现如下：

（1）弛缓性截瘫：双下肢和四肢截瘫临床表现，以肌张力低下，腱反射减弱或消失为特征的称为弛缓性瘫痪。此种截瘫上下运动纤维元均可引起病损的症状。

1）下运动神经元性弛缓性截瘫的临床表现：此种截瘫的程度分为完全性和不完全性截瘫，但其临床表现相同，只是程度上有些差异。肌张力低下、肌肉松弛感、肌肉萎缩，并伴有肌纤维颤动、膀胱和直肠括约肌功能障碍，腱反射减弱或消失，无病理反射。如足趾屈肌瘫痪明显时，刺激足底皮肤，可出现足趾背屈(拮抗肌作用的结果),表现足趾伸展,常被误认为是病理反射(Babinski)征,应全面检查,注意鉴别。

2) 上运动神经元性弛缓性截瘫的临床表现:系突然或急性脊髓完全性横贯病损,致使脊髓病损处于休克状态,故截瘫表现为弛缓性。即双下肢完全性截瘫,呈肌张力低下,膝腱、跟腱反射(称深反射)消失,浅反射(腹壁反射、提睾反射)亦消失。患者可有病理反射(Babinski)阳性。病变水平以下可有深浅感觉障碍,此种感觉障碍依脊髓病损的不同程度,其表现有差异。如脊髓病损两侧完全相同,则双下肢及躯干相应部位的深浅感觉障碍也相同,否则脊髓病损两侧有轻重之分,其临床表现的深浅感觉障碍也有轻度不同之别。此外,必伴有膀胱、直肠括约肌功能障碍,表现大小便失禁等;肌肉萎缩的表现与下运动神经元性肌肉萎缩不同,而是无选择性,双下肢广泛性的肌肉萎缩。

5

(2) 痉挛性截瘫:痉挛性截瘫是双侧上运动神经元性或双侧锥体束病损的结果。可由上运动神经元性弛缓性截瘫过渡为痉挛性截瘫,也可从发病开始就是痉挛性截瘫。有的病例痉挛性截瘫缓慢发生,呈逐渐进行性病程。

痉挛性截瘫的临床表现:肌张力增高,腱反射的振幅增大,甚至检查时对侧下肢肌肉也收缩,而且腱反射的肌肉收缩多突然快速出现,又因肌张力增高,多有髌、踝阵挛。最常见的病理反射是 Babinski 征阳性,同时也常有脊髓自动反射,即足背给予疼痛刺激时,该侧肢体出现屈曲反射。痉挛性截瘫时两侧瘫痪的程度不一定完全相等。

由于脊髓横贯性病损引起的痉挛性截瘫,病情较轻,步行时足尖着地,膝关节屈曲呈痉挛状态,而且行走缓慢,肌力低;如病情严重,患者不能活动,双下肢呈完全性强直状态,腱反射也可因肌肉强直性收缩受到抑制,当屈曲其双下肢时感到有阻抗,双下肢静止时伸直贴近,有时双下肢呈交叉状,双足可有不同程度的马蹄内翻畸形。痉挛性截瘫多数伴有括约肌功能障碍,表现为紧迫性排尿或尿潴留。典型的或病情严重的脊髓横贯性截瘫,除上述异常改变外，病损部位平面以下深浅感觉减退或消失。

2. 截瘫定位诊断

(1) 脑性截瘫：可见于大脑前动脉梗死，但较少见。若在大脑前动脉远端梗死或前交通动脉代偿作用不充分，或一侧大脑前动脉细小，平时完全依靠对侧大脑前动脉供血，如其供血障碍时，常表现双侧大脑额叶内侧病损其表现为脑性截瘫，远端明显，伴有旁中央小叶病损的症状，如尿失禁。患者常合并有共济失调和无动性缄默，如患者卧床，对周围事物无兴趣或反应迟钝，不愿做任何随意动作等精神症状。双下肢呈上运动神经元性截瘫。

(2) 胸髓病损性截瘫：胸髓为脊髓中最长的一段，居于脊髓的中段，也是患病最多的部位。

1) 胸髓横贯性病损后临床表现的共同特点：①双下肢上运动神经元性截瘫；②病灶水平以下深浅感觉障碍；③腱反射亢进，但在病损早期或急性期，脊髓可处于休克状态，腱反射减弱或消失；④胸腹部神经根刺激症状，表现疼痛或束带感；⑤括约肌功能障碍；⑥双下肢病理反射(Babinski)阳性。

2) 胸髓各段横贯性病损后定位特点：①胸髓上段($T_{2\sim4}$)病损：除上述共同临床表现外，主要依靠神经根疼痛的部位及感觉障碍的水平进行定位。神经根疼痛类似双侧肋间神经痛，其部位多在上胸部和背部的肩胛区，同时伴有该部位的束带感。②胸髓中段($T_{5\sim8}$)病损：神经根疼痛部位在下胸部和上腹部。发病早期神经病损的体征常不明显，因此，有时误诊为急腹症，但双下肢感觉障碍出现较早，此后相继出现双下肢截瘫。③胸髓下段($T_{9\sim12}$)病损：患者早期出现神经根疼痛，其部位主要在腹部，因此，有时易与腹部疾病相混淆而误诊。此外，腹肌无力也有定位诊断价值，如在胸8(T_8)以下胸11(T_{11})以上胸髓病损时表现比弗(Beevor)征阳性。该征的检查方法：患者仰卧位，检查者以手用力按压患者头部并嘱患者用力抬头时，可见肚脐向上移动为阳性。

(3) 腰髓及以下诸部位病损：包括腰膨大（L_1~S_2），圆锥（S_{3-5}和尾节）及马尾三部分。以上三部位病变后共同特点：双下肢下运动神经元瘫痪，双下肢和马鞍区疼痛及感觉障碍和括约肌功能障碍。

1) 腰膨大（L_1~S_2）病损：早期表现双足下垂，双下肢弛缓性瘫痪（即下运动神经元瘫痪），此部病变一般不影响腹壁反射。病变如在 L_5~S_2 以上时，膝腱反射减弱或消失而踝反射增高；若病变在 L_5~S_2 水平时则踝反射减弱或消失，而膝腱反射可以正常。髂腰肌无力或萎缩，病变在 L_{1-3} 和 L_{3-4} 节段，提示相应神经根或脊髓节段病损。L_{1-3} 病损表现为髋屈曲和小腿运动障碍，膝腱反射消失。L_5~S_1 病损足跖屈及背曲麻痹，膝关节麻痹及踝反射消失，而膝腱反射正常。腰膨大区上部病变神经根疼痛位于下背部、腹股沟或股部前侧；其下部病变常表现为坐骨神经痛，引起下腰部、腰骶部、坐骨结节与坐骨大粗隆间的感觉异常或疼痛，并可向股及小腿后外侧、足底部和足趾放射。双下肢及会阴区感觉障碍，括约肌功能障碍。

2) 脊髓圆锥（S_{3-5} 和尾节）病损：多见于髓内病变，故神经根疼痛的症状不甚明显，双下肢运动功能一般无何异常，臀部肌肉可有萎缩，但当病变损及或肿瘤压迫周围神经根时，可出现下肢的下运动神经元性弛缓性瘫痪。肛门及生殖器周围感觉减退或消失，称此为鞍区感觉障碍。由于支配膀胱逼尿区的副交感神经来自 S_{2-4}，故圆锥病变时引起逼尿肌麻痹，而呈无张力型下运动神经元性膀胱，小便潴留可引起充盈性尿失禁（称假性尿失禁）；大便障碍与以上相类似。患者多伴有性功能减退和阳痿，肛门反射及海绵体反射消失。

3) 马尾病损的临床表现：脊髓下端终止于腰椎 1~2 水平，在此水平以下的椎管内包含有腰 2（L_2）至尾骶诸节的神经根，此即马尾。其病变在髓外硬膜内，两侧症状可不对称，神经根疼痛较严重。下肢可有下运动神经元瘫痪，下肢及会阴部感觉丧失。膀胱功能障碍，尿潴留、阳痿，肛门反射往往消失。神经根疼痛多不对称，表现为一侧轻，另一侧重，类似坐骨神经痛，有时需与椎间盘脱出所致的神经根疼痛的病变鉴别；马尾与圆锥的病损临床上也有很多相似之处，亦应注意鉴别（表 5-3）。

表 5-3 脊髓圆锥与马尾病损鉴别要点

疾病名称	脊髓圆锥病损	马尾病损
神经根痛	少见，不显著，双侧对称，位于会阴部及股部	多见且严重，根性痛可单侧或双侧不对称，位于会阴、股部及小腿
感觉障碍	鞍区，双侧对称，可有感觉分离	鞍区，单侧或双侧不对称，无感觉分离，各种感觉均障碍
运动障碍	双侧对称，不明显	不对称，明显，多为一侧下肢，有肌萎缩
反射改变	肛门、球海绵体，踝反射消失	膝、踝反射均消失
膀胱、直肠功能	影响，症状明显	影响较迟，症状不明显

3. 截瘫定性诊断

(1) 弛缓性截瘫定性诊断

1) 下运动神经元性弛缓性截瘫的定性诊断

周围性神经病变：①多发性神经炎：多起病急，可有不完全性或完全性截瘫，亚急性或慢性起病者瘫痪的程度较轻，可表现下肢瘫痪，以小腿外侧肌群瘫痪为主，特别是腓骨肌和胫骨肌瘫痪为主，表现足下垂和马蹄内翻足。②糖尿病性截瘫：本病非常少见，属于糖尿病患者极特殊的表现。由于糖尿病伴有多发性神经炎引起的截瘫，其特征是伴有明显的疼痛。其疼痛多为自发性，下肢肌肉均有明显压痛，伴感觉迟钝或异常感觉。腱反射减弱或消失。脑脊液中蛋白质增高或蛋白质和细胞分离现象。常伴有糖尿病性腹泻。对痛性截瘫的患者（在除外因关节疾病痛而不敢活动者）应考虑糖尿病的可能。对患有糖尿病者出现痛性截瘫诊断较容易。

马尾神经病变：本组疾病中包括马尾肿瘤、腰骶部疾病、腰骶部神经炎或腰骶部脊膜炎、脊髓蛛网膜炎（包括结核性）等疾病均可出现马尾神经病损的症状和体征，表现双下肢弛缓性截瘫。

急性感染性多发性神经炎：亦称急性感染性多发性神经根性神经炎（吉兰 - 巴雷综合征）。本病通常先有双下肢无力，并逐渐加重向上发展，也可累及脑神经。疾病的程度多是下肢重于上肢，呈弛缓性截瘫，腱反射减弱或消失，无锥体束病损的体征。病情严重者很快出现四肢瘫痪，以及呼吸肌麻痹，危及生命。

5

2）上运动神经元性弛缓性截瘫定性诊断：腰骶部重度外伤引起典型的持久性的弛缓性截瘫。多在创伤后立即出现，预后较差。

急性脊髓炎：亦称急性非特异性脊髓炎，是一组目前病因尚不清楚的急性脊髓横贯性病损。病变部位多见于胸段脊髓，患病的早期即出现双下肢无力，肌张力低下，呈弛缓性截瘫，腱反射减弱或消失（此表现多在脊髓病损后休克期），传导束型感觉缺失和膀胱、直肠功能障碍，为自主神经功能病损。

脊髓血管病变：脊髓血管畸形或发育异常可致脊髓横贯性病损，脊椎骨质增生或肿瘤压迫脊髓的同时脊髓前动脉亦可被压迫，导致脊髓软化，表现弛缓性截瘫。

亚急性坏死性脊髓炎：本病因虽然未完全清楚，可能与血管尤其是静脉发育障碍或静脉瘤有关。中年男性多见，急性、亚急性发病，早期患者感双下肢无力，特别在行走时明显，继而出现截瘫。开始表现为痉挛性截瘫，以后转变为弛缓性截瘫，腱反射由亢进变为消失，在疾病晚期有时也可累及上肢，并伴肌肉萎缩和肌束性颤动。病变以下感觉障碍和括约肌功能丧失。

脊髓水肿：由各种原因造成脊髓水肿，可引起一过性双下肢弛缓性截瘫。发病急骤，因为脊髓本身未发生器质性病损，故可以自然恢复或经治疗后痊愈，但留有不同程度的后遗症，如腱反射亢进，病理反射（Babinski）阳性等。

(2) 痉挛性截瘫定性诊断

1）外伤：由脊髓不同程度的外伤（如在胸、腰段），或是脊椎骨折造成脊髓断裂等，均可导致双下肢截瘫，早期因脊髓休克而呈弛缓性截瘫，以后逐渐移行成痉挛性截瘫。

2）脊髓压迫性病变：由于脊髓受压迫而损伤引起痉挛性截瘫较多见，也可以由脊髓急性病损所致的脊髓休克——弛缓性截瘫移行而来。总之，该类型的病因很多。现将几种常见的疾病特点简述如下：

各种脊椎骨性关节病：如胸腰椎间盘突出等均可压迫脊髓，表现双下肢痉挛性截瘫，同时伴有病变相应部位神经根刺激或压迫症状。

胸椎管狭窄症：多见于中年以上，主要由于脊椎随着年龄增长而出现退行性病变。病情发展缓慢，初期多感双下肢麻木，力弱、发凉、僵硬不灵活，以后逐渐行走出现间歇跛行，致站立、行走不稳或困难，最后发展致双下肢截瘫。表现肌张力增高，膝、踝腱反射亢进及髌、踝阵挛，病理反射（Babinski）阳性，双下肢力弱，行走时呈痉挛步态，胸部感觉（节段性分布）及下肢感觉减退或消失。膀胱、直肠功能障碍较晚，表现为大小便无力，尿失禁者少见。

胸椎部位的脊索瘤：因该肿瘤侵犯胸椎，压迫或损伤相应段的胸髓，而表现双下肢痉挛性截瘫。

各种病因引起脊膜肥厚或粘连性脊髓蛛网膜炎，亦可引起脊髓受压。如结核性脊髓蛛网膜炎等均可出现痉挛性截瘫。

椎管内肿瘤：亦称脊髓肿瘤，发生于椎管内各种组织（包括脊髓在内）和其他相邻的组织结构。分原发性和继发性肿瘤。①硬脊膜外肿瘤：多见于50岁以上患者，随着病情发展很快出现肢体瘫痪；②硬脊膜下脊髓外肿瘤：多发生于颈、胸段，多见于神经纤维瘤，该肿瘤生长缓慢，随着病情发展逐渐出现脊髓压迫症状；③脊髓内肿瘤：病程缓慢，首发症状多为感觉障碍，表现为感觉分离；肿瘤侵及脊髓前角和锥体束时，可出现运动障碍。

3）变性疾病：包括脊髓空洞症、肌萎缩侧索硬化、脊髓联合变性或后索及侧索硬化、脊髓结核、艾滋病所致的脊髓病等。

脊髓空洞症：本病的病理特征是脊髓的中央部形成空洞，

空洞壁为胶质细胞增生;临床特点为肌肉萎缩和节段性分离性感觉障碍。本病多发生于脊髓的颈段和胸段,如病变发展至延髓则称延髓空洞症。临床症状和体征的特点:①感觉分离:由于病变首先伤及脊髓白质前连合的感觉交叉纤维,表现为病损节段双侧性痛、温觉(浅感觉)丧失,触觉(深感觉)存在。如脊髓空洞扩大伤及后索,可出现病变水平以下深感觉障碍;如病变伤及脊髓丘脑束,可在病损平面对侧1~2个节段以下浅感觉丧失。②运动障碍:若空洞进一步扩大,伤及皮质脊髓束时,表现为下肢痉挛性瘫痪。③神经营养障碍:在病变分布区域表现为出汗异常,皮肤发绀、破溃和无痛性溃疡;如果病变伤及颈8~胸1(C_8~T_1)侧角,可出现Horner征(图5-7)。

5

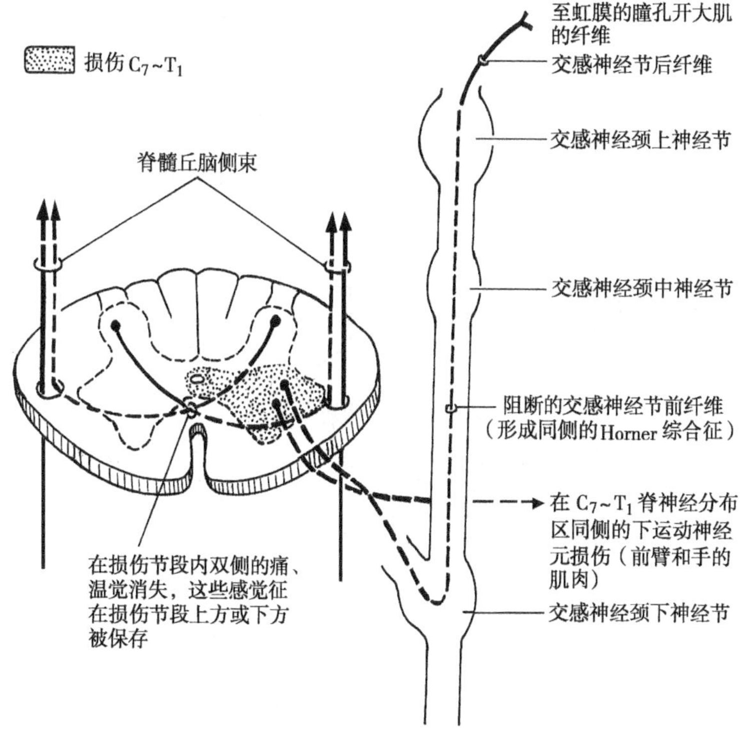

图5-7　脊髓空洞症示意图

肌萎缩性侧索硬化症：本病为慢性进行性变性疾病，是运动神经元病变多见的疾病。病变可侵及脊髓前角、侧索或脑干运动神经元，因此，上、下运动神经元合并病损的症状与体征（图 5-8）。本病多在 40~50 岁发病，男性多于女性。起病隐袭，其首发症状多是自上肢或下肢开始肌无力、肌萎缩和肌束颤动。以后可发展至全身任何肌肉或肌群中。如一侧或两侧手指活动笨拙、无力，而后出现手部肌肉萎缩，以大小鱼际肌、骨间肌、蚓状肌最为明显，双手掌呈鹰爪形。病变发展逐渐扩延致上肢、肩部、颈部、面部、咽部和躯干。少数病例肌萎缩和无力从下肢开始。受累部有明显的肌束颤动，双上肢肌萎缩，肌张力不高，但腱反射活跃，Hoffmann 征为阳性，双下肢可表现为痉挛性瘫痪，腱反射亢进，Babinski 征阳性。无感觉及括约肌功能障碍。

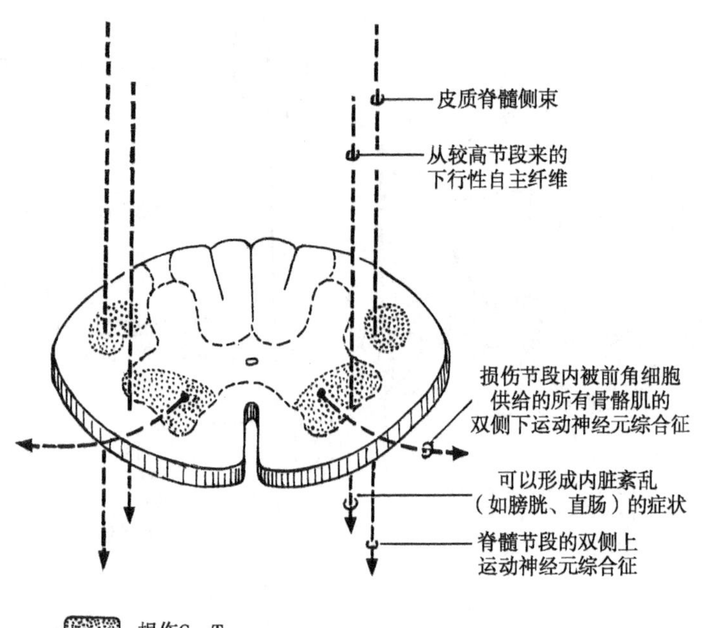

图 5-8 肌萎缩侧索硬化示意图

延髓受累，多数病例发生在疾病的晚期，少数病例可为首发症状。主要表现为延髓麻痹（主为累及脑干运动核），舌肌常先被损及，表现舌肌萎缩、震颤及伸舌无力，随后出现后组脑神经全部功能障碍，表现构音不清、吞咽呛咳或困难。以上表现若系双侧皮质核束病损所致，称为假性延髓麻痹。

脊髓联合变性或后索及侧索硬化：本病多是由于维生素 B_{12} 缺乏引起脊髓后索和侧索合并变性（即脱髓鞘）。由于脊髓病损，导致深感觉（意识性本体感觉）和皮肤精细触觉传导信息中断，出现深感觉障碍，即位置觉及振动觉减退或消失，表现为感觉性共济失调。侧索的损伤则表现为轻度的温度觉和疼痛觉障碍。侧索中因皮质脊髓侧束病损出四肢痉挛性瘫痪和 Babinski 征阳性（图 5-9）。

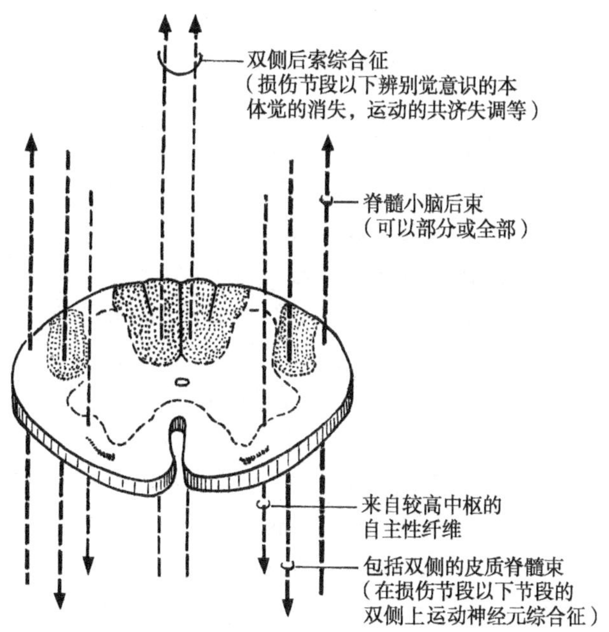

图 5-9 联合变性病或后侧索硬化示意图

脊髓梅毒：本病是因为感染梅毒螺旋体所导致的脊髓病损。一般梅毒螺旋体感染后3~30年发病。该病主要损及脊神经后根和脊髓白质后索，其主要症状和体征包括：①脊神经根性疼痛：表现为发作性短暂刀割样疼痛或烧灼样痛，呈游走性，多见于下肢，腰部有紧束感。②深感觉障碍：由于病损常累及传导下肢感觉的后根、后索逐渐起病，深感觉障碍呈进行性感觉性共济失调。患者直行呈跨阈步态，主观感觉踏步时似踩棉花的感觉，闭目后难以站稳，晚期因视觉代偿丧失而表现更明显。下肢反射消失。③阿-罗(Argyll-Robertson)瞳孔：瞳孔边缘不规整或不等圆，双侧不对称，对光反射消失。④内脏疼痛和内脏危象。胃危象：上腹部剧烈疼痛，持续性呕吐；喉危象：喉部疼痛，咳嗽及呼吸困难；膀胱危象：下腹疼痛及尿频；直肠危象：下腹部坠胀，排便感等。如骶髓2~4($S_{2\sim4}$)节段后根病损，可致神经性膀胱，表现尿潴留，并可导致充溢性尿失禁。阳痿也常见。

艾滋病所致的脊髓病：艾滋病相关脊髓病变包括空泡性脊髓病(vacuolar myelopathy)，原发感染的急性脊髓病、脊髓性肌阵挛以及视神经炎伴有复发缓解脊髓病。

HIV-1(人免疫缺陷病毒)为艾滋病(AIDS)的病原体，感染相应的脊髓发生于该病的晚期，起病隐匿，临床表现为双下肢无力、不适，行走步态不稳、感觉异常，膀胱、直肠括约肌功能障碍，表现为大小便失禁等。神经系统检查下肢为轻瘫，腱反射亢进(如合并周围神经病损时，腱反射消失)，步态不协调，深感觉(如振动觉、位置觉等)有不同程度的障碍。双下肢逐渐发展成痉挛性或/和共济失调性截瘫。病理改变是沿脊髓全长的髓鞘脱失和锥体系及后索有充脂巨噬细胞相关的空泡变性，可见小胶质细胞结节和含HIV的多核巨细胞。AIDS相关脊髓病变有脊髓空泡变性。MRI检查显示脊髓偶有萎缩和T_2加权象呈高信号。本病目前尚无特殊有效的治疗方法，只可对症给予相应的处理。

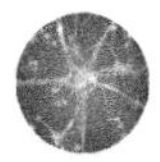

（四）四肢瘫痪

双侧上下肢瘫痪谓之四肢瘫，但两侧瘫痪程度并非完全一致。可见于双侧大脑、脑干病变，颈部病变，多发性神经炎和肌肉疾病等。四肢瘫痪的程度因病变的部位、性质以及病变发展的急缓不同而异。如大脑、脑干和上颈髓两侧病变引起的四肢瘫，为上运动神经元瘫痪，多发病急骤且严重，多为大脑、脑干和上颈髓休克呈弛缓性四肢瘫，待休克解除后移行为四肢痉挛性瘫痪。本病的定位及定性诊断一并简述如下：

1. 双侧大脑和脑干病变引起的四肢瘫　多见于高血压、动脉硬化的老年人。在双侧大脑尤其是基底节或内囊附近多发的梗死软化灶。因此，患者的临床表现为隐袭性进行性四肢瘫，行走步态异常和不完全性痉挛性四肢瘫，伴有吞咽困难、语言不利或障碍，即假性延髓麻痹（或称假性球麻痹）的表现。

脑干病变引起的四肢瘫：如在中脑腹侧病变损及双侧皮质脊髓束和皮质核束，引起四肢痉挛性瘫痪。可见于该部位的肿瘤或其附近的占位性病变压迫，以及脑血管病等。如脑桥部病损出现不同程度四肢痉挛性瘫痪，并伴有面神经和展神经麻痹以及脑桥病损的其他体征，如高热、瞳孔缩小等。

2. 颈髓病变引起的四肢瘫　临床一般将颈髓划分为三段，即上颈段（$C_{1\sim4}$）、中颈段（$C_{5\sim7}$）、下颈段（$C_8\sim T_1$）。颈髓病变有三大特征，即运动障碍表现为四肢瘫，感觉障碍表现为颈部或上肢以下的传导束型感觉减退或消失，以及大小便障碍。除以上共同体征外，颈髓各节段病变的特点如下：

（1）上颈段（$C_{1\sim4}$）病变：上颈髓段与枕骨大孔及其邻近的组织有密切关系，因此，上颈髓段病变，如高位颈椎外伤骨折、寰椎与枢椎脱位、鞭击综合征均可引起上颈髓段（$C_{1\sim4}$）损害；另外，颅底压迹（或扁平颅底）、环枕畸形（寰椎枕化或枕骨椎化）、后枕窝狭小 Arnold-chiari 畸形等，也是引起上颈髓病变常见的原因。枕骨大孔及其附近肿瘤首先出现上颈髓被压迫的症状。

上颈髓病变时四肢瘫痪是其早期症状之一，两侧肢体瘫痪

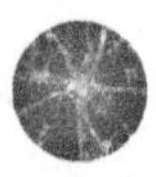

的程度不一定相同，也可以是不完全性的四肢瘫痪。另外，上颈髓病变经常引起颈枕部疼痛，头转动时疼痛增重及颈部活动受限。咳嗽、喷嚏或增加腹压时疼痛加重，以上为上颈髓颈段神经根刺激症状。

(2) 中颈髓段($C_{5\sim7}$)病变：常见的病因为颈髓及其附近的肿瘤、颈椎间盘突出、颈椎骨化性关节炎、外伤和急性脊髓炎。中颈髓段病损运动障碍的表现是双上肢为下运动神经元瘫痪，双下肢为上运动神经元瘫痪。自发性疼痛也是其首发症状，多位于下颈部、肩胛带和上肢，有时为局限性疼痛，有时则呈放射性疼痛。

(3) 下颈髓段($C_8\sim T_1$)病变：下颈髓病变时运动障碍与中颈髓段病损时四肢瘫痪基本相似，只是双上肢瘫痪的程度可能较轻。另外，手部肌肉，如骨间肌、蚓状肌无力与萎缩。可有霍纳(Horner)征表现。

(4) 肌萎缩性侧索硬化症：是运动神经元多见的疾病，为慢性进行性变性疾病，病变可累及脊髓前角、侧索或脑干运动神经元，因而出现上、下运动神经元合并损伤的症状和体征。该病多在30~50岁发病，男性多于女性。通常有两种类型：颈髓胸髓型和腰髓骶髓型。前角运动细胞的变性从脊髓颈段开始，在缓慢的病程中首先出现手运动无力和动作不灵活。手部小肌肉萎缩，继而发展为全上肢及肩胛带的肌肉萎缩，从一侧上肢发展到对侧上肢，直到双上肢瘫痪。萎缩的肌肉有明显的肌束颤动。由于侧索(皮质脊髓束)的退行变性，下肢出现上运动神经元性损伤的特征，即肌张力增高、腱反射亢进。Babinski征阳性。若累及脑干内脑神经运动核，则可出现吞咽及发音困难。

(5) 颈髓空洞症：亦可表现为上肢下运动神经元瘫痪，下肢为上运动神经元瘫痪，病变节段分离性感觉障碍。

3. 周围神经病变引起的四肢瘫痪：现以急性感染性多发性神经根神经炎(Guillain-Barre综合征)为例简述如下。本病的病因尚不清楚，神经病损症状出现前多有感染病史，但也有没有感染表现的。肢体无力性瘫痪，多从双下肢开始，逐渐上升而影响到躯干，双上肢及脑（颅）神经，称此种临床表现为 Landry 麻痹，即急性上升性麻痹，腱反射减弱或消失。严重者躯干肌、肋间肌及膈肌瘫痪而致呼吸困难。感觉障碍多从远端开始出现末梢型感觉障碍，少数表现有传导型感觉异常。脑脊液蛋白细胞分离（即蛋白质增高而细胞数正常）现象有助于诊断。

4. 肌肉病变所致的四肢瘫

(1) 多发性肌炎：本病的病因尚不清楚，临床主要表现为四肢对称性近端、颈肌、咽部肌肉无力，肌肉压痛。急性、亚急性起病，病情逐渐发展，伴有关节肌肉疼痛。重症者吞咽和构音困难，也有的病例因呼吸肌受累主诉胸闷、呼吸困难。

(2) Werding-Hoffmann 综合征：亦称婴儿肌萎缩症（infantile muscular atrophy）。多为家族性遗传性疾病，属常染色体隐性遗传。早期发病呈进行性为其特点。症状多自出生后 6 个月开始，患儿四肢肌肉收缩力逐渐减低，头颈不能伸直，不能坐起。检查双侧肢体为对称性瘫痪，肌张力明显低下，无感觉障碍。晚期常因咽喉肌麻痹出现吞咽困难或伴发吸入性肺炎。

(3) 周期性瘫痪：本病多因血钾异常而起病，有四肢瘫痪。如低钾血症，肢体瘫痪多从肢体的近端波及肢体的远端，腱反射正常或减低，无感觉障碍；高钾血症周期性瘫痪，肌肉瘫痪多是先从四肢远端开始，多数腱反射消失，有主观和客观的感觉障碍，服钾制剂可诱发本病。

三、脊髓动脉及其阻塞综合征

脊髓的动脉，主要有一支前动脉、两支后动脉，在脊髓外侧，有冠状血管（侧动脉）将前、后动脉沟通（图 5-10）。

脊髓前动脉：这是供应脊髓血液的主要血管。位于脊髓前正中裂，在颈髓第五节以上，由两侧椎动脉分支形成。在颈髓第五节以下，这个动脉主要从前根动脉获得血液，前根动脉有六至八支，最大的一支在腰部，它们随神经前根来自椎管以外。

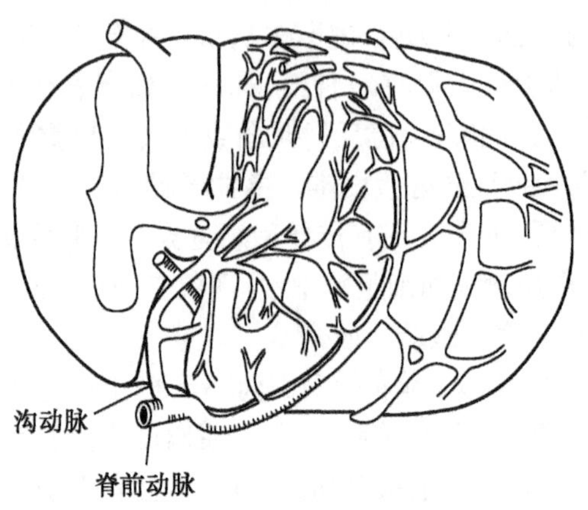

图 5-10 脊髓的动脉供应

脊髓横断面的前 2/3 由脊髓前动脉供血，包括中央灰质、前角、侧角、后角底，前索和侧索的纤维（锥体束在内）。腰脊髓供血最为丰富；中胸段供血最少。因而容易发生缺血性病变。

脊髓前动脉阻塞综合征：在老年人，动脉硬化是前动脉阻塞的常见原因，但也可见于无明显全身血管病的人。常常是急性或亚急性发病，可有程度不同的根痛，病变（软化）节段以下在“休克”期为低张力截瘫，“休克”解除后表现出上运动神经元瘫痪的特点。膀胱障碍的特点在“休克”期为尿潴留，“休克”解除后为尿失禁。在患病早期，感觉障碍主要在病灶节段水平以下，痛、温觉丧失，深感觉存在（因后索不受影响）。经过若干时日后，可以因脊髓冠状血管之侧支循环形成，痛、温觉部分或全部恢复。

脊髓前动脉阻塞时，可因阻塞血管所在的水平不同，出现腹侧延髓综合征、颈脊髓综合征、胸脊髓综合征或腰脊髓综合征。

脊髓后动脉：在上颈段脊髓由椎动脉发出，左右各一，形成两个脊髓后动脉干。沿脊髓后外侧裂下降，在脊髓后根外侧进入脊髓，供应后索与后角。脊髓后动脉干与前动脉不同，它们并不形成连续的血管干，而是断续地由后根动脉形成供血网。

脊髓后动脉阻塞时脊髓不形成广泛软化，症状亦多不明显，因其供应范围较小且有较好的侧支循环。严重者表现为病灶水平以下深反射消失，患侧肢体感觉性共济失调，深感觉消失，尿潴留，束带样痛等。

四、脊髓各段之病变综合征

当脊髓与高级中枢离断时，在急性期，首先出现脊髓休克现象，表现为横断面以下的脊髓所支配的骨骼肌肌张力降低甚至消失、外周血管扩张、发汗反射不出现、直肠与膀胱粪尿积聚，牵张反射与保护性反射全部消失。

脊髓休克只发生于损伤水平以下，以后脊髓反射可以逐渐恢复，恢复的速度与动物种类有关。低等动物如蛙在脊髓离断后数分钟内反射即恢复，在犬须几天，而人类则须数周或数月以上。这说明反射恢复的速度与其"皮质化"的程度有关。恢复时，比较原始的反射如保护性反射、巴宾斯基征首先恢复，比较复杂的反射如对侧伸肌反射（即受到较强刺激时同侧肢体屈曲，而对侧肢体伸直）恢复较晚；在人类，伸肌反射尤难恢复。

根据生理学实验研究，产生脊髓休克主要是由于脊髓失去高级中枢包括大脑皮质、前庭核及脑干网状结构对脊髓的易化作用。因为第二次离断脊髓并无脊髓休克重现。自然，高级中枢对脊髓不仅有易化作用，也有抑制作用。在脊髓休克解除后，才能更清楚地判定各节段损伤的综合征。

高颈段（颈1~4）病变综合征：四肢上运动神经元瘫痪，病灶水平以下全部感觉丧失，高张力型（上运动神经元型）膀胱功能障碍（尿失禁），可能有神经根痛。如病变在颈2~3，根痛在枕部或耳后；如病变涉及颈4，则有膈肌麻痹（呼吸困难）或刺激现象（呃逆）；如病变较高而涉及枕大孔区，则更可能出现颅后窝症状，如眩晕、眼球震颤、颈项强硬、强迫头位等；病变涉及三叉神经脊髓束,则有同侧面部感觉障碍;累及副神经则有同侧胸锁乳突肌与斜方肌萎缩。

当然,在急性横贯性损伤时,首先出现脊髓休克;休克解除后,才能陆续表现出上运动神经元瘫痪的特征。

颈膨大(颈 5~ 胸 2)综合征:上肢为下运动神经元瘫痪,下肢为上运动神经元瘫痪。各种感觉丧失,膀胱功能障碍则尿失禁。可有向上肢放散的神经根痛,常有霍纳(Horner)征。

胸脊髓(胸 3~12)综合征:上肢不受影响,下肢有上运动神经元瘫痪和尿失禁,病灶水平以下全部感觉丧失,此时神经根痛可为束带样箍痛。

腰膨大(腰 1 至骶 2)综合征:下肢为下运动神经元瘫痪。下肢及会阴部感觉丧失,排尿障碍。

脊髓圆锥(骶 3~5)综合征:四肢均无麻痹,会阴部(马鞍区)感觉丧失,低张力型膀胱功能障碍(尿潴留)。

马尾综合征:下肢可有下运动神经元瘫痪。排尿障碍为尿潴留,有阳痿,下肢及会阴部感觉丧失。病初,常有剧烈的神经根痛,多不对称,一侧下肢为重,可类似坐骨神经痛,臀反射、肛门反射往往消失。有时,需与椎间盘突出等病症造成的根病变综合征鉴别。

关于脊髓圆锥病变与马尾病变的鉴别诊断,可参考表 5-4 和图 5-11、图 5-12。

表 5-4　圆锥与马尾病变的鉴别诊断

症状与体征	圆锥(骶 3~5,尾 1)病变	马尾(腰 3→尾 1 根)病变
自发性疼痛	很轻	严重根性痛,早期在会阴、骶部、膀胱部。沿一侧或双侧坐骨神经痛
感觉障碍	可能为感觉分离	各种感觉均有障碍
肌抽动	可见	极少
膀胱直肠障碍	出现早	出现晚
体征分布	对称	不对称

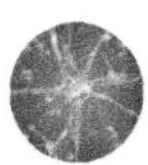

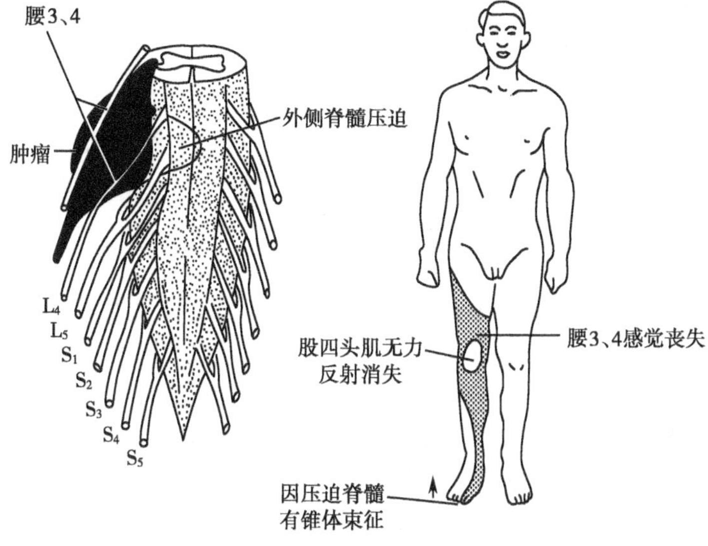

图 5-11　高位侧方马尾病变

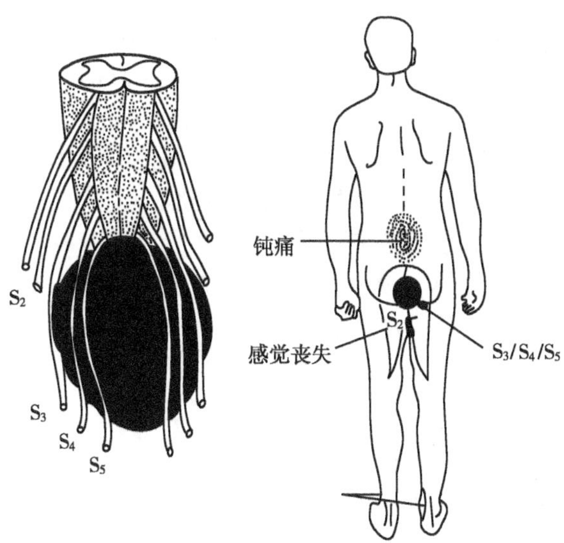

图 5-12　马尾中线（圆锥）病变示意图

五、脊髓病变的定位诊断步骤

一旦确定病变位于脊髓(或椎管之内),在定位诊断方面,希望尽可能地达到下列要求:判定病灶的上界和下界;决定病变在脊髓内还是脊髓外,如在髓内应决定在髓内何部,如在髓外,还应决定在硬膜内还是在硬膜外。

(一)确定脊髓病变的上界

在判定脊髓病变的上界时,神经根痛有重大意义。根痛为感觉后根直接受刺激的表现,性质为钝痛、串痛,沿神经根放散。放散区域大致与病变根分布区相一致,往往伴有脑脊液冲击征(即咳嗽、喷嚏、用力时疼痛加重)。这种疼痛与病灶水平以下区域的灼性弥散性束痛不同,与椎骨病变引起的局限性、有叩痛点的椎痛也不相同,应注意鉴别。

确定各种感觉丧失的上界,也是确定病灶上界的重要根据。但需注意,每一个皮肤节段至少受三个脊髓节段的支配(除相应的节段外,还有邻近的上一节段与下一节段);脊髓与脊柱之长度不同(计算方法前已述及)。因此,按感觉缺失水平的上界判断病灶上界时,尤其进行手术治疗时,必须向上推1~3节。

在脊髓休克解除后,还可利用反射决定病灶水平,即反射消失的最高节段,可能是病灶存在的节段。

(二)确定脊髓病变的下界

在判定脊髓病灶水平之下界时,首先是根据反射变化,以反射亢进的最高节段常可推断病变下界。例如患者有膈肌麻痹(颈4),但肱二头肌反射亢进,则可表示病变累及颈4,尚未累及颈5~6。

发汗试验有时有确定下界的意义。

立毛反射分为脑立毛反射与脊髓立毛反射。脑立毛反射是用锐物或冷物(冰块)刺激颈后三角,正常人同侧半身出现立毛反应;脊髓横贯病变时,脑立毛反射不能扩布到病灶水平以下,因而能确定病灶上界。脊髓立毛反射是刺激患者足底、足背的皮肤，立毛反应由下向上扩布到脊髓病灶水平以下，因而，可作为判定病灶下界的参考。

反射性皮肤划纹症：是以尖锐刺激用适当的力量，刺划皮肤（注意刺划范围应自病灶以上数节段至病灶以下数节段），经过5~30秒，在划过的部位两侧1~6cm的范围内出现不整齐的花边样红色或白色皮肤反应，持续30秒到10分钟。反射性皮肤划纹症是脊髓反射经后根、脊髓自主神经中枢、自主神经传出纤维构成节段性反射通路。因此，在横贯性脊髓病变、神经根病变及周围神经病变时，均可破坏其反射通路，使反射消失。在脊髓横贯病灶水平以下，此种反射往往过强。故亦可作为定位诊断之参考。

某些内脏功能变化亦有定位诊断价值。如必要时进行膀胱测压，认真观察分析霍纳（Horner）征，均有一定意义。

在用这些临床方法判定病灶下界有困难时，可考虑脊髓碘油造影或气造影，以判断病灶范围。但应尽可能根据物理体征，过细地进行检查。对于病灶广泛而散在的病例减免不必要的造影。基本决定手术治疗后，再进行造影检查。

（三）髓内与髓外病变的鉴别

髓内病变多起始于脊髓断面的中央部位，较常见的是室管膜瘤、胶质瘤、脊髓空洞症，在发病后相当长的时间内，症状和体征仅限于病变的节段范围内，呈节段型感觉障碍。由于痛、温觉（部分触觉）纤维在脊髓灰质前连合内交叉，部分触觉纤维直接入后索，故病变早期多有痛、温觉丧失而触觉存在的感觉分离现象。由于病变起于脊髓断面的中央部位，不直接刺激神经根，因而很少发生剧烈的根痛现象，也不出现脑脊液冲击征（咳嗽、喷嚏时沿神经根放散的串痛），如有自觉的感觉异常，可能在病变节段范围内产生自发性冷、灼感觉，如病灶邻近的节段（病灶以上）痛觉传导细胞受刺激，可产生深部钝痛感。在病程的绝大部分时间内（除非到极晚期），其病变节段范围内的体征为下运动神经元损伤特点，有反射消失及肌萎缩，下运动神经元损伤体征比较广泛。肛门周围及鞍区的痛温觉纤维因紧靠脊髓断面的外缘，因而会阴部的痛、温觉多不减退或丧失。锥体束征如出现也较晚。腰穿时，椎管内阻塞的现象不如髓外病变时明显。图 5-13~ 图 5-15 提示脊髓内病变不同阶段。

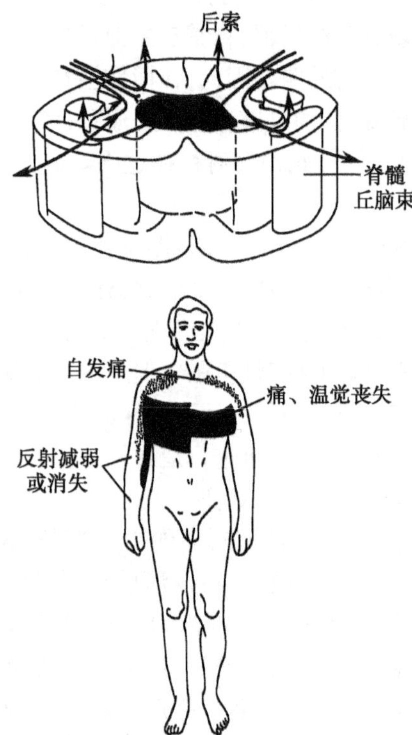

图 5-13 脊髓髓内病变

（早期病变主要在胸 5、6 节段部位，但胸 4 后角受刺激）

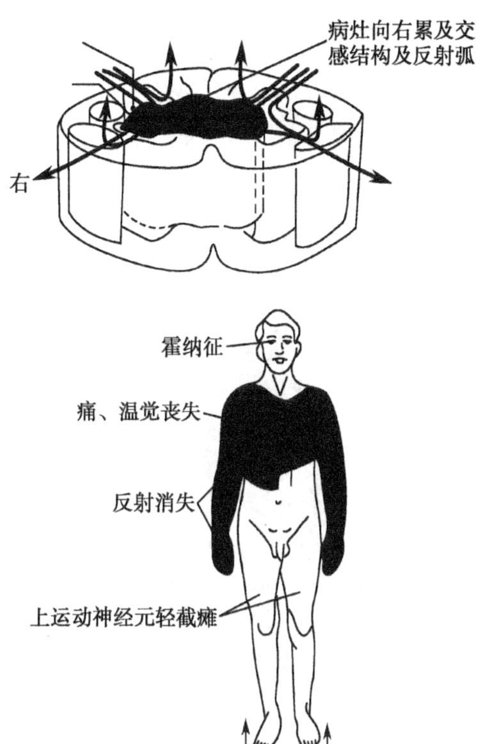

图 5-14 脊髓髓内病变发展至右侧侧角

脊髓髓外病变与髓内病变的体征有很大区别。早期症状可以仅限于受累神经根分布范围内，表现为条带样(根型)串痛，多伴随脑脊液冲击征，如髓外病灶刺激脊髓丘脑束，可在病灶对侧身体某部出现传导性痛、温觉异常。在这一阶段，如不做细致的感觉检查，往往误诊(图 5-16)。病变进一步发展时，根痛更加明显，病灶同侧锥体束受损，出现上运动神经元瘫痪，如后索受损，出现深感觉障碍，对侧出现传导型痛、温觉丧失，构成完全或不完全的半侧脊髓病变(Broun-Sequanel)综合征(图 5-17)。诊断已比较容易明确。

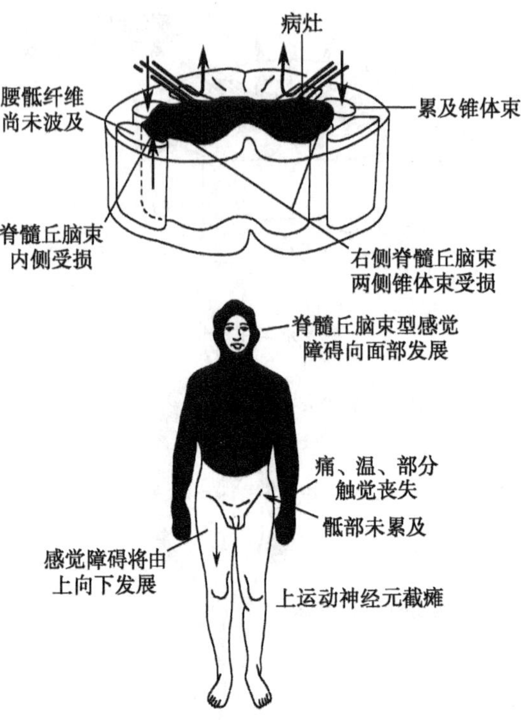

图 5-15 脊髓髓内病变向两侧发展

病变晚期，病变节段的脊髓扭曲受压，形成横贯损伤，根痛仍然可以存在。病变节段以下的感觉、运动功能均已丧失，膀胱直肠功能已在中期出现障碍，肛门周围皮肤感觉障碍也早已存在，痛、温觉障碍自下而上的发展呈传导型分布（图 5-18）。但此时，如认真断定脊髓病变的下界，则常可发现，髓外病灶的范围多只限于脊髓的一、二个节段（参阅本章病例二）。因而，病变节段少，为髓外病变的特点。腰穿时椎管内阻塞现象，在髓外病变时早期出现（表 5-5）。

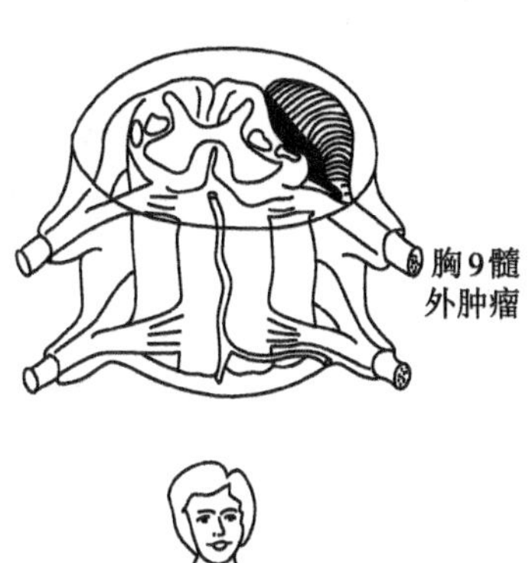

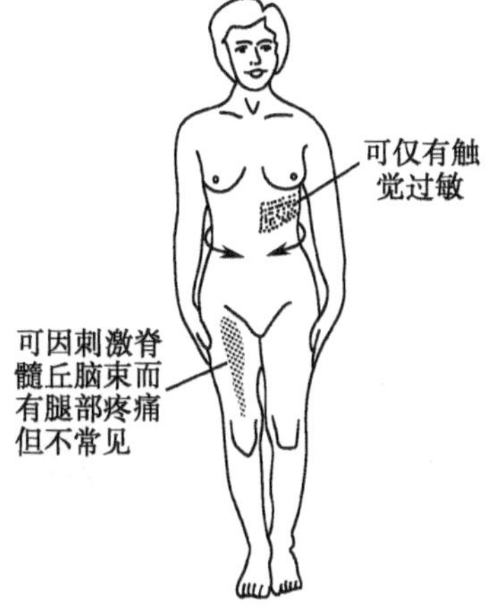

图 5-16 脊髓髓外病变早期，如无细致的感觉检查，往往误诊

表 5-5 脊髓髓内病变与髓外病变的区别

症状和体征	髓内病变	髓外病变
根性疼痛	极少	早期出现，明显
脑脊液冲击征	无	有
感觉障碍类型	节段型	传导型
会阴部感觉	极少受累	早期出现障碍
锥体束征	出现晚	出现早
病变范围	节段较多	节段较少（尤其肿瘤）
椎管阻塞	不明显	明显
脑脊液	蛋白增高轻微	蛋白增高明显
脊椎 X 线片	椎间孔无改变	椎间孔可见扩大

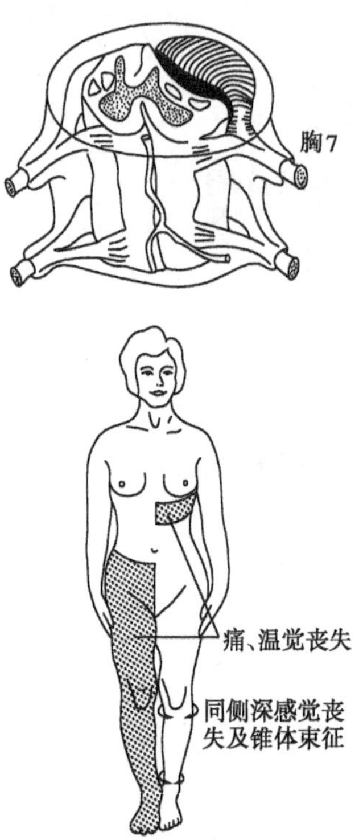

图 5-17　脊髓髓外肿瘤中期形成 Browu-Sequard 综合征

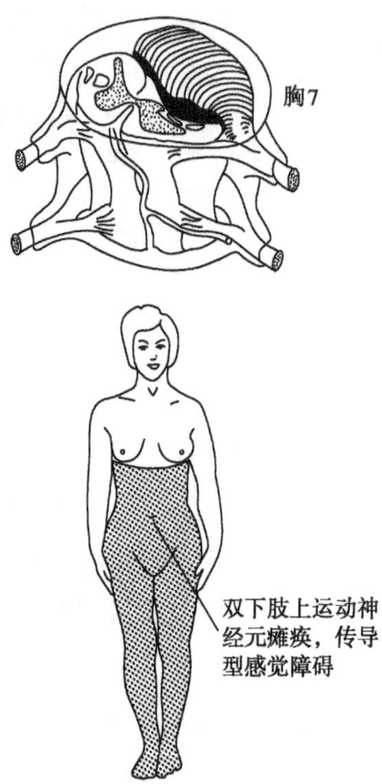

图 5-18　脊髓髓外肿瘤晚期，已形成横贯性脊髓损伤（仿 Pattenj）

（四）脊髓髓内病变的定位诊断

脊髓髓内病变，在进行性病变的较早阶段，在某些特殊的变性病，病变可限于脊髓断面的某一部位，表现出特殊的定位体征。

前角病变，主要表现是病变前角支配的肌肉萎缩，下运动神经元瘫痪，反射消失，肌电图上出现巨大综合电位，无感觉障碍和病理反射。最常见的疾病是脊髓灰质前角炎，进行性脊髓性肌萎缩等。

后角病变：主要表现是痛、温觉消失，触觉、深感觉存在，感觉障碍在病灶侧呈节段型分布，可伴发反射消失，营养障碍。最常见的疾病是脊髓空洞症，髓内胶质瘤（早期）等。

灰质前连合病变：主要表现是双侧节段型痛、温觉消失，触觉和深感觉存在，可伴发反射消失，营养障碍。最常见的疾病是脊髓空洞症，脊髓中央管积水，出血等。

中间侧柱（侧角）细胞变性：主要表现是“特发性直立性低血压”，一般中年发病，伴发泌汗障碍，阳痿，括约肌功能障碍，直立时收缩压下降 20mmHg 以上，对 Valsalva 动作的反应消失。有时伴发多系统变性如橄榄脑桥小脑萎缩和类似帕金森综合征的体征（称 Shy-Drager 综合征）。

5

侧索病变：如主要病变限于皮质脊髓束（锥体束），表现为同侧肢体上运动神经元瘫痪或不全瘫痪，肌张力增强，肌腱反射亢进，出现 Babinski 征。可见于原发性侧索硬化。如病变主要限于脊髓小脑束，表现为肢体共济失调，多为双侧。可见于 Friedreich 共济失调。

后索病变：主要表现为深感觉障碍，肌肉关节位置觉消失，音叉振动觉消失，因而有感觉性共济失调。可见于脊髓结核，黄韧带肥厚，后侧索联合变性等。

后索和侧索联合变性：除表现为深感觉障碍外，同时表现有侧索病变的体征。

（五）硬膜下与硬膜外病变（以肿瘤为例）的鉴别

1. 硬膜外肿瘤患病率（20%）较硬膜下肿瘤患病率（65%）为低。

2. 硬膜下多为较良性的神经纤维瘤、脑膜瘤等；而硬膜外多为恶性的肉瘤、转移癌。

3. 硬膜下肿瘤病程较慢，根痛症状存在时间较久；硬膜外肿瘤发病较急，早期亦可有根痛症状，且很快出现瘫痪。

4. 脊椎棘突叩击痛（椎痛）主要见于硬膜外肿瘤或病变；而脑脊液冲击征在硬膜下肿瘤时出现得早，且比较明显。

5. 疼痛随体位变化时多为硬膜下肿瘤，硬膜外时少见。

6. 硬膜外病变时 X 线平片常有椎体破坏、椎旁阴影等明显变化；硬膜下病变时或无明显变化，或仅有椎间孔增大。

病例介绍：

例一，男性，20 岁。1963 年 6 月 27 日晚 11 时入院。于 1963 年 6 月 18 日发热达 39.4℃，全身酸痛，上背呈刀割样痛，下胸部有束带感。六天后双下肢无力，第九天下午大小便潴留，自觉双足麻木并向上扩延，同天晚上约 11 时两下肢完全截瘫。体温 38.4℃，右鼻唇沟部有一疖肿残痂。胸椎 3~4 棘突压痛明显。27 日下午 4 时痛觉消失的上界在双侧腹股沟部（腰 1），晚 10 时检查胸 5 以下浅感觉消失，右下肢深感觉消失，两下肢肌张力低下，膝、跟腱反射消失，无病理反射。白细胞数 13.9×10^9/L，中性粒细胞 78%，腰穿奎肯压颈试验完全梗阻，脑脊液呈浅黄色，蛋白 2g/L，细胞数 10×10^6/L。

根据神经根痛的部位和感觉障碍的平面，病灶定位在胸 5。双下肢感觉障碍自下向上扩延，有脊椎叩痛，推测病变位于硬膜外腔。患者高热、中性粒细胞高和右侧鼻唇沟有一疖肿残痂，可能为一脓肿。

手术所见：切除胸 3~6 椎板后，见此部肉芽组织约 1cm 厚，内有脓腔 2cm × 2cm × 1.5cm。术后完全恢复健康。术后诊断：脊硬膜外脓肿。

本例在病程发展过程中曾一度出现假病变水平定位体征（腰 1 以下痛觉消失），随病变发展，痛觉消失的平面才上升到与病灶相应的节段，手术证明病灶在脊硬膜外腔，脊髓丘脑束周边纤维首先受累，感觉障碍自下向上升可能是受齿状韧带牵拉所致。入院时足未引出病理反射，为脊髓休克现象。

例二，女性，32 岁。于 1971 年 10 月无任何诱因颈后痛，咳嗽时向左侧头部放散，此后逐渐出现左手指麻木感，两个月后右手也出现同样的感觉并向两上肢放散，半年后两脚开始出现麻木感并向上蔓延，1973年6月29日入院时左上下肢无力，渐渐加重已三个月，近两个月来感到呼吸不畅，咳嗽费力，近一个月来大小便费力。脑神经无阳性体征，双侧肱二头肌腱反射亢进，左侧更明显，左侧膝腱反射亢进，双侧跟腱反射活跃，腹壁反射未引出，双侧巴宾斯基征阳性。左侧颈3以下痛、温觉减退，深感觉消失，右侧颈3以下痛、温觉消失，深感觉稍差。腰穿奎肯压颈试验不全梗阻，脑脊液化验蛋白0.485g/L，细胞数8×10^6/L。椎管碘油造影头低位见碘油至颈7呈分离状，至颈3不能通过并呈杯状缺损。

根据以颈后疼痛发病，颈3以下感觉障碍，并有四肢上运动神经元运动障碍，考虑病灶上界在颈3附近，临床上根据肱二头肌反射双侧皆亢进，考虑病灶下界未超过颈6，后经碘油造影证明低头时在颈7停滞，又根据患者的麻木症状自下肢向上发展，可推测脊髓丘脑束中由下肢来的（靠边的）纤维首先受累，考虑病变起于髓外，更加之有咳嗽时根痛症状加重，椎骨无叩击痛等，可推测髓外硬膜内压迫性病变，按缓慢发展情况，认为神经纤维瘤可能性大。

手术所见：左侧颈2~3之间有长1.5cm、横径1.0cm褐色肿物，在髓外压迫颈脊髓已凹陷，脊髓右移，周围并有蛛网膜粘连，病理检查为神经纤维瘤。术后诊断：神经纤维瘤（左颈2~3）。

脊柱脊髓血管畸形，据介绍颈脊髓病变在MRI成像颈脊髓增粗时应注意颅内动静脉瘘异常灌注。凌峰教授（2004）将其分为髓内型、髓周型、髓内＋髓周型三个亚型。

5

第六章

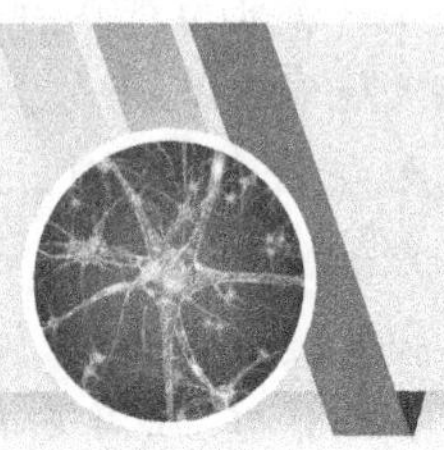

脑干及其病变综合征

一、脑干的生理解剖

(一) 概述

脑干包括延髓、脑桥和中脑，在结构上比脊髓复杂得多，但它仍然是脊髓在颅内的延续。它的大部功能与结构均属头部的节段装置，如同脊髓是躯干和肢体的节段装置一样。脑神经的后十对（Ⅲ~Ⅻ）也与脊髓神经有颇多类似之处。脑干之所以复杂，无非是由于进化上的原因，增加了若干新结构，例如中央部位的网状结构，横贯脑桥的纤维，中脑的黑质、红核等。此外，有一些机构由于功能的需要而改变了原来在脊髓中的位置，例如，锥体束已移至腹侧，中央管已扩大为第四脑室等。后面这两个因素，对脑干结构的改形，尤其具有重要作用。就脊髓横断面而言，本来前角司运动，后角接受感觉，前角底侧有自主神经的传出结构，后角底侧有自主神经的传入装置，各部之间的关系比较明显，到了脑干，原始的结构形式仍有形迹可寻（图 6-1、图 6-2）。首先，由于锥体束前移，将原脊髓的运动、感觉核（灰质）柱推向背侧，再因中央管扩大为第四脑室，使感觉柱推向外侧，这样，原来脊髓的前、后角到了脑干，就变成由前内向后外的

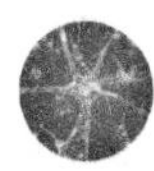

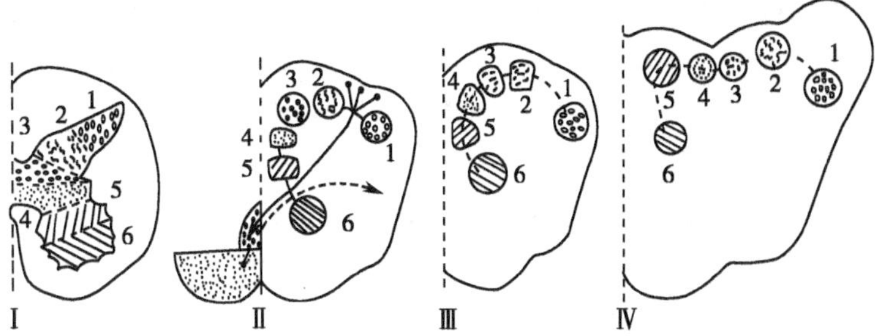

图 6-1　脊髓向脑干进化的推移过程

Ⅰ、Ⅱ示锥体束前移，运动核向后移，感觉核向外移的情形。Ⅲ、Ⅳ示导水管扩大为第四脑室的影响

6

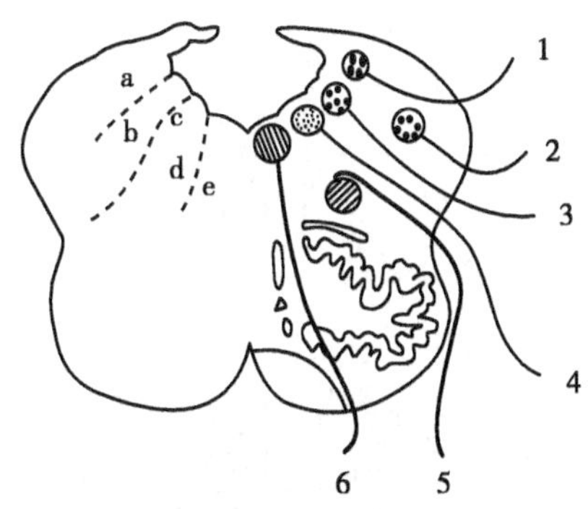

图 6-2　脑干纵览综合示意图

1. 躯体特殊传入Ⅷ；2. 一般躯体传入Ⅴ；3. 内脏传入由上而下有Ⅶ、Ⅸ、Ⅹ诸核；4 和 5. 内脏传出由上而下有Ⅴ、Ⅶ、Ⅸ、Ⅹ诸核；6. 躯体传出由上而下有Ⅲ、Ⅳ、Ⅵ、Ⅻ诸核

a. 躯体传入；b. 内脏传入；c 和 d. 内脏传出；e. 躯体传出

方向，细胞柱的排列即是躯体运动、自主传出、自主传入、躯体感觉。如果再将这些已有中断的细胞柱连起来看，那么最内侧的躯体运动细胞柱，在中脑就是动眼、滑车（Ⅲ、Ⅳ）运动核，在脑桥是展神经（Ⅵ）运动核，在延髓则为舌下（Ⅻ）运动核。在这个细胞柱的附近，接着还有一个纵柱，它是属于自主性传出的（由脊

髓前角底侧发展而来),从上而下,是三叉神经(Ⅴ)运动核(咀嚼核),它是若干断续的小核,上达中脑称中脑核,三叉核以下是舌咽、迷走(Ⅸ、Ⅹ)运动核,在延髓,称为疑核,在舌咽、迷走运动核之上则是面神经运动核。

再向后外,是脊髓后角底侧发展来的自主性传入感觉细胞柱,由下而上是迷走、舌咽、面神经(Ⅹ、Ⅸ、Ⅶ)传入核,即孤束核(Ⅸ、Ⅹ)及中间神经核(Ⅶ)。

在最外侧的是脊髓后角发展来的躯体感觉细胞柱,就是三叉神经感觉核,它很长,蜗神经核在三叉神经脊束核的上端偏外方,也是有特殊发展的感觉神经核(图 6-3)。

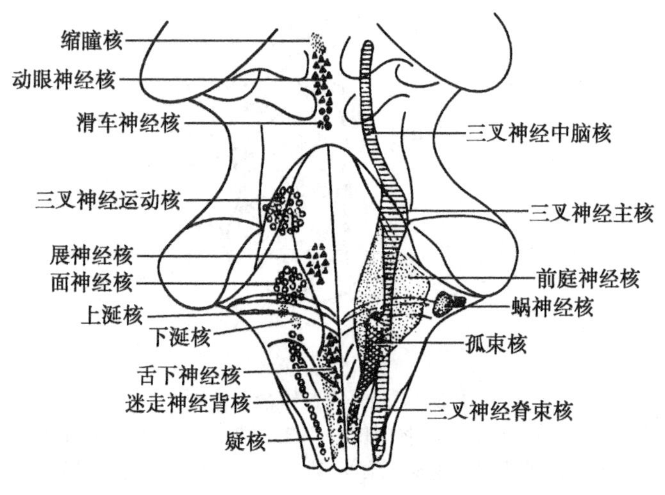

图 6-3 脑干背面观
(诸核投影位置)

除认识脊髓向脑干演变的进化关系外,为了由简而繁、由浅入深地理解脑干病变的定位诊断,根据编者的学习体会,可首先粗略地将脑干分为三段,即延髓、脑桥与中脑;再将脑神经(Ⅲ~Ⅻ)分为三组,即延髓有Ⅸ至Ⅻ对(舌咽、迷走、副、舌下)脑神经,统称后组脑神经,脑桥有Ⅴ至Ⅷ对(三叉、展、面、前庭蜗)

脑神经，称中枢神经；中脑有Ⅲ、Ⅳ对(动眼、滑车)脑神经。最后，在脑干断面上，再人为地将它看作三层，即上层(盖部)主要含各脑神经的核；中层主要含传导躯体感觉的脊髓丘脑束及内丘索，下层(基底)主要含运动传导束。这样，按这个概略的“三三”记忆法，再了解一侧脑干病变之基本特点为脑神经与锥体束、感觉传导束的交叉综合征，即可初步掌握一些脑干病变定位诊断的原则。例如，一侧中脑病变应为同侧动眼、滑车脑神经损伤，对侧半身有锥体束征或/和感觉障碍；脑桥病变则同侧三叉、展、面、前庭蜗神经损伤，对侧半身运动和/或感觉障碍；延髓病变为同侧后组脑神经损伤，对侧半身运动和/或感觉障碍；病变如自盖部起始，则应先有脑神经核病征；病变如起自基底部，应先有对侧肢体之运动障碍等。这些原则和解剖的划分，显然是粗线条的，但这个概略的介绍，可以作为进一步认识脑干局部解剖及定位诊断的引子。

（二）脑干的外形(图6-4、图6-5)

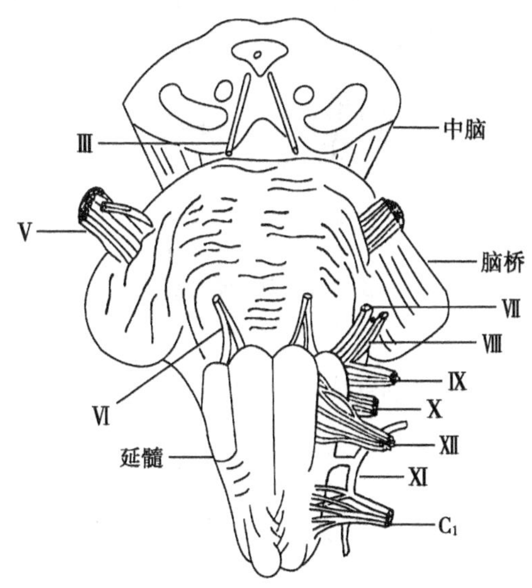

图6-4 脑干腹面观

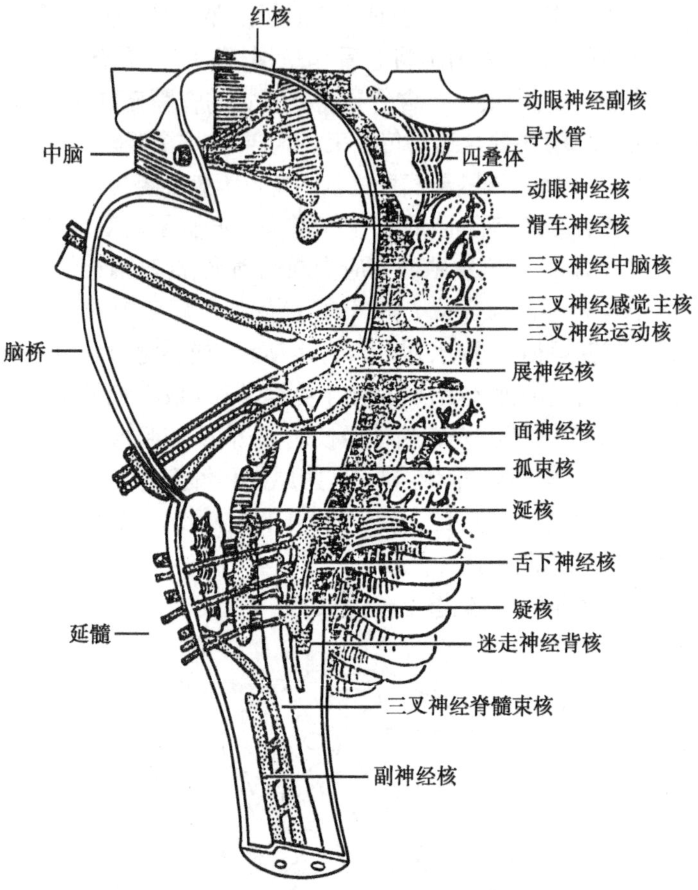

红核
动眼神经副核
导水管
中脑
四叠体
动眼神经核
滑车神经核
三叉神经中脑核
三叉神经感觉主核
三叉神经运动核
脑桥
展神经核
面神经核
孤束核
涎核
舌下神经核
疑核
延髓
迷走神经背核
三叉神经脊髓束核
副神经核

图 6-5 脑干侧面观
(诸神经核投影位置)

延髓:如倒置的葱头,上粗下细,全长约 3cm。下界约与枕骨大孔平齐,出孔即移行为脊髓,因延髓为脊髓向颅内的延续,故而得名。延髓腹侧卧于颅骨的斜坡上。上端与脑桥相接,腹面有横沟为界,背面以(听)髓纹为界。延髓的外形与脊髓仍有许多相似之处,前有正中裂、后有正中沟,但此沟只上达菱形窝下角。在前正中裂外侧又各有前外侧沟,而后正中沟外侧各有后外侧沟，这些沟与裂均系脊髓同名沟、裂的延续。在腹侧，前正中裂与前外侧沟之间，形同锥柄，称为锥体。在脊髓与延髓交界处肉眼可见锥体交叉。在前、后外侧沟之间有卵圆形（类似橄榄形）的隆起，称橄榄体。在锥体和橄榄体之间的前外侧沟内，有舌下神经出脑。在延髓后正中沟两侧，各有一棒状突起，称棒状体。深部为薄束核，棒状体外侧为楔状结节，深部为楔束核。在楔状结节与橄榄体之间，有一不明显的纵行隆起为灰小结节，其深部为三叉神经脊束及其核。在延髓的背面，上部为菱形窝的下三角，此三角之下外侧的隆起为绳状体，这是进入小脑的大股纤维束，亦称小脑下脚。在橄榄体与灰小结节之间，自上而下，有舌咽、迷走、副神经出脑。

脑桥：为延髓的向前延续，介于中脑和延髓之间。其腹侧为白色宽阔的横隆起，称桥基底，亦位于颅底斜坡之上。桥基底正中线上有纵行的基底沟，基底动脉由此通过。脑桥两侧逐渐缩小移行为桥臂，亦称小脑中脚，伸入小脑。脑桥下缘有一水平沟与延髓为界，沟中有一对展神经出脑，沟的外侧端有面神经和前庭蜗神经出脑。脑桥的背面为菱形窝上部，移行至中脑时渐渐缩窄，称菱脑峡。峡的两侧壁内有结合臂，又称小脑上脚，是小脑发向中脑的纤维束，向上升至四叠体尾侧深入中脑。在脑桥背面，结合臂上方，四叠体下丘以下的三角形地带，称丘系三角，这是外丘系（听传导系）纤维通过的地方。

中脑：包括背侧的四叠体和腹侧的大脑脚。

背面的四叠体又称顶盖，由两对小圆丘组成，位于中脑导水管之上，前侧（头侧）一对为上丘，为皮质下视反射中枢，尾侧一对为下丘，为皮质下听反射中枢。两侧上、下丘各向前外方伸出一条隆起，由上丘发出的隆起，终于外侧膝状体，称上丘臂；由下丘伸出的隆起到达内侧膝状体，称下丘臂。在两侧下丘之下，稍近中线处，各有一支滑车神经出脑。

中脑的腹侧面为倒“八”字形之纵柱，称大脑脚。两侧大脑脚之间为脚间窝，大脑脚内侧面有一纵行沟，为动眼神经沟，沟

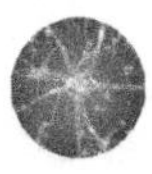

内有动眼神经自大脑脚腹内侧出脑，出脑后经大脑后动脉与小脑上动脉之间沿脑底前行。

（三）脑干的横切面

为了更好地理解脑干的内部结构，并解释脑干局部病变的综合征，可将脑干自后向前切几个横切面，加以研究。图 6-6 显示出横切脑干的位置，这个图是图 6-5 的横置图。

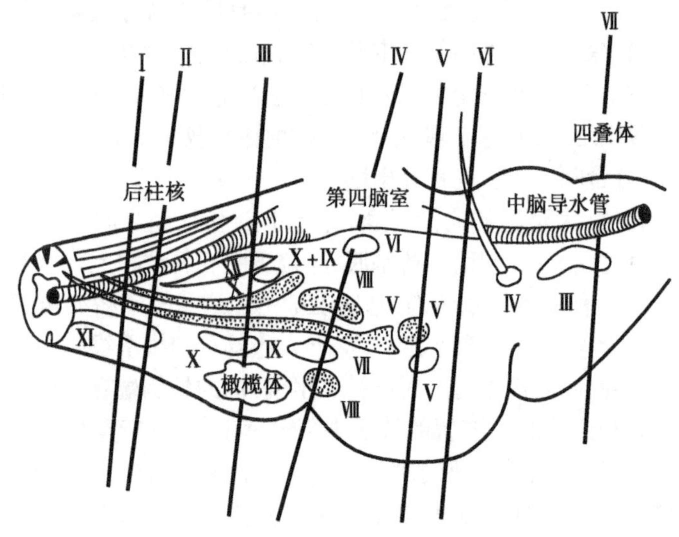

图 6-6　脑干侧面观
（Ⅰ~Ⅶ为横切位置）

1. 脊髓和延髓交界处的延髓横切面（Ⅰ）　在锥体交叉水平切断，横断面上可见下列结构（图 6-7）。

灰质：可见三叉神经感觉核的下部，位置相当于脊髓后角；副神经运动核位于前角底部，其根从侧面走出，在相当于前角的地方有舌下神经核的细胞群，在薄束和楔束的中心部可见薄束核和楔束核。

白质：锥体束在此交叉，后束索的位置与在脊髓中的位置相同，脊髓小脑束仍在周边。

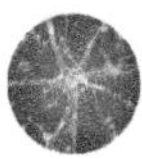

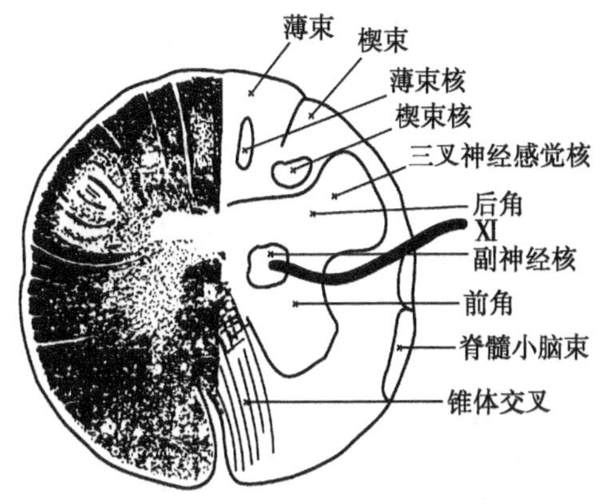

图 6-7 延髓和脊髓交界处的延髓切面(Ⅰ)

2. 延髓下部切面(Ⅱ) 可见下列结构(图 6-8):

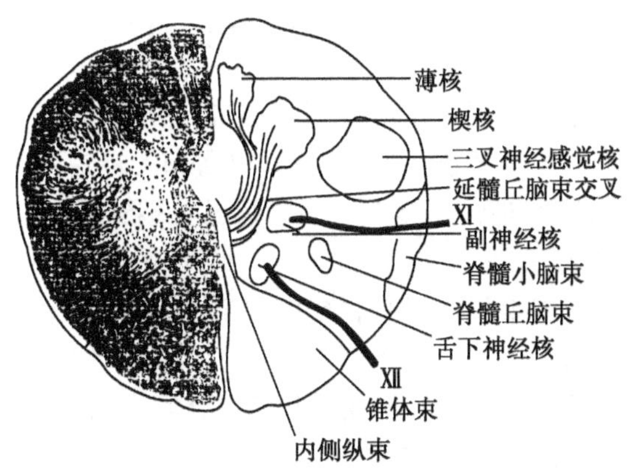

图 6-8 延髓下部切面(Ⅱ)

灰质:有三叉神经感觉核,副神经核,舌下神经核,薄核和楔核。

白质:锥体束位于底部:脊髓丘脑束位于中部,再往上可见内侧纵束。从薄束核和楔束核发出的延髓丘脑束纤维走向对侧,形成丘索交叉。脊髓小脑束仍在周边。可看到菱形窝的起始。

3. 延髓上部切面(Ⅲ) 可见下列结构(图 6-9):

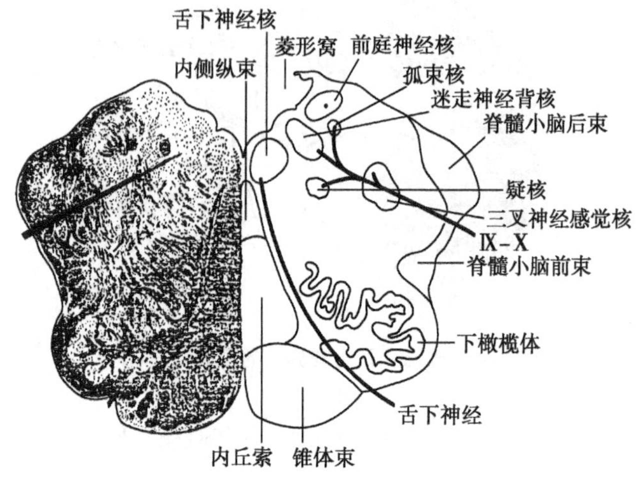

图 6-9 延髓上部的切面(Ⅲ)

灰质:在已经展开了的菱形窝底部,中线外侧可见到舌下神经核,迷走神经背核。稍前是疑核(Ⅸ和Ⅹ神经),孤束核(Ⅸ和Ⅶ神经),三叉神经感觉核。后索核已见不到,下橄榄体已明确出现在腹侧。

白质:锥体束位于底部,脊髓丘脑束和延髓丘脑束即内侧丘索仍位于脑干中层,靠近中线,内纵束仍在其上方。脊髓小脑后束位置较高,且在表面形成绳状体。脊髓小脑前束在本切面上呈三角形,位于周边,橄榄体之上,绳状体之下。在近旁有红核脊髓束和顶盖脊髓束。

4. 脑桥和延髓交界处的切面(Ⅳ) 切时由桥、延间横沟稍向前斜即斜向展神经核方向,可见下列结构(图 6-10):

灰质:在菱形窝底部的面丘中,中线外侧有展神经核,其外侧是前庭神经核,靠前侧有面神经核,其上外方是三叉神经感觉核,最外侧有耳蜗神经核。从面神经核发出的纤维首先向上绕过展神经核,又重新转向前在脑桥小脑角前庭蜗神经根附近外

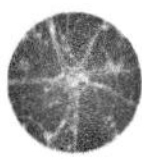

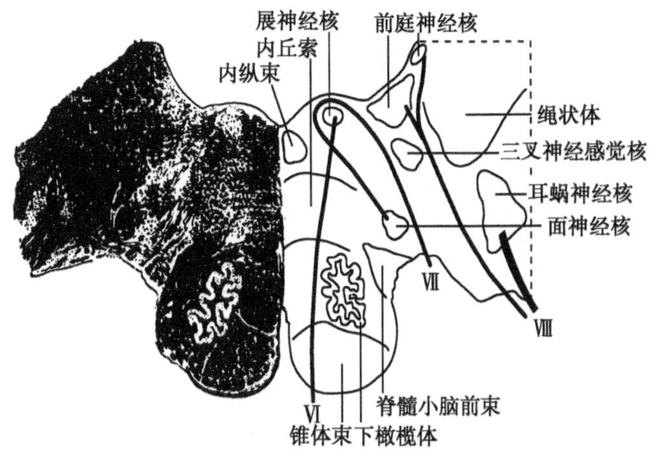

图 6-10 脑桥与延髓交界处切面(Ⅳ)

出。在内丘索之上,内侧纵束之下有网状结构。

白质:锥体束位于底部。在锥体束的上方、中部是总的感觉径路通过,在本切面上,脊髓丘脑束和内丘索继续汇合。再往上,在近菱形窝底的地方有内纵束的切面。可见绳状体向小脑走去。脊髓小脑前束仍在周边,其近旁有红核脊髓束和顶盖脊髓束通过。

5. 脑桥中 1/3 处的切面(Ⅴ) 可见下列结构(图 6-11):

灰质:可见三叉神经运动核(咀嚼核),在其后外方是三叉神经感觉核上部,在内纵束切断面之下,内丘索之上散在着网状结构细胞群。

白质:在脑桥底部仍为锥体束以及分隔锥体束的桥臂横行纤维。在中部有脊髓丘脑束和内丘索通过,其断面已变宽,并与外侧的外丘索相接。再外侧是红核脊髓束、顶盖脊髓束和脊髓小脑前束。

内纵束和前一切面相同,仍位于菱形窝底,靠近中线。可见结合臂切面。

6. 脑桥上 1/3 处的切面(Ⅵ) 可见下列结构(图 6-12):

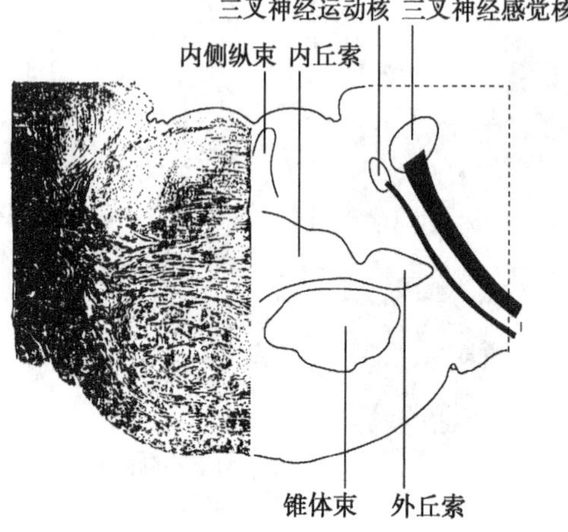

图 6-11 脑桥中 1/3 切面(Ⅴ)

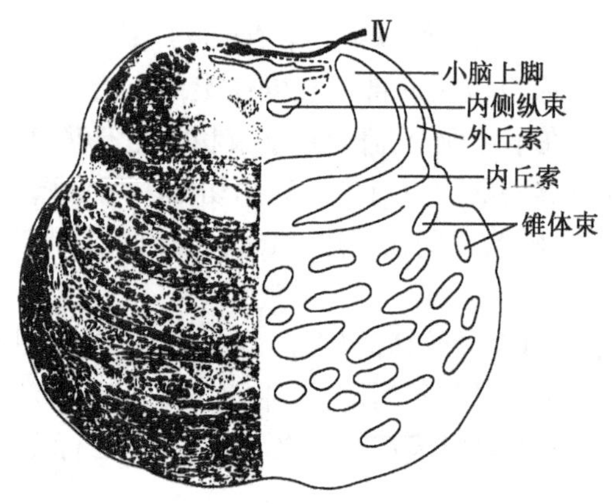

图 6-12 脑桥上 1/3 切面(Ⅵ)

第四脑室显著变窄。其顶盖由前髓帆形成。脑桥底部特别膨大。锥体束在此处被隔成很多束,仍可见桥臂之横行交叉纤维。内丘索开始散开,离开中线,其外侧部向上行,外丘索位于外上方,以后走向四叠体下丘和内侧膝状体。在丘索断面的内侧有半月形的结合臂。在结合臂中也有走向小脑蚓部去的脊髓小脑前束。内纵束仍位于菱形窝底，靠近中线。滑车神经在前髓帆中交叉。滑车神经核及其纤维的起始部分用虚线表示，因为滑车神经并不在此水平上，而是在稍上方，四叠体下丘下面。

7. 中脑和四叠体上丘水平的切面(Ⅶ) 可见下列结构(图6-13)：

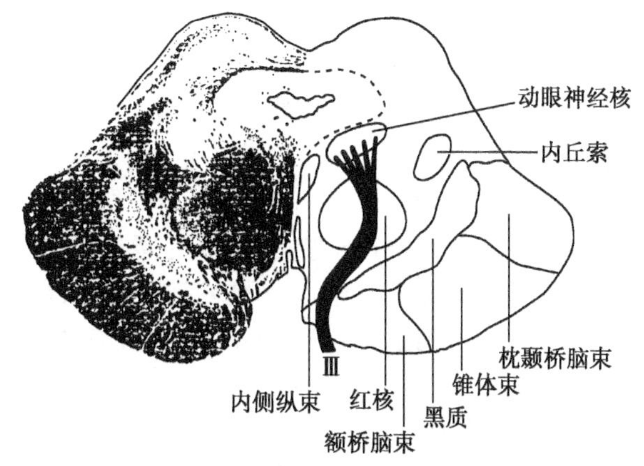

图 6-13　中脑四叠体上丘水平切面(Ⅶ)

上面可以看到四叠体上丘。第四脑室已变为中脑导水管。在导水管底部有动眼神经(Ⅲ)核。稍下有内纵束切面。再下方即为红核，结合臂的纤维交叉后即终止于红核。从红核再发出红核脊髓束，此束在红核下方再行交叉，回到同侧下行至脊髓前角。在这个水平上，顶盖脊髓束也进行交叉。内丘索与脊髓丘脑束向外上方走向丘脑。在红核和内丘索之下，中脑底之上还有一大块深灰的黑质。在中脑底部有许多下行传导束，内侧是额桥束，其次为皮质脑干束和皮质脊髓束，最外侧是枕、颞、桥束。

(四) 脑干的网状结构

1. 脑干网状结构的核

(1) 网状结构内侧部：位于脑干被盖部中央偏腹内侧的部

分，主要由中、大型细胞组成。包括延髓下部的腹侧网状核、延髓上部的巨细胞网状核、脑桥下部的脑桥尾侧网状核、脑桥前部的桥嘴侧网状核、中脑被盖核。

(2) 网状结构外侧部：位于脑干被盖部中央偏背外侧部。包括延髓下部的背侧网状核、延髓上部和脑桥下部的小细胞网状核、中脑顶盖腹外侧楔状核等。

2. 脑干网状结构的纤维联系

(1) 到达网状结构的纤维有：来自额叶皮质，特别是 4 区和 6 区皮质的纤维，来自嗅皮质的纤维，来自苍白球和壳核的纹状体网状纤维，来自下丘脑的纤维，来自脊髓(可能是来自后角)的纤维以及来自小脑的纤维。

(2) 网状结构的传出纤维有：去脊髓的网状脊髓束，含交叉与不交叉纤维，自脑干去丘脑、丘脑下部以及纹状体的纤维，自脑干去小脑的纤维；有的终于小脑蚓部，有的终于小脑半球。

3. 脑干网状结构的功能

(1) 调整躯体运动：对躯体肌肉的张力有易化(促进)和抑制两种作用，起自间脑和中脑的易化冲动，大概是通过多触突径路实现的，起自脑桥和延髓的易化冲动，可能是通过网状脊髓束直接下行达到脊髓的。抑制区在网状结构的腹内侧部。在一般情况下，它也有交互易化作用，即对伸肌抑制的同时对屈肌起易化作用。大脑皮质的抑制作用，小脑对肌张力的抑制作用，也都通过脑干网状结构抑制区来实现。

(2) 调整内脏活动：在延髓网状结构中有许多与基本生命体征有关的中枢，如血管运动中枢、呼吸中枢以及与消化有关的调节中枢。

(3) 对大脑皮质的影响：脑干网状结构接受各种感觉的特异冲动，并将其转变为非特异冲动，上达大脑皮质的广泛区域。非特异冲动作用于大脑皮质，以维持醒觉状态，这种特殊作用称为上行性激活作用，其传导系统称为上行性激活系统。

虽然不能说脑干网状结构是意识中枢，但它的整合作用对维持意识清醒起重要作用，已知，仅有大脑皮质本身不足以维持意识存在。

4. 脑干网状结构病变的体征　在人类，脑干网状结构发生病变的主要体征是意识障碍及躯体肌张力变化，意识障碍的程度可有极大不同，可为短暂性意识丧失、嗜睡直至持续性深昏迷。一般说，皮质下间脑部位发生病变时，可发生短暂性（发作性）意识丧失，中脑病变与脑桥上部网状结构病变均可发生去大脑强直状态，但中脑部位病变时发生的去脑强直有时表现为睁眼昏迷，似乎意识障碍的深度不及脑桥上部病变时，肌张力增高也不及红核以下病变时明显。如有良好的护理，这类患者可存活数年。脑桥上部病变则往往引起更深的昏迷，而且常伴有呼吸、心血管功能紊乱，可迅速致命。

自然，无论间脑、中脑或脑桥网状结构哪一水平病变，都将伴随发生各部特有的体征，如间脑的内分泌体征、中脑的动眼神经损伤体征、脑桥的凝视麻痹体征等，足以作为鉴别网状结构病变水平的参考。

二、脑干的病变综合征

（一）延髓综合征

延髓综合征经常见于血管性疾病，鉴于其横切面上基本为三条血管供应（即旁正中动脉，短旋动脉与长旋动脉），因而分三个综合征描述较好。在延髓，旁正中动脉为脊前动脉，它供应中央部；长旋动脉主要指小脑后下动脉（小脑后下动脉也经常起始于椎动脉），供应延髓后外侧与小脑之一部；这两个区域之间，由短旋动脉供应。

1. 延髓外侧综合征（即 Wallenberg 综合征）（图 6-14）　可由于小脑后下动脉梗死，可能更常见于椎动脉梗死。结果产生延髓后、上、外侧部一个三角区软化。临床表现：①交叉性半身感觉异常（因三叉脊髓根功能丧失，同侧面部痛、温觉障碍；因

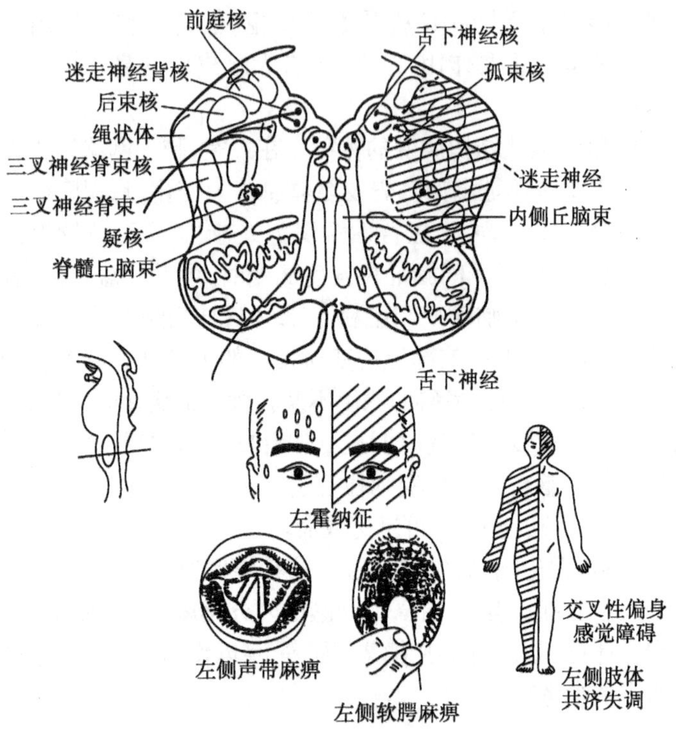

图 6-14 延髓外侧部综合征(延髓中部切面)

脊髓丘脑束损伤对侧半身感觉障碍);②同侧腭弓、咽、喉肌不全麻痹(累及疑核);③前庭障碍(累及脊核或束),有眼球震颤;④同侧共济失调(脊髓小脑束);⑤同侧霍纳征(网状结构内之交感纤维受损)。

有时软化范围较高,则可侵及脑桥下段而损及第六、七对脑神经。

2. 橄榄体前部综合征(图 6-15) 特点是交叉性偏瘫,即对侧上运动神经元偏瘫,同侧舌麻痹(累及舌下神经根)。如果病变是脊髓前动脉梗死所致,还有对侧半身感觉异常(面部除外)。

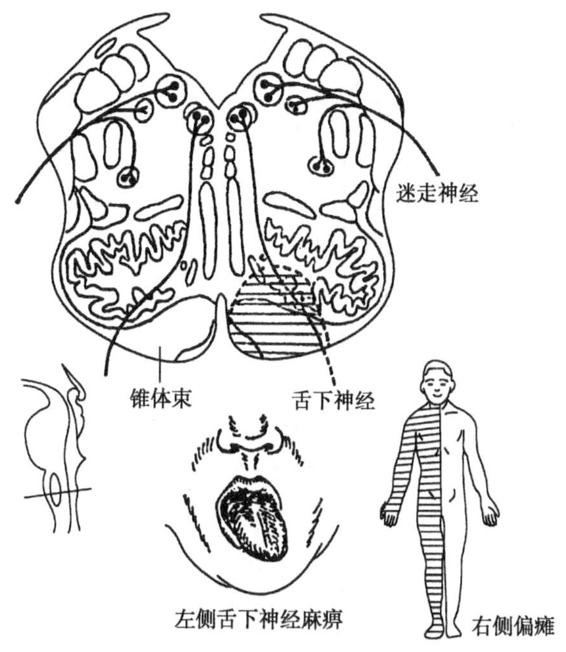

图 6-15 橄榄体前部综合征

3. 橄榄体后部综合征(图 6-16) 病灶位于舌咽、迷走、副神经及舌下神经核区,锥体束常可幸免,有时侵及脊髓丘脑束。因各脑神经麻痹结合的形式不同,而构成相互不同的综合征,如舌咽、迷走、副神经综合征;舌咽、迷走、舌下神经综合征;舌咽、迷走、副神经与舌下神经综合征。总之,它是病灶侧有若干后组脑神经损伤合并或不合并对侧半身(面部除外)感觉障碍。这个综合征如因小肿瘤(结节)或血管病(短旋动脉阻塞)引起,舌下神经可不受损,因为它的核及根由脊髓前动脉供血。本征因神经根损伤所致者较多,病灶真正位于核区者罕见。

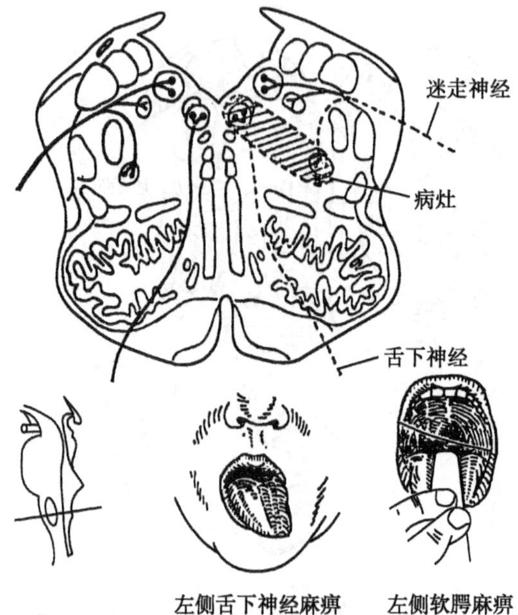

图 6-16 橄榄体后部综合征

(二) 脑桥综合征

1. 脑桥基底内侧综合征(即 Foville 综合征)(图 6-17) 病灶侧展神经麻痹,对侧偏瘫,病侧眼球不能外展,头常常稍向健侧扭转。对侧半身感觉可以受累,但一般较轻。展神经麻痹如程度极轻,只有在前庭试验时才能发现。病灶在脑桥基底内侧部,常见原因是血管病。

2. 脑桥基底外侧综合征(即 Millard-Gubler 综合征)(图 6-18) 病灶侧展神经及面神经麻痹,对侧偏瘫,半身感觉障碍,病侧眼球不能外展,面瘫为下运动神经元性(核性),症状明显,有电变性反应。血管病造成者较少,常常是由于脑炎病灶,肿瘤(胶质结节,胶质瘤),硬化斑。

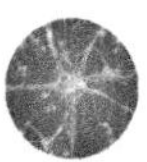

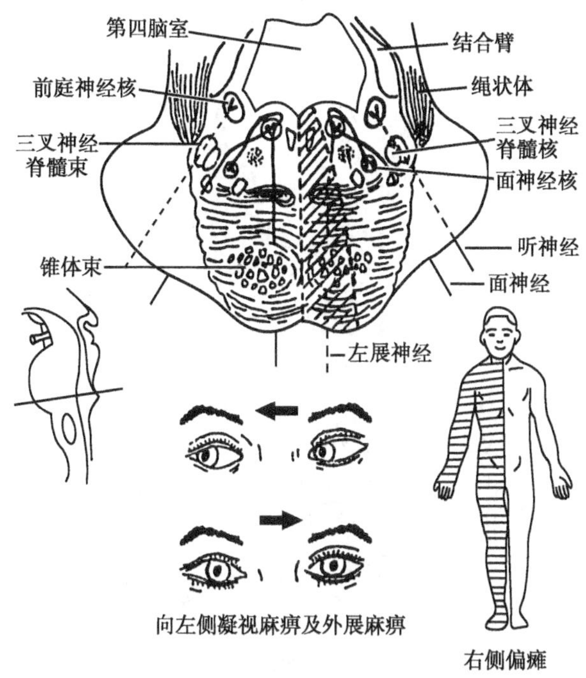

图 6-17 脑桥基底内侧综合征

3. 桥盖综合征(即 Raymond-Cestan 综合征)(图 6-19) 病变在桥盖部,展神经与面神经之上。症状:①同侧小脑性共济失调;②对侧半身感觉障碍。依病变水平,可能同时有同侧面部感觉障碍,也可以有同侧展神经麻痹及凝视麻痹。病因:如为血管性疾病所致,则共济失调由小脑上动脉受累,因它不仅供应内丘索,而且供应结合臂、小脑上面;如为桥盖肿瘤,共济失调则为压迫同侧结合臂的结果。

(三) 中脑综合征

中脑综合征的病因中血管病较少,肿瘤、局限性脑炎或外伤则比较多见。

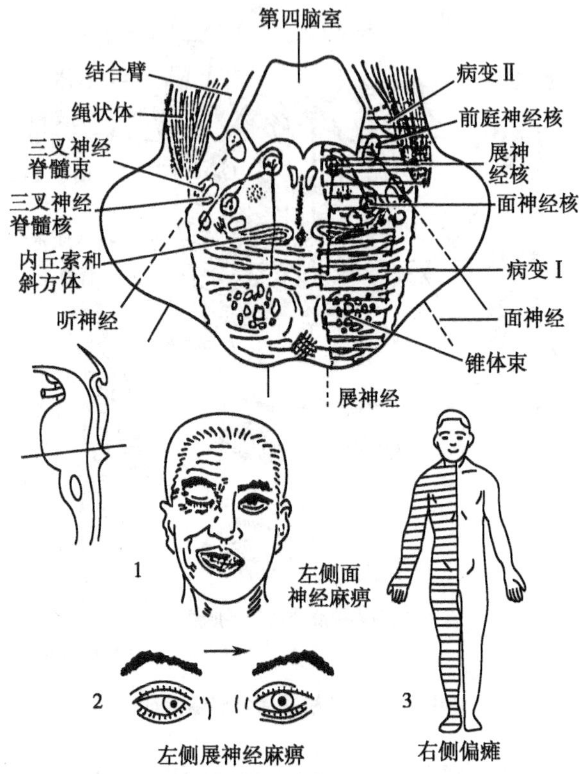

图 6-18 脑桥外侧综合征

病变Ⅰ为脑桥基底外侧综合征体征有 1、2、3

病变Ⅱ时只有体征 1、2，可无 3（偏瘫）

1. 动眼神经与锥体束交叉综合征（即 Weber 综合征）（图 6-20） 一般提示病灶在大脑脚底髓内，动眼神经通过处。病灶侧动眼神经麻痹，对侧偏瘫（包括上运动神经元面瘫）。但此综合征常常是某些复杂病变的一个短暂过程，并不一定都是由于大脑脚髓内的局部病变。对其定位诊断价值不可估计过高。也可以因外部压迫引起，如颞叶占位病变时出现的小脑幕疝，可以同侧瞳孔散大，对侧偏瘫。

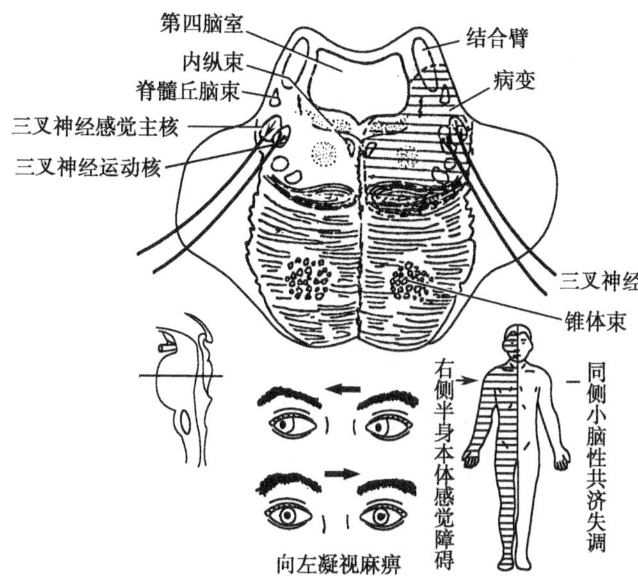

图 6-19 桥盖综合征

2. 动眼神经与锥体外系交叉综合征(即 Benedikt 综合征)(图 6-21) 同侧动眼神经麻痹,因病变累及黑质等结构而有对侧半身锥体外系综合征;半身舞蹈病,或半身徐动,或一侧震颤,肌张力增高,而类似半身帕金森征。

3. 红核区病变综合征(即 Claude 综合征)(见图 6-21) 很少见。同侧动眼神经麻痹,对侧半身共济失调,病灶在红核区。如病变向外、后方扩延,则动眼神经与锥体外系交叉综合征和红核区病变综合征也可有对侧半身感觉障碍。脑干病变的各主要综合征比较见表 6-1。

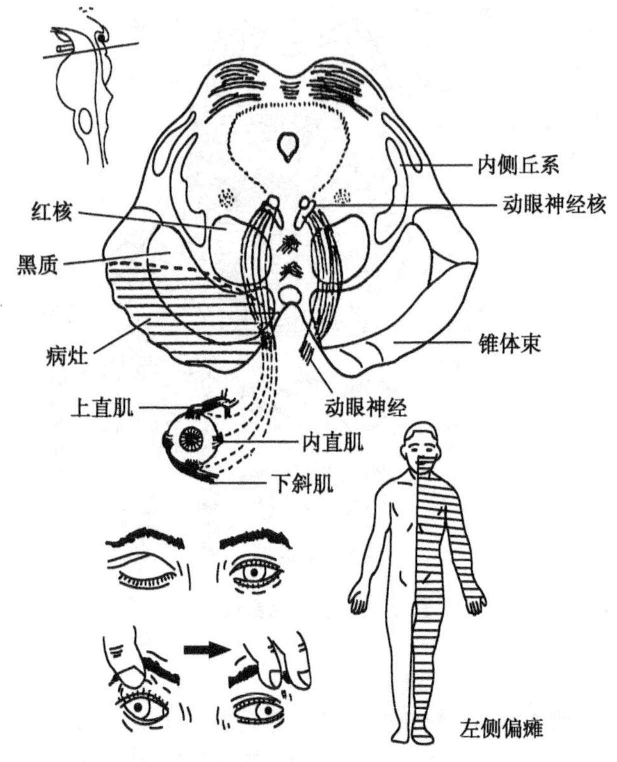

图 6-20 Weber 综合征

(四) 脑干的若干小病灶综合征

1. 交叉或不交叉的深感觉障碍综合征 由薄束和楔束起始的第二级深感觉和辨别感觉纤维,在延髓锥体交叉水平稍上方,以弓状纤维的形式,发向腹侧越过中线再返回平面的中央部,向上形成内丘索。如有微小病灶,在弓状纤维越过中线以前,使其受损中断,感觉性共济失调及深感觉丧失将发生于病灶同侧,但与脊髓后索病变(如脊髓结核)不同,深反射将不受影响。如微小病灶损坏了交叉以后(越过中线)的纤维,则感觉性共济失调与深感觉丧失,将发生于病灶的对

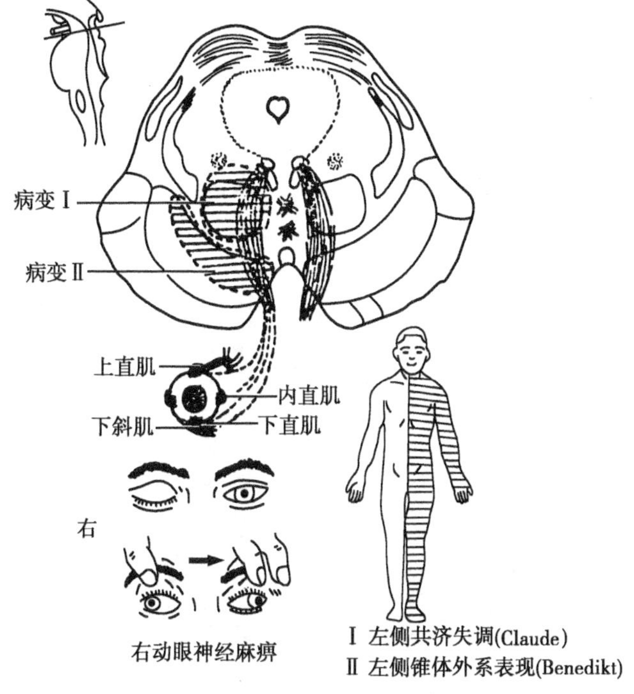

图 6-21　Benedikt 综合征和 Claude 综合征

侧肢体。

2. 交叉或不交叉的痛、温觉障碍综合征　躯干和肢体的痛、温觉传导纤维，在脊髓水平交叉，在向上行走的过程中，在延髓，它位于下橄榄核的背侧，三叉神经脊束核的交叉纤维位于其内侧，然后共同上行。如有病灶，在三叉神经脊束核交叉后，同时破坏三叉神经与脊髓丘脑侧束的上行纤维，则在病灶对侧的半身(包括面部)发生痛、温觉丧失；如病灶仅损伤三叉神经脊束核，或仅损伤其交叉前的纤维，则仅产生病灶同侧面部的痛、温觉丧失。

3. 交叉或不交叉的肢体瘫痪综合征　锥体束在延髓下端交叉，去上肢的脊髓节段的纤维，在锥体交叉的上部交叉，去下

表 6-1 脑干病变诸综合征比较

病变部位	综合征或病名	病变部位与体征			
		同侧病变部位	同侧体征	对侧受损结构	对侧体征
延髓背外侧盖部	Wallenberg，延髓外侧，后下小脑动脉阻塞	脊髓小脑束，三叉神经脊束，疑核，下行交感纤维，前庭下核	共济失调，肌张力低，面部痛、温觉丧失，腭弓、声带不全瘫，霍纳征，眩晕，眼震	脊髓丘脑束	肢体和躯干痛、温觉丧失
橄榄体前部或包括中线中部	脊髓前动脉阻塞，橄榄体前综合征	舌下神经根	舌麻痹	锥体束，或有脊髓丘脑束及内丘索	上运动神经元偏瘫面部除外，半身感觉障碍
橄榄体后部	橄榄体后，Jackson 或 Avellis	舌咽，迷走、副神经及舌下神经核区	软腭弓、声带、胸锁乳突肌、舌肌下运动神经元瘫	脊髓丘脑束有时受累	除面部外半身痛、温觉障碍
脑桥基底部内侧	桥基底内侧，Foville	展神经核	外展麻痹	脊髓丘脑束内丘索椎体束	半身感觉障碍，偏瘫
脑桥基底外侧部	桥基底外侧，Millard-Gubler	展神经、面神经核	外展麻痹、核性面麻痹	脊髓丘脑束内丘索椎体束	半身感觉障碍，偏瘫

续表

病变部位	综合征或病名	病变部位与体征			
		同侧病变部位	同侧体征	对侧受损结构	对侧体征
脑桥盖部	桥 盖,Raymond-Cestan	结合臂面及展神经核有时受累	小脑共济失调,有时外展、面瘫或凝视麻痹	内丘索	半身感觉障碍
中脑基底部	动眼与锥体束交叉,Weber	动眼神经	动眼神经麻痹	锥体束	偏瘫
中脑红核前、锥体束后部	Benedikt	动眼神经,黑质	动眼神经麻痹		半身舞蹈,或徐动,或震颤、肌张力高
中脑红核区	红核区病变,Claude	动眼神经,红核	动眼神经麻痹		半身共济失调

肢的脊髓节段的纤维，在锥体交叉的下部交叉。因而，在锥体交叉处发生小病灶，损伤锥体束时，如病灶在锥体交叉的一侧上部（支配上肢的纤维已经交叉，而支配下肢的纤维尚未交叉），则发生病灶同侧的上肢瘫痪，病灶对侧下肢瘫痪，均为上运动神经元瘫痪。

（五）其他常见的脑干综合征

1. 中脑综合征

（1）眼球运动障碍：中脑的动眼神经核、滑车神经核及四叠体三个部分全部发生病变时，出现动眼神经及滑车神经的麻痹，两眼球上视、下视瘫痪，即 Parinaud 综合征。

（2）感觉障碍：中脑病变同时侵及内侧丘系及脊髓丘脑束，则出现病灶对侧半身各种感觉障碍，包括痛、温、触觉及深感觉障碍。

（3）运动障碍：中脑一侧病变时出现病灶对侧中枢性面神经、舌下神经及中枢性上下肢瘫痪。中脑的大脑脚发生病变时，常侵及动眼神经的髓内或髓外根，而出现 Weber 综合征，即病变侧动眼神经瘫痪和对侧中枢性瘫痪。

（4）中脑红核、黑质损伤，则出现不随意运动，肌张力减低或增高。出现去大脑强直时，全身肌张力显著增高。

（5）Claude 症候群：中脑背侧部近于大脑导水管处病变，同时伴有小脑结合臂的损害时，表现同侧动眼神经麻痹，对侧上下肢共济失调等小脑症状及体征。

（6）精神及睡眠障碍：中脑被盖部病变损害了中脑网状结构，表现为中脑幻觉。患者在黄昏时出现幻视或感觉性幻觉。如看到活动的动物、人体、瑰丽景色，患者自知力缺如，并常以此为乐，可伴有嗜睡、感觉障碍。可称 Wernicks 综合征（脑病），常因长期饮酒，维生素 B_1 缺乏所致。中脑病变原因有：

1）中脑外伤（mesencephalic injury）：中脑损伤的突出表现是意识障碍。意识障碍于伤后立即出现，可伴有相应的深浅反射、四肢肌张力及瞳孔异常等改变。瞳孔的改变为中脑损伤的特点之一,可有瞳孔散大、不等大、光反应消失及形态不整齐。中脑上丘水平至前庭核平面之间的损伤则引起去大脑强直,表现为四肢强直、角弓反张。

2) 中脑肿瘤(midbrain tumor):颅内压增高为本病常见的早期症状。偶有以精神症状和智力改变为首发症状者。常见头痛、呕吐、视乳头水肿、嗜睡或反应迟钝,病灶侧Ⅲ、Ⅳ脑神经麻痹及对侧肢体瘫痪。此外,可有同向偏盲、听力和视力下降。中脑肿瘤常表现为 Parinaud 综合征、Benedikt 综合征、Weber 综合征及 Claud 综合征。

3) 脑干脑炎(brain stem encephalitis):本病呈急性或亚急性起病,具有明显的缓解或突然恶化的特征。首发症状为头痛、倦怠、复视及言语不清,数日后上述症状逐渐加重,并出现意识障碍及多脑神经瘫痪,四肢程度不等的中枢性瘫痪、腱反射亢进、浅反射减弱,锥体束征阳性及小脑功能障碍的症状和体征。感觉障碍少见。部分患者恢复期内出现暂时性锥体外系性强直及震颤麻痹性震颤。

2. 脑桥综合征

(1) 脑神经症状:脑桥病变引起的三叉神经症状以病灶侧面部感觉障碍为主,角膜反射减低或丧失,同侧咀嚼肌萎缩且肌力弱,张口下颌偏向患侧,展神经麻痹,眼球内斜。

(2) 感觉障碍:感觉障碍程度不一,有的完全缺失,有的轻度减退。肢体感觉障碍及面部感觉可以呈交叉状态。肢体感觉症状又表现为分离性感觉障碍。

(3) 运动麻痹:多于病灶对侧出现偏瘫。脑桥下部病变时,病侧出现面神经麻痹,对侧出现偏瘫,同时病灶侧尚有展神经麻痹。

(4) 小脑症状:小脑症状为脑桥病变重要的症状之一,脑桥与小脑关系密切,脑桥病变时病灶侧出现共济失调及其他小脑症状。

(5) 精神及睡眠障碍:脑桥病变因损伤脑干网状结构可出

现精神障碍、智力下降及睡眠障碍,起初淡漠、嗜睡、悲痛易哭,继之则好动,语言讷吃。

脑桥附近病变构成的综合征尚有 Foix 综合征,又称海绵窦综合征、垂体蝶骨综合征、海绵窦血栓形成综合征。由海绵窦外侧壁肿瘤、垂体瘤、蝶骨肿瘤及海绵窦血栓性静脉炎、海绵窦内动脉瘤等引起,致Ⅲ、Ⅳ、Ⅵ、Ⅴ(1、2 支)脑神经麻痹。症状因病变性质而异。

1) 肿瘤:引起海绵窦外侧壁受压,逐渐出现Ⅲ、Ⅳ、Ⅵ、Ⅴ(第 1 支)脑神经麻痹,即睑下垂、眼睑和结膜水肿、眼球突出以及眼外肌麻痹,在三叉神经麻痹时,面部相应支配区有剧痛。有时有三叉神经上颌支麻痹。

2) 海绵窦血栓形成:多由口、鼻、额窦之局部感染引起海绵窦之血栓性静脉炎。急性发热起病,眼窝和咽部有感染时,则为亚急性或慢性起病,但亦有发热和菌血症的全身症状,亦有原因不明者。眼静脉受累后不引起眼底视乳头水肿和出血。

3) 海绵窦内动脉瘤:动脉瘤突然扩大时,先有同侧头痛和面痛,继有三叉神经第 1、2 支感觉障碍、复视、睑下垂,瞳孔扩大、缩小或固定等异常。

4) 脑桥炎症及血管性病变等致面神经核或核下纤维、展神经核、三叉神经根丝或三叉神经脊髓束核的损害。表现为病侧面神经麻痹和向病侧之水平性凝神麻痹以及对侧偏瘫。

5) 脑桥损伤(pontine injury):脑桥损伤时,以双侧瞳孔极度缩小为特点。除意识障碍外,同时患者呼吸、脉搏节律的紊乱亦较突出,脑桥吸气中枢损伤时,可出现抽泣样呼吸。双眼向健侧凝视也是脑桥损伤的征象。锥体束征多不明显,多有面神经、展神经核性麻痹。

6) 脑桥肿瘤(pontine tumor):本病常以复视、易跌跤为首发症状。90% 以上的患者出现脑神经麻痹,以一侧Ⅵ、Ⅶ脑神经麻痹多见,常伴有对侧肢体瘫痪及感觉障碍、双眼球

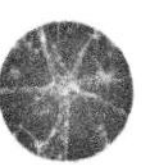

水平凝视瘫痪、针尖样瞳孔和强哭、强笑。头痛、斜视、肢体无力、耳鸣也为脑桥肿瘤常见的首发症状。脑桥基底部的肿瘤早期表现为肢体无力，脑神经受损轻微或缺失。脑桥肿瘤还可表现为Millard-Gubler综合征、Foville综合征及闭锁综合征。

闭锁综合征(locked-in syndrome)：双侧脑桥基底部局限性损害，双侧皮质脊髓束和支配三叉神经以下的皮质脑干束受损，表现为两侧中枢性偏瘫。除中脑支配的眼球运动尚存外，患者丧失任何运动、表达能力。患者的感觉、意识基本正常，只能以眨眼或眼球运动示意。

3. 延髓综合征

(1) 肢体瘫痪：延髓锥体束交叉上方病变时，病灶对侧上下肢出现中枢性瘫痪，伴肌张力增高，肌反射亢进，锥体束征阳性。锥体交叉处病变时，出现上下肢交叉性瘫痪，病侧上肢瘫，对侧下肢瘫。

(2) 感觉障碍：延髓病变损伤感觉传导路时，多出现病变对侧肢体的分离性感觉障碍。病灶损害双侧内侧丘系时，可出现双侧深感觉障碍。

(3) 脑神经障碍：延髓病变时，可出现第Ⅺ、Ⅹ、Ⅺ、Ⅻ对脑神经的损害症状。表现为吞咽困难、声音嘶哑、舌肌萎缩等。

(4) 小脑症状：延髓病变侵及绳状体，则发生同侧小脑症状，表现为肌张力减退，平衡不稳、患者向病侧倾倒。

(5) 自主神经症状：一侧延髓病变可出现霍纳征，即眼球内陷、瞳孔及眼裂变小。常伴有汗液、唾液分泌过多。延髓呼吸中枢损伤可出现呼吸节律紊乱，甚至出现呼吸停止。心血管中枢障碍则表现为心动节律紊乱及血压升高。

(6) 精神症状：延髓病变的患者可出现阵发性焦虑，且常于夜间发作。有的出现幻视及错认。

4. 延髓麻痹(bulbar paralysis)　亦称球麻痹，系指延髓的舌咽、迷走、副及舌下神经麻痹时产生的言语、构音、吞咽等障碍。临床主要表现构音困难、语言不清、鼻音、声音嘶哑、吞咽困难、饮水呛咳。进食时食物由鼻孔呛出，重者完全不能吞咽。检查时可发现一侧或双侧软腭不能提升，咽反射消失，常有咽部感觉减退或丧失。伸舌无力，舌肌萎缩，可伴有舌肌颤动。

(1) 上运动神经元延髓麻痹(central bulbar paralysis)：又称假性延髓麻痹，为双侧皮质脑干束受损所致。临床表现为言语不清，吞咽困难较真性延髓麻痹为轻。舌肌变硬、变小，肌张力增高，无舌肌萎缩和肌束颤动。咽反射存在，下颌反射及掌颏、吸吮反射等脑干反射亢进。常伴有感觉障碍，小脑性共济失调和锥体束征阳性。情感和智力障碍表现为无任何外界刺激的强哭、强笑。随着病情进展，后期出现记忆力、计算力及定向力障碍等。

(2) 下运动神经元延髓麻痹：表现为舌咽部肌肉萎缩，下颌反射消失。延髓麻痹可有：①延髓外侧综合征(lateral bulbar syndrome，即 Wallenberg syndrome)；②延髓内侧综合征(medial bulbar syndrome)，为延髓锥体发生梗阻时出现的对侧上、下肢的中枢性偏瘫，以及内侧丘系和舌下神经纤维受损时发生的对侧偏身深感觉障碍和同侧舌肌的瘫痪及萎缩。

如病灶发生于锥体交叉之上，但又仅限于延髓，则发生病灶对侧半身的上、下肢瘫痪，但面肌不受累。

这类小病灶造成的交叉或不交叉综合征，虽然在医学的历史文献中均有报导，但实属罕见。在这里作一简要介绍，一方面在于复习脑干的生理解剖及其定位诊断的意义。另一方面在于说明，虽然脑干病变的交叉综合征颇具盛名，但多不固定，往往随着病灶的大小及发展变化而发生不同范围的变异，如能根据脑干本身的解剖知识，运用自如，才有更大的临床意义。

（六）脑干髓内与髓外病变的鉴别（表 6-2）

表 6-2　脑干髓内与髓外病变的鉴别

体征	脑干髓内病变	脑干髓外病变
一侧邻近脑神经同时或近期相继受累	少见	多见
早期双侧脑神经受累	多见	少见
脑神经损伤部位	核性	周围性
脑神经受刺激体征如面肌抽搐、面部疼痛、耳鸣等	极少	多见
颅内压增高	晚	早
病程	较快	较慢
去脑强直、假性延髓麻痹	有	无或晚期
X 线上的颅骨变化	无	常有
脑脊液变化	轻微	较明显

脑干诱发电位是一种较准确的客观测听法。测试时患者无痛苦，不受患者主观意志及意识状态的影响，但需要完全放松，也可在睡眠、麻醉或昏迷状态下进行。

1. 听觉脑干诱发电位　在较强如 60~70dB 的声刺激下可从颅顶记录到 7 个波形，主要为Ⅰ~Ⅴ波，分别由听神经（发出波Ⅰ）、耳蜗核（发出波Ⅱ）、上橄榄核（发出波Ⅲ）、外侧丘系（发出波Ⅳ）、下丘核（发出波Ⅴ）产生。听觉脑干诱发电位的几个正常值如下：

（1）各波的潜伏期：Ⅰ波的潜伏期约 2ms，其余每波均相隔 1ms。

（2）波间潜伏期：即中枢传导时间，各波间时程用不同刺激强度仍较稳定，因此，可作为中枢性病变诊断的可靠指标，多采用Ⅰ~Ⅲ波、Ⅲ~Ⅴ波和Ⅰ~Ⅴ波的测量，以Ⅰ~Ⅴ波最常用，一般为 4ms。

(3) 两耳间波Ⅴ潜伏期比较：一般差别不超过 0.2ms。

(4) 波Ⅴ反应阈：成人波Ⅴ反应阈一般高于行为测听阈 10~20dB，因此可作为客观听阈测定；婴幼儿反应阈比成人高，但与其行为反射阈相比相对较低，这对聋耳的早期发现有较大价值。

2. 脑干电位描记

(1) 电极的放置：脑干电位测听为远场电位记录，记录电极放于颅顶或乳突，参考电极置于对侧耳垂或乳突，前额电极接地，前置放大器应放于近受试者位置。

(2) 刺激声信号：多采用短声，刺激重复率每秒 10~20 次，叠加 1000 次；多通过单侧或双侧耳机给声，必要时，对侧耳给声掩蔽，亦可通过扬声器、声场给声；一般采用 70dB 刺激声强度开始为宜，然后用下降法，每次降低 20~10dB，至波Ⅴ不能再辨认为止。

3. 脑干电反应的临床运用

(1) 客观听力测试：适用于不合作的新生儿、婴幼儿和主观测试困难的成人，也适用于非器质性聋和职业性聋的判断、精神或神经系统疾病的患者，可通过脑干电位测听确定其听觉功能的状态。

(2) 神经系统疾病的定位诊断：小脑脑桥肿瘤压迫脑干时，可致各波潜伏期的延长，压迫听神经则可致波Ⅴ潜伏期延长，甚至消失，双耳潜伏期比较相差超过 0.3ms。

(3) 耳聋的定位诊断：传音性聋患者，脑干电位测试不能得到满意结果，表现波Ⅴ的反应阈提高，但潜伏期延长。对神经性聋，特别对听神经瘤诊断，具有明显的价值：较小肿瘤波的潜伏期可正常，但双耳差值常超过 0.4ms，随肿瘤增大，脑干电位变化可更趋明显，多表现波Ⅱ以后潜伏期延长而波Ⅰ正常，直径超过 4cm 大的肿瘤，将使各波全部消失。

病例介绍：

例一，男性，80岁。1959年4月16日下午6时住院。患者于住院前三日晨4时，睡醒后感到眩晕，伴视物旋转、恶心，因而继续卧床。5时发现右侧口角漏气，不能吸烟，同时喝水发呛、吞咽困难，四肢无力以左侧为重，但意识清楚。当时血压170/100mmHg，住院当日中午感全身发冷发热，一般状态恶化。

6

体检发现：体温39.1℃，血压140/100mmHg，两肺下方满布啰音，神志清，言语构音困难，两侧瞳孔较小，右侧面部痛觉近于消失，右侧眼球外展困难，左眼转动自如，但有水平性眼球震颤，口角向左斜，右侧额纹消失，右侧鼻唇沟浅，双侧软腭上提均力弱，咽反射消失，左侧上下肢肌力弱（Ⅲ~Ⅳ），左侧巴宾斯基征阳性，膝反射大致对称，左半身痛觉显著减退。

入院拟诊右侧小脑后下动脉血栓形成合并肺部感染。经鼻饲、抗感染等治疗，曾一度好转。于1959年5月9日再次高热，治疗无效，次日死亡。

本例为老年男性，睡醒后亚急性发病，首发症状为眩晕，后发生右侧第五、六、七脑神经障碍，吞咽困难，左侧发生长束症状（深浅感觉障碍及锥体束征），虽未经尸检证实，但右小脑后下动脉阻塞变异型（脑桥右侧下段软化），大致可以成立。为一典型的桥延交界外后方病变所致的脑干交叉综合征。

例二，患儿，男性，8岁。于1965年7月12日家人发现双眼发呆，左右转动不灵，次日发现口角左斜并流口水，第三天进食发呛，行走不稳呈蹒跚状，易跌倒。第五天检查发现双眼水平性和垂直性眼球震颤，双眼外展力弱，右侧面肌、斜方肌无力，双侧软腭提举力弱，吞咽发呛，构音困难，发音不清，伸舌偏右，无肌萎缩。双下肢腱反射活跃，巴宾斯基征阳性，四肢主动运动困难，右侧为著，无感觉障碍和脑膜刺激征。两个多月后症状逐渐加重，双侧面瘫和四肢瘫更明显。无明显颅内压增高体征。头颅正侧位及颅底平片无异常。脑脊液正常。于1965年10月23日死亡。

本例据其病程较快，早期即为双侧脑神经损伤及延髓麻痹现象，双侧长束体征，颅内压增高不明显，脑脊液无明显异常，头颅X线平片无骨质破坏，故可诊断脑干髓内病变。病初眼球左右转动无力，紧接着发生口角左斜，提示由脑桥背盖部中线偏右处发病，第五日发现多向眼震，示病灶稍向下发展，损及脑桥前庭核区。早期出现的延髓麻痹，可能为双侧锥体束受损体征，这可由双侧巴宾斯基征及后来的四肢瘫痪得到证实。伸舌偏右或为左侧锥体束上运动神经元损伤之故。

本例后经尸检，病理诊断脑干髓内多形性成胶质细胞瘤，病变以脑桥为主，累及两侧，延脑上部受累，并波及小脑上蚓部。

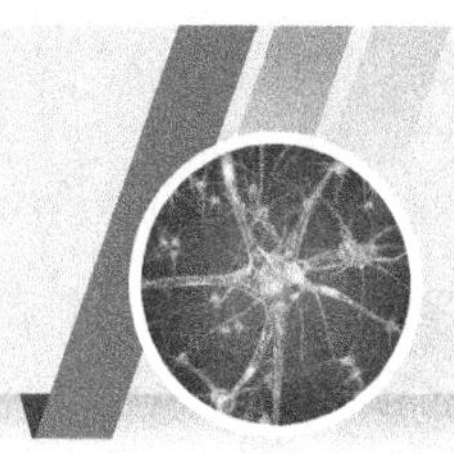

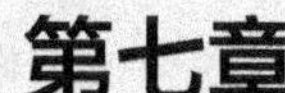

第七章

脑神经及其病变综合征(一)

脑神经的讨论仍自下而上,先说后组脑神经,再及脑桥小脑角诸神经,最后说中脑及以上的脑神经(图 7-1、图 7-2)。

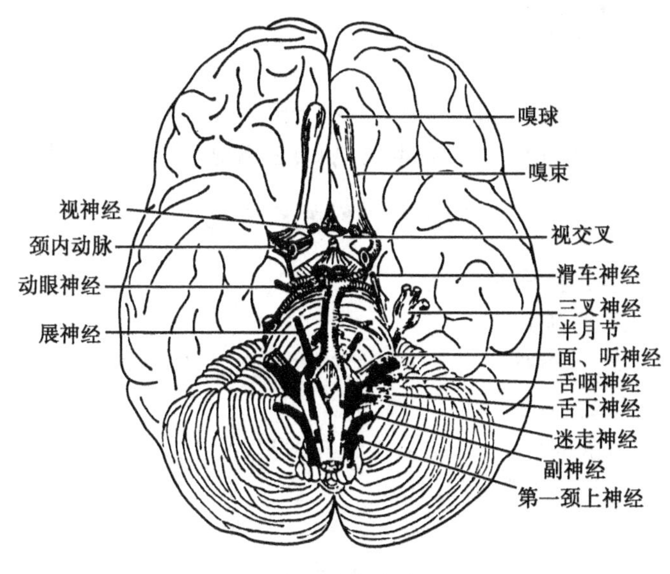

图 7-1　脑底脑神经

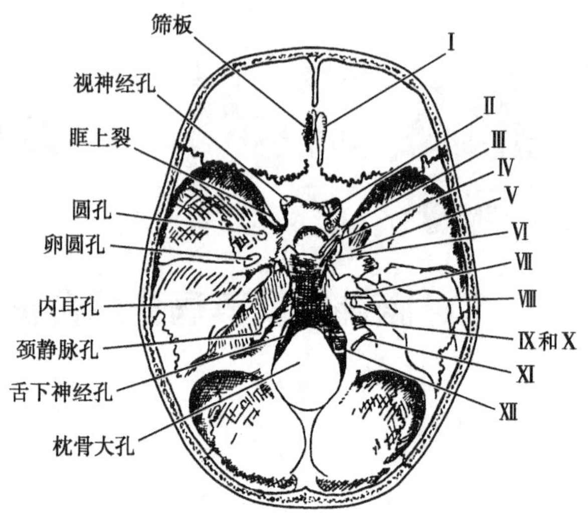

图 7-2　颅底诸脑神经出颅处

第一节　后组脑神经及其病变综合征

舌下、副、迷走及舌咽四对脑神经均位于颅后窝延髓附近，可总称后组脑神经，经常发生联合病变的情况，故可列入一节讨论。

一、生理解剖及各神经的病变体征

(一) 舌下神经

1. 解剖生理

核：舌下神经自舌下神经核发出，此核位于菱形窝底、舌下三角深处，延髓中线的背盖部。

出脑部位：其纤维从神经核发出，沿中线两旁，穿过延髓，经锥体和下橄榄之间出脑。

出颅部位：在副神经之下，经舌下神经孔出颅。

分布与功能：支配同侧的舌内肌、舌骨舌肌、茎舌肌、颏舌肌。其中以颏舌肌起主要作用。伸舌时，双侧颏舌肌共同作用，推舌出口腔。

2. 病变体征

核上性病变:如内囊病变时的偏瘫,多伴有上运动神经元舌肌瘫,伸舌偏向偏瘫侧,无舌肌萎缩及纤维束震颤。

核性病变:如急性脊髓灰质炎、延髓空洞症等累及舌下神经核时,发生同侧舌肌萎缩、舌肌纤维束震颤、伸舌偏向患侧,常伴有其他延髓脑神经核(Ⅸ、Ⅹ)病变的症状;因而发生吞咽及构音困难。

舌下神经周围部病变,见于舌下神经管局部病变,发生同侧舌肌瘫痪及萎缩,无纤维束震颤,一般无吞咽及言语构音障碍。

因为一侧舌肌麻痹引出的主观症状较少,因而也可以(像副神经一样)使用舌下神经做治疗顽固性周围性面瘫的“移植”神经。这个手术比副神经“移植”困难一些,但效果较好。

双侧舌肌麻痹时发生咽下、咀嚼困难,言语亦有障碍,尤其舌音字构音困难。

舌麻痹常见于延髓空洞症。有时是颅底恶性肿瘤的早期症状。高颈段深部外伤,颈动脉造影合并症均有报道。亦可见于白血病。舌下神经的神经纤维瘤虽极少,但也偶见。

(二) 副神经

1. 解剖生理(图 7-3)

核:为副神经核,位于脊髓的颈 1~4(部分人在颈 4~7)节段前角基底外侧部。有部分纤维起自延髓疑核和迷走背核,出脑后随迷走神经而行。

出髓部位:在第一至第六颈节处,前、后根之间,从脊髓侧面发出,先是 6~7 条细根,出髓后汇集成一个神经,在椎管内沿脊髓侧面向上,经枕骨大孔向上入颅腔。

出颅部位:入颅后走向颈静脉孔,由此孔出颅(图 6-3)。

分布与功能:从颈静脉孔出颅,支配胸锁乳突肌及斜方肌的上半部。副神经的作用是使头转向对侧(胸锁乳突肌),使臂、肩和锁骨峰上举(耸肩),使肩胛带拉向后方,肩胛向脊柱靠拢,

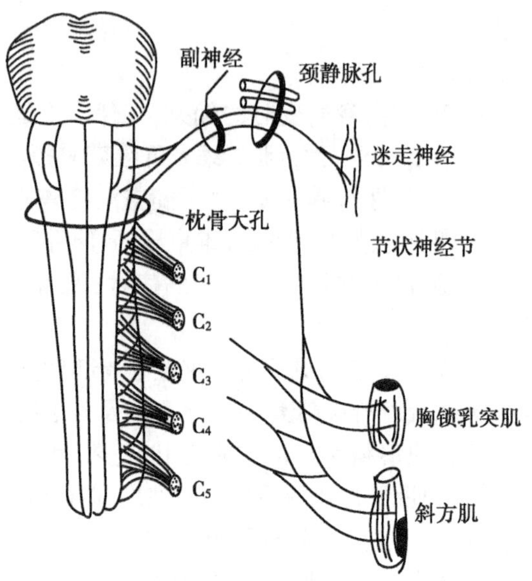

图 7-3 副神经

使两臂举过水平线(斜方肌)。

2. 病变体征

核上病变:前中央回下部为副神经代表区,上运动神经元纤维支配两侧副神经核,主要支配同侧,故一侧上运动神经病变,多无明显症状。

核及核下病变:核性病变可见于脊髓灰质前角炎,副神经损伤可见于外伤、颈部手术等,主要表现为病变同侧胸锁乳突肌及斜方肌上部麻痹、萎缩,核性损伤可见肌纤维束震颤,头无力向对侧转动,患侧无力耸肩,向外侧平直抬手不能超过肩水平线。

一侧胸锁乳突肌及其他颈肌痉挛,表现为扭转性斜颈,多为锥体外系的器质性病变、某些药物中毒所致。但笔者曾观察到一些经暗示疗法而治愈的病例。

一侧副神经切断造成的功能损伤,有获得部分代偿的可能。因而,副神经有时被选为治疗顽固性周围面神经瘫痪的

“移植”神经。

(三) 迷走神经

1. 解剖生理(图 7-4)

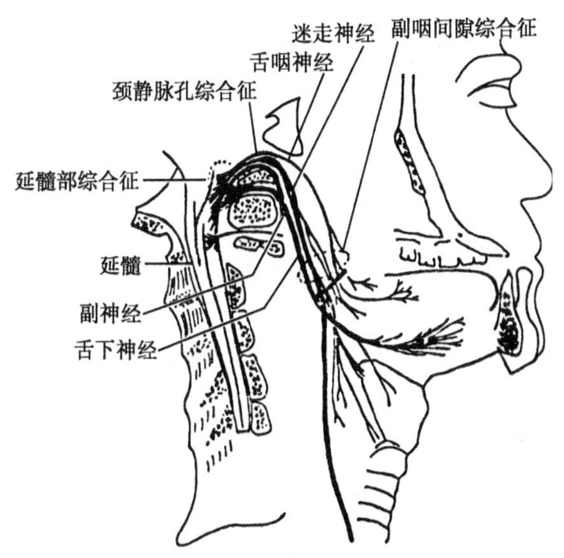

图 7-4　后组脑神经

核:有四个核,均在延髓背盖部。包括:①迷走神经背核:为副交感(内脏)传出(运动)核,位于第四脑室底下部,迷走三角的内侧部;②疑核:为躯体运动核,位于三叉神经脊束核与下橄榄核之间的网状结构之中;③孤束核:为副交感性(内脏)传入(感觉)核,位于迷走神经背核的腹外侧,上端达脑桥下界,下端达第四脑室尾端,核旁有一束传入纤维,称为孤束;④三叉神经脊束核:为躯体感觉核,一小部分迷走神经的纤维入此核。

出(入)脑部位:在延髓的腹外侧,橄榄体和绳状体之间,在舌咽神经之下出(入)脑。

出(入)颅部位:出脑后向外行走,由颈静脉孔运动纤维出颅,感觉纤维由此孔内神经节(颈静脉节、结状节)出发入颅腔。

分布与功能:迷走神经出颅后,形成神经干,在颈部下降,行走于颈动脉鞘内,至颈根部,左右迷走神经以不同的径路进入胸、腹腔。

右侧迷走神经,自右锁骨下动、静脉之间入胸腔沿气管右侧下降,达右肺根后侧,继续分成若干小支,再形成食管后丛,迷走神经后干,自食管后穿食管裂孔而入腹腔。

左侧迷走神经于左颈总动脉与左锁骨下动脉之间下降入胸腔,经主动脉前面,达左肺根后侧,分若干小支,形成肺后丛及食管前丛,后者在胸下部再合成迷走神经前干,于食管前穿膈而入腹腔。

颈静脉神经节位于颈静脉孔内,结状神经节位于第一、二颈椎横突之前。

迷走神经有几个临床意义较大的分支(图 7-5):①脑膜支,

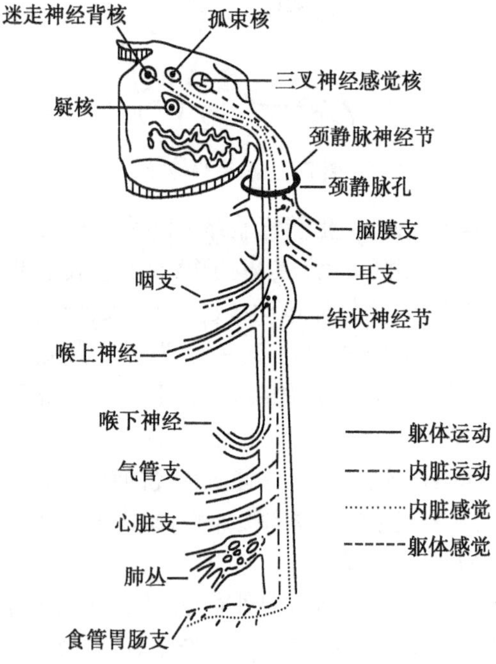

图 7-5 迷走神经分支

感觉支:起于颈静脉神经节,周围支分布于颅后窝的硬脑膜、横窦及枕窦,因而脑膜病变容易伴发呕吐。②耳支,感觉支:起于颈神经节,周围支主要分布于外耳道后壁、下壁及耳廓背侧皮肤,因而刺激外耳道可引起咳嗽。③咽支:主要为内脏传出纤维,至咽部各肌,亦含感觉纤维,司咽部黏膜感觉。④喉上神经:在结状神经节之下发出,是一支较大的感觉神经(到达喉及咽的下部),喉上神经的运动纤维还支配环甲肌,其功能为拉紧声带。⑤心脏神经:迷走神经心脏支对心率发生抑制性作用。⑥喉下神经(或喉返神经):其起始部左侧较低(在主动脉弓以下),右侧略高(在锁骨下动脉之下)。它主要是运动神经。除环甲肌外,全部声带肌均属喉返神经支配。从临床方面看,后环甲肌的作用为扩张声门裂,此肌仅为呼吸作用。真正的发音是由使声门裂收缩的声带外展肌(环甲肌及外侧环甲肌)完成的,其他使声带放松的声带肌也起发音的作用。

2. 病变体征

核上病变:一侧迷走神经的核上病变,因系两侧半球支配,多无症状,两侧核上性病变则表现为假性延髓麻痹(见后述)。

核及核下病变:一侧核性病变时,发生软腭、咽、喉部运动障碍,语声有鼻音,发"啊"音时健侧软腭上提而患侧低垂,如为两侧核性病变,则更有吞咽困难,形成延髓麻痹(见后述),可见咽部肌肉萎缩。

核下周围神经病变时发生迷走神经麻痹。因迷走神经的行程很长,迷走神经麻痹可造成各种各样的症状。可根据其症状表现,进一步判定病变部位。①如迷走神经的病变位于上胸部,常可单独出现一侧喉返神经症状。可有声带完全麻痹(同侧),在吸气及发音时全无运动,声带无张力,轻度外展并逐渐萎缩。因而声音沙哑。双侧喉返神经麻痹引起双侧声带居于中线而不能运动,只遗一小裂。语音严重沙哑,有时完全无声,吸气伴喘鸣。喉返神经麻痹时还可见同侧咽上缩肌麻痹,即咽反射消失。咽下困难,一侧病变时多不明显,双侧病变则十分严重,因咽肌阻碍很难将食物后送,喝水也很困难,常可发生反呛。②如病变高于喉返神经,除喉返神经麻痹外,因伤及心脏支而伴发心动过速。此时,压迫眼球使心率减慢(眼心反射)的作用可能消失。但一侧迷走神经损伤的病例,常无心脏症状出现。③如病变位于结神经节,即喉上神经连接部以上,除喉返神经麻痹症状与可能的心动过速外,更有喉部感觉消失。④如病变在结神经节与颈静脉神经节之间,感觉缺失范围可上达至咽部咽门以内,咽缩肌功能部分或全部消失。⑤最后,如病变在颈静脉神经节以上,则有耳支受累的症状,表现为外耳道感觉减退。在这种情况下,也偶有感觉并不减退反而过敏者,以致压迫其耳屏(tragus)感到咽部刺激引起咳嗽。

迷走神经麻痹的原因(这里主要说周围性病变,尤其喉返神经麻痹)临床上主要有:纵隔肿瘤、主动脉瘤、肺肿瘤、胸腺瘤、甲状腺瘤、颈腺肿胀、迷走神经纤维瘤。心脏显著扩大(二尖瓣狭窄)也偶可造成左侧喉返神经麻痹。

迷走神经也可因多发性神经炎(吉兰 - 巴雷综合征)而受到损害。

迷走神经支配的肌肉发生痉挛,例如咽缩肌痉挛,多是心因性的(如癔症性咽下“麻痹”)。腭弓运动正常而双侧咽反射消失亦为癔症色彩。癔病性失音也常见,多发生于情绪因素之后。喉内镜检查可见试图发音时双侧声带不动,但呼吸时运动正常。有心因性与器质性的过渡类型,所谓功能性喉返神经不全麻痹,常见于过度使用声带之后或呼吸道炎症之后,一般预后良好。

病例介绍:

张某,男性,45 岁。1980 年 3 月 22 日在门诊就诊。患者于 1972 年前发现右侧胸锁乳突肌中部似渐肥大,触之类似一个颈部淋巴结,除用力压挤或触摸引起反射性咳嗽外,

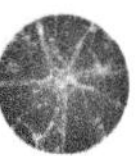

无其他不适。当年11月临床诊断为迷走神经纤维瘤。1973年2月9日在他院于局麻下手术，切除神经10cm，术后病理切片为神经髓鞘施万细胞瘤。术后发生声音嘶哑；胃肠运动及分泌功能紊乱，胃肠蠕动很快，经常腹痛，进食后不能消化，有时排出未消化的米粒，每天进食两斤粮食仍不足维持营养；全身出汗很少；心率变快，一般均达120次/分，后经数年对症治疗，降至80次/分左右；术后口干严重，每天需喝水1万多毫升；肺功能测定为限制型，提示换气功能受损。至患者就诊时，仍有声音嘶哑、右侧声带麻痹。胃肠蠕动仍感稍快，但一般消化功能已基本恢复，脉搏80次/分。软腭运动正常(术后未曾发现右侧软腭下垂)。

此例术前仅表现为刺激迷走神经时引起咳嗽，术后发生了一系列迷走神经脱失症状，但经对症治疗数年后出现了部分代偿功能，唯声带麻痹(喉返神经)未能恢复。出示此例，对于理解迷走神经功能有一定帮助。由此可见，一般内脏功能代偿恢复可能较大，而声带支代偿能力差，因此临床上常见持久性喉返神经麻痹。此例体征表明，软腭运动属舌咽神经支配，未因迷走神经切断而麻痹。

7

(四)舌咽神经

1. 解剖生理

核：有三叉神经脊束核，接受舌咽神经分布于耳廓、外耳道皮肤的躯体感觉纤维，细胞在上神经节；孤束核(上部)，接受舌后部、扁桃体及耳咽管黏膜的感觉，属内脏传入纤维，细胞在岩神经节；下涎核发出腮腺分泌纤维(一般内脏传出)，疑核(上部)发出支配咽上缩肌和茎突咽肌的纤维(特殊的内脏传出纤维)。

出(入)脑部位：在延髓橄榄体与绳状体之间以3~6个小根出脑，在迷走神经出脑部之上方。

出(入)颅部位：与迷走神经一起，由颈静脉孔出颅。

上神经节在颈静脉孔上方，岩神经节在颈静脉孔下侧的岩小窝内。

分布与功能:①司味觉纤维:传导舌后1/3、咽部及腭部的味觉入岩神经节,节细胞之中枢支入孤束核上部;②司普通感觉纤维:传导舌后1/3、软腭、咽后壁、扁桃区、欧氏管、中耳、鼓膜、外耳道后壁、颅后窝硬脑膜等部位的普通感觉,入岩神经节,节细胞的中枢支入孤束核;③司运动纤维:自疑核出发,支配同侧茎突咽肌、咽上缩肌,使软腭上提。

自主神经纤维:副交感性,经岩小浅神经至耳神经节,终于腮腺,司腮腺的分泌。

2. 病变体征

核上病变:因舌咽神经为双侧大脑半球支配,一侧核上病变不产生破坏性症状。

核及核下病变:由于舌咽神经的运动功能与迷走神经交互支配,单独舌咽神经损伤可无明显运动障碍或仅有同侧软腭上提不能。舌后1/3可有触觉及味觉丧失,如孤束核整个病变,将在病变侧半舌无味觉,舌后1/3、悬雍垂、软腭、后咽壁、扁桃区、欧氏管、外耳道后壁等部可有痛、温、触觉障碍。

核下周围神经遭受鼻咽癌、扁桃体肿瘤等病变破坏时,产生持续性舌咽部疼痛,常因吞咽而加剧。也常伴发附近脑神经损伤。

孤立的一侧病变很少见。

两侧病变时,根据个体差异,可能除感觉及味觉障碍外,可出现双侧腭弓麻痹,造成咽下困难、呕吐反射消失,发音障碍、鼻音、喝水反呛等症状。

孤立的两侧舌咽神经麻痹有时可见于白喉后神经炎时,有人发现扁桃体切除后可发生一时性舌咽神经麻痹。

舌咽神经痛,为发作性剧痛,部位在舌的后部、软腭弓或耳的深部。咽下可诱发疼痛,压迫扁桃体亦可引起发作。

原发性舌咽神经痛可通过舌咽神经切断术而止痛。如主要为咽部疼痛,可在颈部切断,如在耳深部疼痛,则须从颅后窝内

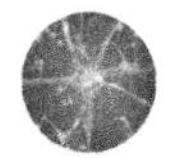

切断。少数患者因茎突过长而发病，截除茎突，即获痊愈。

二、后组脑神经合并病变综合征

(一) 一侧合并麻痹

一侧后组脑神经合并麻痹时，可以根据其症状综合情况推测病变的部位(图 7-4)。

1. 延髓综合征　如后组脑神经在延髓出口处受压，则一侧后组脑神经全部受损，其原因多为恶性肿瘤，有时为颅后窝一侧性炎症沿前后方向扩延。如果延髓受压，则出现对侧锥体束征。有时有对侧半身感觉障碍，延髓内的小出血有时也可造成这种综合征。

2. 颈静脉孔综合征　病变同侧出现舌咽、迷走、副神经损伤症状，舌下神经因从舌下神经管穿出，故可幸免。此种综合征的原因有颅底恶性肿瘤，如鼻咽癌侵入颅腔、外伤。周围血管炎经静脉向颅内扩延(中耳炎后)，并发颈静脉内血栓形成时，亦偶见这种综合征。此时，迷走神经为高位损伤(见前述)，有一侧咽、喉肌完全麻痹。一般无明显交感神经损伤症状。

3. 副咽间隙综合征(syndrome of the spatium parapharyngeum)　本综合征包括同侧舌咽、迷走、舌下神经麻痹，在这个部位(颈侧深部)，它们的走行很近。副神经不被累及。病因主要是直接侵及咽腔的恶性肿瘤，或后咽部及扁桃体周围脓肿向深部发展。此时，迷走神经损伤在结神经节之下，一般可避免累及喉上神经而仅引起喉返神经功能丧失(心脏支一侧损伤临床上往往症状不多)。此综合征可伴霍纳症状(颈交感纤维麻痹)。

4. 颈综合征　在这里，除迷走神经(喉返神经)可以受累外，其他脑神经均不到达。此时，合并有同侧膈神经损伤及霍纳综合征。膈神经起源于第四颈神经根，走行于迷走神经外侧，在中斜角肌与前斜角肌前面，直至迷走神经消失于胸上口。膈神经麻痹表现为同侧膈肌麻痹，可借叩诊及 X 线检查确定。本综合征的原因主要有深颈部腺体肿大，甲状腺不对称，颈动脉的动脉瘤等。

（二）后组脑神经综合性双侧下运动神经元麻痹

延髓麻痹或球麻痹：延髓麻痹也可称为唇舌咽麻痹，主要特点是舌咽、迷走及舌下神经的双侧运动功能丧失，可能合并双侧三叉运动支麻痹，下面肌可有轻度麻痹。

各神经损伤均系核性病变，副神经因由上颈脊髓发出，其核不在延髓，故可幸免。

症状：因舌麻痹而有语言障碍，因舌咽、迷走麻痹而更有吞咽困难，饮水发呛，甚至反流入鼻腔，语音嘶哑，鼻音，舌肌可见萎缩，肌束颤动，电变性反应，咽反射消失。

原因：

1. 急性延髓麻痹的原因有血管病(椎-基底动脉阻塞)，炎症(急性脊髓前角炎脑干型，多发性神经元炎，各型流行性脑炎)，肉毒中毒(botulism)，多发性硬化等。

2. 慢性进行性延髓麻痹的原因，最常见的是肌萎缩侧索硬化，但须与肿瘤鉴别。

3. 肌无力型延髓麻痹，重症肌无力患者可表现为延髓麻痹，但并无舌肌萎缩，注射新斯的明可有一时而明显的效果。

（三）后组脑神经综合性双侧上运动神经元麻痹

假性延髓麻痹或假性球麻痹：这是因为后组脑神经的上运动神经元联系中断所致。可称为核上性唇舌咽麻痹。此时，一侧性损伤症状不甚明显。双侧病变的自觉症状与延髓麻痹基本相同，但假性延髓麻痹与其他上运动神经元麻痹一样，它没有肌萎缩和电变性反应，而口部自动反射(吸吮反射、下颌反射)亢进。临床上，如见假性延髓麻痹，其病灶至少在脑桥以上。

假性延髓麻痹的原因，国外认为最常见的是肌萎缩侧索硬化，本院所见病例不少，基本上都是双侧性血管病变症状的一部分。

后组脑神经病变常见综合征还有：

1. Collet-Sicard 综合征　又称枕骨髁-颈静脉孔连接部综

合征,腮腺后窝综合征,半侧舌喉肩咽瘫综合征。表现为声音嘶哑,咽下困难,舌后1/3味觉障碍;同侧软腭麻痹;同侧舌肌麻痹与萎缩;同侧胸锁乳突肌及斜方肌麻痹和萎缩。有时还可见痉挛性咳嗽、喘息样呼吸困难、唾液过多。本征为肿瘤、血管病变、外伤、炎症等病变由颈静脉孔向枕骨前髁管扩延所致的一侧性后组脑神经周围性瘫痪。

2. 偏侧颅底综合征(Garrcin综合征) 见于颅底肿瘤(basicranial tumor),如蝶骨、颞骨、眶内、颅中窝脑膜瘤及岩骨附近肉瘤致完全或不完全型半侧颅底神经合并性损害,脑神经麻痹呈一侧性进行性。颅外肿瘤如上颌窦、鼻腔、鼻咽部肿瘤向颅底蔓延亦可出现一侧性颅底神经合并损害症状。

7

3. Dandy-Walker综合征 又称Dandy-Walker畸形,第四脑室孔闭塞综合征,非交通性脑积水。Dandy-Walker畸形多于生后6个月内出现脑积水症状和颅压增高症状,亦可伴有小脑症状和脑神经麻痹症状。后天梗阻性多见于颅后窝肿瘤,表现为进行性颅压增高症状、小脑症状和脑神经损害症状。CT可见四脑室以上脑室系统对称性扩大、脑水肿和颅后窝占位征象。第四脑室中间孔或侧孔为先天性纤维网、纤维带或囊肿所闭塞;枕大池被先天性脑脊膜膨出、小脑异位或脑膜感染粘连所阻塞,以及颅后窝中线肿瘤可造成程度不同的脑积水。

病例介绍:

例一,女性,52岁。于1961年12月8日入院。1961年3月逐渐感到舌变厚、变短,说话不利落,吞咽无力,以劳累后明显。同年7月以前症状愈加明显,语音更不清,并有吞咽困难、发呛,甚或从鼻孔流出,舌难以伸出。左侧面肌无力,左口角漏水。右侧鼻唇沟变浅,右侧鼓腮不能,额纹略少,伸舌偏左,舌变薄,尤左侧明显并有肌萎缩和凹凸不平及均匀肌束震颤。软腭左侧略低,双侧咽反射存在,但构音困难,双侧腱反射对称,左侧巴宾斯基征阳性。周身深浅知觉正常。脑脊液化验正常。

依以上特点,主为后组脑神经受累,且多为双侧,主要特征为下运动神经元损伤病征。因而,符合延髓麻痹(或称球麻痹)综合征。结合有锥体束征(上运动神经元)损伤指征,应拟诊肌萎缩侧索硬化(延髓型)。据随访,患者于1年半后因合并感染死亡。

例二,女性,21岁。因右侧扁桃体术后右侧舌肌萎缩,言语构音困难两个月于1978年3月6日入院。两个月前,患者患急性扁桃体炎愈后,行手术治疗(扁桃体切除)。同年1月4日入手术室后,医生局部注入"麻药",注入右侧后局部剧烈疼痛、发木,口内酒味甚大,医生照常将右扁桃体切除,术后发热38~39℃4日,经抗感染治疗退热,但术后言语不清、伸舌右偏。一周后发现右侧半舌肌肉变薄,屡经治疗无效,转来本院。入院后发现除右侧舌肌萎缩、构音困难外,右咽部痛觉减退,右咽反射消失。拟诊副咽间隙综合征。仍继续内科一般治疗,给予维生素类。约于发病一年后,患者复诊,右半舌肌显著恢复,构音接近正常。后据查证,当时注入的"麻药"实为酒精。

本例误将酒精注入副咽间隙,损伤了舌下神经、舌咽神经及迷走神经(受损较轻),未见霍纳征,为不完全的副咽间隙综合征(见图7-4)。

第二节　脑桥小脑角的脑神经及其病变综合征

三叉神经、面神经及前庭蜗神经均位于脑桥,且均由脑桥侧方的桥小脑角出入脑干,常同时发生病变,故可作为一组讨论。展神经亦为脑桥发出的脑神经,但其功能为支配眼外展肌,从临床实用出发,将其列入眼运动脑神经一组讨论,较为方便。

一、前庭蜗神经(前庭与耳蜗两对脑神经)

(一)耳蜗神经

1. 解剖生理(图7-6)

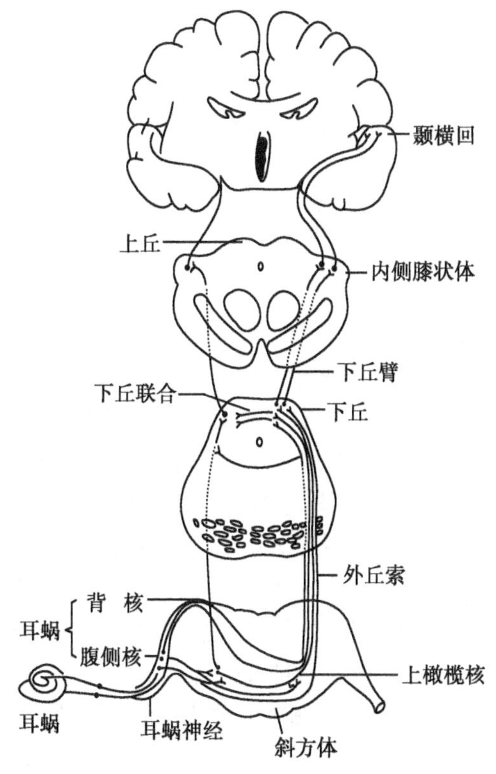

图7-6　耳蜗神经传导通路

核:①耳蜗神经前核较大,位于绳状体外侧;②耳蜗神经背核位于菱形窝的外侧沿深部的脑桥背盖中。

入脑部位:与前庭神经和面神经一起,由桥小脑角即脑桥腹外侧桥延交界处入脑干。

入颅部位：自内耳孔入颅。

传导径路：耳蜗神经的第一级神经元位于耳蜗管内的螺旋节内，为双极细胞。周围支到达科蒂（Corti）器，中枢支合成耳蜗神经。在内听道内与面神经伴行，出内耳孔入颅，再经桥小脑角入脑干的耳蜗腹侧核和耳蜗背核。第二级神经元从这两个核开始，发出纤维构成听纹及斜方体，一部分横穿脑桥至对侧，一部分在同侧上行，形成外丘索(亦称听丘索)。在脑干内的上行过程中，尚有上橄榄核及外丘索核发出的纤维加入其中。外丘索终于四叠体下丘(从这里与顶盖脑干束及顶盖脊髓束联系，形成听反射弧）和内侧膝状体，这是听觉的皮质下中枢。最后一个听觉神经元从内侧膝状体开始，其轴突经内囊后肢和辐射冠，终止于大脑皮质的颞叶(颞上回和颞横回后部)。

2. 病变体征

(1) 神经性耳聋的检查方法：一般先以普通检查方法如询问，试听手表或耳语，确定有无一侧或两侧听力下降。于神经系统一般体检程序中，用普通音叉，震响后置于中线前额或顶部，询问何耳先听见或音响偏大(Weber 试验)。之后分别试验左右耳的骨导能力和气导能力，正常比例是气导声响大于骨导的音响（气导 > 骨导)，此为林纳（Rinne）试验。如果有某侧听力差，气导 > 骨导，韦伯（Weber）试验健侧音响大于病侧（称 Weber 偏健侧)，则可初步确认患者有神经性耳聋。

比较细致的方法是电测听。此法可测定听力下降的程度及性质，用每秒 128~8192 之间不同频率声音的强度，以分贝（dB）损失程度为准，进行判断。神经性耳聋时表现为高音调(高频音）损失严重，而传导性耳聋则低音调损失严重。兹附听力曲线图三则，以备参考(图 7-7~ 图 7-9)。

(2) 神经性耳聋的定位诊断

核上病变：因为听觉刺激沿脑干两侧（同侧、对侧）传导，

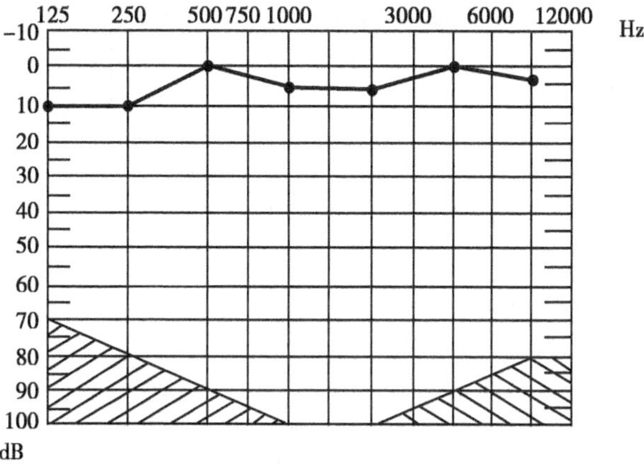

图 7-7　正常听力图

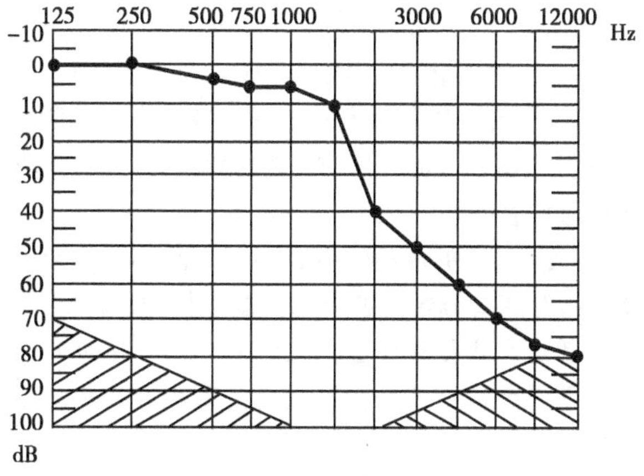

图 7-8　神经性耳聋

每侧的外丘索都有来自左、右两耳的传导束，所以，一侧听觉障碍，只发生在内耳、中耳、耳蜗神经及其核病变时；而一侧外丘索、皮质下中枢和皮质听觉中枢及内囊病变，均不发生明显听觉障碍，因为，此时两侧听觉刺激均能沿着未受损坏的一侧传向大脑皮质。

核性病变：听觉脑干核及束病变，见于各类脑干疾病，特别

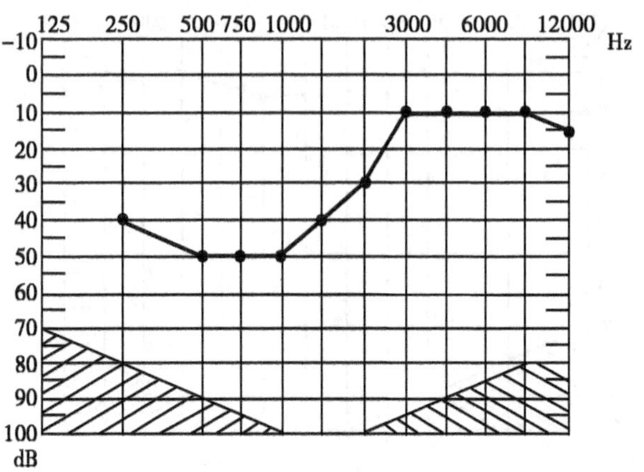

图 7-9 传导性耳聋

是肿瘤及血管病。某些病例有听力轻度减退,但临床上多不是主要症状。主要的可能是其他神经核以及长束症状。不过,也有人指出,在脑干内,因耳蜗与前庭核不在一起。当听神经核病变时,可以引起耳蜗、前庭分离性感觉障碍,即只有某种程度的听力障碍,而没有前庭症状。

核下病变:内耳听神经病变,如听神经炎时,主要发生高音调感受障碍,对高音调音响的听力减弱,对一般言语音调能相对保留,人的言语音调震动在 2000 次 / 秒以下。因而对语声接受能力,尤其是男声接受能力保留较好。听神经在内耳病变时常发生严重耳鸣。

耳蜗神经根部病变,最重要的是听神经瘤。这是从神经鞘发生的肿瘤,生长缓慢,不仅压迫耳蜗神经,而且压迫前庭神经、面神经、中间神经以及三叉神经。开始多为一侧耳鸣、进行性听力减退或眩晕,过相当长的时间后可陆续出现同侧三叉神经、面神经的部分麻痹和小脑受损症状。晚期可有舌咽及迷走神经受损。

有人指出耳蜗神经根部病变有下列特点,可供早期诊断参考:①在患病初期,听力降低主要侵及低音调范围,这是因为

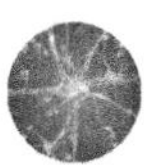

低音调范围在纤维的外围部分传递,此时,常有明显耳鸣,头鸣者较少;②随病程进展,听觉障碍的音域逐渐扩大;③听神经瘤时,听力减退常为首发症状,逐渐发生,常常未被患者注意;④肿瘤的各个时期中,均系骨导缩短;⑤听神经瘤时,除骨传导性听力减退外,多伴有前庭障碍。

听神经根部病变的原因:听神经瘤、桥小脑角脑膜瘤、胆脂瘤、蛛网膜粘连、小脑前下动脉瘤(很少见)、小脑肿瘤等。

(二)前庭神经(图 7-10)

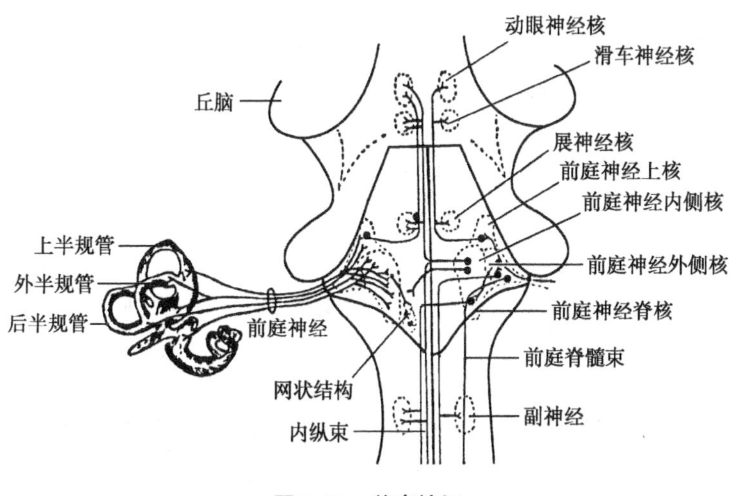

图 7-10 前庭神经

1. 解剖生理

核有四个:①前庭神经脊核,此核下端到延髓外侧楔核的内侧,上端达前庭神经根,绳状体内侧;②前庭神经外侧核,位于前庭神经入脑处,上端达展神经核平面;③前庭神经内侧核,位于外侧核和脊核的内侧,上端向背外侧与上核相连;④前庭神经上核,位于外侧核上端背侧,在第四脑室底侧角的深处。

入脑与入颅部位:与耳蜗神经略同。

前庭神经核的联系与功能:

(1) 通过绳状体与小脑核联系,终于绒球小结叶;部分纤维终于蚓部及顶核。从这些核也有传出纤维到前庭外侧核,据说去同侧的为易化纤维,去对侧的为抑制纤维。通过这些纤维,小脑对凝视功能起平衡作用。

(2) 前庭诸核发出的纤维参与两侧的内纵束,部分纤维向上,与动眼、滑车及展神经联系,部分纤维向下,进入脊髓,与副神经核、上颈髓前角细胞联系,这些纤维在头、眼转动时起平衡作用。

(3) 前庭丘脑皮质径路:由迷路至同侧前庭核群,然后交叉至对侧,向上达丘脑,之后,再达颞上回副听皮质(para-acoustic cortex)。前庭的皮质投射为双侧性,以对侧为主。

(4) 前庭脊髓束:从前庭外侧核出发,向下在脊髓前索中行走,终于同侧脊髓前角,特别是颈段脊髓。通过这条径路,迷路得以协助维持肌肉张力,特别是伸肌张力。

(5) 和脑干的自主神经中枢、网状结构、迷走神经核亦有联系。

2. 病变体征　前庭系病变的主要症状是眩晕、眼球震颤及平衡障碍。

眩晕:是外界环境旋转或自身旋转的感觉,是身体,尤其是头部的空间位置感觉异常。在闭眼时眼外肌的本体感受冲动减少,因而眩晕似稍缓解。眩晕与头昏、头重脚轻、头晕眼黑等症状不同,后面这些症状均无空间位置感觉的异常。

眼球震颤(眼震):指眼球自发性或诱发性的左、右或上、下,或转动性的比较规律的摆动。生理上,在头部的空间位置变化时,半规管内淋巴由于惯性而产生流动,引起神经冲动,通过前庭神经核、内纵束到达眼外肌及颈肌等形成姿势反射,眼震为此类反射的主要表现。头位突然向左侧转动时,眼球向右缓慢移动(慢相),至一定程度时,眼球迅速向左移动(快相)。如此反复往返,即为眼震。眼震的生理意义是在头部位置变化时,保持注视物体,人坐于急驰的火车中,如注视车外物体,即可见典型的生理性(姿势反射性)眼震。眼震的发生,如果不是由于头部空

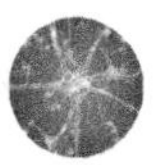

间位置的迅速改变引起的姿势反射，而是由于前庭机构的病理刺激或破坏，则为一重要的临床体征。

前庭功能试验(详见耳科专著)的主要反应指标是眼震。原则上说，在迷路和前庭神经有刺激性病变时，对各种(直流电、冷热水、旋转)试验的刺激反应加强，有破坏性病变时反应减弱。在迷路，前庭神经或前庭核受到破坏时，前庭刺激即不再引起眼震。

平衡障碍：生理上，当头部的空间位置变化时，椭圆囊斑的耳石膜牵拉毛细胞的颤毛，造成感觉冲动，引起迷路反射，引起四肢肌肉，尤其是伸肌群张力增高，以保持身体的平衡，在耳石膜，前庭神经及其中枢及传导系统病变时，姿势反射发生障碍，身体就不易保持平衡。发生站立不稳，向病灶侧倾倒，行走摇摆，指物落空等现象。

前庭系病变的定位指征如下：

核上病变：①大脑皮质颞叶、顶叶等有关区域病变时，可产生前庭性幻觉；颞叶癫痫患者可以眩晕为发作先兆；皮质性眩晕发作时可伴有身体向病侧倾倒；前庭系皮质病变一般无眼球震颤。确定前庭系的大脑皮质病变，除分析前庭系病变体征外，还应依据其他皮质病变体征如皮质各叶的定位体征、脑电图等(参阅有关章节)。②小脑病变的前庭性体征：小脑内病变一般对前庭功能试验无影响，亦无眼震，但双手前伸时，病变侧上肢向外倾斜。小脑与前庭通路的有关部位病变时，多发生水平性眼震，但也可以出现垂直性、旋转性或混合性眼震。小脑一侧病变时眼向病灶侧注视出现的眼震较慢，较粗大。小脑病变一般无眩晕，但有小脑共济失调。

核病变：脑干前庭核病变时产生的眼震，可为水平性、旋转性、斜向性、垂直性的，以垂直性眼震最有特征性。脑干前庭核病变时，可发生前庭与耳蜗分离现象：有眩晕、眼震而无听力障碍。脑干前庭内侧核和外侧核病变时产生水平眼震，可带旋转性，前庭上核病变则产生垂直性与斜向性眼震。鉴别脑干损伤的节段,尚需依靠其他脑神经的损伤体征。

核下前庭周围神经病变:①迷路病变多起病突然,眩晕、恶心、呕吐、眼震及肢体倾斜,睁眼及头部运动时加重。眼震多为水平性,如为破坏性病灶,慢相在病灶侧,快相在健侧,前庭刺激试验病侧不能引起眼震反应。刺激性病灶快相可在病侧,这种现象多极短暂。常伴耳鸣、耳聋、眼震,数日后即消失。②桥小脑角前庭神经根部病变,产生眼震,慢相在病侧,病灶侧前庭反应性减弱,听力减退,角膜反射减退及桥小脑角综合征的其他症状。

总之,以核和核下病变而论,临床上以破坏性病变为绝大多数,因而眼震的慢相代表病侧,刺激性病灶时快相为病侧,但刺激病灶较少见,存在时间短暂,病后不久刺激性病灶就会变为破坏性病变。

二、面神经

面神经主要是运动神经,但含有若干分泌纤维及少量感觉纤维。

1. 解剖生理(图 7-11、图 7-12)

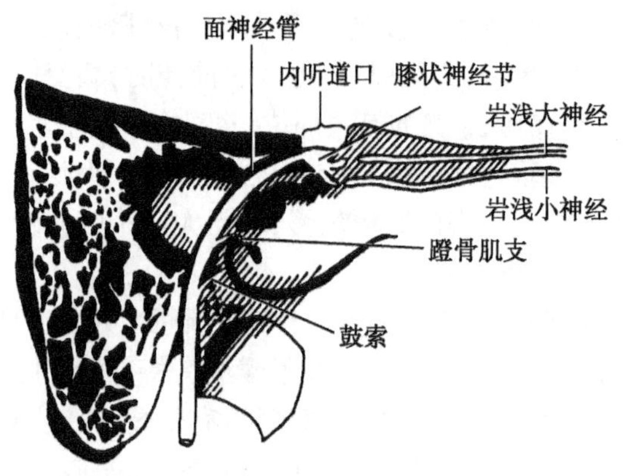

图 7-11 面神经管及分支

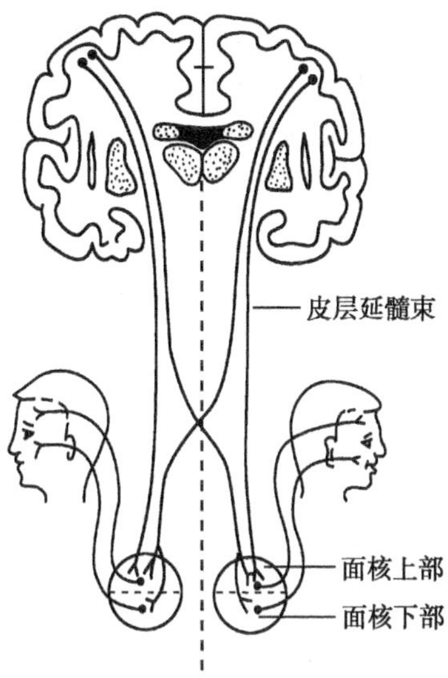

图 7-12 面神经之上运动神经元支配

核:①面神经核位于脑桥下段的网状结构深部,三叉神经脊束核内侧,展神经核的腹侧;②上涎核位于面神经核的背内侧;③孤束核经中间神经接受舌前 2/3 的味觉;④泪核经中间神经至泪腺;⑤大概有若干本体及一般感觉纤维在面神经中走行,到达三叉神经中脑核及脊束核。

出(入)脑部位:面神经的运动纤维从核的背面出发,先向背内侧行走,到第四脑室膜的深部,在展神经核内侧集成一束,绕过展神经核,由其外侧向腹外侧行走,在前庭蜗神经内侧,桥延交界处偏外侧处出脑,接受味觉去孤束核的中间神经,紧靠面神经,在其外侧入脑。

出(入)颅部位:出脑后与前庭蜗神经一起进入内听道。在内听道底与前庭蜗神经分道而进入面神经管,在管内向前外、后外,再向下迂曲而出茎乳突孔。

分布与功能:面神经的核上纤维起于前中央回下部,经放射冠、内囊膝部、大脑脚内侧部而到达脑桥,大部分交叉至对侧,支配对侧面神经核的全部,小部分纤维不交叉,支配同侧面神经核的上半部。所以,面肌的下 1/2~2/3 系对侧大脑半球支配,而面肌的上 1/3 为双侧大脑半球支配。

2. 病变体征

核上病变:一侧上运动神经元面肌麻痹的特点是病灶对侧面部口周围肌肉麻痹,一侧锥体束纤维病变时,对侧面肌下 1/2~2/3 的随意运动消失,但表情的神经作用如微笑动作仍然可以存在。

丘脑病变时,随意运动可以保留,但对侧“下意识”表情动作丧失。

苍白球至面肌的神经作用中断时,面肌僵硬呆板,称为震颤麻痹的假面具。但在这种“冻僵”了的面肌上,还是可以发现一些由随意性和情感性冲动引起的肌收缩。

这三型上运动神经元(锥体束、丘脑、苍白球)面神经麻痹,均不发生肌萎缩,没有肌束震颤,没有电变性反应,而且各自伴有锥体束、丘脑、基底节的其他症状。故实际上并不难辨认。

面神经核上病变的刺激现象为皮质中枢刺激病变引起的局灶性痉挛,表现为对侧口角抽动,眼睑跳动。面肌抽搐也有基底节的病理作用。面肌痉挛也常因神经根受刺激引起。

核及核下病变:一侧面神经发生周围性病变时,同侧面肌有下运动神经元瘫痪。有肌萎缩,电变性反应。患侧眼裂扩大,眨眼现象消失,鼻唇沟平浅,口角下垂,患侧不能鼓腮,食物停于颊内不易裹出。还可进一步根据伴发体征确定病变的具体部位:

(1) 病变如在脑桥,因其核靠近展神经核,故可伴发同侧展神经麻痹,以及对侧锥体束征、内丘索征,构成交叉性偏瘫。

(2) 伴发同侧或对侧的其他脑神经如第五、第六、第八、第九、第十、第十一、第十二神经损伤,表示病变在脑底。

(3) 如病变在内听道,则伴耳鸣、神经性聋,前庭反应减弱(因听神经受损),也可能产生泪腺、唾液腺分泌障碍。

(4) 如病变在面神经管,舌前 2/3 味觉丧失,唾液分泌缺乏,

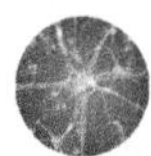

这是由于鼓索受累。

(5) 如膝状神经节病变，则引起耳鼓膜与耳壳后部带状疱疹。

(6) 病变在镫骨神经以上出现重听(听觉过敏)，病变在镫骨神经以下则无此现象。

(7) 病变在茎乳孔以外，为同侧下运动神经元面瘫，舌无味觉障碍(图 7-13)。

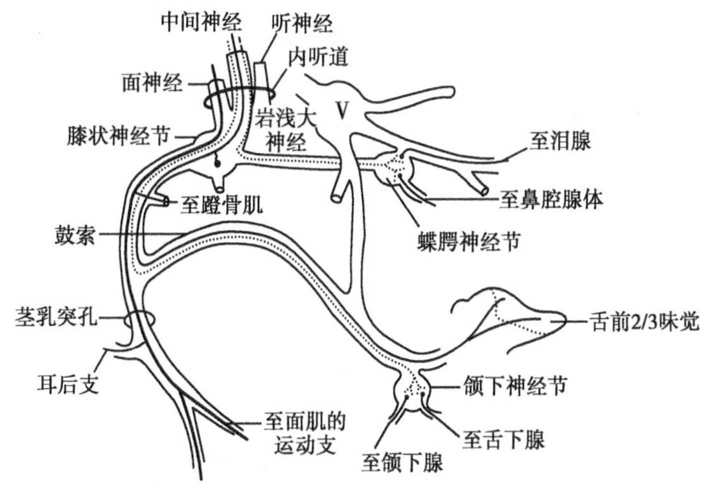

图 7-13　面神经示意图

三、三叉神经

三叉神经为第五(V)对脑神经，是混合神经，其运动纤维主要支配咀嚼肌，感觉纤维分布于面部皮肤及结膜、鼻腔与口腔黏膜的大部。

1. 解剖生理(图 7-14、图 7-15)

核：三叉神经感觉核有三个部分，从脊髓的第二颈节向上一直延伸到中脑，自下而上，先是脊束核，中段为主核，前端为中脑核。脊束核是脊髓后角的延续，延伸于延髓的全长，脑桥下段

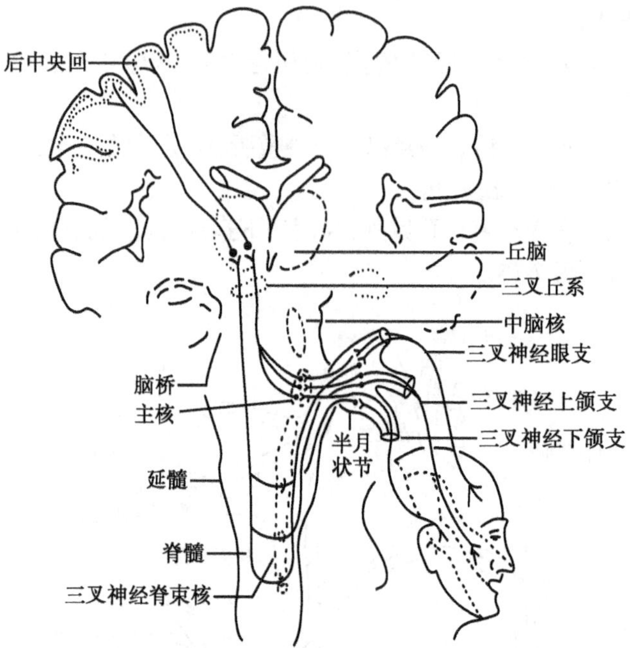

图 7-14 三叉神经及传导路

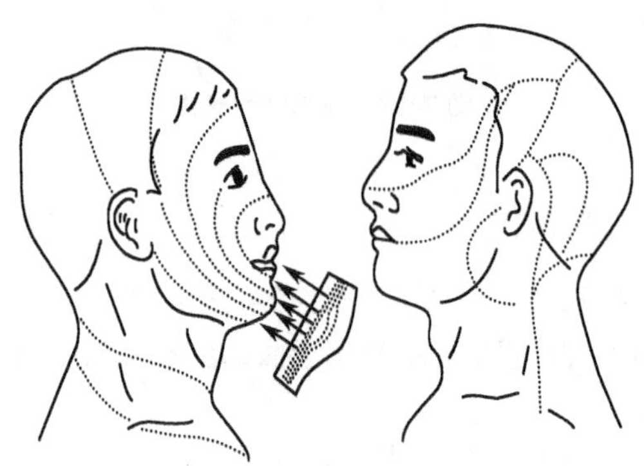

图 7-15 三叉神经核性与周围性分布

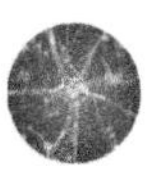

主核在进化上较脊束核为晚，只见于人类及其他哺乳类，位于脑桥三叉神经入脑水平，中脑核上达中脑上丘水平。三叉神经运动核在脑桥主核旁。

功能与分布：三叉神经脊束核接受同侧来自颜面等部的痛、温觉纤维，主核传递触觉和压觉，中脑核则传递本体感觉冲动。运动核司咬肌等肌肉的运动。

三叉神经感觉支的周围分布：有三支，分别称为眼神经、上颌神经和下颌神经。眼神经接受结膜、角膜、眼睑皮肤、前额皮肤、眼旁颞区、鼻、蝶窦和额窦黏膜的感觉冲动；上颌神经接受眼下方及鼻下方的面部皮肤、上唇和前颞区的皮肤、颅中窝硬膜、上颌窦与蝶窦黏膜，鼻中隔黏膜、硬腭、上颌牙齿等部的感觉冲动；下颌神经接受舌前2/3、下颌牙齿，面颊内黏膜，面下部及颏部皮肤，耳廓前部皮肤等部的感觉冲动。这三支神经入颅后呈三叉状并拢，止于颞骨岩部尖端上方的半月状神经节即三叉神经节，此节再发出中枢支入脑。

7

入(出)脑部位：感觉神经的神经节为半月神经节，位于岩骨之上，节细胞的中枢突自脑桥腹外侧入脑。

入(出)颅部位：半月神经节的外貌为三叉形，自上而下为第一(眼)支、第二(上颌)支、第三(下颌)支。第一支经眶上裂入颅，第二支经颅底的圆孔入颅，第三支与运动纤维一起经卵圆孔出入颅腔(图7-16)。

纤维走行：三叉神经的感觉纤维，因功能和外周分布不同而分别抵达三叉神经感觉核的不同部位。痛、温觉以三叉神经脊髓束的形式入脑干后下行，在下行过程中陆续抵达三叉神经脊束核，司触觉的纤维也有分支到脊束核，但主要到达脑桥的三叉神经主核，本体感觉纤维起于咀嚼肌、牙齿和牙龈，入脑干后到达中脑核。三叉神经的核上联系称三叉丘系，是三叉神经感觉通路的二级神经元，自感觉核出发，交叉到对侧，随内丘索上升至丘脑，止于丘脑腹后内侧核。从这里再发出第三级神经元，通过丘脑皮质纤维通路，到达大脑皮质的后中央回下端。

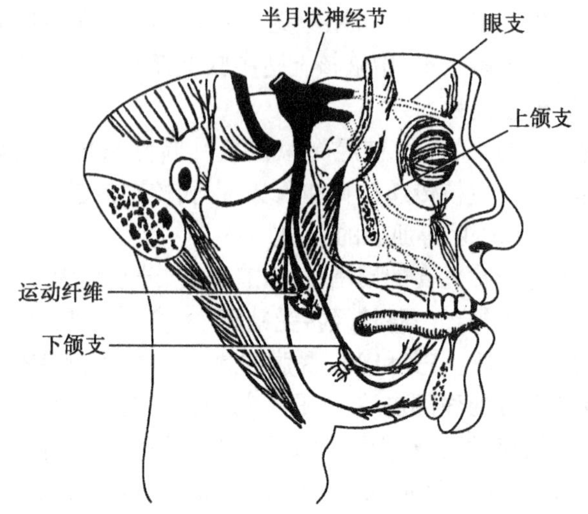

图 7-16 三叉神经分布模式图

三叉神经的运动纤维，自脑桥中部的运动核出发，离开脑桥，在同侧与下颌神经同路，最后达到并支配咀嚼肌、颞肌、内外翼状肌，还有分支到鼓膜张肌、下颌舌骨肌等。运动纤维的核上通路在皮质脑干束内，大脑皮质对三叉神经运动核为双侧支配。

关于三叉神经脊束核与面部感觉分布的关系，已往认为是“剥洋葱式”分布，即口唇部周围的感觉传至三叉神经脊束核上端，口唇以后的面部感觉则以同心圆的方式分层自上而下地与三叉神经脊束核联系（见图 7-15），但有的作者指出：三叉神经的痛、温觉纤维进入脑干后全部下行，眼神经止于脊束核下端，且靠近腹外侧，上颌神经的纤维止于核的中段，下颌神经的纤维止于核的上段，且稍靠背内侧（见图 7-14）。

2. 病变体征

核上病变体征：

(1) 感觉：三叉神经、脑干、丘脑、感觉辐射及皮质感觉区病变，均可发生病灶对侧的面部感觉障碍，常同时为半身性各型

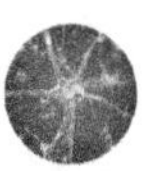

感觉障碍或伴有运动障碍(偏瘫),但如有小病灶恰位于延髓下橄榄核背侧,则由于面部痛、温觉纤维在此处交叉,对侧半身的痛、温觉通路在此上行,触觉纤维交叉水平偏高而不受损伤,这时可造成病灶对侧面部与半身的痛、温觉丧失而触觉保留,表现为病灶对侧半身型痛、温觉与触觉的感觉分离。

(2) 反射与运动:因核上通路为双侧支配,故一侧核上病变可无症状,两侧病变则常为假性延髓麻痹,出现下颏反射亢进。

核病变体征:

(1) 感觉:三叉神经脊束核病变时,病灶同侧面部痛、温觉呈节段型(剥葱式)丧失,触觉存在,亦可有同侧不典型面痛。常伴有脊束核附近的其他结构损伤的病征。延髓空洞症时可发生所谓剥葱式口周向外扩延的痛、温觉缺失,以往一直认为是由于脊束核为自下而上的剥葱式节段型病变的结果,但也有谓单靠感觉缺失分布区不足以与周围损伤区别者。

7

三叉神经脊束核病变只损伤痛、温觉,而不损伤触觉,也可能是由于触觉为分叉纤维,进入脑干后既下达脊束核,也直接进入主核。周围支损伤将有各型感觉缺失。

(2) 运动:一侧三叉神经运动核病变可使同侧咬肌产生下运动神经元病变体征,如咀嚼肌等瘫痪和肌萎缩。

核下周围神经病变:

(1) 三叉神经功能丧失:一侧三叉神经功能丧失在同侧面部有如下症状:

1) 皮肤、角膜、结膜、鼻与口腔黏膜、舌之患侧各型感觉消失。

2) 鼻黏膜分泌减少,有时泪分泌亦减少,但泪腺主要由中间神经支配。

3) 角膜反射、结膜反射与鼻反射受抑制。

4) 咀嚼肌功能障碍,表现如下:患侧咬合无力,如令患者用力咬住一木质压舌板,则患侧咬合时很容易被医生拉出;张口时下颌向患侧偏斜,向健侧运动困难(为外翼状肌功能丧失的结果)。

角膜反射消失在临床上十分重要,常能表示三叉神经的进行性病变(如桥小脑角肿瘤时),并且常常是早期症状。角膜反射消失时应考虑以下几个方面:三叉神经根或眼神经病变;支配此反射运动成分的面神经病变,但此时角膜触觉存在;中枢感觉通路,尤其是中央后回下段病变,但此时反射一般只减弱,不会完全消失。

三叉神经功能丧失后,有时发生“神经麻痹性角膜炎”,尤其在半月节切除之后。此时,角膜混浊、干燥,严重时可造成完全性失明。这是睫状节的交感纤维损伤之缘故。

三叉神经病变的病因:有单侧孤立的神经炎,但很少见,而且多限于第二、第三支,预后良好。在癌肿患者偶见双侧第三支(中毒性?)神经炎。

中耳炎时可反复并发三叉神经炎。眶上裂附近或海绵窦区病变可伴发第一支功能丧失。脑底肿瘤(如脑桥角肿瘤)及脑底炎症也是可能的原因;但在这些情况下运动成分一般不受侵犯。脊髓空洞症与颈脊髓病变,常侵及脊髓三叉神经脊束或其核,不侵及运动核,而脑桥内病变(肿瘤、出血、软化)则感觉核与运动核均可受损。

(2) 三叉神经痛

1) 特发性三叉神经痛,有三个特征:

阵发性疼痛,常因咀嚼、说话等面部运动而突然开始,一般只持续几十秒至几分钟,伴患侧面肌抽动(痛性抽搐),发作停止前常有流泪、发红,两次发作间期完全不痛。

由一支分布区开始(多为第二、第三支),或由一点开始向周围扩散。刺激疼痛中心点可诱起发作(扳机点),此种诱发既不须疼痛刺激,亦无须压迫或电刺激,只需轻轻一触即可引起发作,多有一个潜伏期(15 秒以上),其机制如同癫痫发作。一般扳机点并不在三个分支的出口处(眶上孔、眶下孔、颏孔)。

无客观异常,即使疼痛十分频繁、严重,患者不敢做任何微小的面部动作、咀嚼、笑、说话等,但无客观上的反射,知觉异常。

三叉神经痛的病因不明,因其常见于中年以上的人,有些神经外科医生推测在三叉神经根部可能有血管增生硬化,但尚未最后证实。

2) 继发性(症状性)三叉神经痛:周围的原因首先是牙病(牙根炎、牙髓炎),其次是窦炎、下颌肿瘤、面部炎症、某些眼病(虹膜炎、青光眼)。鼻病变(臭鼻病,鼻息肉)引起者较少。面痛偶见于拔牙之后。颅底肿瘤压迫也可造成此类型面痛。

继发性三叉神经痛一般无明显发作特点,多为持续性痛,也不是以第二、第三支为多见,而是常见于眼支,常有局部感觉障碍,诸支出口处常有压痛。如病变侵及半月神经节,则常伴发带状疱疹。

7

病例介绍:

女性,44岁。1951年5月22日入院,主诉为头痛、呕吐,右侧面部发麻,行走蹒跚,咽下、咀嚼困难。患者自1946年起开始有"头鸣",1947年发现右耳听力减弱,半年后右耳全聋,1948年出现行走不稳,步履蹒跚,头痛亦加剧,不久更有右面部发麻,入院前半年发生吞咽困难。

体检:右侧眼球轻度突出,双眼底均有视乳头水肿,有大幅度水平-旋转型眼球震颤,右侧面部感觉减退,右侧角膜反射消失,右侧咬肌力弱,右侧面肌周围性不全瘫,右侧听力消失,软颚上提力弱,右侧为主,四肢运动之肌力均在4级以上,但左侧略弱于右侧,四肢腱反射均较亢进;但左侧明显,左足有Babinski征,右手有粗大震颤,指鼻、轮替动作差,除面部外深浅感觉正常。

X线检查,右侧内耳孔像发现有骨质破坏,内耳孔扩大。1951年6月9日手术,发现右侧为一听神经瘤,如胡桃大,术后一般状况良好,7 月 21 日治愈出院。

本例自 1946 年“头鸣”,1947 年右耳听力减退,半年后全聋,明确提示病变在听觉系统。1948 年出现走路不稳,提示病灶已累及小脑或小脑脚。以后面部麻木,右面部感觉减退,右角膜反射消失,说明已损伤三叉神经。体检发现大幅度水平 - 旋转型眼球震颤,进一步佐证前庭蜗神经损伤。患者具有右侧三叉神经、面神经及前庭蜗神经综合病变体征,已构成桥小脑角体征,患者左侧轻偏瘫,Babinski 征阳性,右侧指鼻试验不准,说明病变已侵及脑干(脑桥)右侧之锥体束纤维以及右侧小脑结构,更进一步说明为右侧桥小脑角病变。眼底视乳头水肿,说明病变已影响脑脊液循环,产生了颅内压增高。因此,本例为比较典型的听神经瘤。

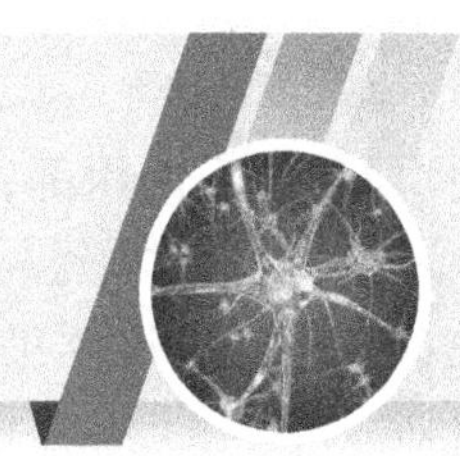

第八章

脑神经及其病变综合征(二)

一、眼运动神经及其病变综合征

动眼、滑车和展神经共同管理眼肌的运动,经常同时发生病变造成特殊的综合征,因而可作为一节讨论(图 8-1)。

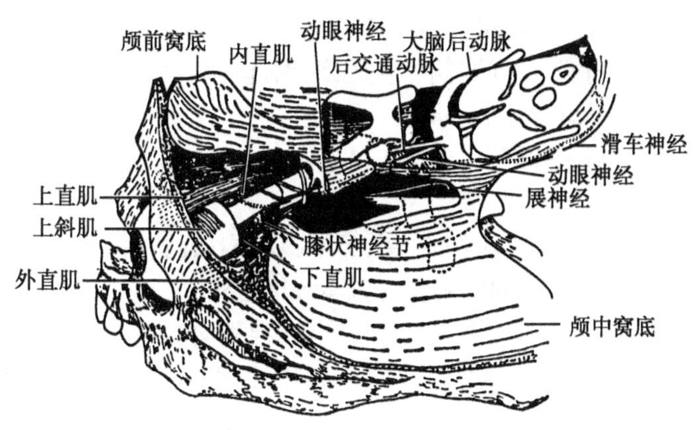

图 8-1 眼运动神经对眼外肌的支配

(一) 展(Ⅵ)神经

1. 解剖生理

核:位于第四脑室底上半(上三角)面神经丘的深部,长约3mm。其背侧在室管膜下有外展旁核,为脑桥凝视中枢。

出脑部位:轴突自核发出后,向前(向腹侧)沿锥体束外侧行至脑桥下缘,自桥延交界处的沟中出脑。

出颅部位:出脑后向前越过颅底斜坡,经海绵窦旁再越过颅中窝,至眶上裂而出颅腔。

分布与功能:展神经自眶上裂出颅达到眼窝,支配外直肌,司眼球的外展运动。

2. 病变体征

核上病变:展神经核受两侧大脑半球支配,一侧核上病变多无症状,如为大脑皮质的破坏性病变累及额中回后部的凝视中枢,则出现病灶对侧凝视麻痹(注视病灶)。

核性病变:因面神经绕过展神经核才向腹侧行走出脑,故展神经核病变不可避免地损伤面神经,造成面、展神经共同损伤,如病灶较大破坏锥体束,即出现交叉麻痹:同侧面、展神经麻痹,对侧偏瘫(Millard-Gubler 综合征)。

核下病变:出现同侧外直肌瘫,引起内斜视,眼球不能向病灶侧外展运动。有水平复视。

(二) 滑车神经

1. 解剖生理

核:为椭圆形细胞团。位于中脑尾侧(近脑桥)部,中央灰质的腹侧,内纵束的背侧,紧连于动眼神经核之下。

出脑部位:滑车神经自核发出纤维先向背外侧行走,绕经中央灰质而达前髓帆,向对侧全部交叉,于前髓帆系带的两侧出脑。

出颅部位:出脑后向两侧行走,绕过大脑脚向前达脑底部,沿颅底走向眶上裂出颅腔(见图 8-1)。

分布与功能:出颅至眼窝,支配眼上斜肌,司眼球向外下方

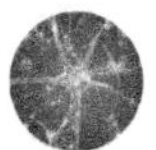

转动。

2. 病变体征

此神经核上通路支为双侧支配,因而核上损伤无临床症状。

核性病变:孤立性滑车神经核病变时,对侧上斜肌瘫痪(核支配具体肌肉),产生下视时复视现象,尤其下楼梯困难。如滑车神经核病变波及邻近的动眼神经核,则出现滑车神经-动眼神经的交叉性瘫痪:病灶侧动眼神经瘫痪(多为不完全瘫痪),病灶对侧滑车神经瘫痪。

核下病变:滑车神经在颅底海绵窦旁、眼眶内病变时,伴有动眼神经、展神经以及三叉神经第一支及视神经病变。极少单独损伤,单侧单独损伤时,病侧上斜肌麻痹,下视时复视,下楼梯困难。滑车神经如在前髓帆交叉处病变,则同时出现双侧上斜肌瘫痪,造成下视困难。这是在中脑顶盖部病变(为松果体瘤)的一项重要早期体征。

(三) 动眼神经

1. 解剖生理

核:位于中脑上部中央灰质的腹侧部和内纵束之外后方,中脑导水管腹侧,滑车神经核之上(向嘴侧的延伸)。向上达四叠体上丘上界水平。动眼神经核可区分为成对的外侧核群和不成对的旁正中核。外侧核群为一斜向细胞群,紧贴于内纵束的内侧面,有部分细胞散入内纵束纤维之间,外侧核群各分5个部分,分别支配不同的眼外肌,自上而下是:上睑提肌核、上直肌核、内直肌核、下斜肌核和下直肌核。旁正中核在外侧核群之间,正中线上为波利亚核(Perlia 核),又称调节核,其两旁稍偏腹侧为动眼神经副核(又称艾-魏核,Edinger-Westphal 核),又称缩瞳核(图 8-2)。

出脑部位:这些核的细胞发出纤维,向腹侧穿行,穿过中脑被盖、红核及黑质内侧,由脚间窝侧壁,即中脑基底部锥体束纤维之间穿行出脑。

出颅部位:出脑后,行于小脑上动脉和大脑后动脉之间,向

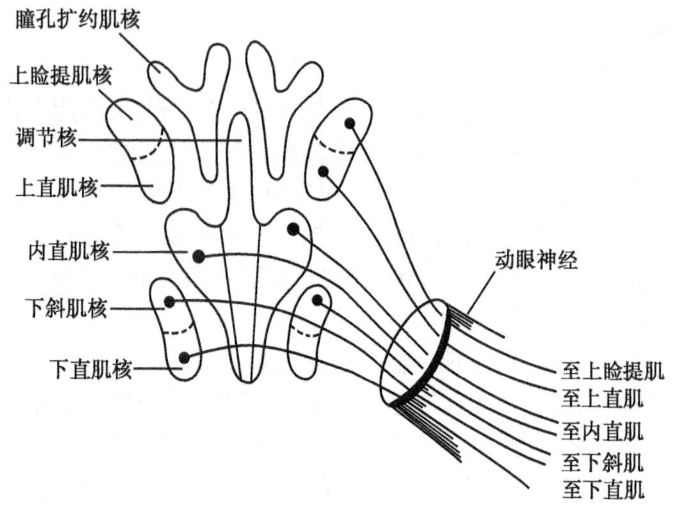

图 8-2 动眼神经诸核

前经脚间池,沿蝶鞍后床突外侧穿出硬脑膜而入海绵窦,沿该窦外侧壁上缘前行,经眶上裂出颅,入眼眶。

分布与功能:入眼眶后分成上、下两支,上支较小,分布于眼球上方的上直肌及上睑提肌;下支较大,分三小支分别支配内直肌、下直肌及下斜肌,有一粗短小支连于睫状神经节,从该节再发出纤维,支配瞳孔括约肌,司瞳孔收缩。

2. 病变体征

核上病变:因动眼神经为双侧大脑半球支配,故核上病变不发生单独的动眼神经麻痹。

核性病变:一般认为动眼神经核性病变时,因核细胞群比较分散,常表现为动眼神经的不全麻痹,即动眼神经支配的个别眼肌麻痹,而不是整个神经麻痹。但这一鉴别指征可有例外,例如,在常见的颞叶钩回疝病例,往往只有瞳孔散大,无其他眼外肌麻痹,此症的动眼神经损伤肯定为核下损伤。动眼神经核性病变的可靠证据是中脑其他结构受累体征,如同时受累的红核体征、锥体束体征等(见脑干病变综合征)。

核下(周围神经)病变,表现为:①眼睑下垂,由面神经支配的额肌可能有代偿性收缩;②外斜视、眼球转向外方;③复视(见后述);④瞳孔扩大;⑤眼调节麻痹,因而近距离视力变坏;⑥不能聚合,患眼不能向上、向内运动,向下亦受限制;⑦眼球稍向外突(各眼外肌张力丧失的结果)。

(四) 复视

动眼、滑车及展神经损伤后,由于眼外肌作用失去平衡,常常发生复视。有时,一般检查并不见斜视,仅有复视提示眼外肌麻痹。因此,理解复视发生的原理,对于识别Ⅲ、Ⅳ、Ⅵ对脑神经病变的定位诊断,相当重要。一般说,为了正确认识复视现象,应遵循下述四项原则:

1. 熟记各眼外肌的作用方向。在正视时(即在原始位时),诸眼外肌的作用方向如图 8-3A、B 所示,如令患者向四周运动眼球时发现向某一方向运动受限,即已表示作用于此方向的眼外肌已有麻痹。

但在眼球运动时,即在眼球离开原始位置后,由于上、下直肌与斜肌的牵拉方向改变,上、下直肌与上、下斜肌的作用力亦均发生变化。在眼球外转时,上、下直肌的作用增强,在眼球内转时,上、下斜肌的作用增强,如双眼同时向右侧凝视时(右眼外转,左眼内转),则右眼上、下直肌及左眼上、下斜肌使眼球上、下转动的力量同时增加,因此,可将右上直肌和左下斜肌共称为右侧上转肌;将右下直肌和左上斜肌共称为右侧下转肌;将左上直肌和右下斜肌共称为左侧上转肌;将左下直肌与右上斜肌共称为左侧下转肌。因之而得各眼外肌运动中的作用方向如图 8-4。

因为我们检查复视时,总是令患者向各方注视而进行检查,因而所得的复视图像亦为运动中的图像。熟记这个运动中的眼外肌作用方向图对认识复视图像极为重要,这是分析复视图像的主要依据。

2. 正常时双目视物为单像,这是由于外界物体投射于双眼网膜的对应点上(图 8-5)。

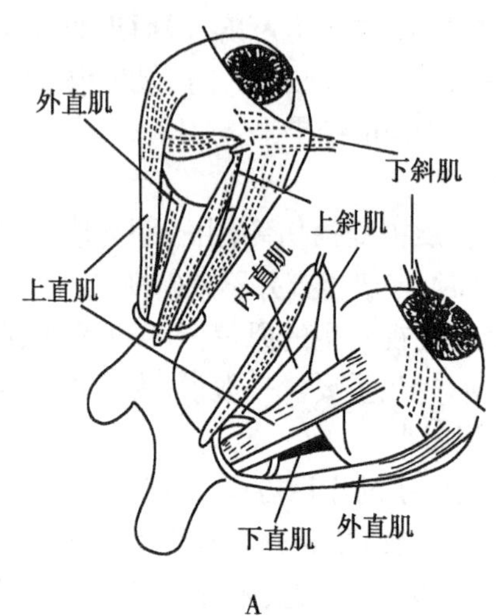

A

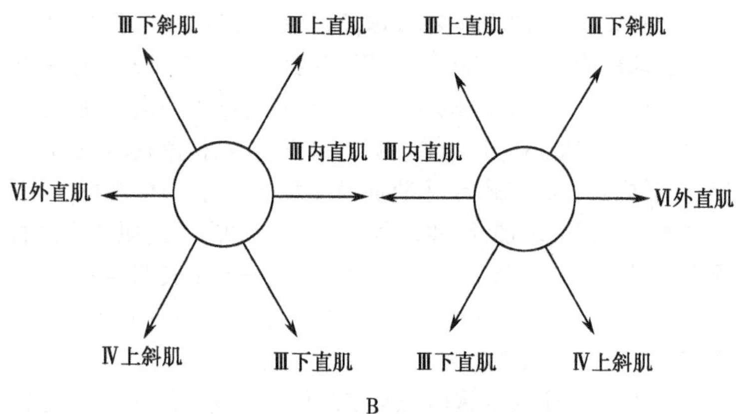

B

图 8-3 诸眼外肌位置和作用方向

A. 诸眼外肌的位置;B. 诸眼外肌的作用方向(原始位)

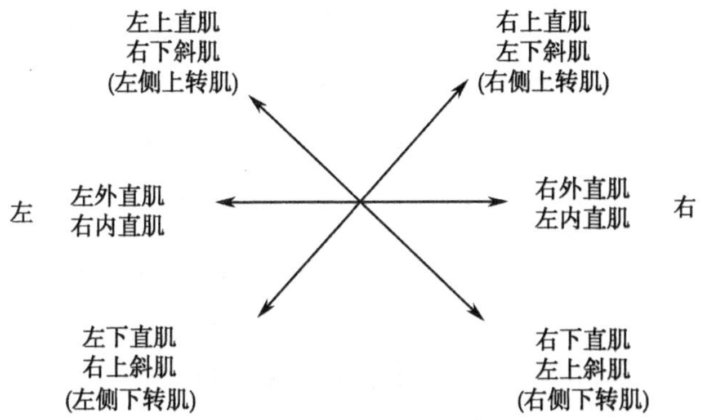

图 8-4 两眼同时运动时的作用方向

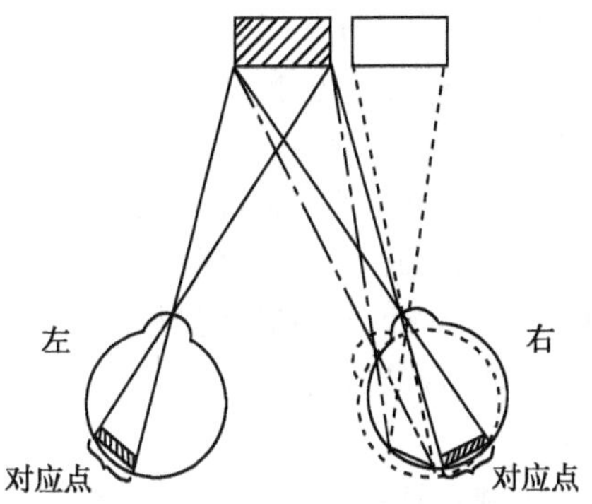

图 8-5 右外直肌麻痹产生复视的原理

实线,正常时双眼视物因投入相同的对应点上,故为单像;点直线,表示右眼外直肌麻痹时眼球内斜物像投入对应点内侧;虚线,表示右眼对应点内侧正常时反映实像外侧的物体(虚像▭);右眼实线眼球位置正常,虚线眼球为右外直肌麻痹

实线—— 点直线—·—·—·— 虚线-------

3. 某眼外肌麻痹时,使该眼球转动受限,失去正常位置。此时,物像投入麻痹侧眼网膜时,便不能落入对应点上,但健侧仍然投入黄斑区,麻痹侧则投射到黄斑区以外(所谓非对应点上),因而造成一个比较模糊的虚像,从而产生复视。

又因,某肌麻痹时,眼球必向该肌正常运动方向的对侧偏斜,例如,外直肌麻痹时,眼球必向内侧偏斜,此时物像投入该眼时,必落于生理对应点之内侧(即鼻侧)。正常时鼻侧视网膜刺激反映出的物像在视野的颞侧,因而造成假像,似乎在真实物体的颞侧,另存在一个同样的物体。因此,复视的出现有两个规律:①虚像总是在麻痹肌作用的方向;②愈向麻痹肌作用方向用力注视时,实像与虚像的距离愈大。

4. 目前一般通用的复像检查法　检查九个方位上复像的距离,并分析周边影像(虚像)属于何眼。通常右眼前置一红玻璃。其中最主要的是两侧的上、中、下六个方位。例如,某患者有复视,可先令其注视左上、左下、右上、右下、左、右各方位,确定哪个方位复像距离最大,虚、实二像是上、下垂直的还是水平的。如为右上方(患者位)复像距离最大,且为上下垂直,我们已初步明确为右侧上转肌,即右上直肌或左下斜肌,必有一肌麻痹,进一步,如右眼戴红镜,红色影像最靠右上(周边),即周边影像属于右眼,于是便可确定此例为右眼上直肌麻痹。其他均以此类推,并不难理解。

如上所述,①熟记诸眼外肌运动中的作用方向,②了解正常人双目视物单像是因为物像落入双眼网膜的对应点,③复视是因为眼肌麻痹造成眼球位置异常,双眼物像不能落入双视网膜的对应点,④虚像总是在麻痹肌的作用方向上,而且最靠周边(周边影像)。这便是理解复视现象的几个要点。

对于已有复视的患者,欲分析其究竟损伤Ⅲ、Ⅳ、Ⅵ中的哪条神经,亦可按下述程序概略推测。首先询问双眼复视或单眼复视,单眼复视虽偶可见于脑干器质性病变,但多属功能性复视或屈光异常所致;如系双眼复视,应先判明是水平位(虚实二像水平排列)或垂直位(一上、一下)复视,如为水平性复视,则表明为一眼的外直肌麻痹或另眼的内直肌麻痹。如向右侧注视复像距离最大,右眼戴红镜,红色物像在外,则已判明右眼外直肌麻痹。如非肌病,则基本可确定为右侧展神经损伤。第二步着重查视野的外下方,如发现向外下方注视时复像距离最大,则表示对侧眼的上斜肌或同侧眼的下直肌麻痹,如向左下注视时复视影像距离最大,表示左下直肌或右上斜肌麻痹,如右眼戴红镜,红色物像在外下(周边),则证明右上斜肌麻痹,如非为肌病,则基本判明为左侧滑车神经损伤。如经以上两步检查,可判明展神经及滑车神经并无损伤,则其他眼外肌均属动眼神经支配,如此便可查明造成眼外肌麻痹的神经。

病例介绍:

例一:

体征:右眼内斜10°,眼球外展几乎不能超过中线,其他方向转动正常。

复像检查:复像水平并列,为同侧性,愈向右方注视复像距离愈大,周边影像属于右眼,向左方注视时近乎单像(图8-6)。

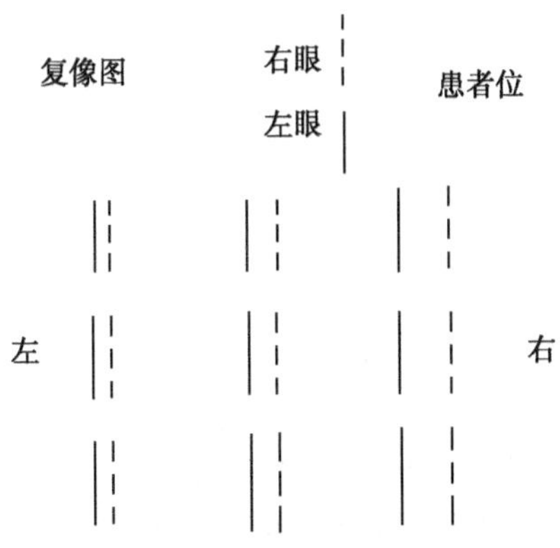

图8-6　右眼外直肌麻痹复像图

分析:①复像呈水平并列,表示司水平运动的肌肉受累;②同侧性复视(即右眼的影像居于右侧或左眼的影像位于左侧者,称为同侧性复视),表示外转肌受累;③愈向右方注视复像距离愈大,表示向右方行使作用的肌肉受累(右外直肌、左内直肌);④周边的影像属于右眼,这个影像是虚像,是受累肌肉向其作用方向转动受限而造成的,因而,根据虚像总是在麻痹肌的作用方向,并愈向麻痹肌作用方向移动复像距离愈大,可诊断为右眼外直肌麻痹。

例二:

体征:平视时眼位对称,向上看时左眼过度地向上,特别向右上方注视时为明显,下转及内外转基本正常。

复像检查:复像呈垂直位分离,向上注视距离增大且以右上方距离为明显,周边影像属于右眼,且其上端有向左侧倾斜之势(图 8-7)。

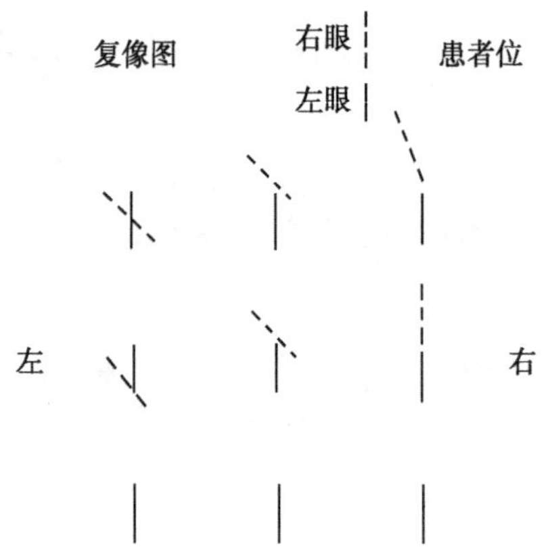

图 8-7 右眼上直肌麻痹复像图

分析:①复像垂直分离,表示司垂直运动的八条肌肉之一受累;②向上注视时复像距离增大,且以右上方最明显,表示受累肌肉为右侧上转肌(右上直肌、左下斜肌)之一;③周边影像属于右眼,故可诊断右侧上直肌麻痹。

以此类推,在获得一份复视图像时,可根据图 8-4 眼球运动中的作用方向,与最靠周边的虚像(周边影像)对比,即可判断出麻痹的眼外肌。

下面依序分别是右眼内直肌、右眼下直肌、右眼上斜肌及右眼下斜肌麻痹时的复视图像(图 8-8),供临床参考。

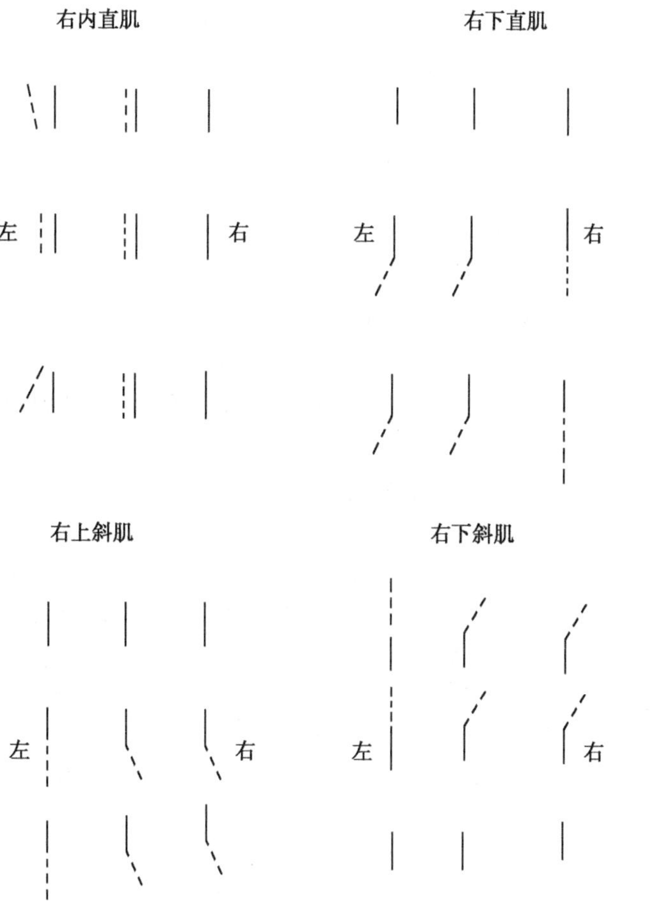

图 8-8　右眼内直肌、下直肌及上、下斜肌麻痹的复像图

(五)动眼、滑车及展神经合并病变的定位诊断综合征

核上病变:动眼、滑车及展神经的核上通路均受双侧大脑皮质支配。大脑皮质支配眼球的协同动作(注视功能),而脑干神经核支配具体肌肉。因此,眼运动神经的核上病变仅表现为协同运动障碍,即凝视麻痹(亦称注视麻痹或侧视麻痹)。正常人双眼的运动总是协同的,例如,向上看时需有动眼神经的四个核支配的四个肌肉同时收缩,向下看时则需有动眼神经支配的两肌和滑车神经支配的两肌同时收缩,如向侧方注视,则同时需要一眼外直肌收缩,另眼的内直肌收缩,如两眼聚合注视,则需两眼内直肌同时收缩等。

所有这些复杂的协同活动,即Ⅲ、Ⅳ、Ⅵ对脑神经核之间的协同联系,均由内侧纵束来完成。内纵束核位于中脑动眼神经核之前;两侧内侧纵束的纤维,均位于大脑导水管底部,菱形窝的背侧,紧靠正中线两侧,沿脑干下行,并不断分出侧支与Ⅲ、Ⅳ、Ⅵ神经核建立联系,以保证诸眼外肌的协同运动。

内侧纵束中尚含有从同侧和对侧前庭神经核来的纤维,这些纤维从前庭核细胞发出后,在内侧纵束中,有上行支和下行支:上行支向上和眼肌神经核细胞接触,下行支入脊髓,在脊髓前索中下行,终止于前角细胞附近。

注视功能的皮质支配区主要在第二额回后部,其纤维发出后下行经过内囊前肢而达脑干,至脑桥交叉到对侧,终止于展神经核附近的脑桥凝视中枢,由此,再与内侧纵束联系。因此,在第二额回后部及其纤维有破坏性病变时,即发生对侧的凝视麻痹,即右侧病变时患者不能向左侧凝视(与皮质或锥体束病变时出现偏瘫同理),患者双侧均向右侧注视,好像注视着自己的病灶。

由于凝视功能的皮质支配并不限于额叶,在顶、颞叶似也有凝视支配区。因而,皮质性(上运动神经元)凝视麻痹常常并不持久存在,病后不久,即可因功能代偿而消失(图8-9、图8-10)。

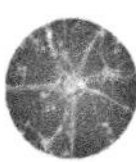

核间性麻痹:为眼运动神经诸核之间联系纤维病变引起的麻痹,为内纵束病变的特征。

经典性核间麻痹:表现为双眼向右注视时左眼球不能内收;双眼向左注视时,右眼球不能内收,双眼球在侧视时外展功能存在,外展位的眼球有眼震。只有双眼内收障碍时即应考虑核间性麻痹,尤其是如果遮盖患者一眼,再令其向两侧斜视,可发现单眼活动眼球可以内收,说明仅有协同侧视时内收障碍,并无内直肌麻痹,更为核间性麻痹的特征(图 8-11 之 B 部病变)。

联合型核间性眼肌麻痹(或称一个半综合征):临床表现双侧眼球向病灶侧凝视不能(即注视麻痹),称此为"一个";双眼球向病灶对侧凝视时,表现为核间性眼肌麻痹,称此表现为"半

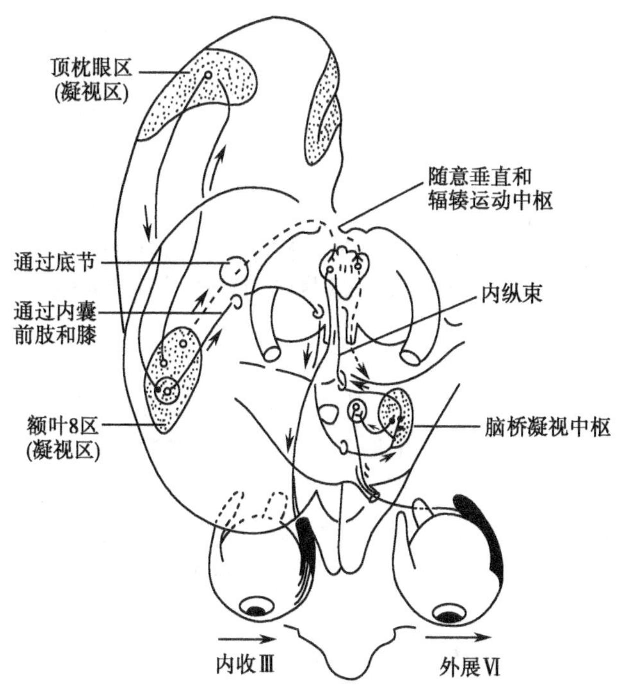

图 8-9 凝视动作的随意控制

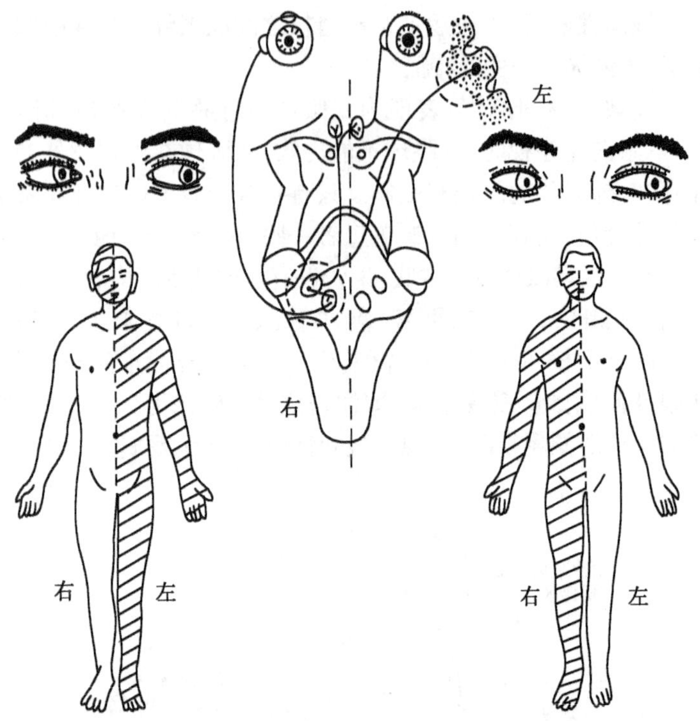

图 8-10 上运动神经元及下运动神经元病变的凝视麻痹

左:皮质病灶,右侧偏瘫及凝视麻痹;右:桥核病灶,左侧偏瘫,右侧凝视麻痹

个”,即当双侧眼球向病灶对侧注视时,病灶对侧眼球能够外展同时伴有眼球震颤,而此时病灶同侧的眼球内收不能。此系一侧脑桥网状结构和同侧内侧纵束联合病损的结果。

前核间麻痹:表现为聚合不能(分离性斜视),向侧方注视时眼球不能内收,无辐辏能力,表示病变在内纵束上段(中脑)(图 8-11 之 A 部病变)。

后核间麻痹:聚合运动正常,表现为轻度凝视麻痹或外展麻痹,侧视时内收不能,表示病灶在内纵束偏下段(脑桥)(图 8-11 之 C 部病变)。

核性病变:Ⅲ、Ⅳ、Ⅵ各个脑神经核性病变体征前已述及。选择性此组神经核同时病变几乎不可见。脑桥的"凝视中枢"病变时,也出现凝视麻痹,不能向病灶侧注视(称同侧凝视麻痹),双眼球偏向偏瘫侧,患者好像注视着麻痹的肢体。与皮质病变时不同,一旦发生即持久存在,并经常伴有展神经麻痹。两者一般不难鉴别。

核下周围神经病变,常见综合征如下:

眼肌无力综合征:重症肌无力可表现为单纯的眼外肌麻痹,各眼外肌均可受累,但以上睑下垂多见。多为双侧,亦偶可单侧。多为晨轻暮重。此症常合并胸腺病变(肥大、肿瘤等),肌注新斯的明后症状可明显缓解。有时可见先天性上睑下垂,多为双侧,可能是上睑提肌核发育不全所致。慢性进行性眼肌麻

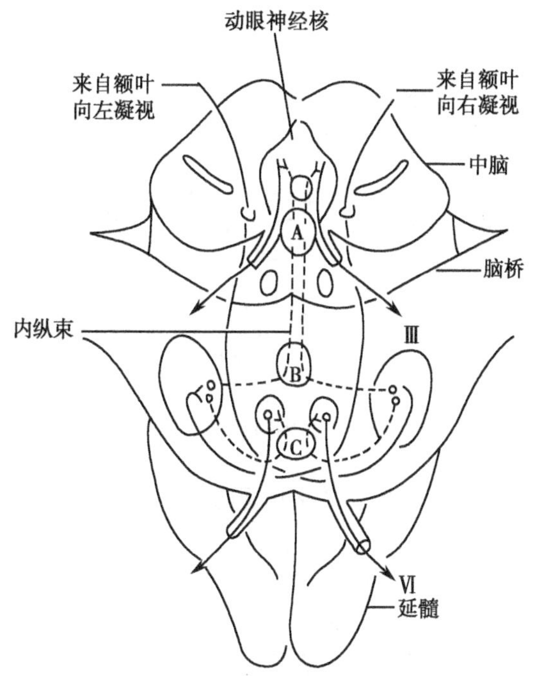

图 8-11　核间性麻痹表现

A部病变：前核间麻痹

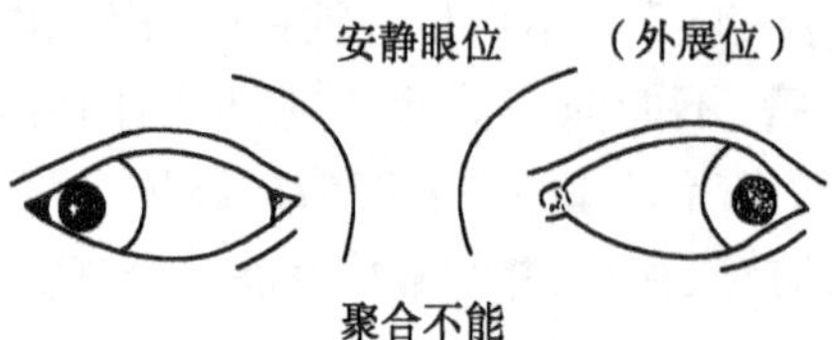

B部病变：经典性核间麻痹伴共济失调性眼震

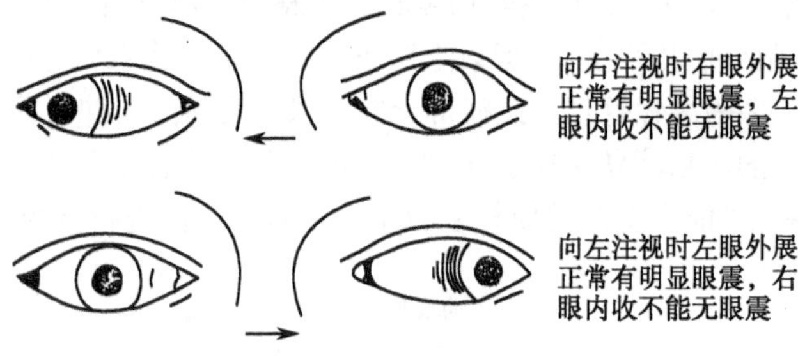

C部病变：后核间麻痹

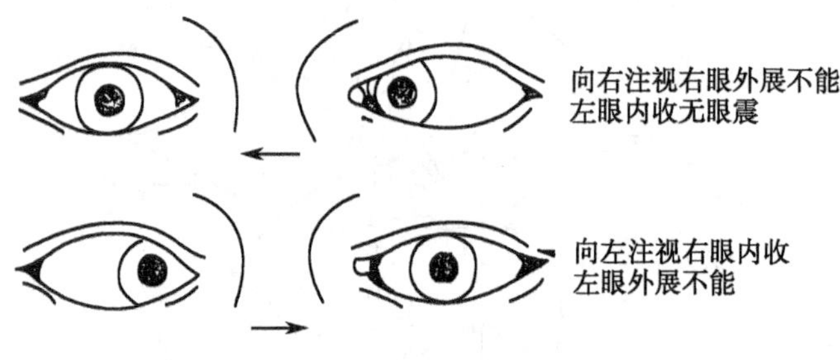

图 8-11(续)

痹罕见,可能是选择性核变性的表现。

眶上裂综合征:Ⅲ、Ⅳ、Ⅵ脑神经及三叉神经眼支均经海绵窦向前进入眶上裂而达眶内。眶上裂病变(外伤、炎症、肿瘤)时产生Ⅲ、Ⅳ、Ⅵ及Ⅴ眼支损害的症状。各神经往往同时病变或几乎同时病变,X线照片可见眶上裂骨质破坏或增生。

眶尖综合征:视神经孔位于眶上裂内侧,紧邻眶上裂,特别

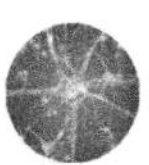

在眶尖部,裂与孔几乎汇合一起。因此,眶尖病变(炎症、肿瘤)时,除眶上裂综合征外,尚合并视神经损伤并常见眼球突出。

海绵窦综合征:有Ⅲ、Ⅳ、Ⅵ对脑神经完全性损伤,三叉神经眼支损伤。病变的原因以血栓形成最为常见。因而常伴有患侧眼球突出、眼睑及结膜水肿,视网膜静脉怒张或出血以及视乳头水肿。

岩骨尖综合征(Gradenigo 综合征):此外病变损伤展神经及三叉神经眼支,患侧外直肌麻痹。前额颞部(眼支区)疼痛或感觉减退,角膜反射减弱或消失,X 线照片可见颞骨岩尖部骨质破坏。

二、视神经及其病变综合征

(一) 视神经(Ⅱ)的生理、解剖

视神经为第二对脑神经,是感觉神经。按其形态学特点与其他脑神经大不相同,它的结构,比较接近于中枢神经系的传导束,而不类似脊髓神经。

8

视神经纤维起于视网膜的节细胞,经视神经孔进入颅腔,在脑底走行,到蝶鞍前方交叉,形成视交叉。此为部分交叉,仅是从鼻侧一半视网膜来的纤维交叉,而来自颞侧的纤维通过视交叉部位时不进行交叉。交叉以后的视神经称为视束。在视束中(在视神经中也一样),从视网膜各个区域来的纤维在其横断面上有固定的排列次序。例如,从视网膜上部来的纤维在视神经与视束的上部,而从视网膜下部来的纤维则在下部。这对于确定病变(肿瘤)侵袭视神经或视束的"途程"有用。还有一点十分重要,当产生损害时,视野缺损的区域和视网膜功能缺损的区域正好是相对的。由于上述交叉的这种特点,在视束中通过的纤维,不是来自一只眼睛,而是来自两眼的同名半侧网膜。例如,左侧视束是从两眼左半侧网膜来的纤维,眼睛的屈光体(晶状体,玻璃体)将所见的物体倒映在网膜上,因此左侧视束传导两眼右侧视野来的刺激,而右侧视束则传导两眼左侧视野来的刺激。

此后,视束从脑底向上,由外侧绕过大脑脚,进入外侧膝状体,即所谓第一级或皮质下视中枢,此神经元的纤维即止于这个

中枢内。

四叠体上丘,也是视觉的皮质下中枢(反射中枢)。

从外侧膝状体再发出神经纤维,向后上经内囊后肢后部,构成视放射而终止于皮质视觉区。此束投射于枕叶的内面,距状裂两侧的楔回和舌回,也投射到距状裂的深处。因此,视束、外侧膝状体、视放射及视皮质与两眼的同名侧的半侧网膜相联系,也就是接受两眼对侧半个视野的刺激。

距状裂以上的区域称楔叶,接受同侧视网膜上 1/4(象限)的纤维,反映对侧下 1/4(象限)视野的物像;距状裂以下是舌回,接受同侧视网膜下 1/4 的纤维,反映对侧上 1/4 视野的物像。网膜中心部或黄斑区可能与距状裂后部(或深部)联系,并与双侧枕叶联系。因而,目前认为中心视力(即黄斑视力)与双侧视皮质有关(图 8-12)。

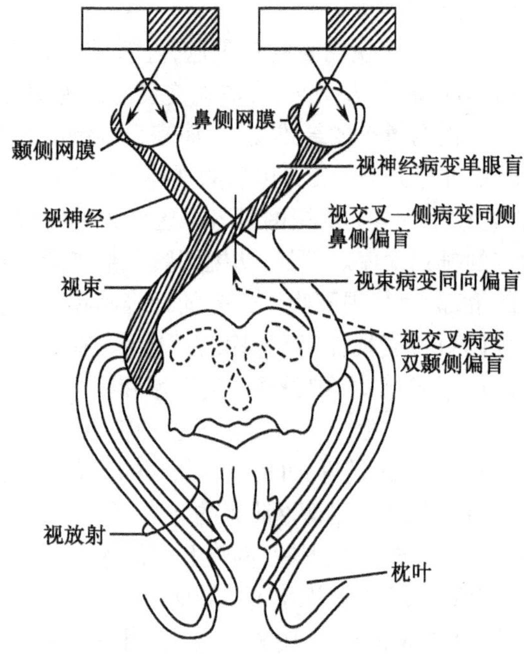

图 8-12　视通路及其病变体征

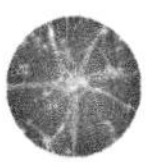

（二）视神经功能的检查方法

1. 视力检查

(1) 远视力检查法:用国际视力表,正常视力在 1.0 以上。

(2) 近视力检查法:将 Jaeger 近距离检查表置于病人眼前,阅读距离,令其读出最小文字。如能读第一行,则记录为 J1……。

(3) 如视力过弱,无法用视力表检查,可令患者识别检查者手指数,在 1 米距离如只能识别指数,记录为"1 米指数",如在眼前才能识别指数则视力为"眼前指数"。如不能辨别指数,只能见眼前手动,则记录为"眼前手动"。

(4) 如不能见手动,则用电筒光在其眼前晃动,以试有无光感。如有,视力为"光感";如无光感,则为光感消失(全失明)。

2. 视野检查　正常视野,由于眼眶内侧的鼻骨以及上、下眶骨的影响,形成椭圆形,鼻侧及上方仅 60°,下方为 70°,而颞侧达 90°。而且各种颜色的视野大小不同,白 > 蓝 > 红 > 绿。故视野变化时,绿、红色在先,白色视野变化较晚。

(1) 指测法:患者应背光坐于检查者对面,距离 60cm。令患者一手遮住同侧一眼,注视检查者鼻部。检查者与患者对应地闭合一眼,两手同时移动手指,由周边渐向中心部移动,至患者能看见的时候,检查者与自己可看见的范围比较,以确定视野有无缺损。一眼查完之后,用同法查另一只眼。如发现视野某部缺损,应进一步用视野计检查。对于卧床患者,如不能很好地合作,可用一 60cm 左右的横棍(或布条),置于患者眼前(先遮住一眼),令其指出此棍的正中(1/2)点,患者如指向 3/4 处,证明有偏盲存在。

(2) 周边视野检查法:视野计呈半圆形,有刻度,为可旋转的金属板。半径 330cm。令患者面对视野计而坐,下颏固定在颏架上,眼睛注视视野计中的小镜,检查者以视标,从周边向中央缓慢移动,第一次看见视标的度数,记录于视野记录纸上,每转 30°测一次,如此,形成一视野记录图。

(3) 平面视野计检查法:此法多在眼科进行,可参阅有关专著。此法可测出生理盲点有无扩大(视乳头水肿早期生理盲点常扩大),有无病理盲点。

(4) 视动性眼震:是借以定位偏盲侧别的一种方法。亦可测定婴儿视力。用一红白相间,各宽6mm的条带记纹鼓,在患者眼前向左及向右转动。正常人,注视向两侧转动的记纹鼓,均出现眼震(视动性眼震,为一种生理现象),眼球运动向转动的方向为慢相,向转动方向相反的方向为快相(代偿运动)。快相与慢相都是同侧大脑半球的功能。慢相为枕叶所起动,快相由额叶运动前区起动。如发现视动性眼震分离性(仅快相或仅慢相)消失,有很大定位价值。如有同侧偏盲存在,向病变侧转动记纹鼓不能引出视动性眼震,表示同侧顶、枕区病变,图8-13是一幅

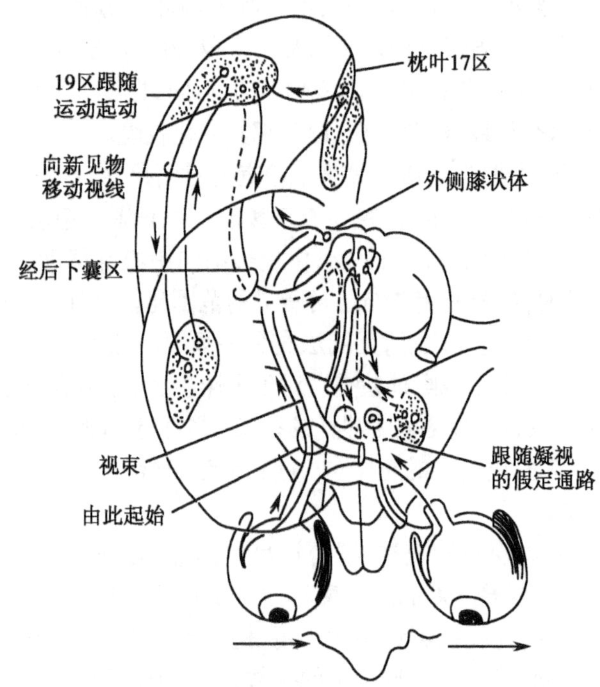

图8-13　跟随眼运动(视动性眼震)机制

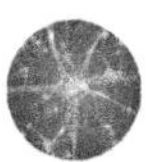

眼球跟随运动(视动性眼震)的神经通路。

将记纹鼓横置亦可诱出四叠体上丘病变时的上视麻痹。

3. 眼底检查　一般不散瞳,用检眼镜检查,检眼镜的窥孔为凹凸度不等的屈光镜片。“O”为空孔,如患者和检查者均无屈光不正,则用“O”孔最易窥入;如一方为近视,则应选相应的“一”(一般为红色)字窥孔;反之如为远视,则需选相应的“十”字窥孔(一般为黑色)。检查眼底,一般令患者取坐位较易窥查,检查者面对患者,以左眼查其左眼,以右眼查其右眼,使患者正视,眼球不动,或稍内斜视,将光束射于其瞳孔的边缘,由远而近。同时调整屈光盘一般在3~6cm处,首先窥视到视乳头,如先见网膜血管,可寻血管而见视乳头。

窥视到视乳头时,应注意其颜色、边缘、形状、大小,并注意视网膜有无出血及渗出,动脉有无交叉压迫征等。

8

正常视乳头为椭圆或近圆形,淡红或杏黄色,颞侧稍淡,直径约1.5mm,检眼镜扩大20倍,镜下所见的视乳头似2cm左右的圆盘,边缘清晰,在中央稍偏外侧可见生理凹陷,从视乳头处向四周发出的视网膜血管,为视网膜中央动脉与伴行的中央静脉,视乳头外上、外下、内上、内下的分支分别称为颞上支、颞下支、鼻上支和鼻下支。色红,较细者为动脉,反光稍强;色暗,较粗者为静脉。正常动静脉之比(A∶V)为2∶3。在视乳头颞侧,约2个半视乳头直径处有一反光发亮、周围暗红色的无血管区,为黄斑。

4. 视反射检查法　乘患者不备,检查者以手或叩诊锤突然呈现于其眼前,患者出现瞬目反应,或转头回避,此为视反射存在(正常)。不出现时为消失。

(三)视通路病变的定位诊断

1. 视网膜血管病变　可影响视力,常为颅内类似病变的可直接观察的体征。常见的情况有:

(1)血管性网膜病,主要表现:①小动脉“铜丝”或“银丝”样外观(光反射增强);②网膜静脉在与动脉交叉部受压;③小动脉“痉挛性”口径变化;④血管明显扭曲;⑤血管变细;⑥渗出或出血。这些情况常见于良性或恶性高血压病、肾硬化、妊娠中毒、糖尿病以及结缔组织病等情况。

(2) 网膜出血:除非出血块大,伴发水肿或直接累及黄斑,一般不出现盲点。常常是颅内压升高或脑出血的表现。急性颅内压升高或颅内出血后 1~2 小时即可有网膜出血。因而,认真观察网膜出血很有意义。

(3) 血管阻塞性网膜病:网膜血管阻塞并不少见,但平时注意不足,一旦有动脉阻塞则造成网膜某区缺血而产生症状。在网膜坏死的相应视野范围内发生巨大盲点。眼底动脉阻塞的表现是血管狭窄,血管变细或变为分节状。缺血的网膜为乳白色,血管可变为幻影形、空管状。完全阻塞的区域可形成持久性盲。有时,可在网膜动脉内看到白色或浅黄色(血小板性)栓子,这种栓子既可来源于心脏,亦可来源于颈内动脉等大血管硬化斑块的脱落。许多作者报道过网膜小动脉血管痉挛,可见于无特殊原因、无其他疾病的青年人,尤其是偏头痛患者或酒精、香烟、咖啡慢性中毒者,表现为暂时性盲点发作。

(4) 网膜血管畸形:如于视网膜上见到血管畸形,常可提示 von Hippel-Lindau 病、Sturge-Weber 病。

2. 视乳头病变

(1) 视乳头水肿:表现为视乳头充血、变红,视乳头边缘模糊、隆起,生理凹陷消失和静脉充盈。视乳头水肿的形成是由于视神经周围与颅内蛛网膜下腔相通,颅内压增高时此腔受压,静脉回流障碍。视乳头水肿的具体原因很多,最常见的是颅内压升高或脑水肿,提示脑肿瘤,但不等于说有视乳头水肿就一定是脑肿瘤,还可见于脑脓肿、脑出血、颅内硬膜下血肿、脑膜炎、寄生虫感染等各种颅内压升高的疾病,也可见于恶性高血压病、结缔组织病等。

视乳头水肿在早期可无症状,但多伴头痛、呕吐等高颅压症状。

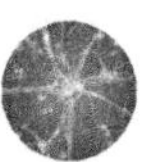

早期视乳头水肿有时不易确定,可能仅表现为生理凹陷消失和视乳头隆起。视乳头隆起的程度可用检眼镜测定:先以凹镜或凸镜观察网膜的一条血管,旋转镜盘至最清晰处,记下镜片的“+”或“-”的数字,再看视乳头顶部的血管,旋转镜盘至最清晰处,读出“+”或“-”数字,然后计算两个数字的代数差,即为视乳头隆起的度数(称屈光度)。一般说,三个屈光度为1mm。如视乳头隆起两个屈光度以上,即为视乳头水肿,严重者可隆起7~8个屈光度。平面视野计检查发现生理盲点扩大亦提示早期视乳头水肿。有时,见视乳头边缘“不甚清晰”,尤其是鼻侧,不能确定是否为视乳头水肿,则需结合生理盲点检查、测量高度、临床症状进行综合判断,必要时需观察若干时日,以除外颅内压升高,急性颅内压升高时,据称在24小时以内即可发生视乳头水肿,因而反复眼底检查,亦属必要。

视乳头水肿为颅内压升高的重要指征,但并非每例颅内压升高者均有视乳头水肿。长期颅内压升高而无视乳头水肿者,并不十分罕见。不可仅据无视乳头水肿而除外颅内压升高。

(2) 视乳头炎:原因未明。主要表现是突然视力减退,常于1~2天内失明。急性期常有畏光及眼球疼痛,大多在2周内好转,或遗留视乳头苍白(萎缩)。眼底所见与视乳头水肿类同,有时甚难区别。主要区别点是视乳头炎有视力减退及伴随瞳孔扩大、局部疼痛等;视乳头水肿在数日或十数日消失者少见。

(3) 视乳头萎缩:主要表现为视乳头色泽变浅、苍白。有视力减退。原发性萎缩视乳头苍白而边缘清楚;继发性萎缩多由视乳头水肿或炎症转变而来,因而常有渗出残迹,边缘不甚清楚。但时间过久后亦可渗出物消失而边缘清楚,故原发与继发需综合判断。

3. 视神经病变　主要原因有球后视神经炎、压迫和外伤等。视神经可在颅前窝底因额叶底部肿瘤、嗅沟脑膜瘤或炎症压迫而损伤,主要症状为视力减退,眼底表现为原发性视乳头萎缩。视野改变为单侧盲(一侧压迫时)或双侧向心性缩小和双侧失明(球后视神经炎时)。直接光反应消失,间接光反应存在。

4. 视交叉病变 主要原因是鞍区肿瘤和炎症。

(1) 视交叉中央部受压:典型症状为双颞侧偏盲。红、绿色视野缺损先出现。若病变自下向上压迫如脑垂体瘤,首先出现双颞侧上象限盲,如病变自上向下压迫如颅咽管瘤、脑膜瘤、三脑室肿瘤等,首先出现双颞侧下象限盲。

(2) 视交叉两侧或一侧受压:典型体征为双鼻侧或一侧鼻侧偏盲,少见。可能的原因有鞍旁肿瘤、动脉瘤、颅中窝炎症等。

5. 视束病变 特殊体征是同侧偏盲,病灶对侧视野缺损,包括中心视野缺失,患者多有视野“暗点”。仅仅限于视束的病变极少见。此束不很长,直径很小,邻近有许多结构如视交叉、动眼神经、颞叶、大脑脚和底节,一旦病变常伴其他结构损伤的体征。视束性偏盲作为伴发症状可因各种病变而发生。

6. 视辐射病变 完全性视辐射病变的典型体征是病灶对侧视野缺损(同向偏盲)。与视束性偏盲不同,此时患者常无自觉视力障碍,中心视野存留。可能是由于黄斑部纤维投入双侧视皮质,往往只在视野检查时才发现有偏盲。

视辐射部分病变,可引起病灶对侧的象限性视野缺损。

7. 视皮质病变 枕叶距状裂以上的楔回病变时,双眼病灶对侧下象限(1/4)视野缺损(下象限盲),距状裂以下的舌回病变时,双眼病灶对侧上象限(1/4)视野缺损(上象限盲)。

枕叶有刺激性病灶时,病灶对侧视野中产生单纯性视幻觉、闪光、发亮等,常为贾克森(Jackson)癫痫的先兆症状。

双侧视皮质病变产生皮质盲,患者视力丧失,但瞳孔对光反应存在。因对光反应通路在皮质下视中枢完成。皮质盲的常见原因有脑血管病、肿瘤等。

图 8-14~ 图 8-18 分别是右侧视神经病变、视交叉中心部病变、视交叉双侧外部病变、左侧视皮质中枢病变及左侧枕叶楔回病变时,可能出现的各种视野变化。

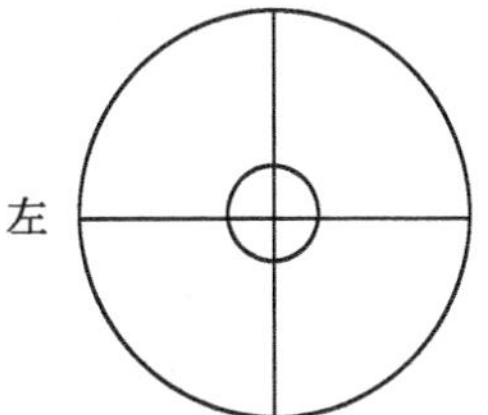

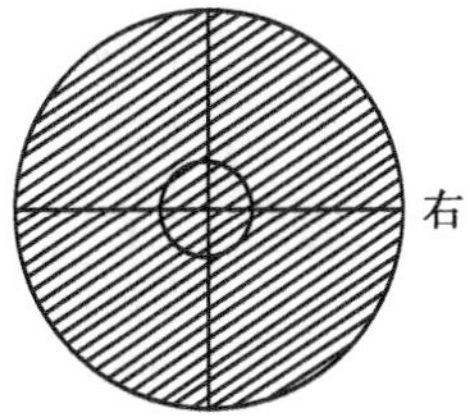

图 8-14 右侧单眼盲

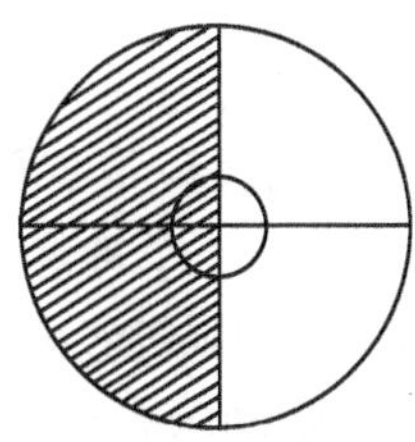
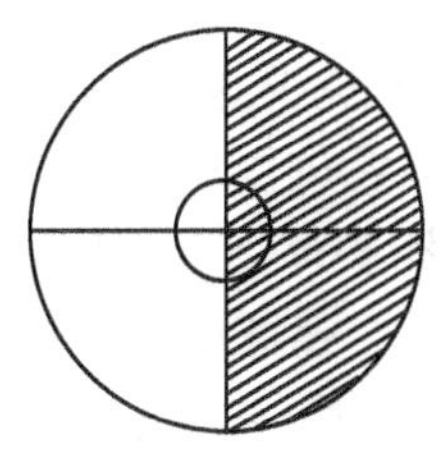

图 8-15 双颞侧偏盲

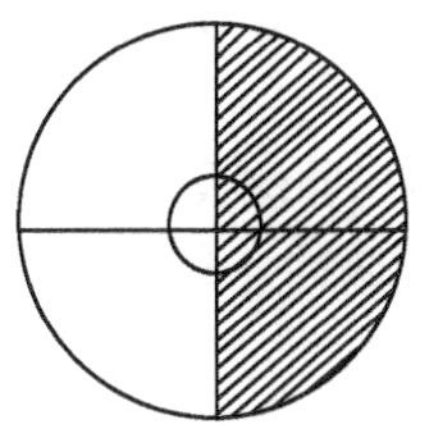
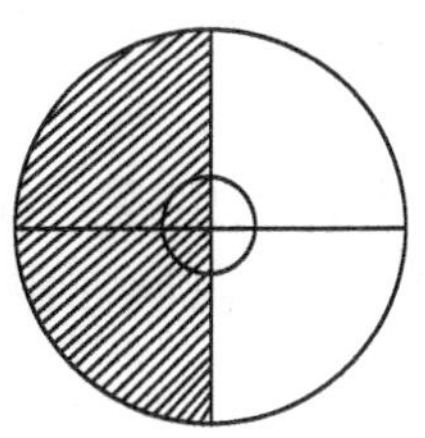

图 8-16 双鼻侧偏盲

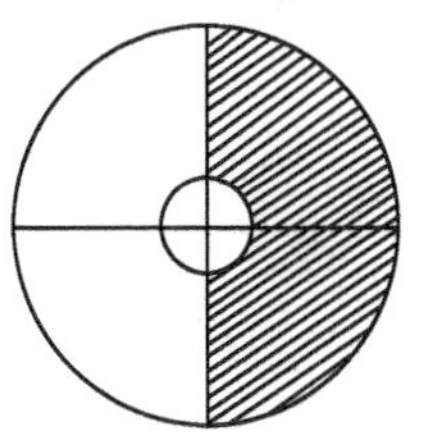
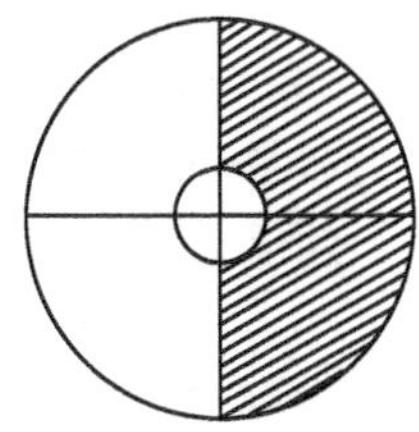

图 8-17 同侧偏盲

8

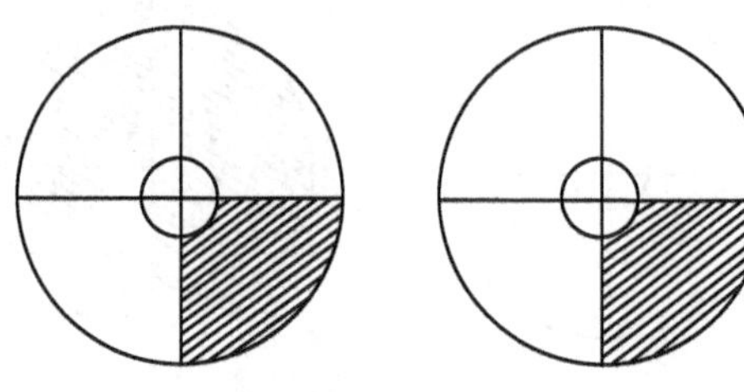

图 8-18 象限盲

(四)瞳孔的神经支配(对光反应与调节反应)

1. 视神经的瞳孔纤维是瞳孔对光反应反射弧的第一环节,终止于四叠体上丘,从上丘发出的下一个神经元走向动眼神经副核(艾 - 魏核),在这里,它与两侧动眼神经的副交感核相联系,因而,一眼接受光刺激时,另一眼的瞳孔亦发生收缩(间接光反应)。反射径路从动眼神经副核再出发,即沿动眼神经到达睫状神经节。最后一个神经元再从睫状神经节细胞出发到达瞳孔括约肌。兹将瞳孔对光的直接与间接反应径路简单示意如下:

光反应径路:视网膜→视神经→同侧及对侧视束→中脑顶盖前区和上丘→动眼神经副核→动眼神经→睫状神经节→瞳孔括约肌(图 8-19)。

2. 调节反应亦称集合反应或近反射,指两眼注视近物时,出现调节、集合、瞳孔收缩。检查调节反应时,令患者由远及近地注视一物(检查者的手或叩诊锤),注意观察其瞳孔收缩情况。正常瞳孔两侧收缩程度相等,如收缩减弱或不收缩,则为调节反应障碍。

调节反应径路:视网膜→视神经→同侧及对侧视束→两侧外侧膝状体→两侧视放射→两侧枕叶视区额叶→额叶

中脑束→中脑 → 两侧动眼神经副核→瞳孔括约肌
中脑束→中脑 → 两侧动眼神经→内直肌

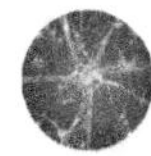

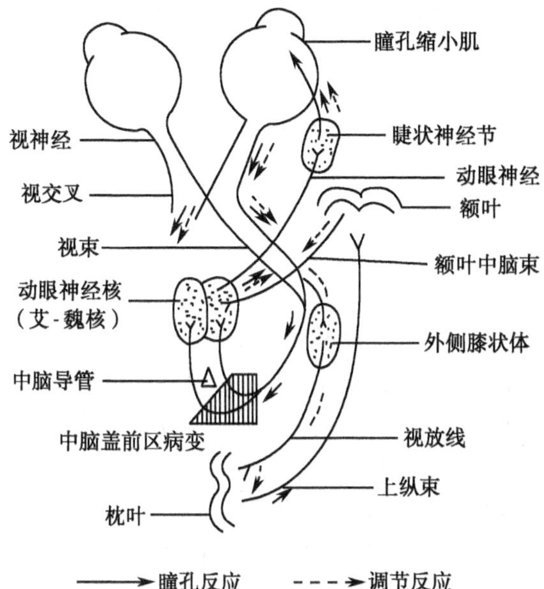

图 8-19　瞳孔对光反应和调节反应的径路

中脑盖前区病变时发生阿-罗瞳孔的原理

8

（五）瞳孔异常的定位诊断意义

单侧或双侧瞳孔异常是神经系统疾病的重要定位体征，但需注意除外眼病或药物引起的瞳孔变化。

1. 网膜和/或视神经病变　单侧盲的原因是网膜或视神经病变，此时有黑矇瞳孔。这种瞳孔较对侧大，直接对光反应消失，但是，如另眼正常则间接反应存在。黑矇瞳孔的聚合反应(近反应)也正常，一般说，瞳孔散大的程度与视力减退的程度成正比。

2. 视交叉与视束病变　瞳孔征不恒定。视束病变的一个瞳孔征称为 Wernicke 半侧视瞳孔反应，光刺激网膜的一半产生迅速反应，刺激另一半网膜则反应甚小或全无反应。这种反应用普通光源很难测，须用裂隙灯之很窄的光源才能查出。同侧偏盲同时有半侧瞳孔反应消失是视束病变特征,而单有同侧偏盲则是视放射病变的指征。外侧膝状体以后的病变不影响瞳孔反应而且不引起视神经萎缩。

3. 中脑盖前病变　瞳孔变化的特点是光反应与聚合反应分离,双侧对光反应甚微或消失,但聚合反应存在。阿-罗(Argyll-Robertson)瞳孔是此处病变的一个经典体征;瞳孔小,不规则,对光反应消失,但聚合反应存在。这种现象是由于中脑顶盖的中间神经元病变所致,常作为神经梅毒的指征。但是,也可以因顶盖部肿瘤、脑炎或脑膜炎引起(见图8-19)。

4. 强直瞳孔(Adies瞳孔)　强直瞳孔多见于青年妇女,一般为单侧。强直瞳孔一般较大,对光反应减弱或消失,但聚合反应稍快。用2.5%醋甲胆碱(methacholine)点眼可引起强直瞳孔的迅速收缩,但这个浓度的醋甲胆碱不影响正常瞳孔。强直瞳孔可伴发腱反射减弱或消失。强直瞳孔本身无重要神经学意义。

5. 霍纳(Horner)征　霍纳征瞳孔的特点是瞳孔缩小,轻度上睑下垂,轻度眼球下陷。用可卡因和肾上腺素点眼法可进一步阐明造成霍纳征的病变部位。4%的可卡因可扩大正常瞳孔,但如病变在第二或第三神经元,或在脊髓的Budge中枢和虹膜扩大肌之间,则不能扩大霍纳征的瞳孔。如果病变在上颈神经节和虹膜扩大肌之间,则用1:1000的肾上腺素点眼可扩大霍纳征瞳孔,而不扩大正常瞳孔(表8-1)。

表8-1　霍纳征瞳孔之药物试验

定位	4%可卡因	肾上腺素(1:1000)
正常瞳孔	扩大	无反应
第一神经元(下丘脑至颈脊髓)病变	扩大	无反应
第二神经元(颈脊髓至上颈节)病变	无反应	无反应
第三神经元(上颈节至虹膜)病变	无反应	扩大

病变部位的其他结构的体征也有助于定位诊断。第一神经元(下丘脑至颈脊髓)病变会引起这些部位病变的相应体征。第二神经元在上胸及下颈段脊髓,其病变多为颈肋、肺尖部炎症或肿瘤、主动脉弓动脉瘤、颈部淋巴结肿大。第三神经元病变时可以没有面部出汗不对称现象,因为汗腺纤维在颈动脉分叉处已离开眼而随外颈动脉行走。图 8-20 为一与霍纳征有关的交感通路图。

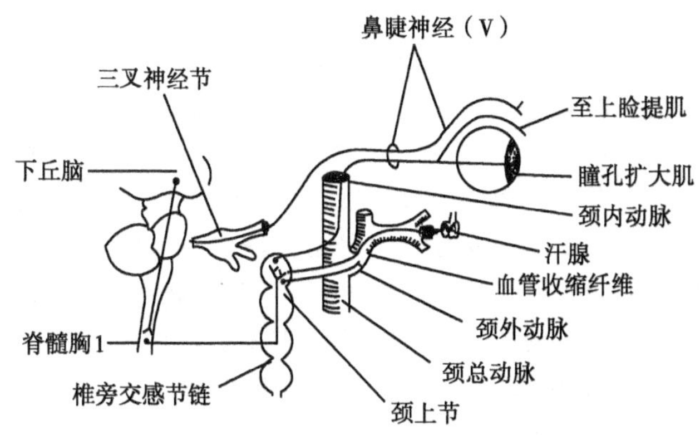

图 8-20　与霍纳征有关的交感通路

6. 动眼神经病变　动眼神经的副交感纤维病变引起瞳孔散大,对光反应与聚合反应均减弱或消失。瞳孔正常伴有其他动眼神经损伤征如上睑下垂或复视等,见于动眼神经核性病变。瞳孔扩大经常是颅内占位病变致成钩回疝的早期指征;瞳孔异常亦为中脑肿瘤的指征,例如松果体瘤的经典眼体征是上视困难、聚合分散性眼球震颤及瞳孔扩大。

病例介绍：

男性,42岁。于1970年底自觉视物不清,1971年4月出现烦渴、多饮,每于睡前需喝水6000~8000ml,身体发胖,体重增加,性功能骤退。1973年4月视力障碍更加明显,走路时常以肩撞人,因而入院检查。

体检:视力右0.3,左0.5,视野为双颞侧偏盲,视神经乳头境界清楚,色淡。全身皮肤细白,胡须、腋毛、阴毛均较少,蝶鞍呈球形扩大,前后径2.0cm,深径1.6cm,后床突直立,于1973年7月10日拟诊鞍内肿瘤行手术治疗。

本例患者主要症状为视力减退,有双颞侧偏盲及视乳头色淡,已提示病灶在视交叉区,结合蝶鞍球形扩大伴发若干内分泌症状,当可拟诊鞍内肿瘤,进一步推测内分泌症状既非嗜酸细胞功能亢进(如肢端肥大),而嗜碱细胞瘤多体积不大,多不压迫到视交叉,内分泌症状应表现为库欣综合征,故可以排除,临床上当拟诊鞍内厌染性垂体腺瘤。后经手术证实,病人好转出院。

三、嗅神经及其病变综合征

(一) 解剖生理(图8-21)

嗅神经是感觉神经,第一级嗅神经元的细胞在周围部。嗅觉两极细胞散布在上鼻甲和鼻中隔上部的黏膜中。此细胞的轴突呈细丝状(嗅丝)经筛骨板进入颅腔,终止于嗅球。嗅球位于颅前窝的脑底部,嗅球中有第二神经元,从这里发出的纤维,构成嗅束,继续向后行走,终止于前穿质、隔区第二级嗅中枢。第三神经元将嗅觉刺激从第一级嗅中枢传向大脑皮质的嗅觉投射区,此区位于颞叶海马回(主要在海马回钩)。

嗅觉传导路沿不同方向,主要是在胼胝体上下,也经过钩

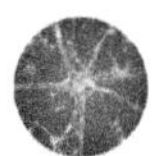

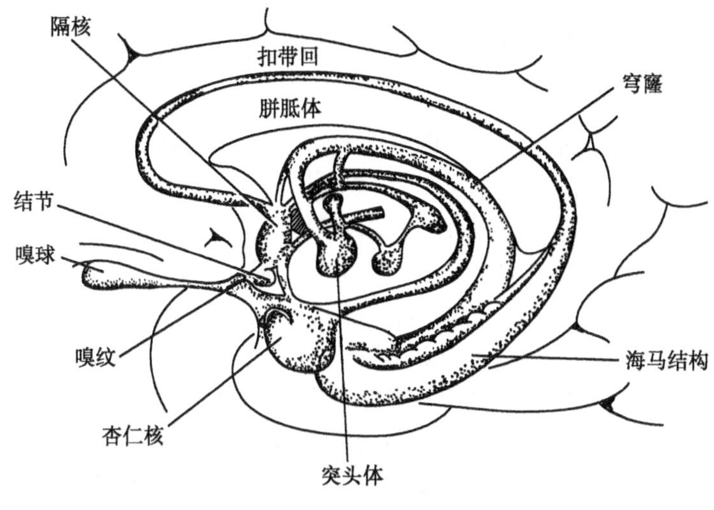

图 8-21　嗅通路

束到达大脑皮质。第一级嗅中枢与同侧和对侧的皮质区（颞叶之海马回钩）均有联系，一部分纤维经前连合到达对侧，因此，一侧皮质病变时没有嗅觉丧失或减退。

（二）检查方法

1. 询问患者有无自觉性嗅觉障碍、嗅幻觉以及鼻腔局部病变症状如流涕、鼻塞等。

2. 令患者闭目，分别以备好的酒精、食醋等试闻，以判明可否识别其气味，应分别试验两个鼻孔，最好先试可能有嗅觉减退的一侧，以防患者用记忆代替嗅觉。

（三）病变体征

双侧嗅觉障碍在神经病学上没有重要意义，大都是鼻腔和鼻道疾病所致。

额叶和脑底（颅前窝）病变引起一侧嗅觉丧失或嗅觉减退。

颞叶受刺激时能引起嗅幻觉，多为癫痫发作先兆。患者在癫痫大发作之初，忽有奇臭体会；亦可并无其他发作过程，仅有偶发奇臭，谓之“嗅觉性癫痫”或“钩回发作”。

四、颅底及脑底结构及其病变综合征

(一) 颅底及脑底结构

颅底内面分前、中、后三个颅窝,分别称为颅前窝、颅中窝和颅后窝。底面为骨性结构,脑面为脑底。各颅窝及其内容物均有结构特征,病变时发生各不相同的综合征,临床意义重大。

1. 颅前窝　主要由额骨的眶板和筛骨的筛板构成,骨质薄而脆弱,易因外伤骨折。内容脑底的前部,额叶底面,在两半球间裂两侧,各有嗅球及嗅束,附于额叶底面。

2. 颅中窝　由蝶骨和颞骨构成,前界为蝶骨嵴,后界为岩骨嵴,中部高起,形成蝶鞍,鞍前有前床突,鞍后有后床突,蝶鞍深部称鞍底,蝶鞍窝内容脑下垂体,鞍的两侧为海绵窦,窦旁有第Ⅲ、Ⅳ、Ⅴ、Ⅵ对脑神经和颈内动脉通过。蝶鞍两侧为宽大的凹陷,内容大脑颞叶。在此窝内,有许多孔和裂。自前而后有:①眶上裂,有第Ⅲ、Ⅳ、Ⅵ对脑神经和第Ⅴ对脑神经的眼神经通过,裂中尚有眼静脉入颅;②圆孔,有第Ⅴ对脑神经的上颌神经通过;③卵圆孔,有第Ⅴ对脑神经的下颌神经通过;④棘孔,脑膜中动脉通过;⑤破裂孔,为颈内动脉入颅处。

在蝶鞍之上,稍前方有视交叉,视交叉后方正中处有灰结节,此节向下的部分形成锥形,称漏斗,正对蝶鞍之上口,下与垂体相连。灰结节稍后,有一对圆形突起,为乳头体。灰结节与乳头体属间脑的丘脑下部。乳头体两侧为大脑脚,左右大脑脚之间称脚间窝,脚间窝侧壁有动眼神经出脑,大脑脚两侧有背侧绕过来的滑车神经。

3. 颅后窝　主要由枕骨和颞骨构成,内容脑干和小脑。前面中央部为鞍背和枕骨斜坡,桥延交界处出脑的展神经和基底动脉均沿斜坡而上,脑桥和延髓均俯于斜坡,外侧为岩骨后面,有内耳孔,为面神经、前庭蜗神经之出入颅腔处,孔内并有内听动脉通过。颅后窝底中央为枕骨大孔,卵圆形:前部较窄,恰位于第二颈椎(枢椎)齿状突之上;后部较宽,通向椎管,为延髓与

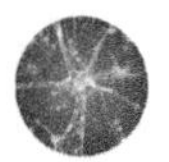

脊髓相接处。副神经和椎动脉经枕骨大孔入颅,孔的前外侧缘有舌下神经孔内口,舌下神经由此出颅。

(二) 病变体征

1. 颅前窝病变(主要是肿瘤)综合征　颅前窝肿瘤的主要特征是视神经萎缩、嗅觉丧失和精神失常。

视神经萎缩:视神经的入颅处在眶尖的视神经孔,本不在颅前窝底,但它在颅前窝后缘入颅中窝,与嗅束入脑部位邻近。因而肿瘤如发生于此部,则可造成视神经的原发性萎缩。如颅内压升高,对侧发生视乳头水肿,则构成所谓福-肯(Foster-Kennedy)综合征。曾认为这是额底脑膜瘤的特殊综合征。但典型的此种综合征并不多见。额底肿瘤时的眼底所见常常是双侧视乳头水肿或水肿后继发性视乳头萎缩。如肿瘤较大,可有视力改变,但视野多呈向心性缩小,有时呈中心盲点扩大。

8

嗅觉丧失:颅前窝肿瘤时,理论上应先有一侧嗅觉丧失,但这个症状往往长期不被患者注意,或者发病后不久即为双侧嗅觉丧失,因两个嗅束的实际距离仅 1cm 多。也可能是由于额叶病变的患者精神反应迟钝,常不反映嗅觉缺陷。

精神障碍:额叶底部病变时精神障碍的程度变异颇大,可能与肿瘤的大小有关。轻者只有轻微的行为异常、智力减退、欣快、记忆障碍等,重者可有严重痴呆、定向障碍、记忆消失或严重减退、注意力严重涣散。可有情感冲动、行为粗暴、不礼貌,以至于完全失去生活自理的能力,有的甚至被送入精神病院治疗。

较常见的前组脑神经病综合征(syndromes of nervous diseases)还有:

(1) Adie 综合征:又称强直性瞳孔综合征、瞳孔紧张症。病因尚不清楚。其病变部位可能在:①睫状神经节以及睫状神经,或其附近的病变;②上颈髓部病变;③动眼神经核病变。但此综合征为何伴有膝腱反射消失,至今机制不明。多发生于 30 岁以下的女性。以瞳孔紧张及膝腱反射消失为主要症状。表现为一侧瞳孔散大,光反应及调节反应消失。但强光持续照射半分钟以上可出现缓慢地瞳孔缩小;双眼会聚5分钟亦可显示瞳孔缓慢地收缩。此现象也称Adie瞳孔或强直性瞳孔。Adie将其分为两类。完全型:定型的瞳孔强直与膝腱反射消失。不完全型,有四种情况:①只有瞳孔强直;②非定型的瞳孔强直(虹膜麻痹);③膝腱反射消失伴有非定型的瞳孔强直;④只有膝腱反射消失。

Adie瞳孔尚见于下列疾病:

A. 动眼神经麻痹(oculomotor paralysis):分为完全性和不完全性。完全性动眼神经麻痹有三个特征,即上睑弛缓性下垂,眼球处于外下斜位,瞳孔散大、对光反应丧失。头往往转向动眼神经麻痹的对侧。旷日持久的动眼神经麻痹可引起变性,出现假性Von Grafe征。

B. 小脑幕裂孔疝(transtentorial hernia):短期内出现Adie瞳孔提示小脑幕疝的发生。此系小脑幕下疝引起动眼神经牵拉和压迫所致。脑疝早期病变侧瞳孔先缩小,以后逐渐增大。当双侧钩回疝或脑干下移时,牵扯双侧动眼神经则引起双侧瞳孔可相继发生散大。瞳孔散大在先,以后才出现眼外肌麻痹,眼球运动障碍及上睑下垂。此外,脑疝时还往往伴有意识障碍、偏瘫、去脑强直和生命体征的改变。

C. 其他:眼球损伤、青光眼、先天性梅毒、癔症、木僵型精神分裂症,阿托品中毒等都可以出现Adie瞳孔,以病史和有无膝腱反射鉴别不难。

(2) Argyll Robertson综合征:又称阿-罗瞳孔、反射性虹膜麻痹。阿-罗瞳孔为神经梅毒的特有体征,系光反射的径路受梅毒病变(尤其是脊髓结核)的破坏引起。瞳孔缩小与中脑动眼神经核前方之中间神经元附近病变有关。①视网膜对光有感受性,即视网膜和视神经无异常;②瞳孔小;③瞳孔对光反射消失;④调节反射正常;⑤毒扁豆碱滴眼可引起缩瞳,而阿托品滴眼扩瞳不完全;⑥瞳孔形态异常(不正圆和边缘不规则)和不对称;⑦这些障碍为恒久性,多呈双侧性,偶为一侧性。

2. 颅中窝脑底病变综合征

(1) 提示颅中窝病变的症状和体征:①垂体(或间脑)病变所致的内分泌与代谢异常;②视交叉病变的体征;③动眼、滑车与展神经联合病变的体征;④海绵窦病变的体征;⑤颞叶癫痫或/和象限性偏盲;⑥嗅觉异常:嗅幻觉,钩回发作等;⑦蝶鞍:岩骨尖、颅中窝颅底等部位X线片显示骨质破坏。

(2) 鞍区病变体征

1) 鞍内病变:主要是垂体腺瘤。其中,嗜酸性细胞瘤早期多功能亢进,青春发育期前发病形成巨人症,成年人表现为肢端肥大症。肿瘤长至鞍外者少,但可见蝶鞍骨质增生;厌染性细胞瘤,常可生长到鞍外,顶压鞍隔而造成严重双颞部头痛,容易向上破坏视交叉及其他脑组织,引起视野变化(典型病例为双鼻侧偏盲)及其他脑症状,由于肿瘤的挤压而破坏垂体腺,造成垂体功能低下。多有蝶鞍骨质破坏,球形扩大;嗜碱性细胞瘤相当少见,一般不大,故蝶鞍骨质变化及视野变化少见。随亚微结构的研究进展,垂体腺瘤又分出许多亚型,与定位诊断关系尚不明了。

2) 鞍上病变:包括原发于鞍上第三脑室的肿瘤、颅咽管瘤以及鞍内肿瘤向上破坏鞍隔的肿瘤。可影响第三脑室的脑脊液通路而引起颅内压升高。肿瘤自上而下地影响视交叉,可先出现双鼻侧的下象限盲。向上向前可压迫额叶底部,出现颅前窝症状,向上向侧方可压迫颞叶,可合并颞叶癫痫及眼运动神经损伤,向上向后可压迫大脑脚而造成双侧锥体束征及动眼神经麻痹。欲确定病灶的原发部位,必须获得细致的病史,确切掌握各症状出现的时间顺序。

3) 鞍旁病变:病灶(如肿瘤)如起始于鞍旁,将首先累及海绵窦,第Ⅲ、Ⅳ、Ⅵ对脑神经,三叉神经眼支,有时累及三叉神经半月节。主要体征是眼球运动麻痹,患侧面部感觉障碍,角膜反射消失以及眼球淤血、突出等症状。内分泌症状或无,或发生较晚。

(3) 颅中窝两侧颞叶底面病变常见原因为肿瘤,以脑膜瘤、胶质瘤居多。此部除颞叶皮质外,有第Ⅲ、Ⅳ、Ⅵ对脑神经及三叉神经通过,颞叶深处有视束通过。因此,本部病变时可发生眼外肌麻痹、颞叶癫痫、象限盲、命名性或感觉性失语、记忆障碍以及听、嗅、味、视不同形式的幻觉,如病变向中线累及丘脑下部(第三脑室侧壁)亦可出现内分泌障碍的症状。如肿瘤偏外侧,可见到颞骨膨隆。

(4) 颅中窝病变的其他综合征:眶上裂综合征、海绵窦综合征、岩骨尖综合征,按解剖部位亦均属颅中窝脑底病变综合征,已在有关章节述及。

其他颅中窝病变综合征还有:

1) Fisheer 综合征:又称眼外肌麻痹 - 共济失调 - 深反射消失综合征、急性播散性脑脊髓神经根综合征。病因不十分明确,目前认为有病毒感染和变态反应两种说法。也可能是异型或非典型的吉兰 - 巴雷(Guillian-Barre)综合征。本病青壮年多见,男性的发病率较女性多一倍,多数有呼吸道或消化道感染的前驱疾病,两天到数周后出现神经症状,常先出现眼外肌麻痹和共济失调,最后深反射消失。主要表现:①眼外肌麻痹:多为两侧性,1/3 的病例有眼内肌麻痹,在病程中亦可见凝视麻痹,瞳孔对光反射和调节反射消失,提示中脑和脑桥的损害。视力和视野正常。②共济失调:多为对称的小脑性共济失调,可见肌张力降低、意向性震颤、间断性言语、眼球震颤,感觉障碍缺如或轻微。提示小脑或小脑脑桥束、脊髓小脑束的损害。③深反射消失:多为短暂性深反射消失。

2) Bristowe 综合征:又称胼胝体肿瘤综合征,为胼胝体肿瘤所特有症状。偏瘫和对侧锥体束征;特征性的精神症状往往早期出现,以无欲、嗜睡、记忆力障碍为主,并有抑郁状态;屡见癫痫样痉挛发作,或有震颤、舞蹈症等不自主运动。颅压增高征常缺如或为轻度,不会同时出现头痛、呕吐、眩晕和视乳头水肿。胼胝体膝部受损时早期即出现精神症状、面肌麻痹、偏瘫肢体的上肢比下肢重;脐胝体体部受损可出现两侧性偏瘫;脐胝体尾部受损则先有下肢瘫痪、面肌麻痹缺如,常有共济失调步态。有面部感觉障碍、Horner 综合征;病灶对侧痛、温觉障碍和锥体束征。

3) Cockayne 综合征:又称小头、纹状体小脑钙化和白质营养不良综合征。主要表现有侏儒症、视网膜萎缩和耳聋综合征。病因未明,可能与常染色体隐性遗传有关。临床表现以早老为其特征,婴儿期正常,两岁后发病。面容苍老,眼球内陷,身材矮小,背躬,肢体屈曲,肌肉瘦削,皮肤对光敏感性增加,暴露部位常发生水泡;视网膜变性、视神经萎缩及传导性耳聋;脑组织及颅内血管有广泛钙化;所有患者均有精神发育迟滞。瞳孔对散瞳药反应不良。

4) Axenfeld-Schurenberg 综合征:又称周期性动眼神经麻痹。病因不明,半数以上为先天性。周期性现象为间脑自主神经中枢发生之节律性冲动直接作用于动眼神经引起。表现为动眼神经麻痹期(睑下垂、瞳孔散大、眼球外斜)与痉挛期(上睑收缩、瞳孔缩小、眼球由内收至正中位)的反复出现。这种现象不定期,呈无休止地反复。眼底和视力无异常。可卡因不能制止周期性痉挛。病因是双侧顶枕区病变,尤其多见于双侧大脑后动脉及其分支的痉挛或阻塞。临床表现是眼球随意运动消失,眼动失调与视觉注视障碍,但保存自发性与反射性眼球运动,常伴言语困难、失写、意念运动性失用症状。由于皮质各注视中枢相互联系,所以一侧皮质损害所致的注视麻痹时间很短,约数小时到三天左右恢复,双侧皮质损害所致的注视麻痹多为恒久性。枕叶注视中枢病变很少引起侧视麻痹。

5) 颅内动脉瘤:此病多在脑动脉管壁局部的先天性缺陷和腔内压力增高的基础上引起。高血压、脑动脉硬化、血管炎与动脉瘤的发生与发展有关。脑动脉瘤多见于脑底动脉分叉之处。按自发病部位,4/5 位于脑底动脉环前半,以后交通动脉、前交通动脉、颈内动脉者多见,尚见于大脑中动脉或大脑前动脉的分支;脑底动脉环后半者约占 1/5,发生于椎 - 基底动脉、大脑后动脉及其分支。囊状动脉瘤多见,大小不一,直径14mm以下为小型,15~24mm者为大型,25mm以上者为巨型。外伤也可引起动脉瘤,但较少见。自发性蛛网膜下腔出血中80%是由动脉瘤破裂引起的。动脉瘤破裂时,常有前驱症状如头痛,继之发生出血症状,表现为剧烈头痛、呕吐甚至昏迷。

6) Nothnagel综合征:又称眼肌麻痹-小脑共济失调综合征。多见于肿瘤,特别是松果体瘤,也见于血管障碍,损害四叠体、中脑导水管周围和小脑蚓部等引起。临床表现为单侧眼病变,受损同侧眼运动麻痹,常有注视麻痹,尤其是向上注视麻痹。共济失调步态,上肢运动不协调,也可有对侧小脑共济失调。可合并嗜睡。

7) Parinaud综合征:又称上丘脑综合征、中脑顶盖综合征、上仰视性麻痹综合征。见于颅内肿瘤,如松果体肿瘤、胼胝体肿瘤、中脑肿瘤,以及血管病变损害皮质顶盖束等引起。特征为两眼同向上视不能、两侧瞳孔等大、光反应及调节反应消失。表现为眩晕,有时共济失调。睑下垂,复视,双眼同向上视运动麻痹,但无会聚性麻痹。退缩性眼球震颤,瞳孔变位,眼底见视神经乳头水肿。

8) 鼻咽部及副鼻窦癌肿侵蚀颅骨:蝶窦癌可直接侵犯蝶骨及其附近骨质,临床表现为鞍区病变症状及脑神经麻痹症状。X线片示蝶窦内有软组织块影,蝶窦癌向颅内侵犯,蝶鞍可全部破坏,附近蝶窦大翼亦可受侵犯破坏。鼻咽癌主要侵犯颅底部,X线片示颅底大片骨质破坏,呈溶骨性改变,鼻咽部有软组织影。临床可有鼻塞等鼻咽部症状及脑神经障碍。

9) 颅骨转移癌:为身体其他部位癌肿转移到颅骨。原发多来自肺、乳腺、肾上腺,其他有前列腺、甲状腺、子宫、肠胃道等处癌肿以及恶性黑色素瘤等。常为多发性病灶,初起于板障,后渐可穿破外板,局部隆起,亦可穿破内板累及硬脑膜,或长入硬脑膜下压迫脑组织。大多发生于颅顶部,亦可位于颅底鞍背、斜坡及岩尖等处。早期可无症状,随肿瘤增大可在头盖摸到半球状

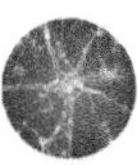

柔软肿块，局部疼痛，患者多有贫血、消瘦，有恶性肿瘤史。有的原发灶小，不能发现。X线头颅摄片示两种改变：①溶骨性改变：常见，呈多发性溶骨性圆形透光区，少数为单发病灶，病灶区大小不一。直径 <5mm 者常局限于板障内，外板穿破者有局部隆起影，并可见少量新骨形成，较大病灶破坏颅骨全层并可与周围破坏区融合呈鼠啮状。此瘤应与多发性骨髓瘤、嗜酸性肉芽肿区别，单发灶者应与急性骨髓炎鉴别。②成骨性转移癌：病灶区密度轻度增高，无透光区。切线位可示骨质增生，边缘不齐。此型多见于前列腺癌转移灶。少数呈溶骨性及成骨性混合改变，尤以甲状腺癌的转移，血供丰富，很似脑膜瘤。脑血管造影或活组织检查可以鉴别。本症治疗首先寻找原发灶，并根据病变性质进行化疗。多发病灶不适合手术；单发较大病灶，可手术切除，术后辅以局部及全身性放疗及化疗。

3. 颅后窝病变综合征

(1) 颅后窝病变的症状和体征

症状：头痛最常见。头痛的程度和性质与病变部位和病程缓急有关。中脑导水管未完全阻塞或暂时性阻塞时，头痛往往为发作性，多在清晨较重，间歇期可不痛，发作高峰可伴呕吐，这类头痛多甚严重，且常与体位和头位有关，有时放散至枕或上颈部。

呕吐多在头痛严重时伴发，但个别病例可因第四脑室底下部病变而单独出现呕吐或首发呕吐。

眩晕多为真性眩晕，视物旋转。或为发作性，发作时伴面色苍白、多汗、恶心、呕吐、缓脉、呼吸异常，甚至昏迷(Bruns 综合征)，多伴发头痛。

体征：眼底，颅后窝肿瘤时，绝大多数病例早期出现视乳头水肿，但脑干髓内肿瘤时视乳头水肿出现很晚或不出现。

眼震，为颅后窝病变的重要指征。

强迫头位，为颅后窝病变时有特殊意义的体征。常因脑组织或某神经根被病变压迫或被病变压挤而移位(如慢性小脑扁桃体疝),造成固定的头位。

脑神经:颅后窝病变时可以出现各组脑神经损伤的体征。以后组脑神经及桥小脑角脑神经损伤最为常见。眼运动组脑神经在颅后窝病变时较少见,但可因颅内压升高而出现双侧展神经麻痹,或由于展神经核及脑桥凝视中枢病变而出现向病灶侧凝视麻痹及患侧眼外直肌麻痹。

后组脑神经损伤应视为颅后窝病变的特点,第四脑室病变、延髓病变均可直接累及后组脑神经。小脑肿瘤、桥小脑角病变亦可累及后组脑神经。如为一侧病变,则表现为软腭麻痹、胸锁乳突肌及斜方肌力弱、萎缩以及伸舌偏向患侧,患侧舌肌萎缩等,如为两侧病变则形成延髓麻痹综合征。

桥小脑角的三叉神经根部受累,多表现为患侧角膜反射消失,患侧面部感觉减退;面神经损伤时出现周围性面瘫,较少情况下出现面肌痉挛,偶尔二者合并存在;前庭蜗神经损伤产生眩晕或 / 和听力障碍。

自主神经体征:颅后窝病变时可出现各种各样的自主(内脏)神经失常的体征,可见心率过缓或过速、血压不稳、呼吸节律失常,甚至出现陈 - 施呼吸,有时出现内脏疼痛,体温升高(常为终期现象),还有代谢异常等。

小脑幕(Бурденко-КраЩер)综合征:眼痛、畏光、眼睑痉挛和流泪。于小脑上蚓部、半球上部病变时最为常见,尤其易见于小脑附近的髓外肿瘤、小脑结核瘤。此征的发生是由于小脑幕上有三叉神经的返回支,当它受刺激时,三叉神经的眼支受到反射性影响,大概脑底血管受牵拉也可能有部分作用。

强直发作:颅后窝病变的强直发作称 Jaekson 小脑发作或幕下强直发作。儿童中比较常见。多突然发作,类似去脑强直,发作时意识丧失或混浊。角弓反张状、四肢强直,瞳孔散大、对光反应消失,面色潮红或发紫,心率过速或过缓,大汗淋漓等。常伴尿便失禁。一般每次只发作几分钟,但有时可间断地发作数小时,甚至发作致死。

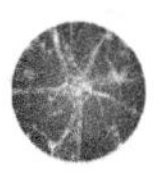

小脑体征:颅后窝肿瘤生长于小脑中线部位者居多。也常常影响两侧的小脑半球及其前方的第四脑室。因而,颅后窝肿瘤时常有小脑体征及其附近的脑干体征。

颅后窝病变时的小脑体征可有:①小脑性肌张力低下,可为全身型或半身型或仅限于某肢体,以蚓部及半球病变时多见;②小脑性共济失调,见于半球病变的同侧半身或一肢,中间蚓部病变时常有静态共济失调;直立和坐位不稳,步态蹒跚。

脑干及第四脑室体征:参阅脑干、脑室病变章节。

(2) 颅后窝中线病变与两侧病变的鉴别:小脑中线部主要指小脑蚓部,第四脑室壁病变时早期常表现为躯干共济失调(坐位、直立不稳、摆动)。因病变常可侵及第四脑室及其邻近的脑干,亦常常发生脑脊液循环障碍(颅内压升高)。呕吐与头痛亦常为早期临床症状,头痛可放散到后枕部,引起颈项强直。一般深反射多减弱,肌张力多减低,但少数患者因脑干受累可致反射亢进。小脑中线部位常见的肿瘤是髓母细胞瘤(儿童),也可以是星形细胞瘤(成年),偶尔也见室管膜瘤、血管母细胞瘤等。

8

小脑半球肿瘤:可破坏小脑半球功能,阻塞脑脊液循环,偶亦可压迫脑干。主要的特征性体征是病灶同侧肢体共济失调、肌张力低,眼球震颤及动作震颤,如进展缓慢,症状较轻,患者可能要拖到颅内压增高就诊。因而就诊时大多数(90%)患者已有呕吐、头痛与视乳头水肿。小脑半球的肿瘤与中线肿瘤相比,较易压迫脑干一侧的长束及脑神经。小脑半球肿瘤以星形细胞瘤为最常见。有时也发生血管母细胞瘤、肉芽肿或转移癌。

斜坡肿瘤:早期压迫脑干,产生多发性脑神经损伤及长束(运动、感觉)体征。脑神经损伤以第六至十二对为主,常为双侧性损伤。有时可见斜坡骨质破坏。此部位以脊索瘤、脊索母细胞瘤为最常见,也可以因鼻咽部癌侵入颅内形成这种综合征。本部位也可发生脑膜瘤。

枕骨大孔区畸形,包括扁平颅底、颅底陷入、环枕融合、颈椎分节不全(Klippel-Feil 畸形)、环枢椎脱位、小脑扁桃体下疝畸形(Arnold-Chiari 畸形),以上几种畸形可单独存在,亦可两种以上同时存在(图 8-22)。

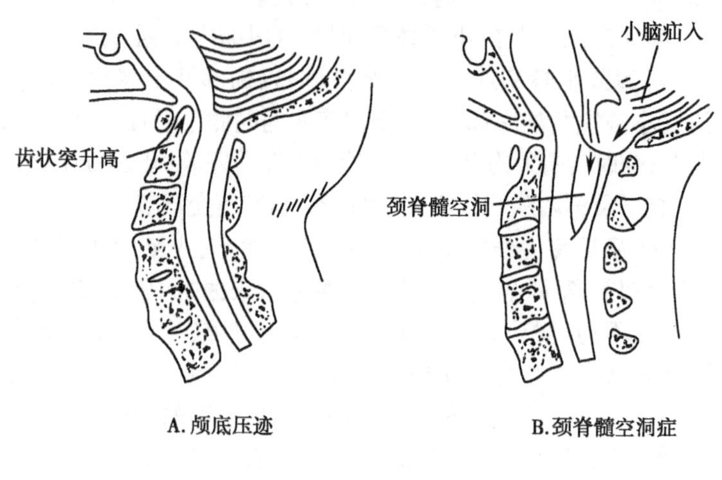

A. 颅底压迹　　B. 颈脊髓空洞症

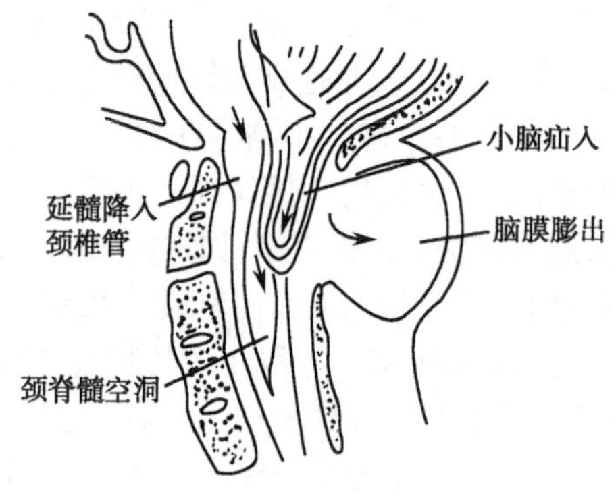

C. 小脑下疝畸形

图 8-22 环枕区畸形

症状和体征:可见颈神经根受刺激现象,如颈项部慢性疼痛,感觉减退,一侧或双侧上肢麻木、酸痛、肌萎缩、反射减退等;单侧或双侧后组脑神经核或/和核下损伤体征,如声哑、吞咽困难、舌肌萎缩等;颈脊髓和延髓受压症状如尿便潴留、四肢轻瘫、锥体束征、感觉障碍、吞咽及呼吸困难等，由于小脑扁桃体前压、脑压突然增高(如咳嗽、喷嚏、排便用力)时，脑脊液压力不能通畅地传入椎管，而传入脊髓中央管(见图 8-22)，若干患者有颈脊髓空洞症体征如单侧或双侧上肢和胸部呈节段型痛、温觉消失而触觉存在，深感觉正常；小脑体征；眼震常见。多为水平型，亦可为垂直型，据称向下视时出现垂直眼震具有特征性。可有小脑共济失调步态、指鼻及跟膝试验不稳；椎 - 基底动脉供血不足症状如眩晕、呕吐或颈性眩晕、复视、四肢无力及球部损伤体征；颅内压增高症状与体征如头痛、呕吐、视乳头水肿，甚至发生脑疝。

辅助检查主要靠头颅包括上颈椎的 X 线侧位照片。用各种方法测量齿状突高度、枕骨大孔前后缘与斜坡的角度、外耳孔高度等。环枕区断层照像，MRI 成像，必要时要进行小量定向气脑造影以发现小脑扁桃体下疝。

诊断枕骨大孔畸形的参考体征：注意身体其他部位，尤其是头部的发育缺陷如头颈偏斜、面部不对称、颈项粗短、后发际低、颈部活动不灵、颈胸椎侧弯或后突、肢体不对称、骶骨裂、椎管内容物膨出等，这些均有参考价值。

不过，存在枕骨大孔区畸形者，未必都发生脊髓空洞症，对存在脊髓空洞症的患者应详查有无枕骨大孔区畸形或后组脑神经病变综合征或称后组脑神经综合征。后组脑神经指延髓周围的脑神经(指Ⅸ、Ⅹ、Ⅺ、Ⅻ对脑神经)，这些神经支配延髓的吞咽功能，也支配言语发音，它们的部位在延髓(球部)，它们功能麻痹时称之谓延髓麻痹(或称球麻痹)，最常见的表现是吞咽及构音困难。常见的综合征有：

1) 延髓麻痹(下运动神经元延髓麻痹)与假性延髓麻痹(上运动神经元延髓麻痹)见表 8-2。

2) Apert 综合征：又称尖头并指(趾)畸形，并指(趾)尖头综合征。过去认为本病是骨炎、佝偻病、羊水索条压迫、先天性梅毒、风疹等外因引起，目前认为是常染色体显性遗传性疾病。一

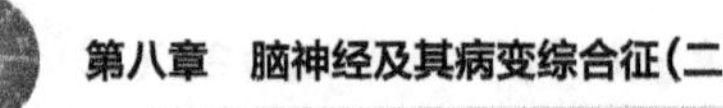

表 8-2　真性延髓麻痹和假性延髓麻痹的鉴别

鉴别要点	真性延髓麻痹	假性延髓麻痹
病理	下运动神经元性障碍	上运动神经元性障碍
病变部位	延髓 多为一侧损害(双侧迷走核或核下),多首发	 病变在双侧皮质 - 延髓束,多有不同侧脑卒中发作
咽反射	消失或非常弱	咽反射存在,可迟钝
锥体束征	无	双侧呈阳性
舌肌	萎缩,震颤	无萎缩或震颤
吞咽障碍的运动部位	咽部	口腔协调不能
咀嚼能力	差	正常或协调性
大脑皮质功能障碍	不明显	明显 常有不自主哭笑
病因	椎 - 基底动脉血栓 延髓空洞症 脑干肿瘤 肌萎缩性侧束硬化症 进行性延髓麻痹 颅底凹陷症 枕骨大孔附近病变(肿瘤、骨折、脑膜炎等)	脑卒中史或多发脑梗死,或合并脑干核上病变

般为散发性。双亲年龄往往较大,尤其是父亲。临床表现是:①尖头畸形:头形尖而短,前额高耸,冠状缝早期愈合,颅骨纵轴增大,大囟门部向前上隆起。眼窝较浅,眼球突出,两眼距离增大,斜视。鼻小而扁,呈钩鼻状。上颌发育不良,较前突,口盖高,有时口盖分裂,呈特殊之容貌。②肢端畸形:并指(趾)多为左右对称,程度不等。皮肤融合或完全性骨性融合;部分融合或完全性融合,以第 2、3、4 指(趾)之完全性融合最多见。此外掌骨较短,可与桡骨融合,关节活动受限。③有各种程度的精神发育迟

滞,而脑部缺乏特异性病理改变。视乳头水肿较少见,视神经萎缩较多见。

3) Arnold-Chiari 综合征:又称 Arnold-Chiari 畸形,基底压迹综合征。本病指小脑下部或同时有脑干下部和第四脑室之畸形,向下做舌形凸出,并越过枕骨大孔嵌入椎管内。本病病因不明,有三种见解:①流体力学说:胎儿期患脑积水,由于颅内和椎管内的压力差异继发的畸形改变;②牵拉说:脊髓固定于脊膜脊髓膨出之部位,随着发育而向下牵拉;③畸形学:后脑发育过多、脑桥发育不全。

临床表现:头痛和视乳头水肿等颅压增高征、共济失调、锥体束征、后组脑神经(Ⅸ~Ⅻ)和上颈髓脊神经麻痹-高颈髓延髓综合征。

8

4) 颅底凹陷(basilar invagination):颅底凹陷是以枕大孔为中心的颅底骨内陷畸形。主要改变为枕骨变扁,枕大孔歪曲及前后径减少,常伴寰枕融合。

寰枕融合(occipitalization):枕骨未正常发育致寰枕部分或完全融合,枕骨偏移并伴有旋转,使两侧寰枕融合高度不等。枢椎齿状突上升可造成延髓或颈髓的压迫。

5) 寰枢椎脱位(atlantoaxial dislocation):先天性寰枢椎脱位的多见原因是齿状突发育不良或缺如。寰枢椎脱位常致延髓及上颈髓压迫。上述先天畸形均可致延髓及上颈髓压迫症状,一般无小脑及颅压增高症状,临床有时与 Arnold-Chiari 畸形不易鉴别,借助于 X 线片及其他影像学检查诊断不难。病人可表现为抬头眩晕或晕厥。

6) 颅后窝及枕骨大孔区肿瘤:可有颅压增高、脑神经麻痹及小脑症状,仅以临床表现与本综合征难以鉴别。CT 检查可见颅后窝实质性占位、中线偏移及幕上脑积水征象,颈椎 X 线片无异常发现。

7) Avllis 综合征:又称脊髓丘脑束-疑核综合征,疑核-脊髓-丘脑束麻痹综合征。病因是血管性病变、炎症性或肿瘤性病变侵犯疑核和迷走神经及副神经以及脊髓丘脑束。病变位于延髓或近颈静脉孔处。临床表现为同侧软腭与声带麻痹,喉部感觉丧失,舌后1/3味觉障碍。对侧自头部以下偏身痛、温觉障碍,本体感觉正常。尚有交感神经障碍,出现Horner征。注意与椎-基底动脉供血不足(vertebrobasilar ischemia)区别。

8) Cestan-Chenais综合征:又称延髓外侧综合征,Cestan Ⅱ型综合征。此征见于脑桥性麻痹,病灶位于延髓的外侧部。多因脑底动脉较大分支的栓塞引起,偶见于肿瘤、感染、延髓空洞症等。临床表现为病灶同侧软腭和声带麻痹,吞咽和构音困难、眩晕、呕吐、眼球震颤、向患侧倾倒、共济失调、面部感觉障碍、Horner综合征;病灶对侧痛、温觉障碍和锥体束征。

9) 椎-基底动脉血栓形成(vertebrobasilar thrombosis):发病前常有短暂、反复发作的椎-基底动脉供血不足史,一旦产生持久的局灶性神经症状,则提示椎-基底动脉血栓形成,表现为眩晕、眼球震颤、复视、同向偏盲、皮质性失明、眼肌麻痹、发音不清、吞咽困难、肢体共济失调、交叉性瘫痪或感觉障碍、四肢瘫痪。常伴有后枕部疼痛和程度不等的意识障碍,有时呈睁眼昏迷或不动性缄默状态。

10) 上升性脊髓炎(ascending myelitis):可以累及延髓,多数在脊髓症状出现前1~2周内有发热、"伤风"等上呼吸道感染的症状,可有或无背痛、腹痛、束带感等神经根刺激症状,然后突然出现四肢无力,感觉麻木、缺失和大小便功能障碍。病变从下肢开始迅速发展到完全截瘫,并逐渐影响到腹、胸、臂、颈及面部肌肉,伴有感觉水平逐渐上升,有吞咽困难、言语困难和呼吸困难。

11) 急性感染性多发性神经炎(acute infective polyneuritis):又称吉兰-巴雷综合征、上升性麻痹,具有一般周围神经炎的特点,常有四肢瘫痪,但膀胱、直肠功能障碍不明显,一旦出现言语、吞咽和呼吸困难,提示脑神经受累,病情凶险。脑脊液蛋白-细胞分离为其特征。

12）延髓肿瘤(medulla oblongata tumor):延髓肿瘤的最早症状常为呕吐,易被误诊为神经性呕吐。可有不同程度的头痛、头晕,较早出现后组脑神经麻痹症状,常在病程早期即有呼吸不规则,随着肿瘤的发展可突然发生呼吸停止。颅压增高和视乳头水肿常不明显。不少患者还伴有心率增快、出汗、顽固性呃逆等症状。

13）Brenard-Horner 综合征:又称 Horner 综合征,颈交感神经系统麻痹综合征。交感神经通路任何一部分受累均可出现此征。常见病因有炎症、创伤、手术、肿瘤、梗塞或动脉瘤等。常因梅毒性心脏病的主动脉瘤压迫交感神经干而出现。临床表现是瞳孔缩小、眼睑下垂、眼球内陷、眼压低,同侧面部无汗和温度升高,泪腺分泌增多或减少。本征发生于儿童时常有虹膜色素缺失。

14）延髓空洞症(syringobulbia):空洞常不对称,症状和体征通常为单侧性。亦因累及范围的不同未必表现出完全型 Cestan-Chenais 综合征。此症常与脊髓空洞症同时存在,多发年龄为 20~30 岁,偶尔发生于儿童期或成年以后。关于空洞形成的原理多数认为是一种先天性发育异常。

15）Cockayne 综合征:又称小头、纹状体小脑钙化和白质营养不良综合征,侏儒症、视网膜萎缩和耳聋综合征。

16）Collet-Sicard 综合征:又称枕骨髁 - 颈静脉孔连接部综合征,腮腺后窝综合征,半侧舌喉肩咽瘫综合征。因肿瘤、血管病变、外伤、炎症等病变由颈静脉孔向枕骨前髁管扩延致一侧性舌咽、迷走、副、舌下神经之周围性瘫痪。临床表现是声音嘶哑,咽下困难,舌后 1/3 味觉障碍;同侧软腭麻痹;同侧舌肌麻痹与萎缩;同侧胸锁乳突肌及斜方肌麻痹和萎缩。有时还可见痉挛性咳嗽、喘息样呼吸困难、唾液过多。

17）Costen 综合征:又称颞颌关节综合征,颞颌关节疼痛 - 功能紊乱综合征。臼齿缺如、不正咬合或复咬合导致咬肌过度收缩或下颌关节变性,下颌髁移位,下颌神经之耳颞支及鼓索支承受机械性刺激,耳咽管受压。少数由精神紧张引起。表现为颞颌关节疼痛,咀嚼时产生自颞颌关节向头侧部放射性疼痛,张口时伴下颌关节运动障碍与弹响,下颌偏向患侧,有嚼肌痉挛和压痛。尚有耳塞、耳鸣、耳痛、呼力下降、眩晕、眼球震颤、咽喉及舌的烧灼感等。

18) Creutzfeldt-Jakob 综合征:又称亚急性海绵状脑病,痉挛性假性硬化症,亚急性皮质 - 纹状体 - 脊髓变性。病因尚未完全明确,可能与慢病毒感染有关。有报告家族遗传性发病。早期以精神症状、视觉症状及运动症状等三种症状中之一种开始,约 50% 病例的早期症状为精神症状,表现为记忆力减退、定向力缺失以及理解力、判断力、计算力下降及情绪不稳等。视觉症状以皮质性异常为特征,表现为视觉失认、远近感异常、视物显小症等。运动症状以步行障碍和不自主运动开始,肌强直、肌萎缩、肌束性震颤及小脑性共济失调等。此征痴呆进展较快,最后多变成去皮质综合征以致昏迷。

病例介绍:

例一,男性,51 岁。因后颈部剧烈闪击痛于 1978 年 4 月 9 日入院。

患者 3 年前开始左后颈部闪击样疼痛,颈椎 X 线片发现有多处骨质增生。曾做理疗、牵引,稍有缓解。16 个月前疼痛加重,进行颈段椎管造影,发现颈 3~4 与颈 6~7 间椎管轻度狭窄。11 个月前经前入路行椎间盘切除,颈 6~7 减压,疼痛有某些缓解。术后 1 个月,疼痛再度加重,双肩臂及手指出现烧灼感。右手温度减退,右侧上、下肢力弱,进行性加重以致站立困难。入院前 6 个月曾至他院门诊,发现双眼侧视时有小幅度水平眼震,右侧上、下肢肌力 4 级。双肩及双侧上臂痛、温觉明显减退,触觉存在,四肢肌腱反射均亢进,双侧 Hoffmann 征及 Babinski 征阳性,复查颈椎 X 线照片,发

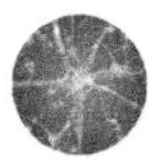

现颈 3~7 广泛性骨质增生,乃入该院进行广泛性椎板减压,术后右侧轻偏瘫稍加重,颈痛未缓解。经理疗,虽右侧轻偏瘫稍有恢复,但每日仍需服止痛药以缓解颈后部疼痛。

既往史及家族史无特殊记载。

入院检查:慢性病容,内科体检未发现阳性体征。

神经科检查:颈部各方运动受限,双眼侧视时均见水平性眼震,向左视时幅度较大。双侧咽反射均弱,左侧明显。悬雍垂轻度偏右,伸舌居中,但左半舌见肌束震颤,右侧冈上肌、冈下肌、三角肌、肱二头肌、肱三头肌、腕伸屈肌及手部肌肉均轻度萎缩。右侧颈 2 至胸 5 节段型痛、温觉减退,触觉、音振觉正常。四肢腱反射亢进,双侧 Babinski 征阳性。

常规检验血、尿、便无异常发现。

入院第 10 天进行颅后窝及上部椎管气造影,发现枕骨大孔区充盈不良,乃于入院第 18 日再次手术探查。

术前定位诊断:枕骨大孔区,累及延髓下部及后组脑神经,左侧为主,髓外病变;伴发颈 2~ 胸 5 脊髓髓内病变。

手术所见:由枕骨下开颅,剪除第一颈椎椎板,在颈延髓交界处偏左处发现 3cm×1.5cm 的肿瘤,左侧椎动脉已被侵及,经细心剥离后将肿瘤切除,经病理检查为纤维型脑膜瘤。

术后颈痛立即消失,2 个月后复查,除右上肢轻微力弱、右手尚有小范围痛觉减退外,已无异常。

本例以颈部剧烈闪击痛发病,发病后 2 年多出现右侧肩臂分离性感觉异常。在手术切除肿瘤后颈痛消失,右肩臂分离性感觉障碍明显好转,提示颅后窝病变可伴发脊髓空洞症样的体征。

例二,男性,22 岁。因进行性头昏,行走不稳 1 年,左耳听力减退 2 个月于 1978 年 3 月 15 日入院。

约于 1977 年 1 月,患者似于"感冒"后渐感头胀、头昏、走路不稳并逐渐加重,同年 4 月出现走路时向右倾倒,至 1978 年 1 月渐感左耳耳聋,偶有喝水发呛自鼻腔返出,说话声音变调、带鼻音，曾至某院做腰穿，除脑脊液蛋白 0.55g/L 外，余无异常，因症状持续发展乃入本院。

入院检查：可见行走步态的足距加宽，行进时左右摇晃不定。眼底正常，双侧侧视均见明显水平眼震，向上、下注视则为垂直眼震，尤以向下视时为明显。左面部痛、温觉减退，双侧角膜反射迟钝，左侧为著。听力：双耳气导 > 骨导，Weber 试验偏右。双软腭发“啊”音时提举无力，伸舌居中。左侧指鼻试验不准，略显粗大震颤。双手 Hoffmann 征阳性，左侧提睾反射及腹壁反射消失，双侧足底反射中性，四肢深、浅感觉正常，Romberg 征阳性。

腰穿，压力、外观及常规检验正常。入院后曾照双侧内耳孔像未见骨质破坏。

因患者具备左侧Ⅴ、Ⅷ、Ⅸ、Ⅹ脑神经损伤体征及小脑体征，曾怀疑左桥小脑角肿瘤(听神经瘤)，但病程已一年多，症状相当明显，而腰穿脑脊液蛋白含量无明显升高，X 线片示内耳孔无骨质破坏，亦曾查电测听曲线，结果两侧均在正常范围，未发现明显听力障碍，故不支持起始于前庭蜗神经的病变。根据体征分析，曾怀疑环枕区畸形，但 X 线片示环枕区并无骨质畸形，于 1978 年 4 月 3 日做小量定向气脑。发现双侧脑室不大，位置正常，第三、四脑室均显影清晰，在气脑造影的侧位片上，见环枕区有三角形的软组织阴影，推测有小脑下疝存在。决定于 1978 年 9 月 5 日手术探查。

手术所见：双侧小脑扁桃体下疝至第二颈椎上缘，左侧尤为显著。小脑扁桃体周围见轻度蛛网膜粘连，扁桃体中段有一粗大粘连膜带嵌托住扁桃体。将此带解除后，颅内流出大量浅黄色脑脊液，检查第四脑室亦有轻微粘连，但中脑导水管下端开口清晰可见。导水管流出的脑室液透明无色。

术后诊断：颅后窝粘连，小脑扁桃体下疝。

术后一个月检查，头昏及不平衡感见轻，行走较有把握，饮水发呛消失，垂直眼震消失，指鼻较术前准确但仍不稳，角膜反射未恢复，软腭提举力仍差，Romberg征已消失，于1978年10月10日出院。

本例有颅后窝蛛网膜粘连(慢性炎症)，双侧小脑扁桃体均已下疝形成，但并未伴发脊髓空洞症体征(无节段型痛温觉与触觉分离)。本例的小脑扁桃体下疝未伴发枕大孔区骨质畸形，亦无先天性异常的指征，故不属于小脑下疝畸形(Arnold-Chiari畸形)，而是任何慢性颅后窝病变及慢性颅内压增高患者皆可发生的常见现象。

第九章

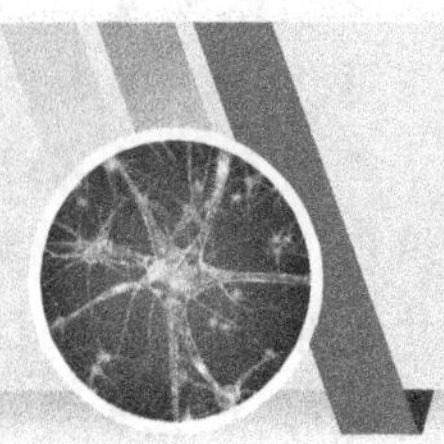

锥体外系及其病变综合征

锥体外系包括纹状体、黑质、丘脑底核（Luysi 体）和红核、顶盖网状核、下橄榄体，小脑也属于锥体外系。一般说，锥体系以外的各种运动结构，均属锥体外系，因而，本书将小脑列为锥体外系的一节进行讨论。

第一节　基底节，与它有关的核团及其病变综合征

一、基底节

基底节与间脑部位邻近，中间以内囊相隔。这里，主要讨论纹状体（即尾状核、壳核）和苍白球。其中，尾状核和壳核进化较晚，称新纹状体；苍白球进化较古老，称旧纹状体。在大脑冠状切面上，它们是位于内囊外侧和内上方的三个大细胞团块。其结构特点如下：

（一）尾状核

尾状核略呈弓形，依附于侧脑室周围，弓口朝前，在冠状面上，居内囊之内上方，前端肥大，称尾状核头，突入侧脑室额角

内，构成额角的外侧壁，自头部向后，尾状核渐渐变细，向后，沿丘脑背外侧后行，继而下弯，再沿侧脑室颞角顶壁向前弯，一直到下角的前端，终于杏仁核。全核形如动物之长尾，因而得名。尾状核之中间部在侧脑室顶壁，或可称体，向前弯后，变得很细，为尾状核的尾。

（二）豆状核（苍白球和核）

豆状核位于大脑岛叶的深部，丘脑的外侧。从外侧看，略呈椭圆形，在水平切面上及冠状切面（乳头体切面）上，均略呈三角形或楔形，尖向内囊侧，由内、外髓板分为三层，最外一层色稍深，为壳核，壳核与尾状核头有灰质索相连。内侧因内髓板分为内外两层，色较浅淡，稍显苍白，称苍白球。

尾状核与壳核的组织结构相同，主要由梭形和/或圆形小神经细胞构成，只有少数大形多极神经细胞。苍白球内含有髓纤维较多，大形神经细胞居多。

壳核之外为一薄纤维层，称外囊，外囊之外侧为一薄灰质带，称带状核或屏状核，带状核之外又有一薄纤维层，称极外囊，再往外即为岛叶皮质。

9

（三）纹状体的联系

1. 纹状体的传入纤维　①大脑皮质纹状体纤维，起于大脑皮质的广泛区域，但主要起于两侧的运动区（特别是运动前区）、感觉区，起于对侧的纤维通过胼胝体，终于新纹状体；②丘脑纹状体纤维最多、最重要，终于新纹状体；③黑质纹状体纤维。

2. 纹状体的传出纤维　①纹状体苍白球纤维；②纹状体黑质纤维；③苍白球的传出纤维，到达红核前区（Forel H 区）、丘脑下核、脑桥被盖核、丘脑、红核、黑质等，构成纹状体的重要传出系统。

二、锥体外系的其他结构及其联系纤维

1. 丘脑下核　为一肉眼可见的卵圆形细胞块。位于大脑脚之内后方。其外侧细胞较内侧为大。在镜下，此块与灰结节

的细胞无明确分界。其内侧小细胞群似有交感功能。它接受的纤维大部起自苍白球,传出纤维又达到苍白球。

2. 黑质　位于中脑,在脚底部上方。为肉眼可见含黑色素的神经细胞团。黑质接受的纤维主要直接来自皮质,而传出纤维部分到达苍白球,部分到达盖部。

3. 红核　为一圆形核。在中脑黑质背侧。此处有动眼神经根穿出。红核内有进化上古老的大细胞和年轻的小细胞。红核脊髓束主要起自大细胞群,此束在人类已减小,在低等哺乳类动物还十分重要。红核还接受齿状核(和下橄榄体)与运动皮质的纤维。皮质纤维在猫尚有明确的躯体定位投射。因而,对低等动物,皮质红核脊髓纤维的联系在运动系内尚占有重要位置。在人类,也还具有一定的临床意义。

4. 网状顶盖核或网质核　由广泛散在的细胞组成。在脑桥盖部最明显。由前庭核至中脑、丘脑下部和丘脑的整个网状结构区均可见。网状脊髓束由此处发出下行通路。

5. 下橄榄体　由两部分组成。一个是进化上古老的部分(背、内侧副橄榄,及主橄榄前部),一个是较年轻的部分(主橄榄的主要部分)。后者在灵长类及人类均有高度发展。在延髓腹侧的主橄榄肉眼即可看见,呈卵圆轮廓,为一屈曲条带形结构,向内方有一开口。它接受的纤维来自纹状体和红核,其传出纤维到达小脑皮质各部。另外,还有小脑橄榄束、脊髓橄榄束,而橄榄脊髓束则下行至颈脊髓。可以认为下橄榄体是锥体外冲动传向小脑的中转站。

上面我们提到了一些锥体外系的下行与上行传导束,但这一部分的解剖学问题还研究得很不完善。其中,最重要的上行束是自苍白球经由丘脑到达大脑皮质的纤维。总体来说,不能把锥体外系的功能看作一个单纯的下行通路,锥体外系的刺激实际上是在一系列的循环神经元中传递。在这些巡回通路中,苍白球及纹状体是中心环节。锥体外系的巡回通路主要有三条:①皮质→纹状体→苍白球→丘脑→皮质系统;②皮质→纹状体→苍白球→中脑→丘脑→皮质系统；③大脑皮质（6 区）→脑桥基底部（桥核）→桥横纤维→新小脑皮质→齿状核→红核（或直接）→丘脑外侧下核→大脑皮质。可能还有包括下橄榄体的巡回通路（图 9-1）。

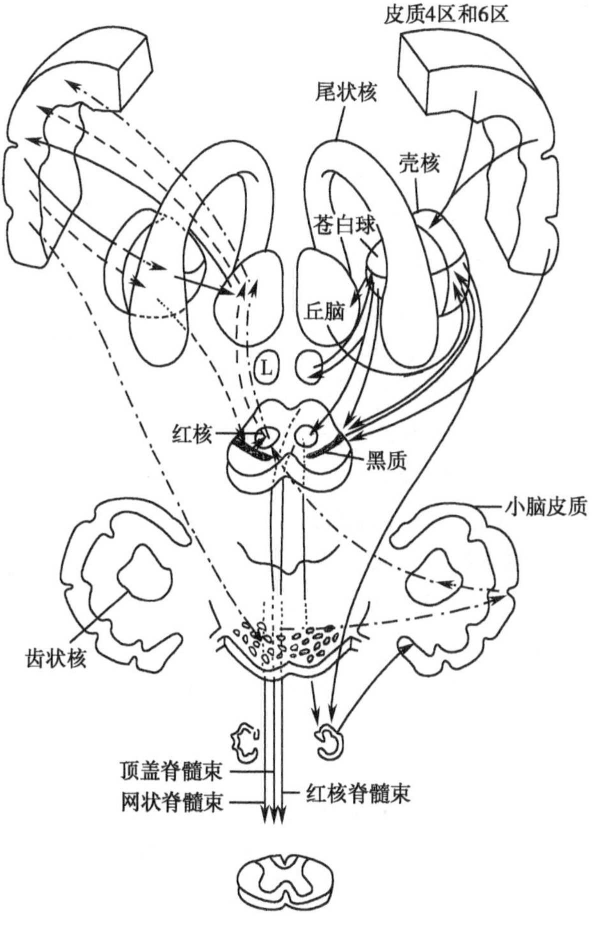

图 9-1　锥体外系诸核的联系及巡回通路

L：丘脑

虽然锥体外系也是一个运动系统，从锥体外系发出的冲动也与锥体系一样，也要到达脊髓前角细胞，最后再通过周围运动神经元而到达肌肉。但锥体外系的冲动不直接到达脊髓前角，而是经过复杂的巡回联系下降到脊髓，其主要传出通路有：①红核脊髓束；②内纵束：由内纵束核到动眼、滑车、展神经核，通过这些核到达前庭神经核，内纵束并与脑干网状结构联系；③前庭脊髓束；④四叠体脊髓束；⑤网状脊髓束，此束对调整肌张力是最重要的。

三、锥体外系的生理功能

对锥体外系的生理作用尚无完全统一的认识。一般认为，它是对锥体系的精细的、有目的的动作，起"准备状态"的作用。在动作完成的过程中，锥体外系起肌张力重新分配的作用。锥体外系的冲动，不直接到达脊髓前角，而且先经上述巡回通路而下降，它的巡回通路为负反馈系统，锥体外系的冲动在这个反馈通路中，对全身肌张力，既有易化作用，也有抑制作用，在正常情况下，抑制作用稍优于易化作用。

临床病理和实验资料证明，锥体外系的几个主要部位对肌张力的作用大体如下：

1. 额叶皮质(主要是6区、8区)，抑制对侧肢体的肌张力。

2. 顶叶皮质，增强对侧肢体的肌张力。

3. 苍白球与纹状体，一般说是抑制肌张力，动物实验表明，刺激新纹状体姿势消除，刺激苍白球可发生成形张力(plastic tone)状态。

4. 顶盖网状结构，对肌张力有易化和抑制两种作用。

5. 红核，抑制肌张力，特别是抑制抗重力(伸)肌。

6. 黑质，主要是抑制加重力肌(progravity)即屈肌之肌张力。

7. 前庭外侧核增大抗重力肌之肌张力，前庭内侧核抑制抗重力肌之肌张力。

8. 小脑不同部位对肌张力起不同的作用(调节作用)。

了解这些情况，虽尚无严格定位的把握，但对于理解锥体系及锥体外系病变的体征，有一定参考价值。

四、锥体外系临床综合征

（一）肌张力增高动作缓慢型疾病

锥体外系张力过高或肌强硬与锥体系损害出现的肌张力过强或痉挛状态有很大区别。锥体外系的强硬，在被动运动时，其抵抗力自始至终保持一致；在上运动神经元麻痹或不全麻痹的痉挛状态时，其抵抗力在运动开始时较大，运动终了时大为减弱（折刀征）。锥体外系的强硬称为"蜡样强硬"。被动地伸展其前臂、小腿、转动其关节时，每可觉到肌肉伸长的特殊间断性和阶段性，即所谓"齿轮征"。

震颤麻痹（paralysis agitans）又称 Parkinson（帕金森）病，实际上应称之为震颤僵直，是中年以后发病，以静止性震颤、肌强直、运动徐缓为主要表现的一种常见的神经系统变性疾病。通常所称的震颤麻痹或 Parkinson 病是指原发性者，是一种慢性进行性脑变性病，至今病因尚不明，有认为与年龄老化、环境因素或家族遗传因素有关。继发性者又称震颤麻痹综合征或 Parkinson 综合征，可因脑血管病（如腔隙性脑梗死）、药源性（如服用吩噻嗪类或丁酰苯类抗精神病药等）、中毒（一氧化碳、锰、汞等）、脑炎、脑外伤、脑肿瘤和基底节钙化等引起，还有少数震颤麻痹症状则为某些神经系统变性病的部分表现，如可见于进行性核上性麻痹、原发性直立性低血压等。病理上原发性震颤麻痹是中脑的黑质和蓝斑，其神经细胞严重缺失和变性，色素明显减少，胞质内可见嗜酸性同心圆形玻璃样的包涵体，神经胶质细胞呈反应性增生。脑干网状结构、迷走神经背运动核等也可有类似变化，苍白球、壳核、大脑皮质等处神经细胞亦显减少，并可有老年性斑及 Alzheimer 神经缠结。 9

目前认为黑质神经细胞变性导致的多巴胺缺乏，是引起本病的病理化学改变的关键。多巴胺在黑质合成后，沿黑质纹状神经通路运送至新纹状体，对新纹状体具有抑制功能，多巴胺的缺乏可致新纹状体运动功能释放，与此同时，对新纹状体具有兴奋功能的乙酰胆碱处于相对的优势。另外，多种神经递质如去甲肾上腺素、5-羟色胺、P物质，γ-氨基丁酸等的变化与失调对本病的症状也可产生复杂的影响。本病多发生在50岁以后，约3/4患者起病于50~60岁，有家族史者起病年龄较轻，本病起病隐袭，缓慢进行性加重，以震颤、肌强直及运动徐缓为临床主要表现。原来认为见到面无表情、腰背前屈、碎步缓行中老年人，百步之内可以认定，现在要求当想到帕金森病时应观察相当一段时间确诊，因为病人发生震颤僵直后完全有可能其他如自主神经体征，构成多系统变性。

对临床早期患者，尚需与下列疾病相鉴别：①脑血管性震颤麻痹综合征：多发生在腔隙性脑梗死或急性脑卒中之后，有高血压、动脉硬化表现以及锥体束征、假性延髓麻痹等，颅脑CT检查有助诊断。②脑炎后震颤麻痹综合征：病前有脑炎历史，见于任何年龄，常见动眼危象（发作性双眼向上的不自主眼肌痉挛），皮脂溢出，流涎增多。③药源性震颤麻痹综合征：有服用吩噻嗪类等抗精神病药或萝芙木类降压药等病史，在不同环节干扰了儿茶酚胺的代谢而引起的，停药后症状消失。④中毒性震颤麻痹综合征：主要依据中毒病诊断，如病前有一氧化碳中毒等病史。⑤特发性震颤：震颤虽与本病相似，但无肌强直与运动徐缓症状，可有家族遗传史，病程良性，少数或可演变成震颤麻痹。⑥老年性震颤：见于老年人，震颤细而快，于随意运动时出现，无肌强直。⑦癔症性震颤：病前有精神因素，震颤的形式、幅度及速度多变，注意力集中时加重，并有癔症的其他表现。⑧与伴有震颤麻痹症状的某些中枢神经多系统变性病相鉴别：如肝豆状核变性，原发性直立性低血压，小脑脑桥橄榄萎缩症等。这些疾病除有震颤麻痹症状外，还具有各病相应的其他神经症状，如小脑症状、锥体束征、眼肌麻痹等。⑨进行性核上性麻痹：如果考虑帕金森病或综合征，发现患者有上视困难，则应考虑进行性核上性麻痹(progressive supranuclear paralysis, PSP)。

(二) 肌张力减低动作增多型,或动作过多综合征,又称肌张力障碍(dystonia)

这是与帕金森综合征功能相反的一组综合征,帕金森综合征是肌张力增高而动作减少(僵直)。如果说帕金森综合征的功能异常主要是由于古纹状体 - 苍白球系统异常,动作过多综合征则主要是新纹状体功能异常所致。

抽动障碍(tic disorder),起病于儿童和青少年时期,主要表现为不自主的、反复的、快速的一个部位或多部位肌肉运动抽动和发声抽动,并可伴有注意力不集中、多动、强迫性动作和思维或其他行为症状。

(1) 运动抽动:运动抽动根据涉及肌群范围、特征性及严重性可分为简单性运动抽动和复杂性运动抽动,前者表现为眨眼、挤眉、皱额、吸鼻、张口、伸脖、摇头、耸肩等运动抽动;后者表现为缓慢的、似有目的的行为动作,如模仿行为、猥亵行为等。 9

(2) 发声抽动:发声抽动可分为简单发声抽动和复杂发声抽动。前者常表现为反复发出似动物的叫声、哼声、清嗓声等;后者反复发出似有意义的语词声(包括模仿言语、重复言语)。

抽动障碍病程不一,可为短暂性,也可为长期性。可成为慢性神经精神障碍,导致不同程度的损害。近年来,抽动障碍患病率有增加趋势,而且伴发的行为症状复杂多样,从而增加治疗和管理的难度,其病因和发病机制尚未明确。按临床症状和病程特征大致分类为:①短暂性抽动障碍(transient tic disorder);②慢性运动(chronic motor)或发声抽动障碍(vocal tie disorder);③抽动 - 秽语综合征,即 Tourette 综合征(TS);④感觉性抽动障碍(sensory tic disorder);⑤未定型(non-specific type)。目前临床最多见的是短暂性抽动障碍和抽动 - 秽语综合症。后者最早为 1825 年 Itard 首先描述,1885 年法国医生 Tourette 曾报道 9 例并作了详细叙述,故将该症命名为 Tourette 综合征(TS)。近代医学书刊文献多采用此命名。

1. 短暂性抽动障碍 通常又称为抽动症或习惯性痉挛，是抽动障碍中最多见的一种类型，大多数表现为简单性运动抽动，少数表现为单纯发声抽动。病程持续不超过1年。由于抽动症状较为局限，程度较轻、对日常活动影响较少，常易被忽视。据报道本症患病率为1%~7%，男性发病率较高，起病年龄多见于4~7岁。

与本症可能有关的病因主要有下列几个方面：

(1) 遗传因素：短暂性抽动障碍可有家族聚集性，患儿家族成员中患抽动障碍者较为多见，故认为可能与遗传因素有关。

(2) 器质性因素围生期损害，如产伤、窒息等因素可能与本症有关。

(3) 躯体因素：起始往往由于局部激惹而产生抽动。如眼结合膜炎或倒睫刺激引起眨眼；或因上呼吸道感染而出现吸鼻、面肌抽动。当局部疾病原因去除后，抽动症状仍继续存在。

(4) 社会心理因素：儿童由于家庭生活事件如家庭不和、父母离婚、亲人死亡、学习负担过重等影响，抽动成为心理应激的一种表现。

(5) 药源性因素：某些药物如中枢神经兴奋剂、抗精神病药等，长期服用可能产生抽动的副反应。本症主要临床表现大多数为简单性运动抽动，较为局限。一般以眼、面肌抽动为多见，在数周或数月内症状波动或部位转移，可向颈部或上下肢发展。常见表现为眨眼、挤眉、翻眼、皱额、咬唇、露齿、张口、点头、摇头、伸脖、耸肩等动作。少数可出现简单发声抽动，如单纯反复咳嗽、哼气或清嗓等。抽动症状频率和症状严重程度不一，通常对患儿日常学习和适应环境无明显影响。躯体检查包括神经系统检查，通常无异常发现。病程持续时间一般不超过1年。

短暂性抽动障碍的诊断标准如下：

1) 起病于童年。

2) 有运动抽动(单一部位或多个部位)，或发声抽动。

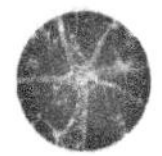

3）受意志克制短暂时间（数分钟至数小时）。

4）抽动症状的严重程度、发生的频度及部位可以改变。

5）抽动症状一日内出现多次，日日如此，至少持续 2 周，但不超过 1 年。

6）排除锥体外系神经疾病和其他原因所引起的肌肉痉挛。

2. 抽动 - 秽语综合征（TS）　本症是一种慢性神经精神障碍的疾病，以多发性抽动、暴发性发声和伴随秽性语言为特征的抽动障碍，病因尚未明确。本症还伴发多种多样的行为症状或精神障碍，可不同程度地干扰损害儿童的认知功能和发育，影响其适应社会能力。TS 患病率为 0.1%~1%。男童明显多发于女童(约 4∶1)，患儿中约一半是第一胎，大多数起病于 4~12 岁，以 7~8 岁起病最多。不同文化圈患儿的临床特征、家族史、伴发症状、并发症和治疗结果甚为相似，表明抽动障碍是具有生物学缺陷背景的疾病。本症的病因尚未阐明，近年来的研究报道提示 TS 可能是由于遗传因素、神经生理、生化代谢以及环境因素在发育过程相互作用的结果。可能的因素有：

9

（1）遗传因素：许多家族性及双生儿调查发现 TS 患儿家族成员中患抽动症和 TS 的较为多见，其发生率为 10%~66%。TS 双生儿发病率较高，单卵一致性为 75%~95%，双卵一致性为 8%~23%。TS 遗传方式及机制尚未明确。系谱研究认为传递模式为常染色体显性遗传，主基因为不完全外显性。基因作用的位置可能是中脑多巴胺能系统。一般认为 TS 遗传方式可能是常染色体显性遗传或为多基因遗传，外显率存在性别差异。亦有报道将本症定位于第 18 号染色体及 X 染色体。

（2）神经生化因素：近年研究发现，TS 的生化异常可能涉及中枢神经递质的活性和嘌呤代谢这两个系统。认为 TS 是由于中枢神经递质功能失调，包括中枢的多巴胺能、5- 羟色胺能、去甲肾上腺素能、胆碱能、γ- 氨基丁酸（GABA）能及阿片系统。

1）多巴胺（DA）：TS 主要病理部位可能为在纹状体多巴胺能系统的靶细胞膜受体，因 DA 活动过度或受体过度敏感所致。

临床观察发现 TS 患儿服用阻滞多巴胺 D_2 受体的抗精神病药物如氟哌啶醇、匹莫齐特（哌迷清）等，可使症状减轻。

2）去甲肾上腺素（NE）：据 TS 患儿尿中 NE 代谢产物有所降低，认为 TS 与 NE 功能失调有关。有报道 TS 儿童脑脊液中 3-甲氧基 -4 羟基苯乙二醇（MHPG）水平增高，而 MHPG 恰是 NE 代谢的主要产物。如有 MHPG 水平增高，服用可乐定可使 TS 症状减轻。

3）5- 羟色胺（5-HT）：研究发现 5-HT 的主要代谢产物 5- 羟吲哚乙酸（5-HIAA）在某些 TS 患儿脑脊液中含量降低，这是由于 5-HT 受体超敏所致反馈抑制或因 5-HT 神经元本身脱失所致。动物实验表明氯米帕明（氯丙咪嗪）可以增加脑内 5-HT 的水平，临床使用氯米帕明治疗 TS 伴有强迫症状患儿有明显效果。

4）乙酰胆碱（ACh）：TS 患儿可能存在 ACh 不足、活性降低，形成中枢神经系统 DA 与 ACh 之间的平衡失调。临床应用毒扁豆碱可使脑内 ACh 水平增高，减少 ACh 的降解，从而减轻 TS 症状。但目前尚难确定 TS 有 ACh 代谢异常的证据。

5）γ- 氨基丁酸（GABA）：有研究认为 TS 是因脑内 GABA 抑制功能降低，而引起皮质谷氨酸能兴奋性增加所致。研究证实苯二氮䓬类药物具有加强 GABA 的抑制作用，从而减轻 TS 症状。

6）第二信使系统假说：有学者发现 TS 儿童脑皮质中 cAMP 有所降低。因此，以第二信使异常这一假说可解释 TS 患儿脑内多种神经递质系统的改变。

（3）器质性因素：许多研究提示 TS 属于器质性疾病。50%~60% 的 TS 患儿有脑电图非特异性异常，并且伴有神经系统阳性软体征，脑电图改变主要是慢波或棘波增加。影像检测发现某些患儿有脑室轻度扩大、外侧裂明显加深、透明隔间腔、脑皮质轻度萎缩等现象。亦有报道 TS 存在左侧基底节体积减小、脑半球对称性异常。正电子发射断层扫描（PET）发现 TS 患儿双侧基底节、额叶皮质、颞叶的葡萄糖代谢率过度。近年来的研究认为基底节和边缘系统的特殊部位发育异常可能是TS的原因。这些脑区的发育是在性激素的控制下,并间接地受兴奋性氨基酸(EAA)神经递质的影响。

(4) 社会心理因素:TS起因可能与应激因素有关,如受到强烈的精神创伤或其他重大生活事件的影响。母孕期应激事件、母子关系异常、遭受排斥、开始学步、应激性生活事件等是以后发生抽动障碍的危险因素。出生后的应激可增加有遗传易感性个体的发病或使症状加重。

(5) 其他:结膜炎持续不愈可能导致眨眼抽动,头颈部损伤可能导致摇头抽动等。近年研究报道,TS与β-溶血性链球菌感染有关。发现TS或伴发强迫症儿童有抗神经元抗体,该抗体的出现与既往急性风湿病或β-溶血性链球菌性舞蹈症有关。临床上也发现感染发热可使TS和强迫症加重,使用青霉素之后抽动症状减轻。此外,药源性因素如服用抗精神病药物或长期服用中枢神经兴奋剂(如苯丙胺、哌甲酯、苯异妥英等),可产生抽动障碍或使抽动症状加重。临床表现有:

1) 运动抽动:常见表现为眨眼、眼球转动、努嘴、翘鼻、伸舌、转头、点头、伸脖、张口、耸肩、挺腹、吸气等。重者呈奇特的多样姿态或怪样丑态,如冲动性触摸人或物、刺激动作、跺脚、似触电样全身耸动、走路回旋、转动腰臀、蹲下跪地或反复出现一系列连续无意义的动作。

2) 发声抽动:一般表现为清嗓、咳嗽、吸鼻、吐痰声、哼声、吠叫声、啊叫声等。也可表现为复杂性发声,如重复言语或无意义的语音、无聊的语调,至少1/3的TS儿童出现秽语症,如重复刻板同一秽语。

3) 伴发行为症状:TS除抽动症状之外,最常见伴发注意力不集中、多动、强迫动作、强迫思想、冲动、攻击行为、自伤行为、学习困难以及情绪障碍等。伴发行为症状可不同程度地引起患儿心理困扰,影响患儿适应社会的能力。

9

诊断标准：

A. 起病于21岁以前，大多数在2~15岁之间。

B. 有复发性、不自主、重复的、快速的、无目的的抽动，影响多组肌肉。

C. 多种抽动和一种或多种发声抽动同时出现于某些时候，但不一定必须同时存在。

D. 能受意志克制数分钟至数小时。

E. 症状的强度在数周或数月内有变化。

F. 抽动一日发作多次，几乎日日如此。病程超过1年，且在同一年之中症状缓解不超过2个月。

G. 排除小舞蹈症、肝豆状核变性、癫痫肌阵挛发作、药源性不自主运动及其他锥体外系病变。

H. 辅助诊断指征：a. 秽语；b. 猥亵行为；c. 模仿语言；d. 模仿动作；e. 重复言语。

I. 伴发症状：a. 儿童多动性障碍和行为问题；b. 非特异性脑电图异常；c. 阳性软体征；d. 精神症状。需要鉴别诊断的有：

i. 小舞蹈症：风湿性小舞蹈症通常也多发生于5~15岁，舞蹈样异常运动伴有肌张力减低等风湿热体征，有血沉增快、抗链球菌溶血素O及黏蛋白测定结果增高。病程呈自限性，无发声抽动，抗风湿治疗有效。

ii. 肝豆状核变性（Wilson病）：由铜代谢障碍所引起，有肝损害、锥体外系体征及精神障碍。可见角膜Kayser-Fleischer色素环，血浆铜蓝蛋白减低等特征可资鉴别。

iii. 肌阵挛：可发生于任何年龄，有多种病因，是癫痫的一种发作类型，每次发作持续时间短暂，常伴有意识障碍，脑电图高度节律异常。抗痉挛药物治疗可控制发作。

iv. 迟发性运动障碍：主要见于应用抗精神病药期间或突然停药后所发生的不自主运动障碍。

v. 急性运动性障碍：表现为突然不自主运动、震颤、张力障碍、扭转痉挛或舞蹈样动作。常为某些药物所引起，如左旋多巴、甲氧氯普胺(胃复安)、中枢兴奋剂以及抗精神病药物等。一般停药后症状可消失,鉴别不难。

vi. 癔症与儿童精神分裂症:癔症痉挛发作、儿童精神分裂症装相做鬼脸症状可类似 TS,但具有精神病的特征,一般无发声抽动可加以鉴别。

(三) 风湿性舞蹈病或小舞蹈病

表现为迅速的抽动,可累及各个肌群,但以肢体近端及面部比较明显。抽动部位的迅速变换是一重要特点。时而表情肌抽动,表现为挤眉弄眼、皱额、努嘴的动作以及言语障碍;时而下肢或上肢之肌肉抽动,表现为大挥大舞的过多运动,形如舞蹈表演。举凡各种舞蹈动作均可因情绪因素或某种随意运动而加重,而于睡眠时消失。

肌张力一般多减退,但在完成某个动作时又可偶然地一时性增强。

9

作为风湿病复杂表现之一的舞蹈病,多数见于 5 岁至 15 岁之间的儿童。

(四) 大舞蹈病或 Huntington 舞蹈病

也是全身性舞蹈病。其舞蹈动作一般比风湿性舞蹈病者较慢。下列四点也可资鉴别:①在 30~40 岁间逐渐发病;②病程进行性恶化;③多有家族史;④伴痴呆性精神障碍。

(五) 半侧舞动症

顾名思义,为身体一侧发生舞蹈动作。此类异常动作多限于肢体,躯干和面部一般不发生。其动作似有目的性活动,形如投掷、捕捉或踢打,整个患肢均参与活动。半侧舞动多突然发病,病程颇长,甚至可存在数年之久。病变部位主要在患肢对侧之丘脑底核(Luysi 体)。

(六) 手足徐动症(athetosis)

多见于肢体的远端,表现为间歇的、缓慢的、弯弯曲曲的、蚯蚓样运动;在间歇的时候肢体呈不自然的姿态。手足徐动症可能是局限的,形成所谓“徐动症手”,有时也可相当广泛,甚至涉及全身的肌肉。

（七）扭转痉挛（torsion spasm）

所谓扭转痉挛实际上也是一个局部的徐动症。其徐动（或扭转）部位限于躯干，颈部与肢体近端。面部受累较少。躯干和颈部表现为缓慢的紧张性扭转运动。扭转中偶然间发生舞蹈动作。一个扭转动作完成后，常停留在扭转状态若干时间。扭转痉挛也同舞蹈症与徐动症一样，可用某种知觉刺激而诱发。扭转痉挛时肌张力变化不恒定。多数时间张力增高。

这类锥体外系综合征也常为脑炎后、肝豆状核变性等中枢神经系统疾病之症状。笔者曾遇一例艾迪生（Addison）病患者在病程中发生扭转痉挛综合征，病理证明神经系统的主要病灶在新纹状体。

（八）肌阵挛

肌阵挛为节律性肌抽动，可一侧或两侧。多见于咽、眼球、横膈肌，为迅速细小的同步化跳跃。曾有人称之为“腭-喉-咽-眼-膈肌阵挛”。软腭受累者最多见。其抽搐频率较慢，大约每分钟120次（80~180次）。多急性起病，持续存在时间不定。病变多在下橄榄体、齿状核，红核橄榄束也常受累。

（九）局部痉挛和某几种抽搐（tics）

也可能是锥体外系运动过多的表现。局部痉挛，顾名思义即是孤立地见于某一肌群的痉挛，最常见于面肌与颈肌即面神经和副神经支配的肌肉。临床称之为面肌痉挛及扭转性斜颈。不过这种现象也可以由于周围神经受刺激（如面肌痉挛见之于周围性面瘫治疗后期者）以及神经官能症，应注意鉴别。

五、锥体外系综合征之定位诊断

1. 根据临床症状的性质定位　僵直少动综合征是两侧苍白球尤其是黑质病变的表现。孤立的苍白球病变引起张力过高性僵直并无震颤。因而震颤麻痹综合征是苍白球、黑质同时病变的结果。

舞蹈症、徐动症、扭转痉挛的病灶在新纹状体。

半侧舞动症常表示对侧的丘脑底核有病灶。

肌阵挛，如很有节律、部位固定，可能是由于下橄榄体病变所致，也常常合并齿状核病变。但也可因神经系统其他部位的病变引起。

2. 根据震颤及其频率定位　锥体外系的有节律的震颤，多伴有肌张力增高。一般认为，引起这种震颤的病灶在苍白球或苍白球水平以下。震颤麻痹综合征的震颤，频率比较恒定，大约每秒 5~6 次，表示病变在黑质。皮质性震颤则为每秒 10~12 次。节律性肌阵挛的频率平均每秒 2 次，表示下橄榄、齿状核病变。因此，正确记录震颤的频率有一定的定位诊断意义。当然，不能单靠某一现象解决全部临床定位诊断问题，应将各种材料联贯起来思索。

3. 去脑僵直　特点是角弓反张，伸展，上、下肢均呈伸直僵硬的外展位。此征表示中脑（红核）与其以下的机构联系中断。例如①幕上病变由间脑发展到中脑时；②颅后窝病变损伤到脑桥前端时；③严重的代谢障碍（如乏氧等）损及脑干前部时。

9

4. 去皮质僵直　特点是双上肢屈曲僵硬，双下肢伸直僵硬并稍向内转。病变在大脑脚以上的双侧内囊及皮质。常见原因是广泛皮质病变或 / 和脑基底节病变如一氧化碳中毒，弥散乏氧，广泛脑软化、炎症、外伤等。

病例介绍：

例一，男性，20 岁。于 1973 年 6 月入院。病人自 1973 年 5 月以来感到说话费力，逐渐言语不清，使人不能理解。近来并有走路不稳，双手持物时颤抖以至于不能持筷或写字。1966 年患肝病。家族中其四弟亦有类似病症。表情呆板、幼稚、行动笨拙，构音困难，含糊不清，时有不自主发笑。双眼角膜有橙黄色色素环。脑神经检查除言语构音不清外无何阳性体征。四肢腱反射均较活跃、肌力尚可，左侧肢体张力明显增高并呈齿轮状。自主动作缓慢并有粗大震颤。肝脾未触及。肝功能化验尚正常。血清铜氧化酶0.08光密度。

依其临床表现和体征主为锥体外系受累的结果，加之双眼角膜有色素环，肝病史和家族中有类似患者，故可诊断为肝豆状核变性。经用青霉胺治疗，有较明显的缓解。1973年10月出院，生活上基本自理，仍在治疗中。

例二，男性，22岁。于1962年6月25日入院。1961年5月6日，两侧颈部各起一核桃大之肿块，局部疼痛，经治疗好转。此后经常头晕，气短心慌，眼发黑，出汗多如水洗。曾晕厥发作十余次，多在活动过多或饥饿时发生。如感觉饿时立即进食则可减轻头眩及防止晕倒。1962年4月12日突然上腹部疼痛，并呕吐数次，自觉系头晕、心慌引起。曾住某医院检查，据当时记录谓口唇发黑紫色，心界缩小，上腹部轻度压痛。胸部透视发现右上肺纤维增殖结核灶。曾不断给予葡萄糖静脉输入，但屡查血糖仍低，如3.39mmol/L、4mmol/L等。血钾较高，曾达0.75mmol/L(29.5mg/dl)。血钠为89.8mmol/L(206.5mg/dl)。此后仍不断发生腹痛、出汗、头晕。于1962年5月7日曾因剧烈腹痛而转入外科，经详细检查排除急腹症。皮肤活检发现表皮过度角化，棘细胞层变薄，基底细胞层内有多数黑色素沉着。血沉50mm/h，查心电图示心肌劳损，一度房室传导阻滞。此后渐言语不清，精神淡漠，有时大喊大叫。于1962年5月15日，突然血压下降至80/60mmHg，脉搏细弱，四肢发绀，完全不能说话，双眼上翻或固定凝视。口唇、四肢出现不自主抽动，给予补糖和激素治疗后精神略好转。次日言语、神志均曾一度恢复。但此后精神状态逐日恶化，嗜睡，叫醒则烦躁不安，呻吟不止，左上肢渐活动过多，至1962年6月15日烦躁更明显，再度不讲话，颈向左倾仰、强硬，同年6月25日转入我院。检查全身状态相当消瘦、衰竭，全身皮肤色素沉着显著，尤以面部、齿龈明显。血压 80/60mmHg。精神淡漠，不语，表情痛苦、违拗，有扭转痉挛，头向左后仰，左上肢亦向左后，下肢、盆骨以腰部为轴心向右，甚时扭转达 90°。扭转痉挛以阵发形式出现。上、下肢均呈 45°之屈曲状，已挛缩变形。双手亦已挛缩，五指并拢。发作时双手向外向后伸展，手掌向上，腕部亦做强度屈曲，双足因抽搐、挛缩极度伸展，并形成固定之巴宾斯基征样，面部表情极为痛苦。有时抽搐呈角弓反张状，每次抽搐持续数秒至数分钟，频频而至。

入院后经各种治疗仍无明显效果，病情进行性恶化，终至 1962 年 8 月 25 日死亡。

尸检证明双侧肾上腺均显著增大，重 15g，剖面有大量干酪样物质，右肺纤维性结核灶，脑内病灶主要在双侧新纹状体，在冠状切面上双侧壳核有直条状 0.3cm 宽、2.0cm 长的对称软化灶，镜下见局部组织疏松、水肿，血管周围多数格子细胞，大部神经细胞呈缺血改变，部分液化，消失。

本例病员主要为艾迪生病，肾上腺结核，因多次低血糖、低血压等危象发作，造成锥体外系组织之乏氧性病变，形成了扭转痉挛状态。

例三，女性，48 岁。于 1973 年 11 月 15 日入院。病人于 6 年前因精神不愉快而出现双手不自主的乱动，但不影响生活及劳动。此后又渐出现失眠、多梦，同时出现四肢不自主的舞蹈样动作如挤眉弄眼、做鬼脸、努嘴等，持物不稳，步态摇摆如跳跃状，言语欠清晰，表情幼稚，易紧张、哭、笑等表情多变，记忆力减退，智力低下，最简单的计算也不能完成。其母亲有类似疾病，已故。

神经系统检查：头颈部有不自主的动作如挤眉弄眼、噘嘴，喉部不时地发出“吭吭”声，扭颈，耸肩，两上肢不时有舞蹈样动作，步态蹒跚不稳，四肢肌张力低下，无病理反射，智力低下，记忆力亦较差。表情较幼稚，情绪多变，言语欠清晰。以上症状和表现在入睡后消失。入院后，经若干特殊检查如腰穿、脑电图等均未见异常。气脑造影见双侧脑室额角扩大，尾状核头部构成的外上壁圆钝扩大、增宽，提示底节萎缩变小。依据病人主要为运动过多，智力低下，气脑造影所见以及家族病史拟诊为大舞蹈症。

例四，男性，32岁。1980年4月2日上午急诊入院。患者于入院前43天夜间，独自在一生煤火取暖的室内睡眠，约40小时后被他人发现不省人事，急送某医院，诊断一氧化碳中毒，治疗1天后意识恢复，智力基本如常。入院前8天，家人发现患者眼神呆滞，言语减少，急躁，忘事，尿便不能自理；入院前5天，四肢出现小抽动，次数越来越多；入院前1天夜间，四肢连续抽搐不止，高热，天明乃来院急诊。

入院检查：体温40℃，脉搏120次/分，血压120/70mmHg。呈深昏迷状态。呼吸浅快，双肺呼吸音粗糙。上肢屈曲，下肢伸直，阵阵紧抽不止。双侧足Babinski征阳性，四肢肌张力极高。给予抗感染及全身支持疗法抢救，次日，呼吸困难加重，X线胸片显示左下肺炎，由于呼吸极度困难而行气管切开。除抗感染及一般支持疗法外，为了挽救其晚发性缺氧性脑病，试用谷氨酸钠17.5g每日静点（加入5%的葡萄糖盐水中），每日口服烟草酸900mg，分三次由胃管内注入。至入院第18天，发现呼唤时患者偶可睁眼，并出现吞咽动作，四肢抽动渐次平息，但肌张力仍甚高。继续治疗，烟草酸改为每日分次静点1200mg。至入院第35天，出现有意识发笑，有意识的微弱肢体活动，仍无言语。入院第40天时眼球随医生指示活动，呼吸、血压、脉搏平稳，乃拔除气管插管。第50天时可根据命令抬头，伸手。入院2个月时停鼻饲，自行吞咽。第84天开始说单词。90天后语言逐渐增多，对病前情况恢复部分记忆，3个半月后可读报纸，但仍不能回忆一氧化碳中毒当时的情况。4个月后开始练习下床，但双足因肌张力过高已成内翻足，此时，一般智力、记忆、计算、常识、理解均近常人。住院4个月出院疗养，除双足内翻行动不便外，已无特殊异常表现。脑电图正常。9个月时随访，智力近常人，生活自理，足形仍不正常，但可行走。

本例有明确的一氧化碳中毒病史，曾昏迷1天以上，经救治意识恢复。恢复后正常生活近1个月再度意识障碍，形成去皮质状态，应诊断为一氧化碳中毒后晚发型（或复发型）脑病。从定位诊断的角度来说，入院时深昏迷，入院后1个月的病程中呈现典型的去皮质状态，入院30日后，一度表现为痴呆，最后智力恢复到基本如常。足以表明，深昏迷、去皮质、痴呆，是可以移行的临床过程，并可以逆转。

第二节 小脑及其病变综合征

小脑占据颅后窝内，约为大脑重量的1/8，在脑干的脑桥、延髓之上，构成第四脑室顶壁，主要是运动协调器官，病变时主要表现为共济失调及肌张力低下。

一、小脑的解剖、生理

（一）大体观察（图9-2A、B）

上面：较平坦，紧位于小脑幕之下，中间凸起，称为上蚓。自前向后，上蚓又分五部：最前端是小脑小舌，其次为中央叶，最高处称山顶，下降处为山坡，最后为蚓叶。在此上蚓部的后1/3有伸向外前方，略呈弓形的深沟，称原裂。原裂之前两侧为小脑前叶，中间为山顶。原裂之后的两侧为小脑半球的两侧部。

下面：两侧呈球形，为小脑两半球，中间凹陷如谷，谷底有下蚓部。下蚓部自后向前分四部：蚓结节、蚓锥、蚓垂和小结。蚓垂两侧为小脑扁桃体。

小结是下蚓的最前部，它的两侧以后髓帆与绒球相连，共称绒球小结叶。在绒球之内前方，紧邻桥臂。双侧桥臂之间，稍向前有结合臂及前髓帆。

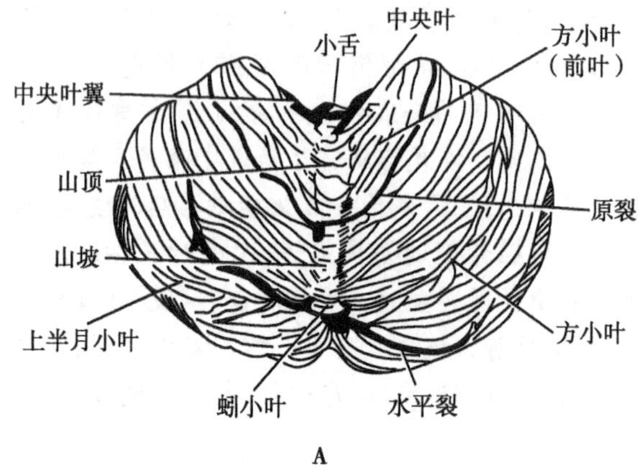

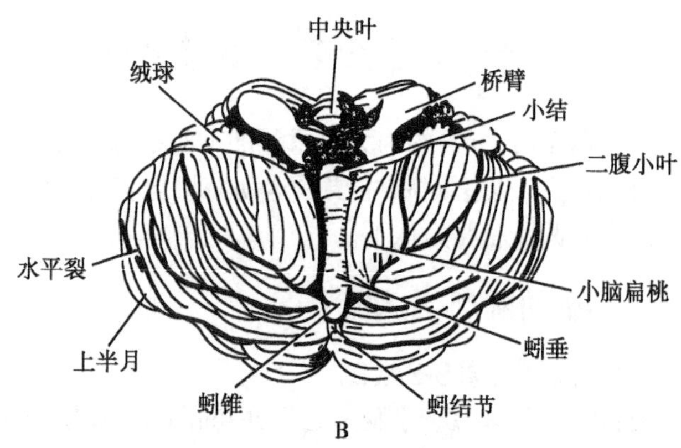

图 9-2 小脑结构

A. 小脑上面 B. 小脑下面

纵观上下两面，中间为蚓部，两侧为半球。从进化上看，蚓部为旧小脑而半球为新小脑，前面介于上下两面之间的桥臂稍后之绒球小结叶为古小脑。

（二）内部结构

小脑皮质结构各处基本一致，镜下分为三层，由外向内为：①分子层：细胞较少，表浅部含小星形神经细胞，较深层为较大的“篮”状细胞（“basket”cell）。它们的轴突均与浦肯野（Purkinje）

细胞接触,其纤维为切线形走行。某些纤维负责联系小脑两半球。②浦肯野细胞层:主要由这层细胞执行小脑功能。这个层次很明显,细胞很大。其粗树突走向分子层,呈切线位,像鹿角的形象向上广泛伸延;其轴突穿过颗粒层,走向小脑核群。浦肯野细胞接受脑桥与前庭来的冲动。③颗粒层:为大片深染的圆形小神经细胞,本层接受脊髓和橄榄体来的冲动。

在小脑髓质内有四个核,均成对。在额切面上用肉眼即可看到,由外向内是:①齿状核:呈"马蹄形",细胞群呈纡曲条带状,向内后方开口,称核门。此核接受新小脑的纤维,将冲动经结合臂及红核,并经丘脑传至大脑皮质。②栓状核:形状像一个塞子,位于齿状核"门"之前,它接受新小脑与古小脑的纤维,之后,也发出纤维到对侧红核。③球状核:接受古小脑的纤维,之后也发出纤维到对侧红核。④顶核:接受蚓部与古小脑来的冲动,发出纤维到前庭核与网状结构。

(三)小脑的联系通路(小脑脚)

小脑与脑干有三个连结臂或称脚,在横切面上很易辨认,从下向上,这三个臂是:①绳状体:称小脑下脚,联系小脑与延髓;②桥臂:称小脑中脚,连系脑桥与小脑;③结合臂:称小脑上脚,连系小脑与中脑。

小脑的这三个臂(或脚)是向小脑与离小脑的纤维。

在绳状体内有:①背侧脊髓小脑束(Flechsig束):起于脊髓的后柱核。不经交叉,终止于蚓部的前端。传递本体感受冲动。②橄榄小脑束:起于延髓橄榄体。经交叉,终于小脑皮质。橄榄体之冲动可能来自苍白球。③弓状小脑束:由同侧楔核的外弓状纤维形成,其中还有三叉脊束感觉核来的纤维。④网状小脑束:起自盖部网状核。此束含有起自小脑的小脑网状束。⑤前庭小脑束:在绳状体内侧部行走,一部终止于顶核,一部止于绒球小结叶。也有顶核与前庭核联系的小脑前庭束。

在桥臂内几乎全部为脑桥小脑纤维。脑桥纤维为水平方向行走,起自桥核细胞。后者是额桥小脑束与颞桥小脑束的中转站。桥小脑纤维大部终止于对侧小脑半球。

结合臂有离小脑的纤维。小脑红核丘脑束起自齿状核与栓核,在中脑下丘水平全部交叉;部分止于对侧红核(从红核再起红核脊髓束),部分地直接到达对侧丘脑的腹外侧部。在结合臂内也有走向小脑的束。腹侧脊髓小脑束与背侧脊髓小脑束一样也起自脊髓后柱核。不交叉,终止于小脑蚓部。

可将小脑的主要联络概括如下:

小脑接受脑桥的纤维(大部分到达小脑半球),通过桥核细胞接受大脑皮质的冲动;接受脊髓的纤维(到达蚓部),从脊髓接受本体感受刺激;接受前庭核的纤维,向绒球小结叶传递前庭冲动;接受下橄榄体的纤维,到达小脑的整个皮质,这组纤维可能传递来自纹状体的冲动。纹状体经丘脑与下橄榄体联系。这个通路称为丘脑橄榄束;最后,小脑还广泛地接受网状结构的纤维,以保证运动的协调。

小脑的离心纤维有到前庭核的,到红核的和到脊髓的。还有经过丘脑到大脑两半球皮质和纹状体的传导通路。

凡小脑发出纤维所要到达的部位,均有纤维再向心地走向小脑(图 9-3、图 9-4)。

(四) 小脑的功能区分

1. 基底部　第四脑室顶壁的下部,包括蚓结节、蚓垂、蚓锥、绒球及顶核。功能是维持平衡,为小脑的前庭代表区。

2. 中部　两半球上面的中间部,中线稍向两侧、原裂前方,前叶之后部区域。此区主要是通过内膝状体和外膝状体与听和视功能有联系。病变时发生何种症状尚不清楚。

3. 前部　为小脑上面的前上区域,主要是前叶,在中部以前。此部主要是控制姿势反射和行走的协同动作。

4. 外侧部　小脑上下面的后外侧两半球,主要功能是控制同侧肢体的技巧性随意动作(图 9-5)。

由此可见,小脑的功能定位,如 Bolk 曾指出的,身体不分开两侧的部分(躯干)由小脑之不分开两侧的部分(蚓部)支配,

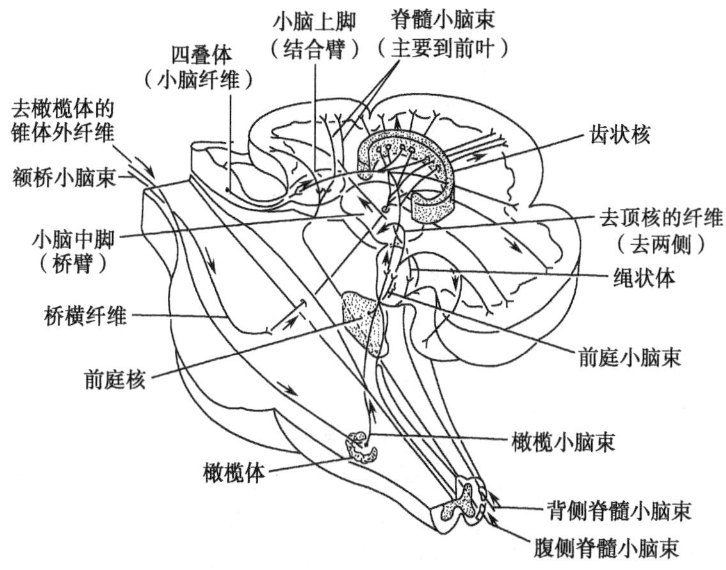

图 9-3　小脑的主要传入通路

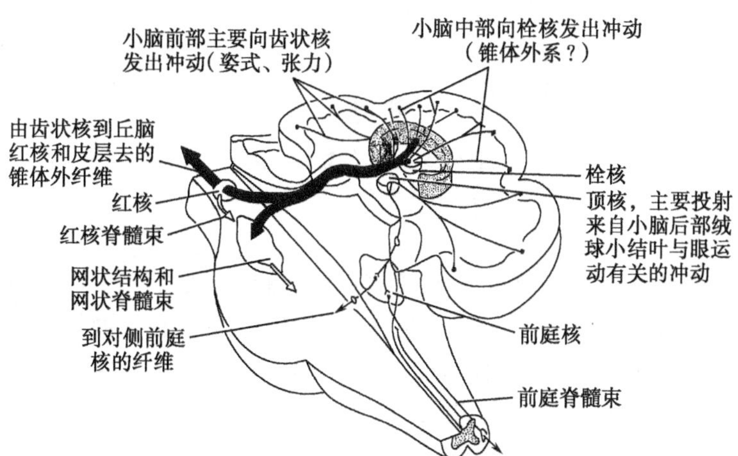

图 9-4　小脑的主要传出通路

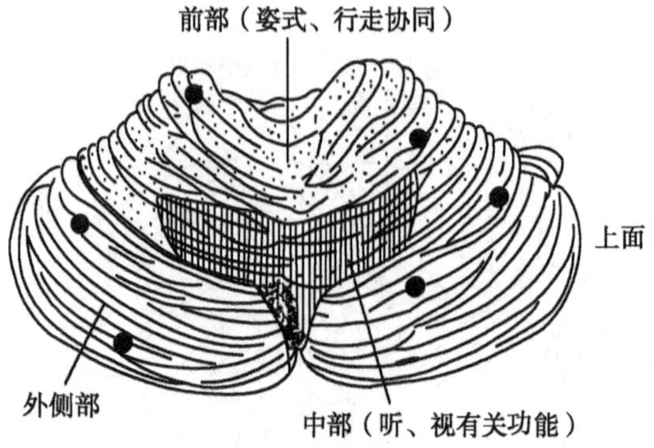

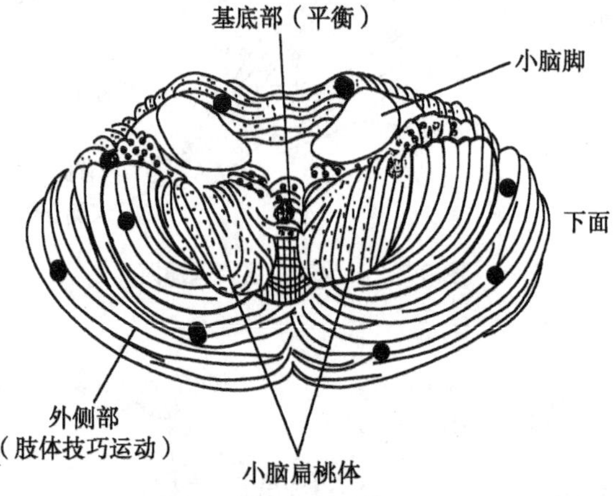

图 9-5 小脑的功能分区
（黑点表示散在的网状结构）

蚓部前端支配头部肌肉，后部支配颈部和躯干的肌肉。肢体的肌群则由同侧小脑半球支配，前肢在上面，后肢在下面。这个定位原则虽较简单，但目前临床上，还只能大体如此定位。小脑的某些部位如蚓部外侧与半球之间的某些部位，病变时无定位体征，仅在病程发展到一定阶段时发生颅内压增高，应予注意。

病例介绍：

男性，47 岁。1978 年 2 月 3 日入院。病史仅示头痛 3 个月，逐渐加重，剧烈时伴发呕吐，眼底检查有双侧视乳头水肿，全无共济失调体征。入院后发现左肺上方有团状阴影，于 3 月 14 日死亡，尸检发现为左上肺癌，小脑山顶至山坡偏左部小脑皮质下有一 1.5cm×2.5cm 之腺癌转移病灶。

这类生前全无共济失调及肌张力变化体征，死后发现大体在中线近旁部位有转移病灶或脓肿病灶的患者，笔者已观察到数例，因而提示，无共济失调及肌张力改变不能除外小脑病变。

二、小脑病变的临床体征

9

（一）小脑功能丧失症状

1. 共济失调　由于小脑调节作用缺失，病人站立不稳、摇晃，步态不稳、为醉汉步态；行走时两腿远分，左右摇摆，双上肢屈曲前伸如将跌倒之状。

患者并足直立困难。一般不能用一足站立，但睁眼或闭眼对站立的稳定性影响不大。

检查共济失调的方法主要是指鼻试验与跟膝胫试验。做这种动作时常发现患者不能缓慢而稳定地进行，而是继续性冲撞动作。

笔迹异常亦是臂、手共济失调的一种表现，字迹不规则，笔画震颤。小脑共济失调一般写字过大，而震颤麻痹多为写字过小。

2. 暴发性语言　为小脑语言障碍之特点。表现为言语缓慢，发音冲撞、单调，鼻音。有些类似“延髓病变的语言”，但后者更加奇特而粗笨，且客观检查常有声带或软腭麻痹，而小脑性言语为共济运动障碍，并无麻痹。

3. 辨距不良或尺度障碍　令病人以两指拾取针钱等细小物品，患者二指张展奇阔，与欲取之物品体积极不相称。此征或称辨距过远。如令患者两手伸展前伸手心向上迅速旋掌向下，小脑病变的一侧则有旋转过度。

4. 轮替动作障碍　指上肢旋前旋后动作不能转换自如，或腕部伸屈动作不能转换自如。检查轮替动作障碍，当然要在没有麻痹或肌张力过高的情况下，才有小脑病变的诊断意义。

5. 协同障碍　如令正常人后仰，其下肢必屈曲，以资调节，免于跌倒。小脑疾病者，胸部后仰时其下肢伸直，不做协同性屈曲运动，故易于倾倒。又如令患者平卧，两臂紧抱胸前，试行坐起。正常人必挺直下肢，支持臀股才能坐起；但小脑患者缺乏下肢协同伸直动作，试行坐起时，往往下肢上举，呈"两头跷"状态。

6. 反击征　令患者用全力屈曲其肘，检查者在前臂给予阻力，尽力向外拉其前臂，然后突然放松之。正常人在外拉力突然放松时，其前臂之屈曲即行停止，不致反击到患者自己的胸壁，在小脑病变时，则屈曲不能停止，拉力猛止，则患肢可能反击至患者胸部或面部。因而检查者应置一左手于被检查肢体与患者胸壁之间，加以保护。

7. 眼球震颤　许多人认为它并非小脑体征，而是小脑肿瘤或脓肿时压迫脑干所致。可能是小脑前庭核间的联系受累所致。

（二）肌张力变化

小脑病变时肌张力变化较难估计。张力调节在人类有很大变异，而且还因病变部位与病变时期而有所不同。但有如下临床事实可供参考：

1. 一侧小脑病变（外伤、肿瘤）发生典型的同侧半身肌张力降低。表现为肌肉松弛无力，被动运动时关节运动过度，腱反射减弱。如令患者上肢下垂，医生固定其上臂，在患者完全放松肌肉的情况下，击动其下垂之前臂使其被动摇摆，可见患侧摇摆幅度比健侧为大。所谓膝腱摇摆反射也是张力低的表现。

2. 两侧对称性小脑病变者,一般无明显的肌张力改变。

3. 在某些小脑萎缩的病例(皮质与橄榄、脑桥、小脑型)可见渐进性全身肌张力增高,可出现类似震颤麻痹的情况。但在尸检时,发现病灶限于小脑。许多观察证明,在小脑核(特别是齿状核)和所谓张力中枢(红核和苍白球)之间有密切的功能联系。

(三) 小脑体征的定位意义

1. 小脑半球病变　小脑病变时体征在病变同侧的肢体,表现为共济失调、辨距不良、轮替动作障碍、反击征等,并可能出现同侧肢体肌张力低下,腱反射减弱等。

2. 如病变限于蚓部,症状多为躯干共济失调与言语障碍。肢体异常较少,张力也正常。但目前有一值得注意的事实,即大部分(慢性)弥散性小脑萎缩的病例,蚓部与半球之退行性病变的程度相等,而临床上主要是躯干共济失调与言语障碍,肢体异常较轻。这说明大脑通过大量投射联系对新小脑发生了代偿。如病变呈急性病程,代偿作用则很少发生。

9

3. 如病变仅限于齿状核(特别是齿状核合并下橄榄)最常见的症状是运动过多,节律性运动失常(肌阵挛)。偶尔也可见肌张力过高。孤立性齿状核病变(或合并一侧结合臂)一般是发生同侧性典型动作震颤(或称意向震颤)。

4. 关于暴发性语言的定位意义　需两侧病变或中间的蚓部病变才导致此类言语障碍,特别是蚓部与两半球前部病变时,有人报告个别局限性小脑萎缩病例仅有蚓部前部及半球的邻近部分病变,临床上即有严重的暴发性语言。

三、平衡障碍的鉴别诊断

临床上常遇到自觉或他觉平衡障碍(行走及站立不稳或自觉不平衡)的患者,多因中枢神经系统三个不同部位的病变引起。这三个系统是:①传导本体感觉的系统;②小脑及其传导通路;③前庭器官、通路及其核。

这三种平衡障碍也可以分别称之为感觉性共济失调、小脑性共济失调和前庭性(迷路性)共济失调。

感觉性共济失调是由于本体感受障碍所致。见于:周围性疾病(如多发性神经炎),脊髓病变(如联合硬化,后索受压),以及脑内病变(脑干的内丘索部病灶、丘脑及中央后回病变)。病变经常为一侧性,尤其丘脑及中央后回病变时。感觉性共济失调经常与小脑性共济失调同时存在。这是很容易理解的,因为小脑在完成其调节作用时,须通过脊髓小脑束的广泛本体感受刺激。但临床上,还是应当将感觉性共济失调与小脑(及前庭)性共济失调加以区别:①感觉性共济失调,其共济失调的肢体有本体感觉减退或消失;②视觉可以在很大程度上控制这种共济失调。昂伯(Romberg)试验强阳性。而在小脑性共济失调时则闭眼、睁眼对直立稳定性影响不大(昂伯征阴性)。

小脑性共济失调不仅有小脑的特殊症状,尚有以下特点:①症状比较持久(至少在大多数小脑病是这样);②患者几乎没有眩晕,仅感行动无把握;③一般说患者倾扑无一定方向,无指误现象;④共济失调与头的位置没关系。

前庭性共济失调,有主诉眩晕,全身姿态平衡不稳,个别肢体运动相对正常,故直立或步行时障碍明显,而个别肢体运动不见显著缺陷。直立时患者扩大其支持面积,两足距离异常宽阔,但仍难稳定。倾斜方向固定亦为前庭性共济失调特征。步行时步态犹豫,步迹有显著偏斜。前庭性共济失调可受视力纠正,故闭目时失调严重,张目时较轻;但因伴有眩晕,故患者常不愿意睁眼。前庭功能试验异常,亦为诊断的有力根据。

四、小脑病变的常见病因

小脑综合征既经成立,即应着手研究其病变性质。临床上构成小脑症状(共济失调)为主的疾病,常见的病因有:

1. 变性疾病　脊髓小脑共济失调(spinocerebral ataxia, SCA)为一大组基因变异遗传性疾病,已报道40多型,临床上很难鉴别，经验上以橄榄 - 脑桥 - 小脑变性多见。

2. 非变性疾病　①占位病变（肿瘤、脓肿）；②非占位性病变（软化，外伤；而小脑出血多来不及出现小脑体征即昏迷）。

3. 小脑周围组织病变　①脑桥小脑角肿瘤；②脑干病变；③颅后窝炎症粘连。

4. 某些中毒性疾病累及小脑　如巴比妥类、苯妥英钠、酒精、铅中毒等。

病例介绍：

女性，35 岁。于 1973 年 3 月 28 日入院。于 1969 年春感头昏、行走不稳，尤以上下楼梯更为困难。双手取物不准。1970 年以来上述症状加重，并出现饮水发呛，咽下困难，一顿饭有时吃一小时以上。不能持筷乃换食匙进食，然仍不能准确入口。说话逐渐不清，发鼻音，言词冲撞而出，行走更加困难，摇摆跌撞时而发生，病程中无眩晕、呕吐及发热，无外伤史。

入院检查：神志清楚，言语缓慢如吟诗状，呈典型暴发性言语，但经喉科反复检查并无喉、咽肌或声带麻痹，伸舌居中，无萎缩震颤。双耳前庭冷热水试验正常。四肢腱反射尚好，肌力正常，无病理反射。行走蹒跚，双足距加宽，上身微前屈，双上肢屈曲，呈恐惧跌倒之状。指鼻试验（双手）及跟膝胫试验（双下肢）均呈粗大震颤型不稳，双上肢轮替动作笨拙，双侧反击征阳性。令患者捏一针，见其拇食二指伸指过宽（辨距不良）。令患者仰卧，双手抱于胸前而坐起，双下肢同时上跷（协同障碍），但四肢深浅感觉完全正常，昂伯（Romberg）征阴性。腰穿脑脊液正常，气脑造影见小脑部明显充气过多。

本例深感觉正常，前庭功能试验正常且从无眩晕，故可以除外感觉性及前庭性共济失调。各种小脑症状具备，并无锥体系统性麻痹，故小脑性共济失调可以成立，影像提示小脑萎缩，当可推测为变性疾病。

本例患者后于 1979 年 7 月因合并肺部感染死亡，病程 10 年有余，随访中，发现患者之胞妹（比患者小 7 岁）已发病一年。主要症状为行步蹒跚，动作不稳，言语不清，尚可生活自理。症状与本例患者十分类似。但未获得其父母或其他血缘关系者有类似疾病的资料。

本例患者死后尸检，发现小脑体积显著变小，大脑及脑干外形无显著变化，镜下主要见小脑皮质之浦肯野细胞大量脱失，Bergmann 星形细胞大量增生。残留浦肯野细胞亦多有固缩变性。齿状核神经细胞已脱失殆尽，纤维型星形细胞增生十分显著。病理诊断：Marie 型小脑共济失调。

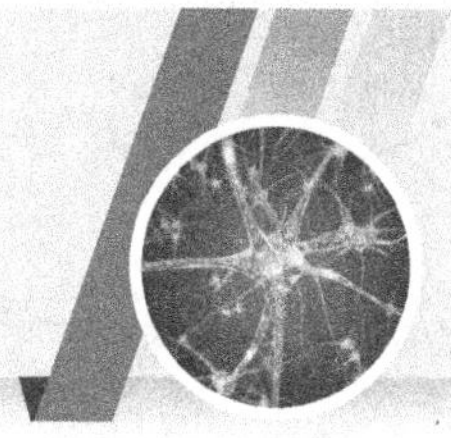

第十章

大脑皮质及其内部结构病变临床表现(一)

一、概述

大脑皮质是中枢神经系统发展最晚和最完善的部分。在解剖上,大脑皮质覆盖于大脑两半球表面的灰质层。小部分位于外表,大部分折叠进脑沟内。正是由于大脑皮质这种折叠,形成了大量的脑沟。其中有一些脑沟最明显,也最深,称为裂,将大脑分成若干脑叶。较小或较浅的脑沟,将各脑叶分成若干脑回。

可将大脑半球分为外表面、内表面和底表面三部分。在外表面上由巨大的中央沟将额叶与顶叶分开。中央沟的下端有大脑外侧裂将额叶与颞叶分开。从顶枕裂向下延长线,将颞叶和顶叶与枕叶分开。这样,在每侧大脑半球的外表面分成了四个脑叶:额叶、顶叶、颞叶和枕叶(图 10-1)。位于中央沟两侧的两个大脑回,一个位于中央沟之前,称前中央回;一个位于中央沟之后,称后中央回。有时将其划为特殊的一脑叶,称之为中央回区。

脑岛位于外侧沟(裂)底部,只有将外侧沟切开才能看到。脑岛被环状沟(circular sulcus)围绕。覆盖脑岛的大脑皮质称为岛盖(operculum of the insula)。关于人类脑岛的功能目前知之

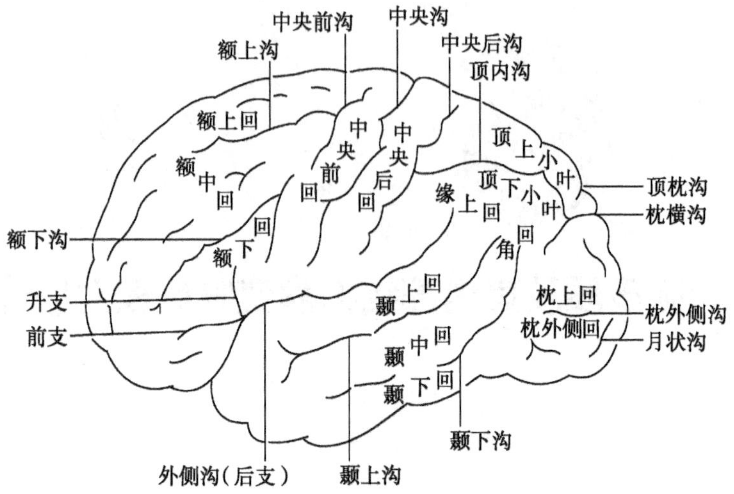

图 10-1 大脑半球上外侧面沟、回示意图

甚少。脑岛后部存在有躯体感觉功能,也参与内脏调节功能,如刺激人的岛叶可以引起唾液分泌增加、吞咽、打嗝、胃肠蠕动、恶心、饱胀感和口中不适的怪味觉等内脏的运动和感觉。

大脑半球的内表面,只有将两半球间的一切连合纤维和第三脑室周围结构切断,才能看清楚。内表面可看到顶叶和枕叶之间的顶枕裂。枕叶在后,内有较深的距状裂,在其上方为楔回叶,下方为舌回。旁中央小叶位于顶部中央,与外表面的前中央回相连。中央小叶后、楔回之前为楔前回,中央小叶前为额上回内侧部。颞叶的前部有海马回钩,钩向后的延伸部分为海马回。在海马沟、回的下外侧为向后走行的侧副沟(裂),该沟的下外侧由枕颞沟分为枕颞内侧回和枕颞外侧回。两侧大脑半球之间最显著的特点是密集的连合纤维胼胝体(corpus callosum),它略呈弓形,前端称膝,中部称体,后端为压部。前端向前下弯,变薄处为嘴。有一白质带自压部向下伸出,称穹窿。穹窿与胼胝体之间有一三角形薄膜片,称透明隔。在胼胝体周边的脑回,称扣带回。扣带回和海马旁回在大脑半球内侧面围绕胼胝体形成环状,加上侧脑室下面的海马和齿状回,称为边缘叶(limbic lobe)。边缘叶与隔区、穹窿峡、杏仁核、海马回、海马钩、额叶眶面之嗅区、乳头体、乳头丘脑束、丘脑前核等组织构成边缘系统(limbic system)(图 10-2)。

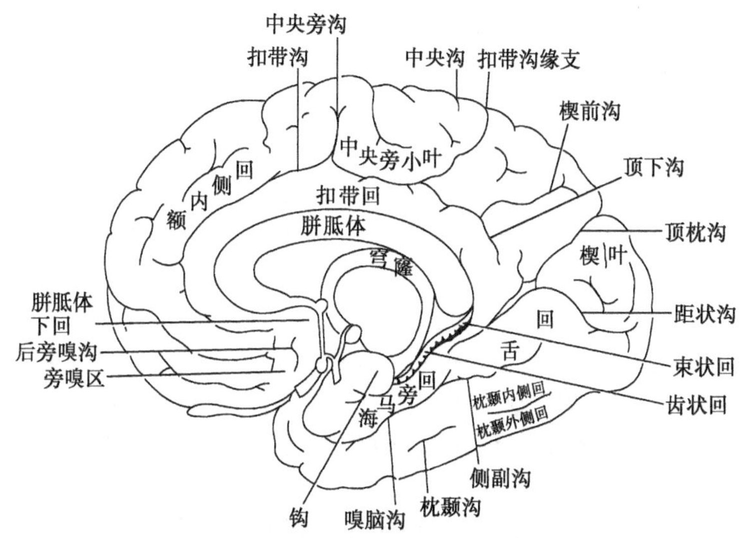

图 10-2 大脑半球内侧面沟、回示意图

大脑半球的底表面:前部为大脑半球额叶的眶面。在嗅沟内侧皮质为直回,眶沟呈不规则形,将眶面的皮质分为前、内、后和外侧眶回。在嗅沟内有嗅球和嗅束,稍后是视神经交叉。大脑底面的后部在小脑幕和颅中窝的上方,有侧副沟和枕颞沟,二者呈平形状,即枕颞沟位于侧副沟的外侧。舌回位于侧副沟与距状沟之间,向前至嗅裂的内侧并延伸达海马旁回。海马旁回前端连续于海马钩,其内侧缘位于中脑外侧。相当大的一个结构是脑干,即中脑、脑桥与延髓。小脑位于延髓之上,枕叶之下。

大脑皮质是灰质,其组织结构相当复杂,含有若干细胞层和神经纤维。具体组织结构的基本形式见下面叙述。

二、皮质功能定位的概念

大脑皮质功能定位的概念,对大脑半球病变的定位诊断,意义很大。然而,到目前为止,仅能掌握一些比较简单的功能障碍,如运动、感觉障碍等的定位。一般说,直接与神经系统周围机构相联系的皮质区,即所谓"投射区"的功能定位比较明确。而比较复杂的种系发生史上出现较晚的皮质功能,就不可能狭隘地定位。虽然,在大脑皮质范围内,某些部位病变可引起的言语、运动和认识障碍,其特点和程度上均不同于其他部位病变所引起者,这些障碍也有一定的定位诊断意义,但巴甫洛夫学派认为不能因而证明存在"掌管"这些人类最复杂活动的狭隘中枢。

旧的大脑皮质功能定位学说认为大脑皮质具有许多狭隘的定位中枢。巴甫洛夫批判了这种狭隘的定位观念,提出神经系统各部(从周围感受器到大脑皮质)的神经元功能统一的学说,即分析器学说。认为通常称的中枢的部位是分析器的皮质端。自然,每个分析器与大脑皮质有一定区域联系,但分析器的皮质代表点,并不限于相应传导束的投射中枢,而是扩延到更广泛的区域,而且各分析器皮质区都是相互移行的。

可以说,"分析器的投射核"与运动或感觉的投射中枢大致相同。巴甫洛夫曾说:正是这种投射核病变时,分析综合的障碍最严重;如果把这种最严重的功能障碍看成分析器实际的最大"损坏"(这在客观上是完全正确的),那么运动分析器损坏的最明显症状是上运动神经元麻痹;而感觉分析器损坏的最明显症状是感觉异常或消失。从这个观点出发,把"投射区"的概念和"分析器"的概念同等看待,可能是正确的。

三、大脑皮质分层

大脑皮质是灰质,其组织结构相当复杂,含若干细胞层次和纤维。皮质的组织构造的基本形式有六层(图 10-3)。

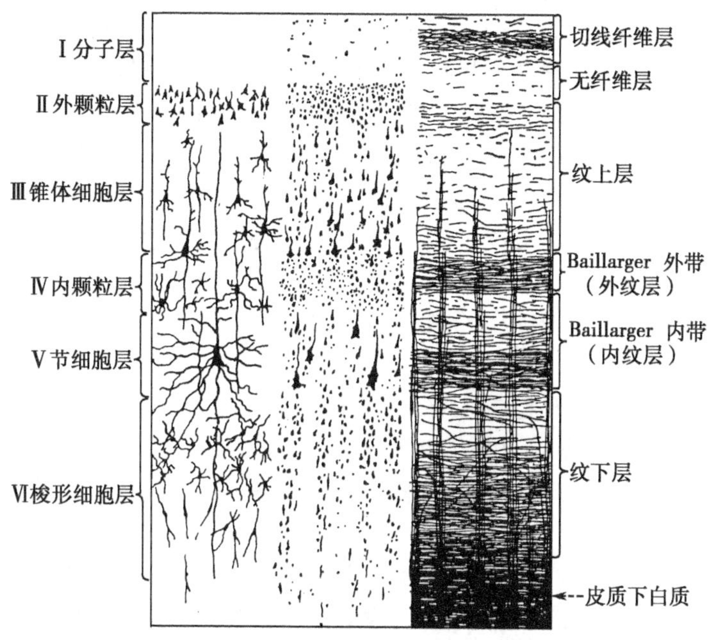

图 10-3 大脑皮质细胞和纤维分层示意图

1. 分子层(molecular layer) 又称丛状层(plexiform layer)。约占皮质全厚的 10%。含有很少的水平细胞和星状细胞。嵌于致密的切线排列的主要由水平轴突和树突构成的网眼中。因纤维走向多与表面平行,故也称切线纤维层。

2. 外颗粒层(exteral granular layer) 主要由大量的颗粒细胞和小锥体细胞密集而成。约占皮质厚度的 9%。此层有髓纤维很少,故又称无纤维层(disfibrous layer)。

3. 锥体细胞层 又称外锥体细胞层(external pyramidal layer)。约占皮质厚度的 1/3,含有大小不等的锥体细胞及散在的非锥体细胞,位于浅层的以中型锥体细胞为主,而深层则含有大型锥体细胞。此层按纤维分层又称纹上层(suprastriate layer),该层与外颗粒层之间有许多水平走行的有髓纤维,特称为 Kaes-Bechterew 带。

4. 内颗粒层（internal granular layer）　约占皮质厚度的10%。主要由密集的星状细胞组成和一些小锥体细胞。此层相当于巴亚热（Baillarger）外带，又称外纹层（external striate layer）。

5. 节细胞层（ganglionic layer）　又称内锥体细胞层。约占皮质厚度的20%。主要由中型和大型锥体细胞组成。在大脑皮质的4区有一部分特大的锥体细胞，称为贝兹（Betz）细胞，其轴突组成皮质脊髓束。在此层深部有稠密的横行纤维组成巴亚热（Baillarger）内带。此层按纤维分层称内纹层（internal striate layer）。

6. 梭形细胞层（layer of fusiform cell）　或称多形细胞层。约占皮质厚度的20%。由各种形状不同的神经元组成，如包括锥体形、梭形、卵圆形和其他许多形状的胞体。此层按纤维分层称纹下层。

上述新皮质的六层结构，可分为粒上层和粒下层，粒上层包括Ⅱ、Ⅲ两层，在人脑发展最晚，分化程度最高而且也最厚。此层发出和接受的纤维主要是联络性的；其功能主要是实现皮质内和皮质间的联系。古皮质或旧皮质没有此层。粒下层主要是借传出的投射纤维联系皮质下结构，控制躯体和内脏运动功能。

新皮质的六层式构造，在皮质各区并不完全相同。在大脑皮质某些区域，其中某一层特别明显，而另一层则极不明显，某一层特别增厚并可分出亚型，或增加了层数等。已经证明，这些结构的不同与功能的不同有关。许多学者研究了大脑皮质的细胞构筑，根据其构造的不同，制定了详细的分区图，每个区冠以数字或字母以资区别。Brodmann所制的大脑皮质分区图，虽被后来的研究者有所补充或修正，但该图仍为大家所熟悉（图10-4）。

四、大脑皮质的亚型

Economo等（1929）根据颗粒细胞和锥体细胞相对发展的情况，将大脑皮质的结构归纳为五个亚型。

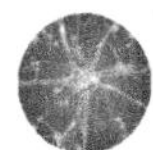

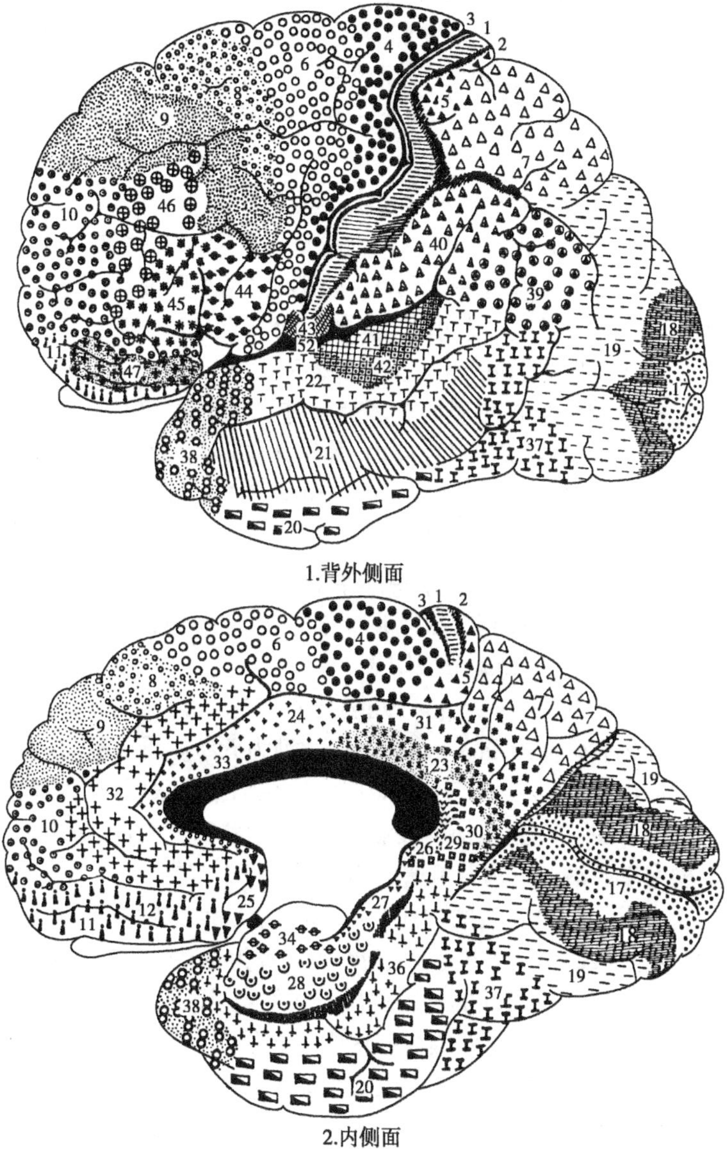

1.背外侧面

2.内侧面

图 10-4 大脑皮质细胞构筑分区示意图(Brodmann 分区)

(一) 无颗粒型(agranular type)皮质

在所有的皮质中最厚而颗粒层(Ⅱ、Ⅳ)极不明显或缺如。Ⅲ、Ⅴ层锥体细胞比较大,Ⅴ层较厚。此型包括 Brodmann 4 区、6 区和部分 8 区、44 区,中央旁小叶、扣带回前半,终板前方和岛叶前部。

(二) 额叶型(frontal type)皮质

颗粒层(Ⅱ、Ⅳ)发育良好,但较薄。Ⅲ、Ⅴ层锥体细胞较大,Ⅵ层梭形细胞发育也好。因此,本型六层结构明显。此型包括额前区、中央后回、顶上小叶、楔前叶、颞中回和颞下回的大部。

(三) 顶叶型(parietal type)皮质

本型细胞构筑分层的分界最清楚。颗粒层(Ⅱ、Ⅳ)颗粒细胞密度很大,层次亦明显,但内、外锥体细胞层(Ⅲ、Ⅴ)较薄,锥体细胞较小,排列也不规则。此型包括顶下小叶、颞上回、枕颞内侧回(梭状回和枕叶的前部)。

(四) 脑极型(polar type)皮质

本型是指额极和枕极附近。细胞构筑密度都大,尤其Ⅲ层颗粒细胞特别多,因此分层明显。

(五) 颗粒型(granular type)皮质

又称砂砾皮质(koniocortex)型,此型为五型皮质中最薄。内、外颗粒层(Ⅱ、Ⅳ)发育良好。Ⅲ层中颗粒细胞也很明显,因而锥体细胞较少。本型包括中央后回前壁、距状沟的两侧、颞上回、颞横回以及沿海马沟背侧壁的扣带回的一个窄带。

对以上五个亚型的功能大体上可以认为,无颗粒型皮质主要是前中央回传出纤维起源于此,因此称为运动性皮质;颗粒型皮质主要接受特异性的丘脑皮质投射纤维,因而可称为感觉性皮质。额叶型、顶叶型、脑极型皮质主要联系着丘脑的联络性核团,故可称其为联络皮质,而且占半球表面的绝大部分。以上各型的功能分类只是相对的。严格说并无绝对纯的运动性皮质、感觉性皮质和联络性皮质。因为各部的大脑皮质几乎均有通过传出和传入的投射纤维与皮质下中枢联系。所以说是相对的,只是各有偏重而已。

五、认识、运用、言语功能及其障碍

(一)认识不能

认识是复杂的感觉，是通过各种基本感觉(痛、触、温度、运动、形象、声响、嗅味等)在大脑皮质广泛的区域内进行分析综合得出的概括。

认识不能是患有器质性脑病变，其基本感觉作用存在，没有精神异常，但对于所接触的事物不能认识。根据认识涉及的主要器官，将认识不能分为多种。因为嗅觉和味觉的认识不能很难与其基感觉丧失相区别，因而临床上，一般只讨论触觉认识不能、视觉认识不能和听觉认识不能。

1. 触觉认识不能　主要指实体觉消失(astereognosis)。患者虽然触觉、痛温觉等各基本感觉正常，但不能通过用手触摸而认识该物，最熟悉的物件如钢笔、火柴盒都摸不出来。注意此征与命名性失语不同，后者虽令其睁眼视物仍不能记起该物名称，前者如令其看见，则立刻能够认识。

触觉认识不能一般说是由于后中央回稍后部与上肢投射区有关的部位病变的结果，尤其顶上小叶。此征仅发生于病灶对侧的手，双侧病变才能致双手实体觉消失。

两点辨别觉障碍，也属于触觉认识不能。

2. 视觉认识不能　在优势半球或两侧半球18区病变时，患者虽不盲，但动作很像盲人。他虽然能避开路上的障碍，但几乎需对每一个东西都摸一摸，听一听，嗅一嗅，否则便不能认识。如果19区同时病变，患者将比盲人更困难，他将不能认识自己的家舍和环境，失去定向能力。视觉认识不能患者遇到东西就得问“这是什么”，患者可能诉说：“我像瞎了一样，但我没瞎，我能看见我周围的东西”。

作为言语功能一部分的阅读不能(失读症)，也属于视觉认识不能(见下述)。

3. 听觉认识不能　听觉认识是在个体生活过程中以经验获得的,根据每一物体所特有声音来辨别它们。例如,能根据喇叭声和引擎声响知道是汽车,根据笛声知道是火车,根据嗓音而辨是那个人。

人的听觉的高级分析综合(认识)在颞叶的颞上回,外侧裂深处的颞横回进行。不过,人的听觉辨别能力达到了高度完善。听觉认识不能者极其少见。看来它的发生必须有广泛的,甚至两侧的病变。感觉性失语属于听觉认识不能的一种表现(见下述)。

(二) 运用不能

运用也是大脑皮质广阔区域(感受性认识和运用区)协同活动的结果。经高级分析综合后,通过运动投射区(前中央回)而实现有目的的运动效应。

运用不能(失用症)的患者,并无麻痹及共济运动失调,亦无精神障碍。是由于分析综合功能障碍而丧失了熟练、复杂而有目的的随意动作技能。患者对日常用具的正确使用、职业性的工作、有用意的手势、乐器的弹奏等,均发生障碍。运用不能的患者,或者表现为动作不能按计划进行,甚至很简单的事情做起来都不能有始有终。例如噙一支烟到嘴上,划着火柴,却可以"忘记"点烟;或者虽有一定设想,但完全不能做到,手不从心。令其用铅笔指一下耳朵,却可能放到嘴里去,感到"自己的手不听指挥"。

临床经验证明,运用不能的发生,必须有优势半球广阔区域的病变,一侧半球的小局部病灶造成这种症状者极少。概括地讲,顶叶、胼胝体以及额叶病变均可造成运用不能。习用右手者,左侧半球病变时比较容易发生。

(三) 言语功能及言语障碍

言语是大脑半球晚生的(种系发生上新的)功能之一。"言语中枢"也是晚生的机构。一般说言语是人类的特有功能,与言语功能有关的细胞构造领域,仅存在于人脑。

可以说,言语是思维的外在表面,思维是言语的内部过程。

巴甫洛夫称人类的言语为高级神经活动的第二信号系统,它是实现信号的信号,是在条件反射(信号反应)的基础上,进一步发展起来的。

言语,无疑是在人类长期的劳动中发展起来的,它是劳动的产物。

因此,随着右手为主的劳动发展起来的言语中枢,主要存在于左侧大脑半球的各部,这是完全可以理解的。而习用左手者,其优势半球则可能位于右侧。

1. 言语中枢　关于言语中枢虽有很多人进行了详细研究,企图提出较好的分类,但是直到目前尚无统一的认识。从日常临床工作中经常遇到的失语症状来看,下述几个区域比较重要(图 10-5)。

(1) 感觉性言语中枢区(又名 Wernicke 区):在优势半球颞叶,位于颞上回后部(42 区),邻近于听觉皮质代表区(41 区)。显然,这是听觉分析器功能进一步发展的结果。人类借助于感

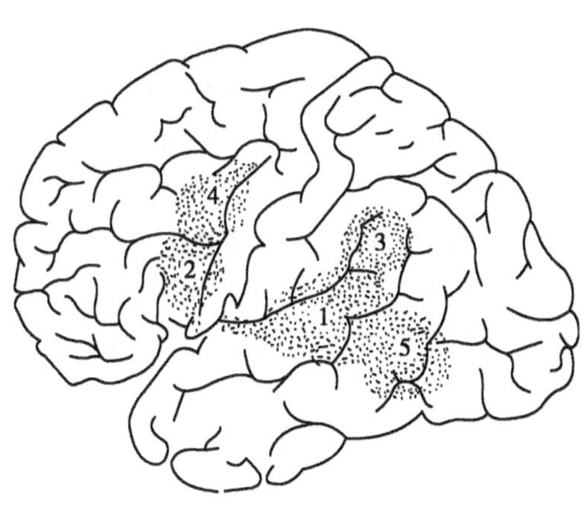

图 10-5　言语中枢区

1. 感觉言语中枢区;2. 运动言语中枢区;3. 阅读言语中枢区;4. 书写言语中枢区;5. 言语形成区

觉性言语中枢区对有声言语进行分析综合,并将其成分同外在表象、物体和概念对照。无论在种族进化上或在个体发展上,这个区域都是发展较早的言语功能的基本区域。在小儿,也是听懂说话的功能较其他言语功能出现得早。因为它是一个基本的或主要的言语功能区,在这个区域受到损害而发生感觉性言语障碍时,其他言语功能也往往同时受到障碍。感觉言语中枢区产生病灶时,发生感觉性失语,患者不能听懂别人讲话(言语认识不能),同时有言语错乱(paraphasia)。

(2) 运动性言语中枢区(又名 Broca 区):位于优势半球额叶的额下回后部(44 区)。在儿童期是在听懂言语之后,才逐步构成自己的口语,按照一定的次序和结合发出各个音节,组成词汇,再按一定次序结合成句,以表达思想。运动言语功能是儿童期,通过多次反复模仿,根据条件反射的原则形成的。人在说话的时候,借助于感觉性言语中枢区控制自己的言语。运动性言语自然是属于运用功能之一。说话时需要的舌、唇和声带的运动,是借助运动性言语中枢区旁边的前中央回下部而实现的。从这里发生运动投设径路,到达司有声言语的肌肉。运动言语中枢区发生病灶时,引起运动性失语(口语运用不能)。典型病例,患者能听懂别人说话,自己不能说话,但发出的单词音基本正常。患者可以说是只有词没有句,因而不能表达思想即词不达意。

(3) 阅读中枢区:位于优势半球顶叶角回中(39 区)。这是一个认识功能区。人们通过它认识字和词句,字是声音的条件信号,而字的一定组合则成为词或句。阅读功能是通过视觉而实现的,因而它位于枕叶的邻近(39 区与 19 区紧紧毗连)。在儿童的言语发生顺序在口语形成之后,才逐渐发生阅读功能。广义地讲,它也是感觉性言语中枢的一部分,阅读中枢区损害产生失读症。

(4) 书写中枢区:位于优势半球额中回后部(8 区与 9 区后部)。习用右手的人,此区在左半球,位于头、眼转动与手运动的投射区内。这显然是因为书写过程中眼睛要随字行而移动，又需右手书写之故。因而，同样可以认为书写中枢区是运动性言语中枢区的一部分。书写是一种复杂的运用功能，在儿童发育过程中最后出现，书写语言就是写出和声音相当的条件符号(字)，再通过一定的结合方式组成词和句。书写中枢区损害时发生书写能力丧失，称为书写不能症(失写症)。自然，只在识字的人才有阅读和书写中枢区的形成。

(5) 言语形成区：约在颞叶后部，感觉性言语中枢区(42 区)之后方。主要是 37 区，可能要包括 42 区与 39 区(角回)之间的 21 区与 22 区后部。这个区在感觉性言语中枢区与书写中枢区之间，小儿期通过对物体的反复观察和认识(学习)，在这里建立物体与其名称的联系，因而基本上也是感觉性言语功能区。此区损伤，产生健忘性失语或命名性失语。

因而可以概括地认为，中央沟以前为运动性言语功能区，中央沟以后则为感觉性言语功能区。对不易细分的病例，可概括地将以运动失语为主的病变定位于中央沟以前，将感觉性失语为主的病变定位于中央沟以后。

2. 检查失语症的简单方法

(1) 检查患者理解言语的能力：嘱患者做某种动作，如举起右手、伸出舌头、左手放在背后等，以探查感觉性言语中枢区的功能。检查时应注意，医生不要对患者做示范动作，要单用口语信号，并注意患者是否不是由于失语，而是由于失用而不能完成医生指示的动作。失用症的患者能听懂医生的话，但动作不能准确完成，感觉性失语的患者根本不能听懂医生的话。

(2) 检查患者运动性言语的能力：听患者说话是否自然、正确，是否有丰富的词汇，有无词不达意及词汇紊乱。对于轻症者，可令其重复医生的话，以探其言语流利的程度。

(3) 检查患者理解书面文字的能力：用书面命令患者做某种动作，拿某些东西等(检查阅读中枢区的功能)。

(4) 检查患者书写能力：看其书写是否利落，造句是否正确,有无错写症等,当然,检查(3)(4)两项应根据患者的文化程度。

(5)嘱患者说出物件的名称,以确定是否存在健忘性失语。

3. 确定有无失语症和属于哪一型为主的失语症时,应注意:

(1)言语功能、失语症与认识、运用功能及其障碍一样,是复杂的高级分析综合活动,在广泛的大脑领域内进行,不能进行狭隘的定位。临床经验证明,言语障碍的性质非常多种多样,很少遇到单纯的运动性失语或感觉性失语。单纯的失写或失读症尤其少见,多为各型交错的复杂型言语障碍。因而,单靠失语症做精确定位诊断是相当困难的,而必须参考其他体征。

(2)还要检查患者有无构音器官的肌麻痹,以便区分构音困难与失语症。失语症患者能自由运动其口唇及喉舌,如残留部分语言,其发音正常,但往往同时丧失书写表达能力,常不仅不能说明,而且也不能写明他的意思。构音困难者可以书面表达,多可见舌、唇咽肌麻痹,语言异常。

(3)确定有无失语症,还要除外言语器官先天异常及获得性病变以及功能性异常,如口吃和精神性异常,如精神病患者的违拗、癔症患者的沉默不语等。

六、大脑皮质各叶解剖生理及其病变的临床表现

(一)额叶解剖生理及其病变的临床表现

1. 额叶解剖生理　人类额叶的皮质最发达,尤以前额区最明显。额叶的功能与躯体运动、头眼运动、发音、语言、智力、情感和高级思维活动有关。此外,对自主神经调节与小脑共济运动的控制,也起一定作用。依据以上额叶病变时与肢体的瘫痪等极为密切。根据额叶的细胞构筑、纤维联络和功能,将其分为两个区,即中央前区(大部分为运动区)和前额区(属联络区)。

(1)中央前区:包括中央前回、中央旁小叶和额上、中、下回后部。中央前区又分为前、后两部。后部为运动区,相当于Brodmann 4区,其形状上宽下窄,位于中央沟前方,占中央前回

的大部分，其内侧为中央旁小叶前部；前部称运动前区，相当于 Brodmann 6 区，其形状也是上宽下窄，包括额上回内侧面、额上回和额中回的后部(见图 10-1)。

1) 第Ⅰ躯体运动区(Ms Ⅰ)：此区为 Brodmann 4 区(见图 10-6)。有的作者主张整个中央前回皆属之。

Brodmann 4 区传入纤维有：①经丘脑腹外侧核中继的源于小脑的纤维；②来自丘脑、下丘脑的其他感觉纤维；③来自 Brodmann 1、5、7、8、9、10 区的联络纤维；④经胼胝体来自对侧 Brodmann 4 区的连合纤维。以上传入纤维与有关锥体细胞形成垂直联系，又经颗粒细胞形成水平联系。如此多的传入冲动易使锥体细胞兴奋。

Brodmann 4 区的传出纤维：主为司理全身躯体运动。其中主为锥体系以外还有锥体外系、皮质丘脑下丘脑纤维，皮质脑桥纤维。

Brodmann 4 区的功能特点：① 4 区的贝兹(Betz)细胞及其他锥体细胞发出的纤维组成锥体系，其中大部分纤维交叉到对侧，控制对侧骨骼肌。然而交叉并不完全，多数头面肌(下部面肌和颏舌肌除外)、咽喉肌、躯干肌等司理双侧联合运动的肌肉是双侧支配，因此，一侧锥体系病损，这些部位的症状不明显。②具有精确的功能定位，自下而上依次是舌、颌、唇、喉(发音)、睑、额、颈、指(拇指最低，小指最高)、掌、腕、肘、肩、躯干、髋、膝、踝、趾。呈倒置人形。头面肌代表区在底部(头面肌内部安排仍取正位)，上肢代表区在中间部，下肢代表区在顶部(膝关节以下在大脑半球内侧面之旁中央小叶前部)。另外中央旁小叶前部还有肛门和膀胱括约肌的代表区。4 区病损，只表现肢体和下部面肌、颏舌肌瘫痪，但粗大的联合运动经过一段时间可以恢复，而精细和单独运动难以恢复。③功能代表区的大小与运动的精细和复杂程度有关。运动愈精细而复杂的部位，其代表区愈大。如手与五指所占的区域几乎等于整个下肢代表区。而手代表区，又以拇指为最大(见图 4-1)。

2）运动前区：主为 Brodmann 6 区（此区通常又分为 6aα、6aβ、6b 三个区），该区的传入纤维有来自丘脑腹前核和腹外侧核的投射纤维，同侧大脑半球的 Brodmann 4、1、5、39、40、42 等区和对侧大脑半球 6、4、1、5、39 等区的连合纤维。6 区是躯体运动的重要起点之一，即运动前区的冲动先传至 4 区，再经皮质脊髓束而达运动神经元。若切除一侧的 4 区和 6 区，对侧肢体产生痉挛性瘫痪；若只切除一侧 4 区，可引起对侧肢体暂时轻瘫和永久性的伸肌张力亢进；若只切除 4 区的后部，只引起对侧肢体弛缓性瘫痪。由此可知，痉挛性瘫痪主要与 6 区有关（见图 10-4）。

3）额眼区：位于额中回后部，相当于 Brodmann 6、8、9 区的相邻部分，位于面区与手区之间，是与眼随意运动有关的皮质区。另外与眼肌运动相关的头颈肌协同运动也有关系，即眼球转向一侧时，头颈肌也转向该侧。额眼区发出的纤维经皮质核束下行，多数纤维经网状结构中继，止于眼肌诸核，只有少数纤维直接止于眼肌诸核。此外还可能经基底核中继后再下行至中脑网状结构，联系眼肌诸核。视觉引起眼运动的径路，是视觉中枢的冲动经 Brodmann 17 区和枕额下束到达额眼区。额眼区病损，双眼转向病变侧。

4）附加运动区：该区位于大脑半球内侧面 6 区和 8 区的一部分。此区也属感觉运动区，或称第Ⅱ躯体运动区（Ms Ⅱ）。此区兴奋时，可引起对侧上肢上举，头眼协同转动和两侧躯干肌、下肢肌的协同收缩，此外还可引起瞳孔散大、心跳加快、发音和说话遏止等。由以上可知附加运动区既有躯体运动功能，又有内脏功能，是一个独立的功能区。但附加运动区的下行通路目前尚不清楚（见图 10-6）。

5）发音区和语言代表区：发音区分中央回发音区（位于中央前、后回，与唇、下颌、舌代表区重叠）和额上回发音区（位于大脑半球内侧面额内侧回，与附加运动区相重叠）；语言代表区位于优势半球运动语言中枢，即额下回后部的延伸部分（Broca

运动语言中枢),相当44区和45区的一部分,书写区位于优势半球额中回后部(8区)。

(2) 前额区:在中央前回之前或称额极。此区包括三个额回大部及眶回和额内侧回。人脑的前额区高度发达,与各叶皮质均有往返联系,故称此区为联络区。通过上、下枕额束与同侧枕、顶和颞叶相联系;通过胼胝体与对侧前额区相联系,与对侧其他皮质区也有连合纤维。前额区的联系对躯体和内脏活动都有极其复杂的影响,特别是眶回。眶回后部和扣带回前部皮质常被认为是边缘系统的一部分,与呼吸、血压等自主(植物)神经系统功能关系密切。

2. 额叶病变的临床表现

(1) 运动体征:病变侵及运动区时,产生病灶对侧的面部和肢体瘫痪。因脑病变引起的偏瘫,病变多广泛地涉及4区及6区和其传出纤维。此时,为上运动神经元偏瘫:腱反射亢进,浅反射(腹壁、提睾等)消失,出现巴宾斯基(Babinski)病理反射,以及其他趾伸张反射。病变如靠近皮质,往往上、下肢瘫痪程度不同,症状主要在下肢者,表示病变位于前中央回上部;如瘫痪在上肢则表示病灶在前中央回中部;症状在颜面及舌则病变在前中央回下部。但也有少数病例一侧运动区病变通过大脑镰压迫,或经大脑镰下方侵及对侧运动区,可出现双侧病变的体征,或表现病变同侧体征。临床上,单独损伤4区者罕见。如有,它仅引起肌无力及阳性病理反射,而无痉挛性肌张力变化。看来,肌张力增高必须有6区同时损害。

(2) 强握现象:患者上肢在空中不自觉地摸索。患者在侧卧时,上侧的肢体最容易出现。不仅上肢有,下肢也可出现。用叩诊锤接触一下手掌或足掌,常诱发出此种现象。这是运动前区皮质病变的表现。由于病变对随意运动失去控制能力,如以物触及患肢手掌,患者常紧握接触物而不能放松,此为强握反射。有的作者认为如果强握反射和摸索运动同时存在,而且均发生在同一侧,是诊断额叶病变的重要指征。和强握反射相似的还有犬反射(bulldog reflex),即当置物于患者齿间时,患者即刻不自主地咬住。

(3) 运动性失语:见于优势半球44区(即额下回后部Broca区)病变时,是一种言语肌的失用。此时,患者丧失了说话的能力,但基本上还保留着理解言语的能力。这与舌肌麻痹造成的构音困难不同,患者能自由运动口唇和舌,但丧失了言语运动的技巧。患者说出的某些词字可能是正确的,但构不成句,因而不能表达思维。构音困难者其词音不正常。运动性失语也多伴有书写不能。因而既不能用口语,又不能用书面方式表达自己的意思,而构音困难者则可用书面表达。发生不完全性运动性失语症(运动言语中枢区部分病变,或在功能恢复期)时,患者可以讲话,但词汇异常贫乏,讲得很慢而且困难,常讲错(没有文法或词不达意),但讲错后患者可立即发觉。在更轻的病例,患者能运用较多的词汇,但说话时常表现断断续续,似为口吃,则较难诊断。

(4) 书写功能:书写中枢区位于大脑优势半球额中回后部(8区与9区后部)。书写虽然也是额叶的功能,但孤立的书写不能(失写症)则很少见。书写功能是各种言语功能中发展最晚的,它受到各方面的密切影响。书写,实际上是言语功能的一种晚发的伴随功能。书写不能既可发生于额叶书写中枢区病变时,也可发生于其他言语中枢区病变时。因此,发现书写不能时,要根据其他伴随症状做定位诊断。

(5) 刺激性运动体征:包括局部运动性癫痫,头、眼旋转发作,麻痹发作和全身发作。

1) 局部性运动癫痫发作:多表现为一侧,不伴有意识丧失。一般是按皮质代表点的配置,从身体一个局部开始(如从拇指或趾,从口角或从眼睛),之后再向整个肢体扩延,直至扩延到半身。局部运动性发作表示4区有病灶,而且发作的起点常指明病灶的具体部位。

2) 头、眼旋转发作:发作时头、眼转向病灶对侧(即头、眼向

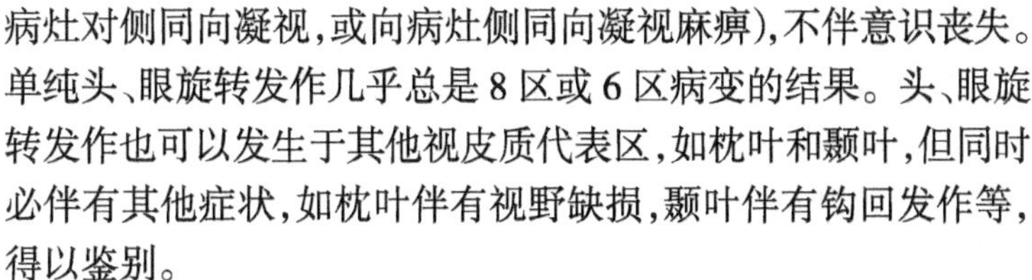

病灶对侧同向凝视，或向病灶侧同向凝视麻痹)，不伴意识丧失。单纯头、眼旋转发作几乎总是8区或6区病变的结果。头、眼旋转发作也可以发生于其他视皮质代表区，如枕叶和颞叶，但同时必伴有其他症状，如枕叶伴有视野缺损，颞叶伴有钩回发作等，得以鉴别。

3）全身发作：额叶病变引起的全身发作者常有提示性局灶先兆。如发作起始于头、眼旋转者，表示病灶在6区及/或8区。发作起始于头和身体向同侧扭转者，提示病灶在6区。头、眼旋转发作开始的全身发作继之以意识丧失，表示病灶更在额叶的前部头眼区。全身发作后可以没有局灶体征。

4）麻痹发作：少见。此为身体的一个局部暂时性麻痹。据推测，这种发作是假定的抑制区病变的结果。44区病变时，有时表现为一过性运动性失语，算是麻痹发作的一个特殊类型。Penfield等在刺激44区、中央回表面和顶叶皮质时，发现过言语暂时停止。

(6）精神症状：额叶病变时的精神症状常常产生记忆丧失、计算能力低下，注意力不能集中、反应迟钝、智力低下、情感和人格改变，如易动感情、脾气暴躁、盲目欣快、行为轻浮、不拘礼貌、行为幼稚、滑稽、生活懒散、对事物漠不关心等。尤其近记忆丧失严重，患者缺乏自我批判能力，对病情严重性估计不足。随着病情加重，远记忆亦逐渐丧失。有人报道，患者小便时有特殊的行为障碍，是额叶病变非常可靠的症状。患者有时从床上起来，向厕所走去，但未到厕所前，就小便到裤子里了；也有时，患者虽然走到了厕所，但仍尿到厕所的门上；有时不离床，尿在地板上。只有额叶病变相当严重时，患者才尿在床上。如果说这种患者缺乏计划，还不如说他是不能把计划执行到底。

额叶病损的精神症状，一般多发展缓慢，尤其病变初期精神症状表现轻微，时常不被人注意，仅在详细询问患者亲属时始可发现。因为颅内各部的病损在某一阶段均可有不同程度的精神症状表现，所以，仅就精神症状的表现对额叶病变的诊断还是不够的。

(7) 额叶病变时的小脑体征：虽然额叶、顶叶和颞叶均有皮质与小脑联系，但以额叶与小脑之联系最大。这种联系的性质不只是皮质小脑通路，而是皮质→小脑→皮质回路的一部分。此回路从额叶到达桥核，发生触突，再通过桥横纤维及对侧小脑中脚到达小脑半球皮质，发生第二次触突，从小脑皮质细胞到齿状核也换细胞，再到达红核。大部分纤维终止于红核，但一部分通过红核继续走向丘脑腹外侧核，从这里再回到运动区皮质。皮质→小脑→皮质回路的功能是调整运动的速度和范围。有作者提出额叶病损时约有半数患者可发生共济失调。当两侧额叶病损时，患者步态摇曳蹒跚；一侧病损时，病变对侧下肢表现动作显著笨拙，无眼球震颤。也有的作者报道额叶病变共济失调并不常见。

临床上，额叶病变时小脑体征在病灶对侧。一般说，不像小脑病变时那么严重。

(二) 顶叶解剖生理及其病变的临床表现

1. 顶叶解剖生理　顶叶前起中央沟，后至顶枕裂，下界为外侧裂。

顶叶皮质分为三个区，即中央后区、顶上区和顶下区。三个区的细胞构筑、纤维联系和功能各不相同。

(1) 中央后区：包括中央后回、中央旁小叶后部，相当于3、1、2、43区以及3区和4区间的过渡地带。中央后回与4、6、5、7区之间有联络纤维，与对侧半球4、3、1、2、5、7区有连合纤维。中央后面的传出纤维是锥体系和锥体外系的重要来源。锥体系约有40%的纤维来自中央后回，这些纤维下行止于薄束核、楔束核、三叉神经感觉诸核和孤束核等，从而影响(兴奋或抑制)这些核的上行冲动。

第Ⅰ躯体感觉区(SmⅠ)位于中央后回(3、1、2区)并延伸到中央旁小叶后部。本区司理浅部感觉和深部感觉；第Ⅱ躯体感觉区(SmⅡ)位于中央后回最下部并延伸到中央前回。此区也与轻触觉以及震颤觉有关。SmⅡ接受丘脑枕核的传入纤维。传出纤维除投射到丘脑外,也投射到脊髓后柱,并SmⅠ、4区、附加运动区等处有联络纤维;与对侧SmⅡ、SmⅠ间有连合纤维(图10-6)。

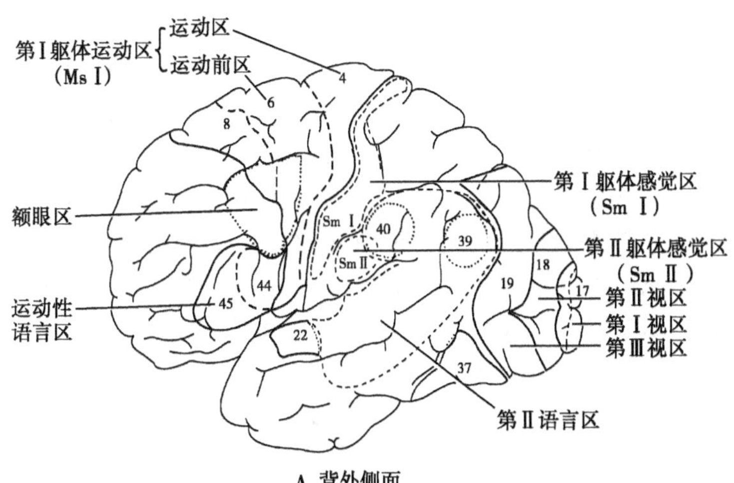

A. 背外侧面

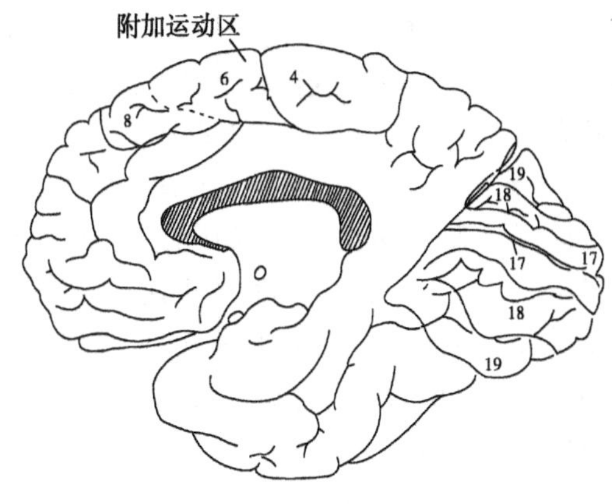

B. 内侧面

图 10-6 大脑皮质功能区划分示意图

10

(2) 顶上区:位于半球内侧面和背外侧面,有人认为此区仅包括顶上小叶,也有人认为它还包括中央旁小叶后半部和楔前叶,相当于5区和7区。

顶上区的功能,特别是顶上小叶与对侧肢体精巧的技术运动有关。它能将来自躯体各部位的皮肤、肌腱、关节和内感受器的刺激进行高级的分析综合。例如,该区可把中央后回的上肢区和下肢区的简单冲动相互联系起来,辨别肌肉主动收缩的程度,分辨触觉区别所感受的压觉,辨别运动的方向和肢体在空间的位置,从而使上、下肢运动得以精确地配合。因此,该区是与上、下肢精巧活动有关的皮质感觉代表区。若顶上小叶全部病损,本体感觉和辨别性触觉,如定位觉、运动方向觉和肢体在空间的位置觉等出现障碍,障碍的程度远比中央后回病损时为重。此区与中央后回不同者,是无局部定位。障碍时涉及整个对侧半身,有时同侧也受轻微的影响。

(3) 顶下区:即顶下小叶,包括缘上回(40区)和角回、顶下后回(39区)。此区与语言有密切关系。

1) 第Ⅱ语言区也称后说话区,或称Wernicke区。第Ⅱ语言区仅占顶下小叶的一小部分(相当于39、40区),大部分位于颞叶的颞上回后部(22区)和颞中回后部(37区)。第Ⅱ语言区和5区、7区(与躯体感觉有关),41区、42区(与听觉有关),18区、19区(与视觉有关)间有丰富的联络纤维;和对侧有连合纤维。

第Ⅱ语言区是人脑最重要的语言中枢,其重要性远大于Broca区(运动语言中枢)。此区病损后的失语症叫感觉性失语。颞上回后部是听觉性语言中枢。若此区受损,表现患者与人交谈时答非所问,即患者能听到他人说话,但听不懂他人谈话的内容或意思,而且患者语无伦次,甚至严重者连自己所说话都不能理解。除此以外如看字、写字、说话功能均属正常;角回为视觉性语言中枢。如此部病损,患者视觉虽无障碍,对看到的文字不理解其意,即不能阅读,称此为失读症。除此外如说话、听话、写字均属正常。临床上实际多为混合性失语,单纯某一种失语较少见。现在的观点是丘脑枕也参与说话中枢,如优势半球的丘脑枕出血或丘脑肿瘤而无大脑皮质病损的患者,却表现有严重的失语症。丘脑性失语:患者谈话低声调,常似耳语,因找词困难不主动讲话,表情淡漠,扩展性语言活动能力遭到破坏,亦可表现词义性错语,听理解障碍、阅读障碍等。丘脑性失语确切的部位尚未完全证明,依电刺激和手术的结果,目前认为丘脑腹外侧核、腹前核、丘脑枕可能与语言有关。

2) 顶下区的其他功能,除以上的语言功能外,优势半球顶下小叶还与书写、计算、辨别左右方向、辨别自己手指的顺序、阅读和技巧运动有关;非优势半球的顶下小叶还与感知对侧半身的存在、方位感、地形关系感有关。

由以上可知顶上区和顶下区是很重要的皮质区,而且与其邻近的感觉皮质有密切的联系。一般的感觉和特殊感觉均在此进行复合、整合,并具有高级分析综合功能。临床上此区病损除发生严重的感觉性失语症(优势半球病损)以及对侧上、下肢精巧运动障碍外,还可出现说话反常、空间定位觉消失,特别实体觉缺失更明显,即在没有视觉的帮助下,不能感知某物体的形状、大小、质地和重量。

关于优势和非优势半球的问题:所谓"优势半球"是指对语言、文字、符号等方面有特化的一侧半球,一般多为左半球;而非优势半球(一般是指右侧半球),现已知道它在对空间感觉、美术、音乐等方面有所特化,例如认识人的面貌、凭借外形认识物体、识别音乐的主旋律等。因此实际上两侧半球各有所长,功能上可以互补,无所谓"优势"和"非优势"。

2. 顶叶病变临床表现　顶叶的生理功能较为复杂,它主要是分析、综合各种感觉的冲动,借以分辨和确定刺激的性质和部位。因此,顶叶的病损主要表现是对侧半身的感觉障碍,患者多数均可出现肯定的定位体征,尤其是感觉性局灶性癫痫发作,更有定位诊断价值。但是也有少数病例,即使顶叶大面积病损,临床可无明显的症状与体征。现将顶叶的常见症状分述如下:

(1) 一般感觉障碍：顶叶病变所致浅感觉(痛、温觉)障碍多不明显，即使出现也多在肢体的远端，呈手套或袜套状，而且多数很轻微，这是由于痛、温觉的接受与丘脑有密切关系。中央后回的病变可致对侧半身麻木，笨拙无力，肢体的自发性疼痛甚属罕见。

(2) 皮质性感觉障碍：表现为病变对侧肢体位置觉、两点分辨力(或称辨距觉)、触觉的定位、在皮肤上写字或画图形不能辨认和辨别等障碍，置物于患者手中(在无视觉帮助下)，患者虽能感到该物体，但不能描述该物的特性，如重量、大小、形状、质地等，对该物不能辨认，即实体觉丧失。实体觉丧失是中央后回及顶叶后部上方广泛病损的结果，因此不能构成对刺激物总的综合分析。

皮质感觉障碍还可表现有：①两点单感症，即当只刺激患侧肢体时，患者感觉可完全正常或稍减退，但如用相同的刺激同时分别加在两侧肢体时，则只引起健侧肢体感受，患侧全无感觉。此种感觉障碍的机制尚不清楚，有人用“不注意”或皮质抑制等去解释。②触觉停留现象，系指对病变对侧肢体的刺激已除去，但患者在一段时间内仍感该刺激继续存在。这种触觉停留现象较罕见，可能是病变所致的病理惰性表现。

(3) 体象障碍：系指患者对自体结构的认识发生障碍，这种障碍尤以右侧顶叶病变多见。临床表现包括有对左侧半身偏瘫漠不关心、对左侧肢体感觉缺失、对左侧偏瘫否认、幻多肢等。其机制尚不清楚。

(4) 结构失用症：是指对空间结构的各部不能做出正确的排列。此类患者在工作中不能正确使用工具进行工作，在生活中也很困难。临床可用绘画、搭积木等方法进行检查，患者可照模样绘画出，各个构成部分似尚存在，但缺乏布局能力，或左右上下倒置，或肢离分散，全然不是原来的形状。

左侧顶叶后下部(优势半球 39 区，即与 19 区邻近之角回)的病损可出现 Gerstmann 综合征，即患者对身体左右侧辨别不

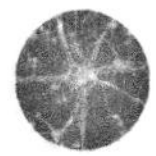

能、手指失认症、书写不能和计算不能(笔算时更明显)等。其实，此征既含视觉认识不能，又含失用症。

(5) 失读症(alexia)：优势半球顶枕叶一带即角回病变。但阅读功能，涉及各个语言中枢的健全程度，它很少孤立出现，多为认识不能、失用症及其他语言障碍的表现之一或伴发表现。失读症可分为两种：①皮质下失读症(或称纯粹失读症)：临床表现为患者不能读懂书写或印刷的文字和不能读音，但自发的书写和听写不受影响。患者依靠书写表达自己的思维，但不能读懂自己所写的文章或书信。皮质下失读症多伴有偏盲。②皮质性失读症：患者除具有不认识和不能念懂手写和印刷的文字外，还常伴有失写，并有不能听写、抄写和自发性书写等症状。

(6) 顶叶刺激症：顶叶如有刺激病灶，则发生局部性或全身性感觉异常发作。局部感觉异常发作或单独出现，或作为全身发作的先兆。它表现为由身体某部位开始的麻木或感觉迟钝(dysesthesia)，并向邻近部位扩散。像局部性运动发作一样，一般是从口角或眼、拇指或趾开始，可停止于身体的某一局部，或一个肢体，或扩散至半身。也常常在开始发作的部位伴有小抽动，构成局部性感觉运动发作。如扩延及全身，则为全身性感觉发作。代表发作起始部位的皮质即为病灶存在的部位。

(7) 右利者优势半球

1) 左顶叶病变综合征：又称失语-失用-失读综合征(或Bianchi综合征)。表现为表达性失语、失用、失读，病灶对侧半身感觉障碍，相应的手、足触觉认识不能(实体觉消失)，一过性偏轻瘫。

2) 右顶叶(或次顶叶)病变综合征：又称失用失认综合征。表现为体形结构感觉障碍，左侧偏瘫失认症(可因患者不认识其左侧偏瘫自行下地而摔伤)，半身失认症，运动性半身自发动作(motor hemispontaneity)。穿衣失用症：不能认识衣服与身体的关系，尤其是不能认识左右的关系。图形构成不能：不能画三角形或复杂图形。空间认识障碍：常为一侧空间认识不能，由于不能认识自身之一侧常有定向障碍,行进中常向右转。计算力障碍:完不成 100-7 的连算试验。视 - 前庭功能障碍:有眩晕感,可将垂直线与水平线均视为斜线。

(8) 其他:常因顶叶病变侵及运动区,可表现有轻偏瘫,或单瘫。另外,还可表现有对地理关系方面认识的障碍及视物变形等。

(三) 枕叶解剖生理及其病变的临床表现

1. 枕叶解剖生理 枕叶是视觉皮质中枢。曾认为视辐射纤维只投射到 17 区,后来经研究证明外侧膝状体的纤维投射到 17、18 和 19 区。现在认为枕叶这三个区都与视觉有关,统称为视觉皮质,并与视网膜的象限有严格的定位关系,三个视觉皮质区也发出纤维到丘脑枕、外侧膝状体和脑干运动核。

(1) 第Ⅰ视区:即 17 区,或称纹状区,包括距状沟两侧的皮质区楔叶和舌回,全部位于枕叶的内侧面。

视皮质除接受外侧膝状体、上丘、丘脑枕的投射纤维外,17 区发出短的联络纤维到 18 区;18 区发出的联络纤维到 17 区、19 区和 20 区。视区通过联络纤维和连合纤维与同侧及对侧皮质有联系。在视觉系统中 17 区的功能是识别物像的立体结构,即形状、不同部分的明暗等。双侧 17 区病损,视觉丧失,一侧 17 区病损引起双眼对侧偏盲。由于视辐射和 17 区所占面积广泛,故在临床上即使是一侧病损(实际上多是不完全的)所引起的偏盲也是不完全的,而是象限性偏盲多见。

视辐射纤维排列的定位关系:来自外侧膝状体内侧半代表视网膜上象限的纤维,经视辐射的背侧,投射到距状沟的上唇;来自外侧膝状体外侧半代表视网膜下象限的纤维,经视辐射的腹侧部,投射到距状沟的下唇;来自外侧膝状体中央部代表黄斑区的纤维,占据视辐射中间的大部分,向后终于距状沟后 1/3 部的上唇和下唇,即 17 区的后 1/3 部。此处向前依次为视网膜周围部的代表区。

(2) 第Ⅱ视区和第Ⅲ视区:第Ⅱ视区即 18 区,因位于 17 区周

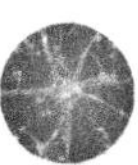

围,又称纹状旁区。第Ⅲ视区即19区,因此区围绕17区、18区故称纹周区,又因此区位于枕叶最前部,又称枕前区。第Ⅱ、Ⅲ视区对感知、整合视觉信息有重要作用,常被称为视联络区。若18区和19区病损后,患者很难识别物体的形状、大小及其意义。若优势半球的此二区病损,还可引起诵读困难,患者对所看到文字的意义不能理解。

枕叶皮质除视觉的特化外,刺激枕叶的一些部位还可引起眼球向同侧偏斜、头部转动,有时上肢也有反应,故称此为枕眼区。

2. 枕叶病变的临床表现

(1) 视野改变:单独发生于枕叶的病变较少见,常同时侵犯顶枕叶。从生理功能上讲,枕叶是最高级的视觉分析器,即视中枢。因此,枕叶病变所致的临床表现主要是视力方面的障碍。依病变所在的部位和病损的程度,患者在早期仅有病变对侧的视野缺损、弱视或色觉丧失。距状沟上面的楔回病损,出现对侧下象限视野缺损,距状沟下面的舌回病损,出现对侧上象限视野缺损;病变若继续发展可致病变对侧同向性偏盲,但多数保留中心(黄斑)视野,这可能是由于黄斑纤维投射受双侧枕叶管理,亦或是因该纤维居于枕叶深部不易损及。若双侧枕叶及丘脑之间的视觉纤维受损,则出现全盲,但患者并不感到失明,称此为Anton综合征。

(2) 枕叶刺激征:枕叶病变的刺激征并不常见。如17及18区有致癫痫病灶,可出现不定型的光幻视。如病灶在19区,幻视体验便可能形成人、动物或无生命物的形象,并常可移动。如病灶比较广泛,破坏了17区或外侧膝状体至距状裂的通路时,便同时有双眼对侧视野偏盲,此时,视幻觉仅存在于残留的半侧视野之内。视幻觉先兆开始的癫痫发作,也经常有头、眼向病灶对侧旋转痉挛。这表示在顶、枕交界处也有一个头、眼旋转的代表区。

(3) 优势半球侧枕叶病变:表现失认症、失读症和视物变形等。失认症即患者丧失了根据物形认出物品的能力,患者并不失明,对于熟悉的人、物、颜色等不能分辨,此种情况多见于优势半球枕叶外侧的病损。另外,枕叶病变向小脑幕切迹侵犯时,可影响中脑并出现相应的症状,由此所致的颅内压增高也不少见。

(四) 颞叶解剖生理及其病变临床表现

1. 颞叶解剖生理　颞叶皮质包括新皮质、古皮质、旧皮质和过渡皮质。海马和齿状回原位于脑底面的内侧部,由于发育缓慢被卷入侧脑室下角的底壁,属于古皮质;海马旁回位于脑底面内侧部属于旧皮质和过渡皮质。

颞叶的新皮质在种族发生出现较晚,尤其在人类获得高度发展,占颞叶的大部分,位于颞叶的外侧面和底面的外侧部。其功能主要与听觉、言语、知觉和记忆等有关。现仅就颞叶新皮质的功能定位叙述如下:

(1) 听区:包括第Ⅰ听区和第Ⅱ听区。

1) 第Ⅰ听区(AⅠ):相当于41区,位于颞横前回的中部和颞横后回的一部分。

2) 第Ⅱ听区(AⅡ):位于AⅠ的外侧,相当于42区及其邻接的22区,占颞横回的其余部分以及邻接的颞上回。

3) 听区的纤维联系:41区是听觉的主要接受区;42区为听觉的主要联络区;与41区、42区邻接的22区的一部分也是听觉的联络区。听区的传入投射主要来自内侧膝状体小细胞部发出的听辐射,或称膝颞纤维,主要终止于41区,其中来自内侧膝状体小细胞和大细胞部发出的少量纤维终于42区。42区又借联络纤维与41区,特别是22区相联系。

听区的联络纤维主要是41区发出纤维至42区;41区、42区发出纤维至22区及额眼区(8区)、视联络区(18区、19区)、额叶和顶叶的某些区域(6、44、43、1区)、21区和37区等。22区接受的联络纤维最多,同时22区又发出很多纤维与额叶的44区、45区、9区和10区、8区,与额叶和顶叶的岛盖部,与顶叶的39

区,与颞叶的21区、38区、37区,与枕叶的18区、19区有广泛的联系。由上述可知听皮质与语言皮质、躯体感觉、视皮质等均有密切的联系。听区的连合纤维经胼胝体和前连合既可与对称部位相联系又可与不对称部位相联系。

听区的传出纤维中的下行投射与上行通路相伴行。此多起自第Ⅰ听区,经双侧下丘的中央周核、延髓的橄榄周核中继,再经第Ⅷ对脑神经至双侧科尔蒂(Corti)器的毛细胞,但以对侧为主,对上行冲动起加工(加强信号和抑制噪声)作用,是一种反馈控制。另外听皮质也发出纤维至上丘,经顶盖桥束至背外侧脑桥核,中继后至小脑蚓部的视听区。此通路是很多复杂的听皮质-小脑通路之一。听皮质的下行投射纤维还到达脑神经运动核,构成由听觉引起的多种反射的结构基础。

颞叶新皮质的听觉功能是肯定的,但对其功能尚未完全了解。第Ⅰ听区能感受简单的声音,如铃声等,但对比较复杂的声音则由联络区整合。对特种语言声音的理解,也是在联络区内进行,特别是在优势半球联络区后部是感觉性语言区(Wernicke)的一部分,与语言关系甚为密切。

由于内侧膝状体的纤维束来自双侧,故一侧内侧膝状体和41区、42区病损,只能引起患侧听力轻度下降,甚至颞叶病损广泛,对听力的影响也不太大。颞叶病损主要表现在语言功能上,特别是优势半球。若双侧22区病损,可导致严重的听觉性失语。

(2)非听区:此区包括颞中回、颞下回、枕颞外侧回、枕颞内侧回和颞上回的前端。它们分别属于21区、20区、38区、36区、37区、35区和52区。颞叶非听觉性皮质的传入纤维主要来自丘脑枕。丘脑枕后内侧部纤维投射到20、21、22区的前背侧部;丘脑枕前外侧纤维投射到20、21、22区的后腹侧部。

颞叶非听觉性皮质的联络纤维很丰富。20区、21区内部有自身联系;20区接受18区、19区,21区接受41区、22区的纤维;20区、21区联系35区,再通过内嗅区联系海马。另外20区、21区还与额叶有联系,21区投射到38区。枕颞回与颞叶嗅区、额叶眶部有联系。35 区又称嗅周区,除接受 20 区、21 区纤维外,还接受 7 区、22 区和嗅球的纤维,发出纤维至内嗅区皮质。

颞叶非听觉性皮质的下行投射纤维至壳核的腹侧部和尾状核尾部,此外还发出纤维至丘脑枕、丘脑背内侧核、顶盖前区、上丘、中脑被盖外侧的邻近部分、脑桥核、杏仁体的基底外侧核等处。

依以上可知颞叶非听觉区与其他区纤维联系非常广泛,特别是颞中回、颞下回和枕颞内、外侧回,似乎是联络性皮质,是大脑皮质最高级的部位之一,与知觉、记忆以及运动有一定的关系。与前庭功能也有某些联系。

颞叶后部的皮质对颞叶、枕叶和顶叶的感觉运动区可能有复杂的整合作用,可能与听性、视性的语言活动有关。颞叶前部的皮质与躯体和内脏活动有关,刺激该区可引起本侧和对侧面部运动,刺激 38 区引起内脏反应,如血压升高、呼吸和胃肠蠕动降低。另外还发现刺激颞叶前部皮质引起听觉记忆和视觉记忆。颞叶癫痫或肿瘤患者表现有幻听和幻视。颞叶前部切除后,患者不理解所见物体的意义,并伴有饮食习惯的改变、性行为过盛和情绪反应消失等。据近年研究认为颞叶皮质与记忆活动有关。颞叶前部新皮质称精神性皮质(psychical cortex)。

2. 颞叶病变的临床表现　颞叶的功能与额叶的功能同样甚为复杂。颞叶病变在临床上除非出现典型的症状与体征,一般情况诊断是较困难的,尤其病变位于非优势半球时,多仅表现颅内压增高,定位症状或体征很少出现。颞叶病变的临床表现如下:

(1) 视野改变:象限偏盲有时是颞叶病损的早期症状之一。象限偏盲是由于马氏束病损的结果,此束为视辐射在侧脑室颞角内绕行的纤维。当病变逐渐发展时可将对侧视野变为完全性同侧偏盲。

(2) 感觉性失语:优势半球颞叶病灶常引起感觉性失语,此是颞上回后部(相当于 42 区)感觉性语言中枢(Wernicke)病损的结果。此时,患者丧失理解语言的能力,对听到的词和句不能与相应的形象、概念或事物联系起来;患者完全不能理解言语,就好像用他不懂的语言同他说话一样。用谈话来和此种患者联系则是异常困难的,他不明白你希望他做什么,问他什么事,也不明白向他提出了什么问题。同时患者自己的语言也发生障碍。与运动性失语不同,感觉性失语患者能讲话,甚至常表现多言饶舌的特点,但讲的并不正确。讲错词,音节安排也常不正确。严重的病例,患者的谈话完全不能被人理解,成为一连串毫无意义的词和音节(称此为词杂烩)。虽然运动性语言中枢也许并无病变,但语言的正确性已被破坏,这是因为感觉性语言中枢被破坏后,患者已不能控制自己的语言。感觉性失语的患者,不仅不能理解别人的语言,而且也不能理解自己的语言,因此表现语言有很多错误,称为语言错乱(paraphasia)。患者不能察觉自己的缺陷。

(3) 阅读和书写障碍:由于阅读和书写是在有声语言之后获得的功能,阅读和书写与感觉语言功能有密切的依属关系。所以,感觉性语言中枢病损不仅引起上述的感觉性失语,而且伴有阅读和书写障碍。

(4) 健忘性失语(amnestic aphasis):又称命名性失语,这是优势侧颞叶后部、顶叶下部所谓的语言形成区病变的结果。后来也有些资料证明,中央沟前的大片病损,也可表现有健忘性失语,这可能是运动性失语所致的说不出物品的名称之故。健忘性失语的患者丧失了称呼"物品名称"的能力。与患者交谈时,有时不能立即发现其语言缺陷,患者说话相当自如,能正确构成词句,他人也能懂他说的话,但可发现患者常表现"忘"字,他说话的句子中很少用名词。如向患者询问某物品名称时,则可发现他不说出物品的名称,而是描述物品的用途和特征,例如患者对"铅笔"不称其为"铅笔",而是说"写字用的"等。当他人把这个物品名称告诉他时,患者能确定是正确的;或者说的不对,他也能否定。患者解释这种错误时,说是忘记了物品的名称,故此称健忘性失语。

健忘性失语与感觉性失语在功能上有密切联系,它能作为感觉性失语的一部分而出现。在感觉性失语恢复过程中,有时长时间地遗留健忘性失语。

(5) 记忆障碍:特殊的器质性记忆障碍,即近记忆丧失,较久远的记忆保留,常被认为是颞叶病变的症状。如近记忆丧失并不伴有一般的智力低下,主要见于颞叶内侧面病损。另外,发现刺激颞叶前部皮质,患者表现有听觉记忆和视觉记忆。记忆与海马有一定的关系。

(6) 眩晕:当刺激22区时患者表现眩晕。这表明此处有前庭的皮质代表区,但其径路尚不清楚,但单靠眩晕作为颞叶病变定位症状不够,必须与其他体征连贯起来思考。

(7) 眼运动体征:当颞叶22区受到刺激时,表现双眼向对侧偏斜(凝视)。此种眼运动的功能可能是为了探查附近皮质区接受的音响刺激。属于皮质的听觉认识协同反应。例如别人呼喊名字时,听懂后的探查反应。

(8) 颞叶刺激征:钩回发作是颞叶存在癫痫病灶的一种最特殊的形式。表现为一过性嗅幻觉。症状往往十分奇特而且非常顽固。钩回发作表示病灶已侵及颞叶钩回。此症对定位诊断虽然有特殊意义,但并不多见。钩回发作也常是全身发作的一个先兆。如在钩回发作后,紧接着发生头、眼旋转,说明病灶已扩延至颞叶外侧面。

(9) 精神运动发作或称癫痫等位征:已往认为是“颞叶癫痫”的特殊表现。其实,凡癫痫发作起始于颞叶者,均归属于颞叶癫痫。精神运动发作的临床表现是,以一种特殊的意识混乱状态突然发生,常可持续数小时,有时可长达数天,又突然消失,事后患者对发作的情况不复记忆。发作时看来似乎意识清楚,实际上其一举一动既无动机,又无目标,常有冲动性质。因此,可作出与当前情况完全不相适应的事来。例如忽然出门旅行,并能做一些必要的准备;或者当众脱衣或在室内解小便等。

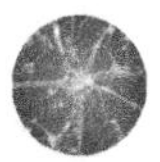

有的甚至发生意想不到的犯罪行为。临床上,如有精神运动发作的先兆或精神运动发作,对于定位诊断有一定的参考价值。例如先有嗅幻觉,说明病灶在钩回;先有咀嚼运动或咳嗽先兆或上消化道先兆,表示病灶接近岛叶。当然并不是所有的精神运动发作全起源于颞叶。

颞叶病变时还可出现其他型的发作,例如睡梦状态、半意识状态等均有报告。也有的患者发作时对于本来熟悉的环境突然感到陌生,或相反,对于本来不熟悉的环境突然感到非常熟悉,等等。如在全身癫痫发作前有听觉先兆,也表示颞叶有病灶。也有的患者全身发作以眩晕耳鸣开始。

七、岛叶

岛叶遂陷入外侧沟底。岛叶皮质包括新皮质和过渡皮质。岛叶皮质以岛中央沟为界,前方为岛短回,相当于 14 区;后方为岛长回,相当于 13 区。岛叶的功能与内脏感觉和运动有关。刺激岛叶可引起内脏运动和感觉,如唾液分泌增加、吞咽、打嗝、胃肠蠕动、恶心和饱满感、口中有奇怪不适的味道。

味觉除在岛叶后部有代表区外,在中央后回下部,相当于 43 区处也有代表区。味觉的纤维可能随两侧内侧丘系上升,终止于丘脑腹后内侧核。临床上损伤 43 区和丘脑后内侧核均可引起味觉丧失。

10

病例介绍:

例一,男性,41 岁。于 1972 年 9 月 6 日入院,患者 1970 年冬季逐渐出现说话不清楚,经对症治疗好转。1971 年 8 月突然不省人事半小时,醒后又不能说话,经对症治疗后又有些好转。此后患者逐渐出现右侧肢体力弱并日趋严重,说话亦越来越不清楚。于同年 9 月 13 日以后经常出现发作性意识障碍和肢体抽搐,发作多先从口角开始,后两眼向右侧凝视，继而右上肢延及右下肢抽搐，抽搐发作有时波及全身，常于2~3分钟后自行缓解。患者在内蒙古地区工作多年。双侧视神经乳头境界不清楚，生理凹陷消失，右侧鼻唇沟变浅，口角左斜，伸舌偏右。右上肢腱反射活跃，肌张力低下，肌力右上肢Ⅲ级，右下肢Ⅳ级。右侧浅反射未引出，右侧霍夫曼征阳性，右下肢未引出巴宾斯基征。右侧半身感觉减退。脑超声波示中线向右移0.6~1.0cm。左侧颈动脉造影显示大脑前动脉向右侧移位，侧裂动脉压低并见弧形血管，侧位片大脑中动脉和大脑前动脉向上移位。

根据患者临床表现首发症状为语言障碍，右Ⅶ、Ⅻ脑神经障碍以及逐渐出现右侧肢体轻瘫和右侧肢体局灶性癫痫发作，已提示病灶在左额顶部靠近皮质。依其局灶性癫痫的发作顺序，病变可能为左额中、下回后部，前中央回中下部。脑血管造影所见为定位诊断提供了进一步佐证。鉴于患者长期在内蒙古地区工作，而且病程较长(2年之久)，脑内寄生虫的可能性大，但良性肿瘤不能除外。于1972年10月17日行手术治疗。术后诊断：左额顶部脑囊肿寄生虫性(狗绦虫)。手术后局灶癫痫消失，经过良好。

例二，男性，20岁。于1973年7月23日入院。入院前10天无任何诱因突然跌倒并出现右面部、右手抽搐，不省人事，约半小时缓解。次晨又出现类似发作，但意识清楚，无跌倒，数分钟后自行缓解，此后出现右上下肢活动困难，以上肢为著，伴有右半身麻木，右口角漏水，口齿不清，且有头痛和喷射性呕吐。患者既往有左侧化脓性中耳炎史5年，经常有脓性分泌物流出。检查时患者嗜睡，表情淡漠，语言缓慢不清。双眼底视神经乳头边缘欠清晰，咬肌力弱，右侧鼻沟变浅，伸舌偏右，余脑神经无阳性体征。右侧肢体腱反射活跃，右侧腹壁反射低下，未引出病理反射，右上肢肌张力高，肌力Ⅱ级，右下肢肌张力尚可，肌力Ⅳ级。右半身感觉减退。左侧颈动脉造影：正位片示大脑前动脉向对侧呈弧形移位，侧位

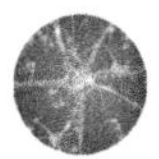

片示大脑中动脉被压低。

根据患者有右侧局灶性癫痫发作，而且多从右面部起，继而延及右手和右上肢，右侧第Ⅶ、Ⅻ脑神经障碍，语言缓慢不清，右侧偏瘫以上肢为重，加之颅内压增高和脑血管造影所见，病灶位置应在左侧额叶后部即前中央回的下部。患者有左耳化脓性中耳炎史5年之久，且经常流脓，故耳源性脑脓肿可能性大。于1973年7月26日行手术探查。术后诊断：左中央区脑脓肿。

例三，女性，16岁。于1971年3月20日入院。1970年7月患者感右上肢麻木，蚁走感。于1971年1月右上肢无力，以后右下肢亦无力经常跌倒，右半身不知冷热和疼痛。入院前2周出现左侧头痛，伴有喷射性呕吐，头痛多在早晨4点钟左右较重。双眼底视神经乳头明显水肿，右鼻唇沟浅，示齿时口角左斜，双额纹对称。四肢腱反射均可以引出，双上肢较低，双巴宾斯基征阳性，右侧腹壁反射未引出。右侧上下肢肌张力略低，肌力Ⅲ级，右半身感觉减退。脑电图：枕部为主出现多量2~4波/秒中高波幅慢波，左枕较右枕明显。左颈动脉造影：正位片示前动脉向对侧(右)弧形移位，侧位片示前动脉较硬直，顶后角回支呈弧形硬直。

根据患者首发症状为右上肢麻木不适，以后则逐渐出现右侧肢体力弱。入院前两周出现颅内压增高。右侧第Ⅶ脑神经障碍，右侧轻瘫。脑电图显示左枕叶慢波多于对侧，结合脑血管造影所见符合左顶枕部占位性病变。依其病程短，病情进展较快故肿瘤性质可能为恶性。于1971年3月21日手术治疗。术后诊断：左顶枕部胶质母细胞瘤。

例四，女性，28岁。于1973年3月11日入院。1966年12月右顶枕部被撞伤，当时意识丧失达20余小时，经治疗好转，但仍有头痛，视力不好。1972年10月阵发性左额颞头痛加重。于1973年1月25日早晨忽然看见已病故的姐姐，随即不省人事，眼睑及口角抽动。口吐白沫，约10分钟后自行缓解,当天类似发作达5次之多,此后也经常有类似发作。此时左颞额头痛明显加重并伴有喷射性呕吐和远近记忆力明显减退,听力下降,视力更差。视力左眼1m指数,右眼40cm指数,眼底双侧视神经乳头境界不清并有渗出。双侧外展力弱以左侧明显,双耳听力低下。四肢腱反射均可引出对称但均较活跃,肌力较差,未引出病理反射。脑超声波检查中线波右移0.6cm。左侧颈动脉造影虹吸部呈"V"字形略有张开现象,前动脉轻度向右侧平行移位,中动脉2~3部分向内向上抬高,其移行部之弧形消失,侧位片示中动脉明显上移。

根据患者左额颞部发作性头痛并伴有喷射性呕吐,双眼底视神经乳头水肿,视力低下,双耳听力下降和颞叶癫痫发作以及脑血管造影所见,病灶在左侧颞叶。患者有头痛外伤史,故首先应考虑为颅内血肿。但患者头部外伤后6个月出现剧烈头痛,颅内压增高和颞叶癫痫,肿瘤不能除外。于1973年3月13日行手术治疗,术后诊断为多形性成胶质细胞瘤(左颞)。

例五,男性,18岁。发作性意识障碍和精神发呆,小便不分场合已7年之久。每次发作后均不能回忆。但患者每次发作前均感胸、腹部不适或恶心呕吐。于1964年12月10日入院后体检除发现右颞部明显外突外无其他阳性体征。脑电图示右颞部波幅高于对侧并有 θ 及 δ 型慢波。脑脊液蛋白0.75g/L,细胞数正常。脑超声波中线向左移位0.9cm。气脑造影右侧颞角未显影,右侧侧脑室体部变小。脑血管造影示右侧中动脉移位。

患者的发作性意识障碍可考虑为颞位癫痫(癫痫等位症)。根据病程较长,结合诸项辅助检查,可能为右颞叶生长较缓慢的占位性病变,以脑膜瘤或囊肿的可能性较大。术后诊断右颞叶脑膜瘤。术后症状消失,恢复工作。

例六,男性,46岁。1959年2月10日入院。患者于

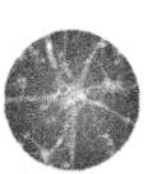

1959 年 2 月 10 日上午感到头昏不适,继而昏倒,神志清楚,但不能理解他人的问话。当时血压 138/108mmHg,此后以上症状逐渐缓解。当天下午又出现以上类似发作,并躺在床上,被家人发现,仍表现不能理解他人的问话而急诊入院。

入院患者神志尚可,眼球能随灯光转动但不能理解医生的问话,情绪激动,流泪,答非所问。颈软,口角左斜,右侧肢体肌力低下,巴宾斯基征阳性。入院后经使用扩张血管药物等治疗,症状逐渐有所恢复,神志较前更清楚,语言对答近于常人。一般生活亦能自理。但此时发现患者对许多物体的名称叫不出来,而且不管什么物品都叫"大三针"。此后患者自己又发现不认识报纸上的字了,对此患者感到很奇怪,并问医生"我为什么不认识字了呢?"。

根据患者有右侧肢体锥体束征和言语功能障碍,病灶可定位在左侧半球。依其临床表现为突然发病,病情波动,最后好转考虑为脑血管意外。患者言语功能障碍的特点为感觉性失语,经治疗缓解后,发现患者视觉认识不能(或命名性失语)和不认字(或称失读症)。故病灶可能在左侧颞上回后部至角回之间。按动脉分布来说,可能累及左侧侧裂动脉起始部,但以顶前动脉、顶后动脉、角回动脉、颞后动脉供血区为主,其病变性质为脑梗死。

20 年后,曾随访患者,其恢复后一直工作。对多数文字已能认识,未复发。

第十一章

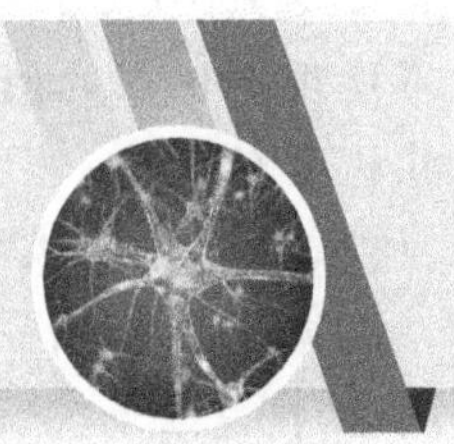

大脑皮质及其内部结构病变临床表现(二)

一、边缘系统及其病变临床表现

20 世纪后半叶神经科学家们对三个长期不被重视和难研究的“脑干的网状结构、大脑边缘系统和基底前脑”进行了认真的研究,并发现以上结构有十分重要的功能。本章只介绍边缘系统、脑干网状结构的解剖生理及其病变的临床表现。

(一) 边缘系统皮质及皮质下结构

边缘系统皮质包括胼胝体上、下回,扣带回、海马旁回和钩、海马结构、眶回后部、岛叶前部和颞极等;边缘系统的皮质下包括杏仁核、隔区、视前区、下丘脑诸核、丘脑前核群、部分丘脑背侧核、上丘脑、中脑被盖内侧区、Broca 嗅区、穹窿峡等。边缘系统(limbic system)在大脑半球内侧面围绕胼胝体形成一环状形(图 11-1)。该系统主要与个体的生存及种族的延续直接相关。

(二) 边缘系统的纤维联系

粗略地归纳起来,边缘系统纤维可分为三个方面。

1. 边缘系统皮质间的联系　通过扣带回将海马旁回以及邻近的新皮质联系起来(即边缘系统各叶的皮质联系起来);钩束连接额叶眶回和颞叶前部皮质;前连合连接两侧颞叶前部皮

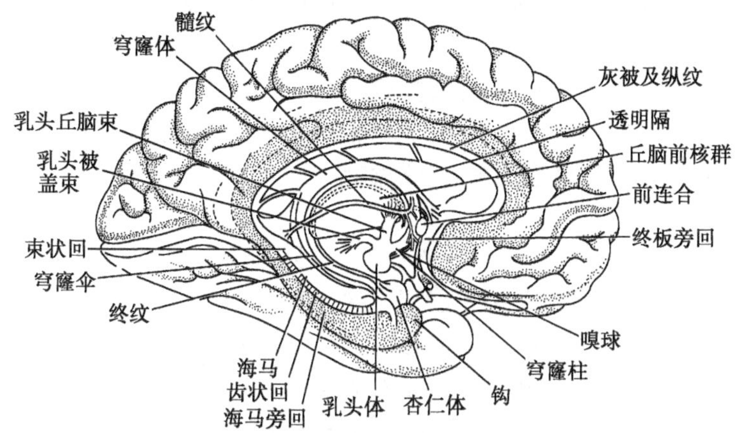

图 11-1　大脑半球内面观示边缘系统的部分结构(引自 Williams)

质,包括两侧前嗅核、嗅结节、Broca 斜角带、梨形皮质、内嗅区、海马旁回、外侧嗅束、终纹床核、伏核及颞中、下回前部等。

2. 边缘系统皮质与皮质下结构的联系

(1) 颞极和梨状区的皮质→杏仁体→终纹→隔核、视前区、视上核和室旁核 ↔ 前脑内侧束 ↔ 其他下丘脑诸核→中脑被盖→脑干的躯体和内脏运动核。

(2) 眶回、额前区皮质和穹窿的纤维→隔核→丘脑髓纹→缰核(与中脑顶盖间有往返纤维)→缰脚间束→脚间核→中脑网状核→脑干的躯体和内脏运动核。

3. 边缘系统内的环路　内嗅区→海马→穹窿→乳头体 ↔ 乳头丘脑束 ↔ 扣带回(32、34、23、29 区)→扣带→海马。

(三) 边缘系统的功能

其功能是多方面的,目前知道的有内脏活动、躯体活动、内分泌、情绪和记忆等。

1. 情绪反应表现　包括自主神经功能、躯体运动功能和内分泌功能等变化。

(1) 自主神经功能的情绪反应:如发怒时交感神经活动亢

进,进食时副交感神经活动亢进,如持久的情绪反应活动,可造成自主神经功能活动紊乱。

(2) 躯体运动功能的情绪反应:经实验证明刺激或损伤哺乳动物的扣带回、杏仁复合体隔区、海马等,动物则出现假怒(shamrage),运动表现逃避和防御等。人类则表现肌紧张和运动加强。

(3) 内分泌功能的情绪反应:主要表现肾上腺素、肾上腺皮质激素、胰岛素、抗利尿素等分泌的变化。

研究证明杏仁复合体是情绪反应的关键部位。杏仁体皮质内侧部核的功能活动,即杏仁皮质内侧核与嗅觉和味觉有直接关系,二者信息经杏仁核与下丘脑连接,用于控制摄食活动;杏仁体的基底外侧核,经基底节腹侧与前额皮质,通过终纹 - 隔区 - 前脑内侧束及杏仁腹侧传出与下丘脑和脑干中许多部位有双向纤维联系,从而控制情绪反应的表达。

2. 调节内脏活动　下丘脑后部是交感神经较高级中枢;下丘脑前部为副交感神经较高级的中枢。电刺激边缘系统皮质区可发现内脏活动中枢,如刺激扣带回前部表现呼吸增强或抑制、血压升高或下降、心律异常、胃肠运动抑制、瞳孔扩大或缩小;刺激杏仁体表现咀嚼、吞咽,头、眼转向对侧等复杂的一系列躯体运动,唾液、胃液分泌增加,胃蠕动增强、排便,心率变慢、瞳孔散大,还可使垂体分泌促性腺激素和肾上腺皮质激素等一系列内脏运动的改变;刺激隔区表现阴茎勃起,血压下降或升高,呼吸加强或暂停以及摄食活动的改变。

3. 边缘系统与学习和记忆有非常密切的关系,如杏仁核被损害患者表现变应能力减弱;海马双侧或大范围损伤,则表现近记忆力丧失,若病情继续发展致使近记忆力呈进行性下降导致智力障碍而呈痴呆;刺激隔区患者不能用语言表达事物特征;如若切断动物的隔区 - 海马通路,空间记忆力丧失;基底前脑的 Meynert 基底核被损坏患者的工作记忆和空间记忆均受影响。

4. 其他　有的作者认为觉醒与睡眠的昼夜节律、水盐代

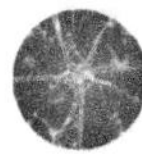

谢、体温调节等均与边缘系统有一定关系。

(四) 边缘系统的病变体征

主要有四个方面:颞叶癫痫、记忆障碍、睡眠及饮食习惯异常和痴呆。

1. 颞叶癫痫　见前颞叶病变临床表现部分。

2. 记忆障碍　如上所述。一般多为双侧颞叶病损的结果,一侧颞叶切除并无明显记忆障碍。切除双侧颞叶的前部发生 Kluver-Bucy 综合征,特点是精神盲,不能认识其亲友,病理性暴食,性功能亢进,情绪异常,而这些症状多与记忆障碍有关。

由于记忆障碍需要双侧病变,因而多见于代谢性或感染性疾病。如乏氧、低血糖、边缘系统脑炎(单纯疱疹脑炎、恶性肿瘤并发症)、基底动脉末端梗死造成的两侧大脑后动脉缺血,均可引起一过性或持久性记忆障碍。严重的颅脑外伤所致的记忆障碍,也可能是双侧颞叶损伤的结果。

酒精中毒者出现的 Korsakoff 综合征,因记忆障碍而虚构,常常是 Wernicke 脑病的症状。本病有脑干症状:眼球震颤,眼外肌麻痹、构音困难。用维生素(尤其是B族)治疗常可获得好转,但其顽固性记忆障碍很可能与边缘系统颞叶病变有关。边缘系统的海马、杏仁核和乳头体病变可能起重要作用。

少数蛛网膜下腔出血的患者,恢复期发生 Korsakoff 综合征,可能与边缘系统受累有关。

3. 睡眠和饮食习惯的异常　包括以下几种:

(1) Klein-Levin 综合征:一般见于青年男性,可发生于感染之后。特点是长时间睡眠可持续数日至数周,觉醒后发生暴饮暴食,病程可长达数年。

(2) 厌食症:多见于女性患者,多伴有神经症色彩,性格变异,可完全无食欲、无月经。

(3) 发作性睡病(narcolepsy):病理基础尚未完全明确,但其发作性嗜睡、幻觉、猝倒症状很可能是边缘系统及基底节部位的病变体征。

4. 痴呆 是神经病学中的重要问题。常把65岁前发病者称为早老性痴呆,65岁以上发病者称为老年痴呆。后经研究二者病理改变基本相似,故自20世纪70年代以来将二者统称为阿尔茨海默型痴呆(dementia of the Alzheime type,DAT)。本病是一种病因尚不清楚的原发性变性疾病,起病多呈隐袭缓慢进展,病程较长。患者早期临床表现多为近记忆丧失,随着病情发展出现认知、语言、理解、判断、计算、视空间功能、人格及情感、智力等均可表现不同程度的障碍,从而致使患者学习、工作以及社交非常困难,甚至生活不能自理,衣着不整,言语不清,行为异常,性情急躁或欣快,时间和地点定向障碍等。但局灶(颞叶、额叶)症状表现突出者可称为Pick病。二者临床鉴别困难。

病灶部位,虽然一般认为痴呆是大脑实质之弥散性病变的症状,但扣带回或额叶眶面病变症状特别突出,这两个部位均属边缘系统。

二、意识障碍的临床定位诊断

意识障碍是临床较常见的急危症状,此症状不仅见于神经系统疾病,亦可见于其他系统疾病,如感染性疾病、中毒性疾病、代谢性疾病、颅脑外伤等。由于意识障碍(昏迷)是急危重症的表现或是病情恶化的结果,而且严重地威胁着患者的生命。因此,临床对昏迷患者能否及时予以救治,主要取决于能否快速准确地辨认各种昏迷的症状表现和病因,从而进行鉴别,作出正确的诊断和给予有效的抢救与治疗。

(一) 意识障碍的解剖生理基础

何谓意识?意识包括两个组成部分,即意识内容和觉醒状态。二者虽然不同,但相互关系又极为密切,即意识内容必须在大脑皮质高级神经活动正常和皮质下觉醒状态的觉醒激活系统和觉醒抑制系统的功能正常维持。大脑皮质高级神经活动功能正常发挥,依赖于觉醒激活系统,即脑干上行网状激活系统的唤醒作用。意识内容是指人的知觉、记忆、思维、情感、意向及意志

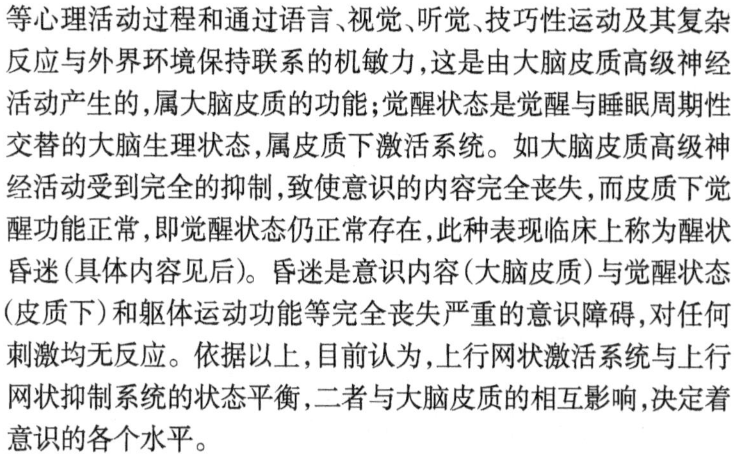

等心理活动过程和通过语言、视觉、听觉、技巧性运动及其复杂反应与外界环境保持联系的机敏力,这是由大脑皮质高级神经活动产生的,属大脑皮质的功能;觉醒状态是觉醒与睡眠周期性交替的大脑生理状态,属皮质下激活系统。如大脑皮质高级神经活动受到完全的抑制,致使意识的内容完全丧失,而皮质下觉醒功能正常,即觉醒状态仍正常存在,此种表现临床上称为醒状昏迷(具体内容见后)。昏迷是意识内容(大脑皮质)与觉醒状态(皮质下)和躯体运动功能等完全丧失严重的意识障碍,对任何刺激均无反应。依据以上,目前认为,上行网状激活系统与上行网状抑制系统的状态平衡,二者与大脑皮质的相互影响,决定着意识的各个水平。

觉醒状态是觉醒与睡眠生理周期的觉醒期,如只有觉醒状态,而无(或受损)大脑皮质高级神经活动,即意识活动。临床将觉醒状态分为意识觉醒(皮质性觉醒)和无意识觉醒(皮质下觉醒)。意识觉醒是在大脑皮质与非特异性上行网状激活系统相互作用产生的;无意识觉醒是丘脑下部生物钟在脑干上行网状激活系统作用所致。

(二) 意识觉醒(皮质觉醒)调节系统

意识觉醒主要是依靠上行投射系统维持,人才有清晰的意识内容活动和高度机敏力。该系统包括特异性上行投射系统和非特异性上行投射系统两种组织结构。

1. 特异性上行投射系统　特异性上行投射系统是全身躯体深浅感觉传导的总称,主要包括:传导深感觉的内侧丘系、传导躯体浅感觉的脊髓丘脑系、传导位听觉的外侧丘系、传导面部感觉的三叉神经丘系,以及传导视觉和内脏感觉的传导系等。各传导系在脑干中有其自己特定的传导径路,在传导行走的途中向网状结构发出侧支与其联系,最后终止于丘脑及内外膝状体核等丘脑特异性核团,在该处换神经元后组成丘脑放射,走行于内囊后肢,精确而固定地投射到大脑皮质中央后回或相应的大脑皮质感觉区,产生特定的感觉,并对大脑皮质有一定的激醒作用。根据以上和试验证明,除非以上所有的上行特异投射系统的功能完全丧失,否则如仅有某些特异性上行投射系统传导病损,对意识水平的影响较小。

2. 非特异性上行投射系统 该系统主要由脑干结构中的上行网状激活系统和上行网状抑制系统两部分组成(图 11-2)。

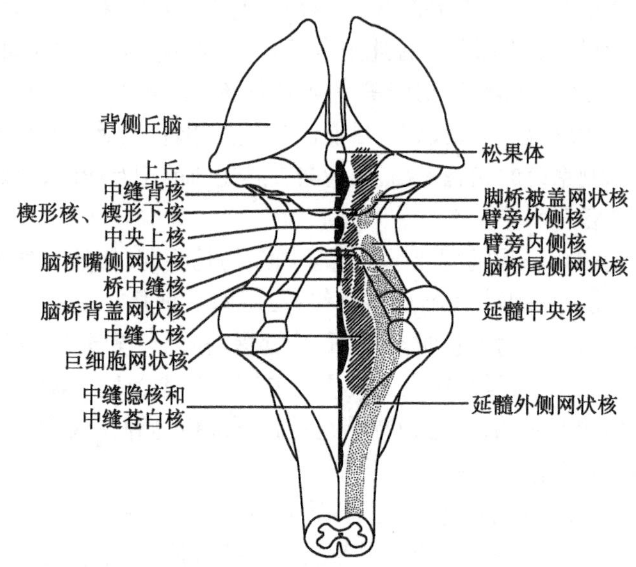

图 11-2 脑干网状结构核团的分群和位置的投影

(1) 网状结构的解剖特点:网状结构是指位于脑干中轴部境界清楚的灰质和白质以外的细胞体与纤维相互混杂分布的部分,其组织学特点是各种大小不等的神经元散在于纵横交错的纤维网中而得名为脑干网状结构。脑干网状结构的核团主要有:中缝及附近核群,包括延髓中缝隐核、中缝苍白球、中缝大核、脑桥中缝核、中央上核、中缝背核及中央线形核;内侧核群及中央核,包括延髓腹侧网状核和巨细胞网状核、脑桥尾侧网状核和脑桥嘴侧网状核、中脑楔形核、底楔形核和脚桥被盖核;外侧核群,包括延髓外侧网状核和小细胞网状核、脑桥小细胞网状

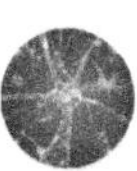

核。位于脑干网状结构中央部的为“效应区”,约占脑干网状结构的2/3,是由大、中型神经元形成的几个核团,发出和接受大量传入、传出的神经纤维,其轴突直接参与上行网状激活系统,组成中央被盖束。在“效应区”的周围为“联络区”,多为小神经元,呈弥散状分布,主要接受特异性上行投射系统传导途经脑干发出的侧支,而后发出较短的轴突终止于“效应区”。网状结构与特异性上行投射系统的区别有两点,一是网状结构在传导径路上需多次更换神经元,与特异性上行投射系统只换三次神经元相比,神经传导速度要慢,而且又易被药物阻断。二是网状结构神经元之间由于傍性突触的联系,不能引起突触后有效放电,致使下一个神经元的电紧张变化或神经元的兴奋均不能维持正常水平,但对其他部位的神经元兴奋起易化、抑制和募集(recruitment)等作用。脑干网状结构是通过非特异性上行投射系统对大脑皮质施以影响的。

(2) 上行网状激活系统(ascending reticular activating system, ARAS):ARAS包括上行激活性脑干网状结构、丘脑非特异性核团和紧张性激活的驱动结构。

1) 上行激活性脑干网状结构:Phum(1972)曾提出在脑干背侧脑桥下1/3处以下的网状结构病损不发生昏迷,若在该水平以上两侧旁中央网状结构病损则发生昏迷。有的作者应用Ache染色上行激活脑干网状结构,包括脑干网状结构效应区背侧部分细胞——网状巨细胞核、脑桥网状核,约占效应区细胞总数1/3。它们发出纤维上行组成上行网状激活系统,行程中在脑桥较分散,在中脑比较密集,于中央灰质和红核之间的被盖部分形成两个密集的纤维束:一为被盖中央腹侧束,投射至边缘系统再转投射至大脑皮质;一为被盖中央侧束投射至丘脑非特异核团。

11

2) 丘脑非特异性核团:主要包括丘脑的中央腹侧前核、中线核、内髓板等。以上丘脑非特异核团受到刺激后可引起两侧大脑皮质广泛的募集式反应,如用微电极刺激特异性丘脑核团(腹外侧核、丘脑枕核、膝状体核等),只引起大脑皮质相应区的神经元一次放电。当刺激丘脑非特异性核团时,即使刺激强度加大也不引起大脑皮质感觉区神经元放电,若此时即刻再刺激以上丘脑特异性核团时,大脑皮质则可以出现连续多次放电。由此可知丘脑非特异性核团的活动虽然不引起大脑皮质神经元放电,但它可以改变大脑皮质兴奋状态,使其反应增加。从而可以认为丘脑非特异性核团活动,对于大脑皮质的兴奋性有极大的影响。

大脑皮质清醒状态的机制:躯体接受外界各种适度的刺激(其中包括视、听感官)所产生的冲动,经脑干上行特异性投射系统传至大脑皮质相应区域,此种传导在脑干行程中发出侧支到脑干网状结构联络区,该区再将冲动传至位于脑干网状结构效应区的上行网状激活系统,上行网状激活系统将冲动再向上传至丘脑非特异核团,丘脑非特异核团将冲动弥散地作用于大脑皮质,并对大脑皮质的诱发电位产生易化作用,从而使大脑皮质表现为清醒状态。大脑皮质如何能持续保持清醒状态呢?大量的实验证明其发生机制主要是依赖紧张性激活的驱动结构。

3)紧张性激活的驱动结构:在特异性上行投射系统触发下,刺激中脑中央灰质和丘脑下部后区,并同时驱动上行网状激活系统,上行网状激活系统转而刺激中脑中央灰质和丘脑下部后区,如此形成正反馈环路。在反馈环路周期循环的同时,经非特异上行投射系统对大脑皮质的诱发电位起着持续的易化作用。此即维持大脑皮质持续清醒的机制。上行网状激活系统任何一个环节受到病损均可致成不同程度的意识障碍,严重者甚至昏迷。

(3)上行网状抑制系统(ascending reticular inhibiting system, ARIS):于生理状态下大脑皮质神经元的兴奋在不断受到易化的同时,也不断地受到抑制。因此,大脑皮质神经元兴奋与抑制是一对矛盾的统一,使大脑皮质功能活动处于适宜的兴奋状态。由于大脑皮质神经元激活而伴随发生的主动抑制阻止了大脑皮质神经元过度兴奋而导致疲劳。经实验证明脑干存在有 ARIS。ARIS 位于脑桥网状结构的腹侧部,其范围在脑桥中部(三叉神经根水平)以下及延髓的低位脑干。

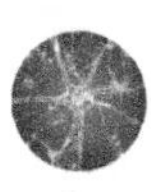

3. 皮质下觉醒调节系统　亦称无意识觉醒，主要包括丘脑下部生物钟、脑干非特异性上行投射系统、丘脑下部行为觉醒激活系统。人的觉醒和睡眠是生理周期。一般人与环境的明亮或黑暗的周期是同步的，即白昼清醒、夜晚睡眠，也就是光亮与黑暗交替投射到视网膜诱导觉醒与睡眠的周期规律，称此周期规律为生物钟。视交叉的背侧有丘脑下部内侧交叉上核，双侧视网膜发出的纤维有部分交叉到丘脑下部内侧交叉上核，而且该部与觉醒睡眠周期极为密切。动物实验证明当丘脑下部内侧交叉上核被破坏后，以上觉醒睡眠周期亦就消失了。除以上外脑干网状结构和丘脑下部行为觉醒激活系统等与觉醒睡眠均有密切关系。

（三）意识障碍的定位诊断依据

1. 意识状态　判明意识障碍的类型，不仅可以掌握患者意识障碍的程度，而且往往可以获得若干定位诊断的依据。常见的意识障碍类型有：

(1) 嗜睡或昏睡：患者深睡，状似昏迷，但高声呼唤或言语刺激可唤醒，哪怕是有极短暂的唤醒，也不属于昏迷。

(2) 浅昏迷：浅昏迷或称半昏迷，患者对外界的一般刺激无反应，但对强烈的痛觉刺激有反应。生理反射如咳嗽、吞咽、角膜及瞳孔对光反射仍存在。生命体征(呼吸、脉搏、血压)无明显异常改变。

(3) 中度昏迷：中度昏迷对疼痛、声音、光线等刺激均无反应，对强烈疼痛刺激的防御反射和生理反射(咳嗽、吞咽、角膜、瞳孔对光反射等)均减弱。生命体征出现轻度的异常改变，如血压波动、呼吸及脉搏欠规律等。直肠膀胱功能亦出现某种程度的功能障碍。

(4) 深昏迷：深昏迷对各种刺激包括强烈疼痛刺激的防御反射和所有的生理反射均消失。生命体征出现明显的异常改变，如血压下降、呼吸不规则，全身肌张力低下松弛，大小便失禁或出现去脑强直状态。

去脑强直亦称去大脑综合征(decerebrate syndrome)提示中

脑红核与下丘脑结构的联系中断。患者意识障碍与去大脑皮质综合征有些相似。四肢强直性伸展,颈向后仰呈角弓反张状为去脑强直的特殊表现。常伴有全身抽搐和呼吸不规则。若病情好转,可转化为去大脑皮质综合征,否则,昏迷加深、四肢弛缓,则提示病变已波及脑桥以下,预后不良为濒死阶段。

(5) 过度昏迷:过度昏迷或称脑死亡,多由深昏迷发展而来。全身肌张力低下,肌肉松弛,瞳孔散大,眼球固定,完全依靠人工呼吸及药物维持生命。

(6) 醒状昏迷:醒状昏迷是指意识内容丧失而醒觉状态存在的一类特殊类型的意识障碍。临床表现双侧眼睑开闭自如,双眼球及肢体均有无目的活动,不能说话,对外界各种刺激均无反应。大脑皮质下的多数功能和自主神经功能保存或病损后已恢复。临床常称此为假性昏迷(pseudocoma)。此种昏迷包括失外套综合征(dasappalische syndrome)或称去大脑皮质状态(decrotical state)、无动性缄默(akinetic mutism)、持续自主状态(persistent vegetative state)和闭锁综合征(locked-in syndome)。

1) 去大脑皮质状态(decrotical state):此征由 Kretschmer(1940)首先报告。该征的病因多是由呼吸和心跳骤停复苏后、一氧化碳中毒以及肝昏迷、低血糖昏迷等代谢性昏迷所致的脑广泛缺血性脑缺氧;严重的脑损伤、脑出血以及各种脑炎等亦均直接或间接引起脑广泛缺血性脑缺氧。病理改变主为大脑皮质广泛缺血缺氧皮质细胞固缩、坏死、神经细胞轴突消失。

临床特点:患者睁眼昏迷或称觉醒昏迷,即患者睁眼、闭双眼或凝视、无目的眼球活动,其表现貌似清醒。因双侧大脑皮质广泛性病损,故意识内容丧失(呼之不应、缺乏表情、思维、记忆、语言、情感等均障碍),但是由于中脑及脑桥上行网状激活系统未被损及,所以患者仍保持有觉醒与睡眠的周期规律。又因丘脑功能尚好,患者偶尔出现无意识自发性强笑或哭叫及痛、温觉刺激的原始反应。咀嚼和吞咽也是无意识动作。瞳孔对光反射、角膜反射、掌颌反射均较活跃,双侧巴宾斯基征(Babinski 征)阳

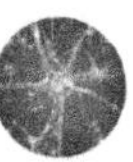

性、吸吮反射及强握反射亦较活跃。患者双上肢呈屈曲状,双下肢强直伸直,四肢肌张力增高,深反射亢进。

2）无动性缄默(akinetic mutism):患者主要表现为安静卧床缄默无语。但Cairns首先报告的病例偶尔表现耳语说出单词。患者虽然静卧于床上不动,四肢似乎是瘫痪,一般并无真正瘫痪,除非前额叶-边缘系统病损时,可出现单瘫或偏瘫等局灶体征,多数病例给予较强的疼痛刺激时,患者肢体出现躲避反应。四肢所以不活动是因为意识障碍。一般肢体呈屈曲状,上肢较明显,如四肢均呈明显的屈曲,提示预后不佳。肌张力增高,病理反射阳性。眼睑能睁开,眼球有追随动作及原始咀嚼活动。有的作者依其病损部位的不同将其分为二型:病变位于前额叶-边缘系统称无动性缄默Ⅰ型(AMSⅠ)。临床表现特点可有单瘫、偏瘫和抽搐发作等局灶性体征。有时出现体温高、脉搏快、心律不齐、呼吸频数或节律差、多汗等自主神经功能紊乱的表现。由于脑干上行网状激活系统未被病损,故患者觉醒与睡眠周期尚正常。觉醒时虽能睁眼和眼球有追随活动,但均无意识和目的,也无表情。患者常有二便失禁。病变位于中脑-间脑者,称无动性缄默Ⅱ型(AMSⅡ)。临床表现特点为眼球运动及瞳孔异常改变等中脑病损的特征,或出现不典型的去脑强直综合征。由于脑干上行网状激活系统受到不完全病损,觉醒与睡眠周期有异常改变而呈过度睡眠。依以上临床表现无动性缄默与去大脑皮质状态难区别,因二者均表现觉醒状态,特别是当大脑弥漫性病变累及脑干等部位时,以上两种症状可同时存在。

3）持续自主状态(persistent vegetative state):多见于心脏骤停引起的脑缺氧缺血性脑损伤、急性或严重的颅脑外伤、脑血管病和代谢性神经系统变性疾病等。以上原因可使神经系统(包括大脑皮质、皮质下和脑干网状结构等)受到不同程度的病损。临床表现与去大脑皮质状态、无动性缄默很相似。临床自主状态持续一个月以内,称暂时性自主状态,多经及时合理的治疗与周密的护理可能获得一定程度的恢复;病情持续三个月者,称为持续性自主状态,经治疗和护理恢复的机会较少;自主状态持续一年者,称为永久性自主状态,多为不可逆。后二者又称为自主人(即植物人)。以上三种自主状态的划分对于治疗与护理有实际意义。有的作者提出自主状态持续一个月者可诊断为持续性自主状态,但尚无一致意见。由于丘脑和脑干仍保存有部分或全部功能,患者可有较正常的觉醒与睡眠周期,但对自己和外界环境毫无感知,眼睑能睁开及双眼球无目的活动,不能理解他人的语言,自己也不会说话,肢体随意运动的功能完全丧失,大小便失禁,生活不能自理。

4)闭锁综合征(locked-in syndrome):又称脑桥腹侧综合征、去输出状态(de-efferent state)、大脑延髓脊髓联系中断(cerebromedullo-spinal disconnection)。病因多见于基底动脉梗死,因此,病变主要位于脑桥腹侧,致使该部的皮质脊髓束和皮质延髓束受损,使大脑与下运动神经元联系中断。临床表现特点:一般多呈急性发病或先有暂时性脑缺血发作(TIA),然后突然四肢瘫痪、不能说话,貌似昏迷或称假性昏迷(pseudocoma)。患者虽然不能说话,但是听力正常,能理解他人的语言,可以用睁眼或闭眼来表示"是"或"否",所以患者实际上意识完全清醒,并无真正昏迷,只是由于脑桥腹侧部位病损,上运动神经元与下运动神经元联系中断,引起除睁闭双眼、眼球垂直运动和会聚外,所有的随意运动功能完全丧失。患者一般无眼球侧视运动,但是可以有娃娃眼现象存在。瞳孔对光反应、会聚反射和脊髓睫状反射均存在。由于皮质延髓束病损,后组脑神经功能完全丧失,患者表现双侧软腭麻痹、不能发出声音更不能说话,张口、伸舌、吞咽等均困难或完全不能,双侧肢体病理征阳性。脊髓丘脑束未被累及,皮肤浅感觉尚属存在。患者生活完全不能自理,需他人护理或照顾。

2. 肌张力观察

(1)面肌:注意面肌两侧有无不对称,如一侧松弛漏气示有面瘫,如同时该侧伴有眼睑不能闭合,尤其合并面瘫侧眼球外展不能(眼球呈内收位),常表示为脑桥面神经核病变。

(2) 肢体:一侧肢体松弛,被动活动无阻力,并呈外展位,抬举膝关节部位足跟不能离床,即表示有偏瘫存在。

(3) 眼睑闭合试验:如患者昏迷闭目,检查者将患者双上眼睑提起之后,同时松手放下,可见非瘫痪侧迅速闭合,瘫痪侧因肌张力低下闭合缓慢。

3. 瞳孔

(1) 瞳孔缩小:双侧针尖样瞳孔(1mm)见于脑桥出血,单侧瞳孔缩小(2~3mm),对光反射存在,伴轻度眼睑下垂,眼球后陷和同侧面部无汗,为霍纳征,如为昏迷患者,应考虑丘脑下部病变或海绵窦内颈内动脉梗死。一侧瞳孔缩小偶可见于小脑幕裂孔疝(钩回疝)早期。

(2) 瞳孔散大:单侧瞳孔散大,对光反应消失,为钩回疝指征;双侧瞳孔散大,对光反应消失,示中脑病变,双侧对称扩大(5mm以上),光反射存在可见于阿托品、一氧化碳中毒。

4. 眼球位置及运动

(1) 自发性眼球浮动:多呈水平运动,提示脑干功能尚存在,如脑干功能已经破坏,则眼球浮动消失,眼球固定于中央位。

(2) 凝视运动:凝视麻痹,两眼凝视偏瘫对侧(注视病灶),表示病灶在大脑半球,而眼凝视偏瘫侧,表示病灶在脑桥,此时常合伴有病灶侧展神经(Ⅵ)麻痹。凝视痉挛即抽动性向一侧凝视,表示注视方向的对侧大脑半球第二额回后部有刺激性病灶。

(3) 反射性眼球运动:将昏迷患者的头部,水平地向一侧转动(稍快些),可见两眼快速转向对侧,称脑眼反射,或用微量冰水(1ml左右)刺激一侧鼓膜(鼓膜破损者禁做),两眼迅速转向对侧,提示大脑半球病变,脑干功能尚完整。若反射性眼球运动消失,则除巴比妥及周围性迷路病损外,提示脑干病变。

5. 反射

(1) 压眶反射:压迫眶上切迹,刺激三叉神经,引起同侧面肌收缩。如一侧不出现反射,说明面肌瘫痪。

11

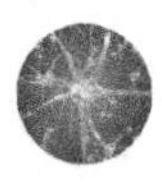

(2) 强握反射:将一器物置入患者手中,如患者强握不放,示对侧大脑半球额叶病变。

(3) 下颏反射:直接或间接(垫检查者左手示指)叩击下颏,引出下颏向上的强力收缩为增强,示病灶在脑桥以上。

(4) 两侧肢体之肌反射:可对比检查,在脑休克期,瘫痪侧肌反射消失或减弱,休克期过后,肌反射亢进一侧为瘫痪侧。

(5) 防御反射:用针尖对比刺激两侧足底,引起回缩反应的一侧为非瘫痪侧;刺激胸部皮肤,如患者一手抬起,则抬起侧为非瘫痪侧。

(6) 病理反射:出现病理反射的一侧为瘫痪侧。

6. 脑膜刺激征 脑膜刺激征阳性表示蛛网膜下腔有刺激现象,为脑膜炎及蛛网膜下腔出血的指征,但检查项强直时,应与固定姿势的强迫头位(颅后窝病变指征)鉴别。项强直患者头部被动地向左右转动尚可,仅不能向前屈颈。强迫头位患者的头不能向任何方向移动。

7. 呼吸 除呼吸气味如酒味、水果味、尿味、氨味等能提示昏迷的若干病因外,呼吸频率与节律失常也可作为病灶定位的参考指征。

(1) 潮式呼吸:过度呼吸及呼吸停顿相交替,可见于间脑病变。

(2) 中枢性神经元性过度换气:呼吸深、快、均匀、持久,每分钟 40~70 次,可见于脑病变。

(3) 叹息样呼吸:深吸气后暂停 2~3 秒再与呼气交替,为一种吸气痉挛,可提示脑桥病变。

(4) 共济失调性呼吸:呼吸深浅、节律完全不规则,提示延髓病变。

(四) 昏迷患者的定位诊断要求

根据意识功能定位的生理解剖知识,按照定位诊断的步骤,综合分析可以观察到的体征,确定昏迷患者的病灶部位。如能判明主要病灶在间脑,或中脑,或脑桥,或双侧大脑皮质之广泛区域,则对进一步判断病变性质及病变原因有重要意义(表 11-1)。

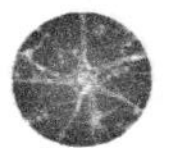

表 11-1　意识障碍的定位诊断

评价项目	间脑或中脑	脑桥上段及中脑盖部、间脑	广泛大脑皮质	中脑红核水平下	脑桥、中脑腹侧延髓	中脑网状结构
意识状态	嗜睡、昏睡	浅深昏迷	去皮质状态	去脑强直	闭锁综合征	睁眼昏迷
运动	偏瘫、四肢瘫	偏瘫、四肢瘫	上肢屈曲，下肢伸直	四肢伸直	四肢瘫	四肢瘫
呼吸	陈 - 施呼吸	陈 - 施呼吸	正常	中枢性过度换气	正常	长吸型呼吸
瞳孔	间脑：缩小，有反应	脑桥：缩小；中脑：散大；间脑：缩小；有反应	正常	正常或缩小	正常	正常或扩大
眼球运动	同侧或对侧凝视麻痹	可有对侧凝视麻痹				
前庭刺激	中脑：异常	异常	正常	多有异常	多有异常	多有异常
脑干听反应图	中脑：异常	多有异常	正常	异常	正常	正常

11

病例介绍：

例一，男性，27 岁。于 1956 年发现右肺结核（硬结期），1958 年自感头痛，日渐消瘦。7 月发现面部稍有色素沉着，9 月发热，头痛加重，喷射性呕吐，某医院诊断为“结核性脑膜炎”，经治疗至 1959 年春似一度缓解，但仍有头痛，1959 年 7 月再度头痛加重，伴有呕吐，体重由 1958 年的 42kg 降至 32kg。此时渐见阴毛、腋毛脱落。在 1959 年 8 月至 12 月间发生一过性昏迷三次，伴有低血压，低血糖（具体数字不详），昏迷持续时间分别为 8 小时、14 小时及 18 小时，每经抢救而恢复，但第三次昏迷后发现患者右上睑下垂、右眼外斜，并常感心慌、气短，于 1959 年 12 月 18 日转入我院。

体检：全身消瘦，精神萎靡，毛发稀少，血压 75/50mmHg。神经系统：右上睑下垂，右眼外斜约 50°，各向转动不能，右瞳孔散大，对光反应微弱，左上睑位置正常，但瞳孔散大，对光反应弱，向外转尚可，他向转动不能，双侧眼底轻度视乳头水肿继发萎缩，双侧轻度神经性难听，其余脑神经正常，全身上下肢之深反射均较弱，腹壁反射存在，无病理反射，颈项轻度抵抗，凯尔尼格征阳性。

化验血、尿、便常规大致正常，血糖 3.66~5mmol/L（66~90mg/L），血钾 0.5mmol/L（19mg/dl），钙、磷、钠正常，肝功能正常。脑脊液细胞数 24×10^6/L，中性粒细胞 8%，淋巴细胞 92%，潘氏反应（+++），氯化物 162mmol/L（700mg/dl），糖五管阳性，蛋白 0.54g/L，四个月后复查细胞数 164×10^6/L，中性粒细胞 12%，淋巴细胞 88%，潘氏反应(++)。蛋白 0.60g/L，氯化物 202mmol/L（870mg/dl）。

X 线检查：头颅侧位片，内耳孔像，蝶鞍 X 线片均正常，松果体钙化，位置正常。脑电图对称阵发性 5~7 波 / 秒。

入院后仍持续 37.6℃左右之低热，偶尔达 38~39℃，曾

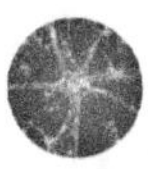

予多种抗生素及氢化可的松、甲状腺素、丙睾等治疗。病情无好转。

于1961年4月3日又发生昏迷30分钟，当时血糖6.66mmol/L(120mg/dl)，血压100/70mmHg，4月11日、4月20日又分别昏迷3小时及4小时。4月26日至28日持续性嗜睡，5月3日再次昏迷7小时之久，后经常嗜睡，7月2日再次昏迷，当时体温38.5℃，脉80次/分，呼吸24次/分，出现陈-施呼吸，呼吸、心跳几乎同时停止，患者死亡。

本例主要症状有四组：①明显消瘦；②阴、腋毛脱落等内分泌症状；③发作性昏迷；④动眼神经麻痹。患者自起病即明显消瘦，后来又出现阴、腋毛脱落等内分泌症状，再后又出现发作性昏迷，继之又出现动眼神经麻痹，似乎一切症状，包括颅内压升高、脑膜刺激现象、脑脊液变化等项都可以用局部性病变说明，我们完全可以想象本例患者的病变先起自鞍上，视交叉上，而不是视交叉下，因为其蝶鞍正常，较早的症状是突出的消瘦，27岁的男性，体重曾降至32kg，非常突出，结合同时出现阴、腋毛脱落，发作性昏迷，足以提示病灶自下丘脑开始，似乎还不是直接(首先)侵犯视交叉，因为患者不是早期出现视症状，而是先消瘦，内分泌障碍，这表明病变先起于第三脑室、下丘脑部位，而下丘脑部位的结节部外侧有厌食与消瘦中枢，这个部位病变就可以出现厌食和消瘦，已知下丘脑部位可分泌十种激素，此患者有些色素沉着，也可能为下丘脑部位病变所致。病变压迫到视交叉时，就可以出现部分萎缩，这个部位病变，还可以出现脑膜刺激征，脑压增高则更不难理解。所以，总的看来，本例之主要病变在第三脑室，下丘脑部位。

患者于第三次昏迷后出现动眼组神经损伤，表示由下丘脑起始的病变向脚间窝发展，或者结合患者入院时发现的双侧轻度神经性难听，也可以推测其病变部位，听力下降与动眼神经障碍可以统一起来，可以来源于一个共同的病变部

位,脑干顶盖区病变就可以同时损伤第三及第八两对脑神经。这样,本例患者的病变是先起始于下丘脑,死亡前不久向后上发展,达到顶盖区。根据整个病程发展的时间顺序,定位诊断的脉络还是很清楚的。

本例曾经尸检证明为一异位松果体瘤,在脑底脚间池、交叉池、环池有大量白灰色颗粒状肿瘤组织。瘤组织伸入第三脑室、丘脑下部向后上延及中脑顶盖区。脑桥与延髓之腹侧面也有瘤组织存在。肿瘤之镜下检查主要有大小两型细胞,为典型之异位松果体瘤(即生殖细胞瘤)所见。

这是一例丘脑下部及中脑病变引起发作性昏迷的病例。

例二,男性,20 岁。因昏迷数小时急诊入院。1976 年 4 月 4 日患者在无烟筒煤火炉取暖之房中入睡。23 时卧床,5 日晨被人发现昏迷,呼吸急促,同屋 4 人已有两人死亡,另一人亦昏迷,于 4 月 5 日 9 时 30 分同时来院。入院时体温 37.5℃,呼吸急迫,血压 80/60mmHg。深度昏迷,瞳孔缩小,颈肌紧张,口吐白沫,四肢肌张力甚高,诸肌反射亢进,双侧巴宾斯基征阳性。

此时考虑患者为严重一氧化碳中毒性广泛性大脑皮质病变并影响到脑干功能引起的昏迷。

经抢救 34 小时后,患者仍为昏迷状态,无任何语言应答反应,但有时睁眼,压迫眶上切迹有反应,双下肢伸直,上肢常屈曲,四肢肌张力极高,有间断性肌紧张性抽搐。此种状态持续 32 天之久。

此时考虑患者为去皮质状态。

抢救中曾使用 0.1% 普鲁卡因静点,烟草酸 600~900mg 每日分 3 次鼻饲,谷氨酸钠静点等治疗。发病 32 天时发现患者出现吞咽动作,可小量经口喂食,但四肢肌张力仍然很高,常嚎叫。5 月 9 日出现条件反射(在喂食中患者可按时张口),用力呼唤时可伸舌。

此时,认为患者已出现初步的言语反应,考虑患者为严

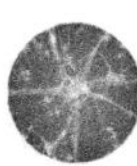

重痴呆状态。

继续治疗,用烟酸内服,350mg每日3次,智力逐步恢复。至7月初,患者言语大致恢复正常,练习走路,烟酸减量,7月22日痊愈出院,9月底复诊已参加社队工作,智力与病前基本相同。

通过本例观察说明,广泛皮质病变可造成昏迷状态。患者有一个多月的时间为去皮质状态,进一步证明为广泛皮质病变。本例无丘脑下部病变体征。患者的去皮质状态向痴呆状态发生了转化,最后恢复了智力。说明深昏迷、去皮质状态和痴呆三种状态可以移行。

例三,男性,83岁。因突然昏迷3小时于1978年8月18日12时30分入院。

患者发现高血压病三年余,常达210/110mmHg。一年前因心慌气短查心电图发现心房纤颤。本次发病于晨8时,见患者昏迷,头歪于枕边,右口角有口水流出,左手处有小便器,内有尿液。家人将其急送医院。检查:体温38.5℃,脉搏126次/分,心律绝对不齐,血压210/120mmHg。深昏迷。双瞳孔直径1mm,光反应消失,右鼻唇沟较浅,右口角低垂。右侧上下肢肌张力低,外旋位,对痛刺激无反应,左下肢尚可被动屈立。四肢腱反射均微弱,但双足巴宾斯基征均阳性。19日四肢均为软瘫,腱反射不能引出。20日呼吸不整,呈叹息样呼吸,体温上升达40℃。当晚22时双瞳孔直径由1mm渐扩大至4mm,血压骤然下降,呼吸、心跳停止。

本例主要表现为深昏迷,双瞳孔缩小,四肢瘫,因而病灶定位在脑桥上段。结合高血压、心房纤颤病史,发病突然(似小便后未及放回小便器),考虑为基底动脉后段栓塞。

尸检证明:基底动脉(小脑上动脉分支处)栓塞,脑桥上段、中脑及小脑均有红色软化,以脑桥上段最重。这是脑桥上段病变引起昏迷的病例。

以上列举的三则病例,第一例主要病灶起于间脑累及中脑,除发作性昏迷外,表现有消瘦,阴、腋毛脱落,脑脊液高钠,动眼神经损伤。后来伴发了中脑顶盖部体征:动眼、听神经同时受损。第三例为突然昏迷,双瞳孔极度缩小(针状瞳),四肢瘫,极度高热,主病灶在脑桥上段。这两例均经尸检证实。第二例为严重一氧化碳中毒,治愈后未留后遗症,患者有30多天停留于去皮质状态,没有出现去脑强直及基底节病变的指征如帕金森综合征,也没有下丘脑病变的症状与体征,故推测其病后造成昏迷一个多月的主要病灶为双侧大脑皮质广泛性病变。

这三例患者,虽均以昏迷为主,但根据不同的综合征,曾得以对病灶进行定位诊断,这种定位诊断工作,当时对确定病灶的性质及治疗决策都有一定的临床意义。

三、间脑及其病变的临床表现

间脑(diencephalon)位于端脑和中脑之间,是自主神经皮质下高级中枢,其功能极为复杂而重要。间脑的外侧壁与端脑相融合,因此,间脑和端脑之间的界限并不十分清楚。两侧间脑之间有一个矢状位的裂隙状腔隙,即第三脑室,其两壁是两侧间脑的内侧壁。在此面上从前连合附近的室间孔延至中脑导水管有一条丘脑下沟,将间脑分为丘脑上部和下丘脑或称丘脑下部。间脑常被划分为丘脑(thalamus)、上丘脑(epithalamus)、下丘脑(hypothalamus)、后丘脑(metathalamus)和底丘脑(subthalamus)5部。上丘脑居于丘脑后上方,第三脑室顶的周围。下丘脑在丘脑下方。后丘脑位于丘脑后外侧下方,包括内、外侧膝状体。底丘脑是中脑被盖和丘脑间的过渡区域(图11-3、图11-4)。

(一)丘脑的解剖生理及其病变临床表现

1. 丘脑解剖　丘脑亦称背侧丘脑,是一对相当大的卵圆形灰质块。在人类丘脑内侧面的中部,约70%的人两侧丘脑接合,形成直径约1cm的灰质横桥,称丘脑间粘合或中间块。在丘脑

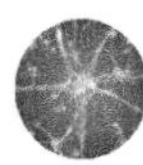

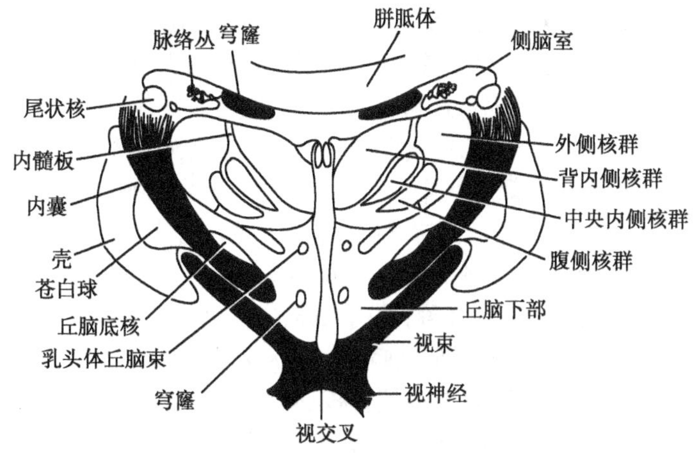

图 11-3　间脑前面观

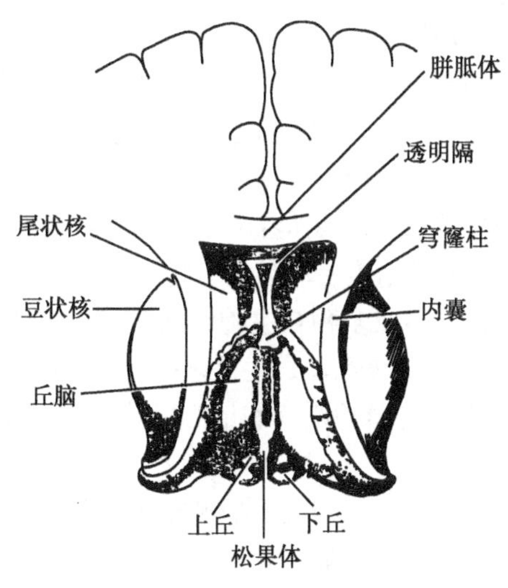

图 11-4　间脑后面观

11

背侧面与内侧面以锐棱为界,此棱由室管膜组成,是第三脑顶的附着线,称丘脑带,此带深部有纤维束,即丘脑髓纹,其后为三角形的缰三角。丘脑外侧面与内囊后脚相邻。丘脑下面的前部与下丘脑相连,其后部连丘脑底。在丘脑枕的下方有上丘臂横过,再下方有卵圆形隆起,称内侧膝状体。在丘脑枕外侧部的下方,有另一隆起称外侧膝状体。两膝状体合称为后丘脑。

丘脑背侧面有一薄层纤维,称带状层。此带状层与丘脑内部的白质板相连续,在水平面上此板呈"Y"字形,称内髓板,它将丘脑大致分为三大核群,即前核群、内侧核群及外侧核群。丘脑核群的名称:①前核群:前背侧核(AD)、前腹侧核(AV)、前内侧核(AM);②内侧核群:内侧背核(MD);③外侧核群:背侧核群(外侧背核、外侧后核、枕核),腹侧核群(腹前核、腹中间核),腹后核(腹后外侧核、腹后内侧核);④中线核群:丘脑室旁核、带旁核、菱形核、连结核;⑤板内核群:中央中核、中央旁核、中央外侧核、中央内侧核、束旁核、腹内侧核;⑥丘脑网状核(图 11-5A、B)。

2. 丘脑生理功能

(1) 丘脑前核群功能:主要与自主神经活动的调节有关,刺激该核群可产生对血压和呼吸的抑制性效应,与记忆的建立有关。

(2) 丘脑内侧核群的功能:由于内侧背核既与其他丘脑核团联系,因此各种感觉传入均会集于此核;另外此核又与下丘脑与边缘系统联系,涉及多种自主神经活动和内分泌功能。内侧背核好像是内脏和躯体活动发生复杂整合作用的部位。内侧背核与额叶皮质联系与意识活动和记忆以及不同心境和情感的调节有关。

(3) 丘脑外侧核群的功能:外侧背核可能是丘脑前核群后延部;外侧后核的纤维主要投射至顶上小叶(5、7 区),而且有丰富的往返联系;枕核的功能目前尚不清楚,因该核与视觉系统联系较多,可能与复杂的视觉功能有关,其中以枕核的下部关系最密切;腹前核可分为两部,即大细胞部和小细胞部。两部的传入

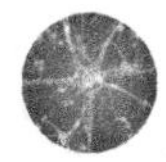

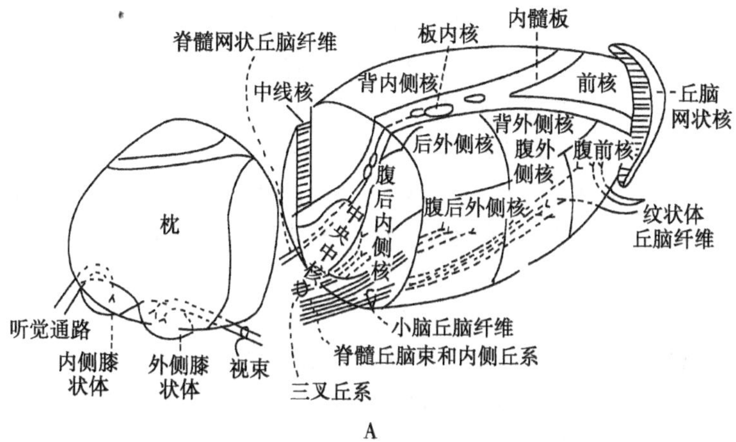

A

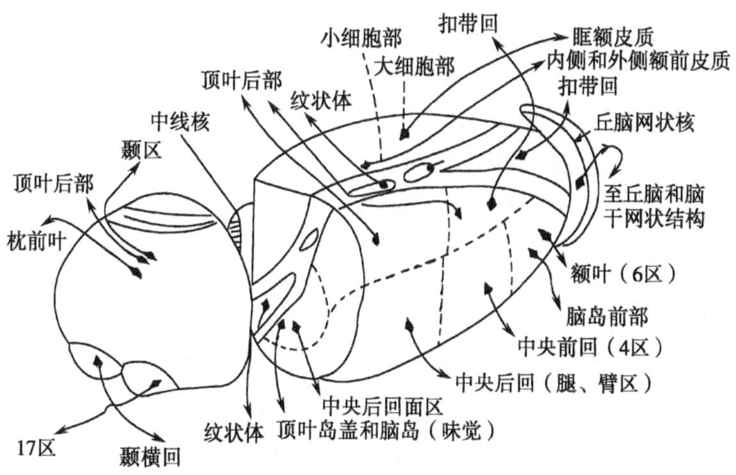

B

图 11-5　丘脑各核的主要传入和传出纤维

A. 丘脑各核的主要传入纤维；B. 丘脑各核的主要传出纤维

纤维来源不同,大细胞部接受黑质网状部来的纤维,经丘脑底的红核前区至此;小细胞接受苍白球内侧部的纤维,经豆状核束和豆核袢,转向背外侧入丘脑至此;腹中间核接受本体感受冲动。震颤麻痹患者肢体震颤节律与此核引出的电位节律同步,故将此区称为"震源区";腹后外侧核(VPL)经研究证明,感觉冲动传至VPL,该核对于感觉有一定的分辨性。刺激VPL,可在躯体对侧出现麻木感、针刺感、麻刺感或触电感,但并未形成特异性感觉。有些VPL细胞具有刺激特异性和躯体定位特异性。据Whitsel等研究,对外周皮肤刺激(如触刺激)起反应的细胞集中在VPL的核心部位,而对深部组织刺激(如深压或关节运动)起反应的细胞,则多在VPL的前后两端;腹后内侧核(VPM)由大型细胞和小型浅染细胞组成,大细胞多位于该核的外侧部,接受三叉神经丘脑束纤维;小细胞多在该核的嘴内侧区,又称弓状副核,接受味觉纤维,途经孤束核和臂旁核至此。VPM发出纤维经内囊投射至皮质第一躯体感觉区的下1/3部;味觉纤维投射至此体感区的下方,邻近舌和咽代表区。

3. 丘脑病变综合征

(1) 丘脑综合征:亦称Déjerine-Roussy综合征。病因主要是丘脑膝状体动脉发生梗塞,病变部位在丘脑外侧核的后半部,临床表现特点是:

1) 对侧肢体运动障碍:发病时出现转瞬即逝的对侧肢体偏瘫,同时因丘脑与纹状体的密切联系中断,而出现对侧肢体不随意运动,或舞蹈样动作,或手足徐动,但其程度较轻。

2) 对侧面部表情运动障碍:因丘脑至皮质下基底神经节核团反射径路受累,导致病灶对侧面部分离性运动障碍,即当患者大哭大笑、情绪激动时,病灶对侧面部表情丧失,呈现面肌瘫痪样,但患者病灶对侧上、下肢运动并无瘫痪表现。

3) 对侧半身感觉障碍:躯体的各种感觉都汇集于丘脑,因此,丘脑病损后表现对侧半身感觉障碍。其临床特点如下:

a. 对侧半身感觉缺失,而且各种感觉均缺失,这是因为丘

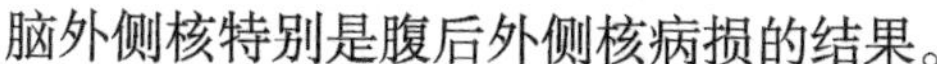

脑外侧核特别是腹后外侧核病损的结果。

b. 感觉障碍的程度并不一致，上肢重于下肢，肢体远端重于近端。

c. 深感觉障碍比浅感觉障碍重。表现为深感觉障碍性共济失调，是因为腹外侧核病损的结果。由于该核同时接受丘脑穿动脉和丘脑膝状动脉的血液供应，如丘脑膝状动脉梗塞所致的共济失调较轻。

d. 实体感觉障碍：由于肢体浅、深感觉障碍，而出现实体感觉障碍，表现肢体感觉失认的现象。

4) 对侧半身自发性剧痛：是由于丘脑内板内核群中央核病损的结果。患者病灶对侧上、下肢体剧烈的、难以忍受和难以形容的“自发痛”，称中枢性痛或丘脑性疼痛。此种剧痛为持续性，常因某种刺激而增重，例如强光照射、风吹、高尖声响等均可使剧痛增重。自发性丘脑剧痛常伴有感觉过敏和感觉过度。疼痛呈弥漫性，难以说出准确的部位。疼痛的性质有多种，如烧灼感、冷感或难以描述的疼痛。

5) 对侧半身感觉过敏和感觉过度：此征为丘脑病变常见的典型症状。感觉过敏是因为痛觉阈降低所致，如轻微触摸刺激可致半身明显疼痛。有时也出现感觉倒错，如把温暖误认为寒冷，把触摸认为是针刺等。感觉过度不同于感觉过敏，因为痛觉阈升高，轻微刺激不引起反应，如刺激达到一定阈值时，立刻出现强烈的剧痛并向整个上、下肢扩散，而且持续时间较长。感觉过度是丘脑病变独有的特点，很有诊断价值。

6) 丘脑性疼痛伴有自主神经功能障碍：如血压增高、心率加快、泌汗增多或血糖升高等。

(2) 红核丘脑综合征：多见于丘脑穿动脉梗塞，病变位于丘脑外侧核群的前半部。临床表现：

1) 共济失调，是因丘脑腹外侧核病损，使小脑发出的结合臂纤维到此处中断，不能投射到中央前回运动区，从而失去了大脑皮质的支配与调控。

2）意向性震颤，原因同共济失调。

3）短暂的舞蹈样手足徐动，是因腹前核病损所致。

4）对侧头面部感觉障碍，是由于腹后内侧核病损的结果。

此综合征的特点是以不随意运动为主，并有静止或运动时的意向性震颤。除头面部外，对侧半身无感觉障碍的表现。

(3) 丘脑内侧综合征：此征是因丘脑穿动脉梗塞所致，病变位于丘脑内侧核群。临床表现：

1）痴呆及各种精神症状，因丘脑投射至边缘系统的纤维中断所引起。

2）睡眠障碍，是因为网状上行激活系统经丘脑前核及内侧核投射至大脑皮质的径路中断。

3）自主神经功能障碍，表现体温调节异常、心血管运动障碍，以及胃肠运动失调等。

4）自发痛，是因板内侧核群的中央核病变的表现。

(二) 下丘脑解剖及其功能

1. 下丘脑的解剖结构　下丘脑位于第三脑室底部，包括视交叉、视束、灰结节和乳头体。下丘脑的前界为前脑基底的斜角带回，后界为中脑的脚间窝，外界包括底丘脑前部、内囊和视束。下丘脑体积并不大，只占全脑的0.5%，但它却控制着机体的多种重要功能。下丘脑有两个结构的特点，一是神经元数目不多，但联系广泛而复杂；二是下丘脑具有特殊的神经元，称为神经内分泌细胞，既具有一般神经元的特点，如有树突和轴突，由神经递质触发而去极化，又有内分泌细胞的特点，如能合成激素、分泌激素的释放因子或抑制释放因子，调节垂体的内分泌活动。

(1) 下丘脑的神经核：如把下丘脑划分成区，即把下丘脑分成前区、中区和后区，其内皆为灰质，其中有复杂的纤维联系及广泛的散在核群。下丘脑前区为视上部，有位于脑室旁的室旁核、视束上侧旁的视上核、视交叉上核、前端的视前核。以上诸核不仅是神经细胞集中所在，亦是内分泌神经细胞的混合核，有腺体细胞功能的特征。下丘脑中区为结节部,神经核位于灰结节深部的结节核,其内侧有腹内侧核、背内侧核及外侧面的外侧核。下丘脑后区为下丘脑后核,其后下方为乳头体,含有乳头体内侧核、外侧核及乳头中间核。但在乳头体中未发现与前区相似的具有神经和内分泌混合功能的神经核。

(2) 下丘脑的联系:下丘脑的神经纤维联系非常广泛,较复杂,尤其是位于下丘脑前区的神经核,其功能特别分化,而且与神经系统其他部分有密切的联系,此种联系多是通过神经体液的传导而获得的。

1) 传入的神经纤维

来自皮质:额叶皮质(包括第6、8、9、10区)与下丘脑有密切联系,颞叶皮质及海马回亦有神经纤维与下丘脑联系,亦可能是直接经皮质乳头纤维与乳头体内外侧核及下丘脑其他核群联系。

来自丘脑:如丘脑前核及内侧核与乳头体、下丘脑内侧核有密切联系,其间特别有往返联系;丘脑前核及内侧核亦有神经纤维与额叶后眶回及扣带回往返联系。

来自丘脑底部及基底神经节:丘脑底部及基底节与下丘脑有神经纤维联系,主要与下丘脑前方联系,其中特别是苍白球有神经纤维彼此相连。

来自内侧丘系:来自脑干内侧丘系的躯体感觉通路与乳头体脚联系,使感觉冲动传导至下丘脑。

视觉分析器可能与下丘脑的视上核、腹内侧核联系,嗅觉皮质腹内侧区与视前区、下丘脑外侧区联系。

2) 传出的神经纤维:由下丘脑前区的大部分及后区小部分发出的神经纤维至中脑被盖核及延髓、脊髓。下丘脑前及中区(结节区)可能是副交感神经中枢,该处发出的神经纤维,经下丘脑外侧区转向后方在大脑导水管腹侧下行,同时有纤维与中脑被盖核、涎核及迷走神经运动核等相联系;下丘脑后区可能为交感神经中枢,在该处发出的多为细短神经纤维,经下丘脑后外侧、大脑导水管中央灰质带、脑桥、延髓背外侧网状结构下行(网状脊髓束),到达脊髓侧束与脊髓侧角细胞相联系。

下丘脑-垂体纤维:主要起源于下丘脑的视上核、室旁核发出的视上-垂体纤维和来自灰结节核的结节-垂体纤维组成,大部分终止于垂体后叶,小部分终止于垂体前叶。此系统具有神经体液调节作用(图11-6、图11-7)。

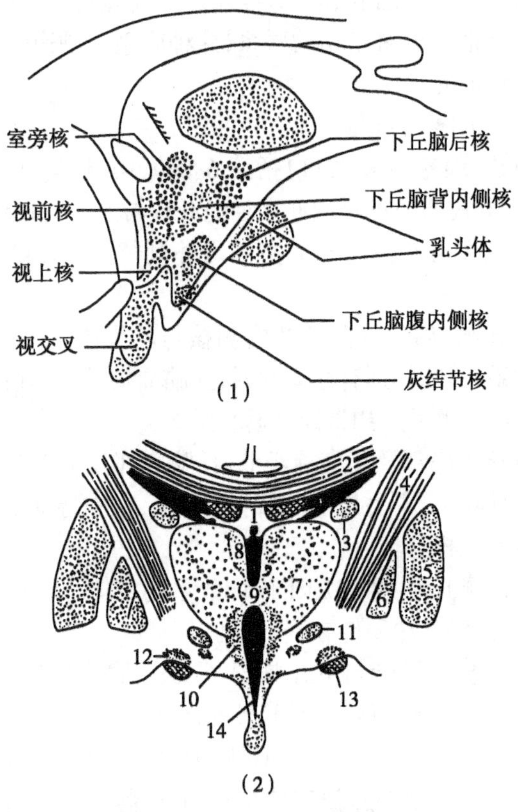

图 11-6 下丘脑的神经核

(1) 矢状切面 (2)冠状切面

1. 穹窿;2. 胼胝体;3. 尾状核;4. 内囊;5. 壳核;6. 苍白球;7. 丘脑;8. 旁中央小叶;9. 连合核(灰连合);10. 室旁核;11. 丘脑底核;12. 视上核;13. 视束;14. 灰结节核

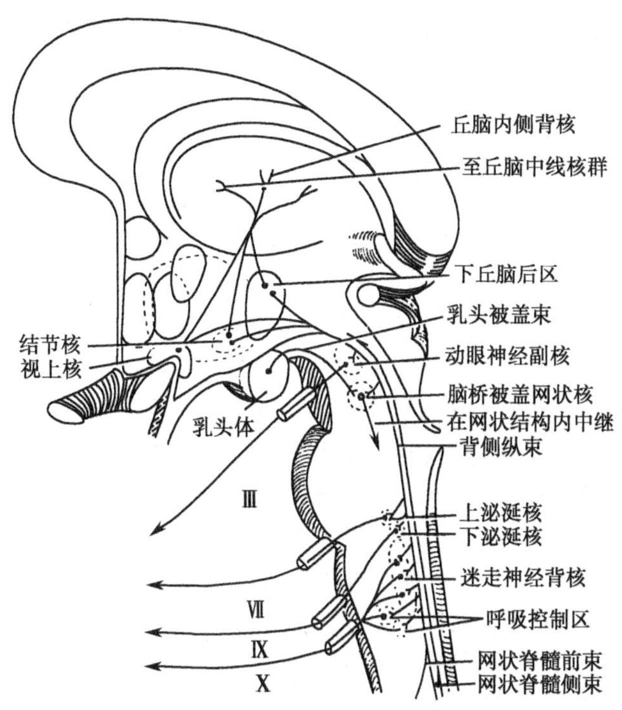

图 11-7　下丘脑室周系统（主要示传出纤维）

2. 下丘脑的功能　下丘脑是大脑皮质下自主神经的高级中枢，是脑内维持体内环境稳定的最重要部位之一，亦是控制内分泌功能活动的重要部位。下丘脑与边缘系统和脑干网状结构关系密切。下丘脑功能极为复杂而且是多方面的。在下丘脑内不仅存在 20 种以上肽能神经元，而且存在着乙酰胆碱能、单胺能以及氨基酸能神经元。近年来许多研究证明，下丘脑神经内分泌细胞不仅调控垂体的内分泌活动，还投射至脑的其他部位；不仅通过一种途径调节垂体前叶活动，而且还可能存在着第二种释放途径，即神经激素首先释放进入第三脑室的脑脊液，由正中隆起的室管膜伸展细胞吸收，再经此细胞运输至垂体门脉。下丘脑对垂体前叶的控制不仅有经门脉的途径，还有神经纤维的控制。由于下丘脑功能复杂,现阐述其摄食行为、水平衡、体温、情绪反应、昼夜节律以及其他功能的调节。

(1) 摄食行为的调节:下丘脑内有两个调节摄食活动的区域。下丘脑外侧区为摄食中枢,该中枢含葡萄糖敏感神经元,如此区病损表现为拒食;下丘脑腹内侧核为饱食中枢,该中枢含有葡萄糖受体神经元。在各种神经递质中,去甲肾上腺素是最重要的摄食行为调节物质,其效应通过 α 受体起作用。

(2) 水平衡调节:下丘脑对水平衡的调节包括两方面,即饮水和排水。控制饮水的中枢位于下丘脑外侧区,与摄食中枢相邻,刺激此区可出现饮水行为。视上核和室旁核通过抗利尿激素(即加压素)控制肾脏排水功能。视上核神经内分泌细胞周围有渗透压感受器,通过突触联系将信息传给神经内分泌细胞,乙酰胆碱在其中起着重要作用。

(3) 体温调节:视前区和下丘脑前部是中枢温度感受器的主要部位,刺激该区皮肤血管扩张,出汗增加,散热加强,体温下降。下丘脑后部,乳头体的背外侧部,是外周和中枢温度感受器的信息整合部位。5-羟色胺和去甲肾上腺素在视前区和下丘脑前部,可能控制着这里的胆碱能产热通路;5-羟色胺使之兴奋,去甲肾上腺素使之抑制。

(4) 情绪反应:①发怒是最有代表性的。电刺激下丘脑穹窿周围部位、腹内侧核等处,发怒反应十分明显。除下丘脑外,刺激杏仁复合体、中脑导水管周围灰质,亦可引起发怒。显然发怒涉及下丘脑、边缘系统、额前皮质等许多部位。②防御反应与循环系统的变化密切相关。刺激下丘脑前内侧、近中线两旁的腹内侧区,可出现心率加快、血压上升、骨骼肌血管扩张及血流量增加,皮肤和小肠血管收缩及血流量减少,以上均是应激状态下的防御反应,属交感神经兴奋的表现。下丘脑以两种方式调节自主神经系统。一是下丘脑神经元投射至脑干和脊髓的神经元,进而再作用于自主神经的节前神经元;二是下丘脑神经内分泌细胞,释放影响自主神经活动的各种激素。但许多自主神经活动并不需要下丘脑持续监控,如在脑桥上方横断脑干,心血管活动和呼吸运动无明显异常表现。此时主要靠孤束核等协调这些自主神经活动。

(5) 神经内分泌调节:一般认为,下丘脑垂体束的神经纤维释放的神经分泌物质,可渗入正中隆起的毛细血管中,再经垂体门静脉入垂体前叶以调控该叶的功能。神经分泌物中含有垂体前叶激素的释放和抑制因子。这些因子有七种,总称为促垂体的下丘脑激素,即甲状腺释放激素(TRH)、促肾上腺皮质素释放激素(CRH)、生长激素释放激素(GHRH)、卵泡刺激素释放激素和黄体生成激素释放激素(LHRH),另外两种为抑制因子(催乳素释放抑制素和黑色素细胞扩张素释放抑制素)。现了解 TRH 分子结构是由谷氨酸、组氨酸和脯氨酰胺组成的多肽,由室旁核和室周核大神经元合成。TRH 神经终末可至脑室与室管膜细胞形成突触样结构,或直达垂体门脉血管周围间隙,将 TRH 释放入血液,从而调节垂体前叶的功能。

(6) 睡眠调节:经动物实验证明下丘脑前部与睡眠有关,其后部与醒觉有关。睡眠与醒觉周期的调节取决于两个对立系统间的平衡,一是上行网状激活系统(ARAS)与大脑皮质同步化活动和醒觉有关。二是推测在脑干、丘脑、下丘脑,以及基底边缘结构有一系列的"催眠区",与大脑皮质同步化活动和睡眠有关;其中丘脑和下丘脑相关区占主导地位,脑干各区处于从属地位。

(7) 性行为调节:视前内侧区存在着对性激素敏感的神经元,因此视前内侧区被认为是促进性行为的部位。视前内侧区存在着对性激素敏感的神经元,此区接受前脑内侧束和嗅觉径路的传入纤维。性行为活动必须依靠下丘脑与边缘系统的交互联系来调控。

3. 下丘脑病变的临床表现

(1) 脂肪代谢障碍:由于脂肪过多地沉积在身体各部引起的肥胖,称肥胖症。凡是引起下丘脑受压或破坏的疾病,如下丘脑肿瘤或脑底部的垂体腺瘤以及炎症等,导致下丘脑后方及腹内侧核或结节附近病损,而出现明显的肥胖。由于下丘脑结节部病损,致使调节性腺活动和脂肪沉积的神经结构同时受累(因二者相距很近),故常产生肥胖和性腺萎缩,甚至常伴有性器官发育不良的症状,称肥胖性生殖不能性营养不良综合征(Frölich syndrome)。原发性多为男性儿童,起病常很早,表现肥胖和第二性征发育不良,但无垂体功能障碍体征;继发性多为下丘脑部的肿瘤或炎症性病变所致。肥胖为缓慢进展性,脂肪分布以面部、颈部、躯干最明显,其次为肢体近端。皮肤细腻,手指细尖,或伴有骨骼过长的表现。

消瘦多见于婴儿,病变部位可在双侧视交叉上核、下丘脑外侧区或其前方,表现厌食、吞咽不能、体重减轻、消瘦。其病因见于下丘脑肿瘤或其他病变。若成年人表现极端恶病质常提示垂体有病损。垂体性恶病质(Simmond 综合征)的临床表现特征为体重减轻、厌食、皮肤萎缩、毛发脱落、肌肉软弱、怕冷、心率缓慢、基础代谢率降低等。近年来研究证明,下丘脑分泌由蛋白质或多肽组成的多种释放因子,调节垂体前叶各种内分泌激素的分泌功能,故单纯下丘脑病损时可表现多种代谢功能的紊乱。

(2) 性腺异常:下丘脑疾病所致的性功能异常并不少见,其表现有性早熟与性功能不全。性腺正常的功能活动与视前内侧区、视上核、下丘脑的灰结节、灰结节漏斗核、腹内侧核、室旁核的功能有密切关系。

1) 性早熟:确定是否为完全型性早熟应参考以下四个条件:睾丸或卵巢是否成熟,大小与组织学检查所见,有无成熟的精子或卵泡;有无月经排卵;有无早熟妊娠;性激素是否达到成人水平。

中枢神经系统疾病引起的性早熟常以下丘脑肿瘤病变为主,多见于男性。如下丘脑部的肿瘤尤以颅咽管瘤、星形细胞瘤、生殖细胞瘤较常见。下丘脑星形细胞瘤引起的性早熟男女发病率近于相等。临床症状在乳幼期就开始出现,多于 10 岁左右症状就比较明显了。其表现身材高大，出现第二性征，即性早熟。另外尚伴有智力低下，精神异常、抑郁、烦躁不安、情绪不稳以及异常行为等。有的病例可伴有间脑型癫痫和其他自主神经症状，如体温的变化、泌汗的异常、颜面潮红或苍白等。患儿身高虽比同龄儿童高，但齿龄晚于正常儿童。

松果体病变与性功能障碍有密切关系，该部最常见的病变为生殖细胞瘤，其临床主要表现为身体发育异常、毛发增生、肥胖与性早熟。有人统计松果体病变产生的性早熟的病例，约有70%是因为该病变压迫或损伤了下丘脑所致。或使第三脑室受压闭塞，引起梗阻性脑积水。

2）Albright 综合征（McCune-Albright 综合征）：本征原因不明，原发性性早熟，女性比男性多2倍。据推测本征的病因可能是下丘脑病变，如有的病例在婴幼儿期就来月经，尿中性激素排出量增加，以及伴有骨骼与皮肤色素的一系列变化等，提示下丘脑病损伴有性内分泌调节结构的病损。临床表现：①弥漫性纤维性骨炎，有骨质脱钙与骨纤维性变和囊肿形成，多为偏侧性，骨皮质变薄，易致成病理骨折。②皮肤有褐色色素沉着，而且与骨骼变化是一致的，即以上骨骼变化的皮肤上出现上述色素沉着。据近年研究认为黑色素细胞扩张肯定是由垂体中间叶所分泌，但受下丘脑所产生的一种黑色素细胞扩张素释放激素所支配。③性早熟，主要为女性，呈完全型。④其他：本征有的病例合并甲状腺功能亢进，肌反射亢进，Babinski 征阳性，先天性畸形，如动静脉瘘、大动脉狭窄、先天性肾萎缩等。

11

3）性功能发育不全（dystrophia adiposogenitalis）：此系指在青春期生殖系统不发育或其功能发育的不完善而言。分为下丘脑性、垂体性和性腺性三种。

下丘脑部病变引起的性功能发育不全，伴有肥胖症者有两个主要综合征：

A. Fröhlich 综合征，亦称肥胖性生殖不能性营养不良综合征。主要为下丘脑部的病变致使垂体促性腺分泌失调所致。多见于青少年。患者躯体肥胖,以颈部、躯干及肢体近端最明显,男性常有乳房发育呈女性化表现。男性青春发育期阴茎、阴囊及睾丸不发育,或有的睾丸不下降;女孩发育期无月经来潮,阴道及子宫皆不发育。无论女孩或男孩阴毛、腋毛均不生长。男孩面部无须生长,音调也不改变。下丘脑病损患者常伴有多饮、多尿、体温不稳定和嗜睡等。智力多为正常。

B. Laurence-Moon-Biedl 综合征:本征属常染色体隐性遗传,系下丘脑病变所致的完全型或不完全型性功能发育不全。临床表现为肥胖、外生殖器发育不良、生长障碍、尿崩症、智力障碍、视网膜色素变性,多指症或指愈合畸形等。

垂体病变引起的性功能发育不全:由于垂体促性腺激素特异性缺乏或不足者表现为,肾上腺性雄性激素分泌明显不足,男性阴毛稀疏而似女性,第二性征不发育,睾丸很小,外生殖器仅为青春期以前的程度,无精子及不育的特点。雌性激素分泌明显不足者,表现为乳头、乳晕、乳房、外阴、子宫发育不良,无月经,阴毛发育可正常。

性腺病变引起的性功能发育不全,本征与下丘脑可能无直接关系,可能与染色体异常有关,表现为先天畸形和第二性征不发育。

(3) 睡眠障碍:病变位于下丘脑后部大脑脚时,临床表现发作性嗜睡病和猝倒症等。临床常见的有:

1) 发作性睡病(narcolepsy):包括四种症状,即发作性睡眠、猝倒、睡眠麻痹、催眠幻觉。上述四种症状可以几种合并出现,按其发生频率的次序为:嗜睡和猝倒;仅有嗜睡发作;四种症状均具备;嗜睡、猝倒和睡眠麻痹。

睡眠发作:睡眠发作是不可抑制的,患者可在任何场合入睡,如行走、骑车、谈话、吃饭时等均可突然入睡,但为时较短暂,每天可以发作多次。

猝倒:猝倒发作多在情感激动时,如大笑时、痛哭时、发怒时、兴奋时而诱发,表现肌张力突然松弛而跌倒在地上。典型

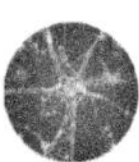

的猝倒发作包括突然上眼睑下垂、下颌松弛、头向前垂、肢体松弛、膝部变曲突然跌倒。

睡眠麻痹:多发生在睡眠与觉醒之间,即患者睡眠醒来后发现自己完全不能动,但意识清晰。此时如被人推一下,或与他谈话,以上表现即可结束。正常人偶有此表现,但发作性睡病患者可频繁发生。

催眠幻觉:患者入睡时出现生动的幻听或幻视,如同睡眠麻痹,此种幻觉亦可在睡眠与觉醒之间发生,或出现在睡眠发作时而进入催眠幻觉。患者对周围发生的动态有知觉但同时又像在梦境。

2) 睡眠过度症(hypersomina):本病的特征是睡眠过多,与发作性睡病相比,不是不可克制的睡眠,而是睡眠时间过长,可持续数小时至数天,但睡眠发作期常可唤醒进食、小便等,饭后又入睡。患者的睡眠状态与正常睡眠相同。

3) 发作性睡病 - 强食症(Klein-Levin 综合征):本病多见于青年男性,表现不可控制地出现发作性睡眠,每次睡眠时可持续数小时、数日甚至数周,醒后极度贪食,或呈暴饮暴食,食量数倍于正常量,而极易饥饿。患者肥胖,但无明显内分泌异常。数月至数年反复发作一次,多在成年后可自愈。

11

(4) 体温调节障碍:下丘脑是神经系统调节的重要部位。下丘脑后侧部可能与保热和产热有关,主要通过皮肤血管收缩(交感神经)保持体温,而且又经肌肉收缩战栗产生热量,因此称下丘脑后区为产热中枢。下丘脑前部及其邻近的膈区与身体散热有关,主要通过皮肤血管扩张和排汗(副交感神经)调节,称为散热中枢。以上两个中枢发放的体温调节冲动,经下丘脑后侧部、中脑和脑桥的被盖、延髓网状结构、脊髓侧柱的纤维传导,经交感神经和副交感神经纤维支配皮肤的血管及汗腺,并经躯体运动纤维而至肌肉。下丘脑前区及其邻近的膈区病损时,因丧失了散热功能,故产生持久性高热,或称中枢性高热,对任何解热剂均无效;如下丘脑后侧部病损,因保温和产热功能障碍,而

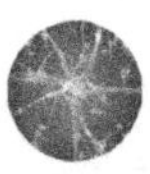

引起体温过低。

(5) 水代谢障碍:在下丘脑结构中视上核、室旁核或视上核-垂体束对水代谢起重要作用。此部位病变时,尿量显著增加,产生尿崩症。反之,当此部位功能亢进时则产生原发性少尿症。

尿崩症的发病原因主要为下丘脑的视上核与室旁核或视上核-垂体束病损,致使不能正常地通过神经分泌作用产生抗利尿素,影响了肾小管远端的水分再吸收而产生尿崩症。尿崩症分为原发性和继发性两种。原发性尿崩症病因尚不清楚,有人提出可能是神经分泌系的先天性发育不全;继发性尿崩症多见于生殖细胞瘤、畸胎瘤、颅咽管瘤,其次脑出血、脑炎、结核等疾病均可因引起下丘脑病损而产生尿崩症。尿崩症可见于各种年龄,但以青少年多见。男性稍多于女性。临床主要表现多尿、口渴、多饮(饮水总量与尿量接近)。一昼夜尿总量为5~6L以上,甚至多至10L,尿比重低(<1.006),但不含糖(若限制喝水因尿量仍多而引起失水)。常伴有头痛、肌肉疼痛、乏力、体重减轻、心率增快等。原发性少尿症见于下丘脑前部核群功能亢进,或双侧视交叉上核病损。表现尿量显著减少,尿比重增高;体内组织水分潴留(水肿);氯化钠潴留,血清钠浓度增高;眩晕、呼吸困难、失眠及其他神经症的表现。

(6) 自主神经功能障碍:下丘脑前部及灰结节区为副交感神经调节;下丘脑后侧部为交感神经调节。若下丘脑病变时,自主神经功能表现极不稳定,而且症状常呈被动性。下丘脑后侧部及腹内核刺激性病变,表现血压升高、心率加快、呼吸增快、胃肠蠕动和分泌即行抑制,瞳孔散大;下丘脑前方或灰结节区刺激性病变,则表现血压降低、心率减慢、胃肠蠕动及分泌增加、睡孔缩小。但近来研究发现在视上核及室旁核或视前区类似垂体后叶,有较高浓度的血管加压素及催产素,因此表明下丘脑前方亦可能引起血压升高。

(7) 间脑性癫痫:本病是下丘脑由于各种原因所致的以自

主神经症状为主的临床表现。呈发作性,可伴有意识障碍。本病名称较多,如下丘脑性癫痫、自主神经性癫痫、间脑性癫痫。临床习惯应用间脑性癫痫。广义上将腹型癫痫、头痛型癫痫、内脏癫痫、潜在性癫痫(latent epilepsy)、发热惊厥(febrile seizure)、周期性呕吐等均归属于此类。

间脑性癫痫分为原发性和继发性两类。原发性间脑性癫痫具有下列特点:反复发作性的自主神经症状与精神症状,有时伴有意识丧失及强直发作;脑电图为14次及6c/s的阳性棘波、棘慢综合波;未发现明确的器质性病因。继发性间脑性癫痫多继发于下丘脑部肿瘤、颅脑外伤、感染性疾病、中毒、营养障碍与代谢障碍等。临床表现一般很少有先兆。发作时主要症状为皮肤血管运动失调,表现面色苍白或潮红、颈胸部发作性皮肤潮红,有时伴有眼结合膜充血。发作性心动过速或心动过缓,血压升高(收缩压平均上升10~30mmHg),呼吸增快,发汗障碍,发作性体温增高等。总之,症状表现多种多样。有的作者将症状分为交感神经发作与副交感神经发作。

交感神经发作:发作时有剧烈头痛、头胀、头晕、心悸、颤抖、寒战等症状,常伴有恐怖感与皮肤潮红或苍白。发作期间可无意识障碍,血压增高或正常,发作后大量排尿,临床称此为"心血管运动发作";副交感神经性发作:发作时突然眩晕、胸闷、胸部压迫感、剧烈心跳,胃部烧灼感、恶心、呕吐、流涎、大汗淋漓、脉搏缓慢以及呼吸节律不整等症状。以上发作的频度与持续的时间不定,每次发作表现的症状多少和症状出现的顺序可相同亦可不同。

(8) 神经系统体征:以下丘脑为中心的各种病变,临床表现重要的体征有眼部症状、锥体系和锥体外系体征、小脑及感觉系统障碍等表现。其中眼部的体征更重要,因为下丘脑与视觉传导径路的解剖关系密切,故下丘脑病变时容易出现视觉障碍的体征,如视力减退或丧失、视野改变。以上体征的表现均可由下丘脑肿瘤直接压迫或因颅内压增高所致。视野的异常改变有一定的定位诊断价值。除以上外,还可伴有 Parinaud 综合征。

[附] Parinaud 综合征

Parinaud 综合征又称丘脑底部综合征(subthalamus syndrome)、垂直运动麻痹(paralysis of vertical movements)、辐散麻痹综合征(divergence paralysis syndrome)、四叠体上丘综合征。本征的临床表现为眼球上视麻痹、上下注视麻痹、下视麻痹三种类型,以上视麻痹最多见,如进行性核上性麻痹。当丘脑患肿瘤时,两侧顶盖前被侵犯、中脑被盖背侧和后连合受累,表现上视困难;因生殖细胞瘤累及双侧顶盖前区、后连合和中脑导水管周围灰质,并轻度侵及丘脑时,表现上视麻痹;脑干肿瘤如侵及中脑两侧被盖背部、顶盖,以及经后连合累及丘脑,病变向下波及脑桥被盖时,只表现上视麻痹;上丘、顶盖前区及后连合脑血管梗塞时,表现上视麻痹;如病变累及双侧中脑被盖腹部,其中包括红核头部和红核前区时,表现下视麻痹;如病变波及瞳孔上行径路,表现瞳孔活动功能障碍,如瞳孔散大或对光反射消失,调节反射仅部分病例保留。病变累及动眼神经核时,表现有核性眼内、外肌麻痹;病变累及外侧膝状体可表现对侧视野偏盲;小脑上脚病损表现共济性运动失调等。患者多有头痛、视神经乳头水肿等颅内压增高的表现。

(三) 上丘脑解剖生理及其病变临床表现

1. 上丘脑解剖　上丘脑位于丘脑后上方,第三脑室顶的周围。它包括丘脑髓纹、缰三角和缰连合、松果体和后连合。

(1) 丘脑髓纹和缰三角:丘脑髓纹是一对前后向的纤维束,该束的起源处目前尚不清楚。但它的大部分纤维终止于缰三角内的缰核,少部分至导水管周围灰质和某些丘脑核团。缰三角位于第三脑室顶后端,上丘前方的三角形结构,其内有缰内侧核,较小的核由密集而深染的神经细胞组成;缰外侧核较大,由散在而浅染的神经细胞组成。缰内侧核至脚间核的纤维多,且

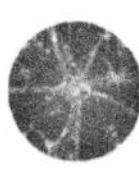

有头尾反置的局部定位关系。缰外侧核至脚间核投射纤维少,无局部定位关系。

(2) 松果体:位于两上丘之间的凹陷内,松果体是内分泌腺,为一小的灰红色梨形器官。松果体除含有粗面内质网、滑面内质网、发达的高尔基复合体、线粒体外,还有特殊的细胞器即成群的微管和有孔板层称之为环孔板。

2. 松果体的功能　松果体为内分泌器官,具有重要的调节功能,可调节腺垂体、神经垂体、胰腺分泌部、甲状旁腺、肾上腺皮质和髓质、性腺活动。松果体分泌物通过脑脊液或血液到达靶细胞,直接或间接地抑制或降低垂体前叶激素的合成与分泌。

3. 上丘脑病变的临床表现　上丘脑病变的体征,亦即四叠区病变的体征,此部最常见的病变为松果体病变,如松果体肿瘤(生殖细胞瘤),其他性质的病变和肿瘤较少见。主要体征有:因压迫第三脑室及中脑导水管而发生颅内压增高症状(头痛、呕吐、视神经乳水肿);内分泌变化,早熟综合征或第二性征发育不全;尿崩症;上视麻痹,有时也有下视麻痹,为四叠体受压迫的体征,瞳孔反应异常常见。偶见滑车神经麻痹。有时有眼震(nystagmus retractorious)。因为压迫四叠体下丘而发生耳聋者常见。动眼神经麻痹与听力障碍同时发生亦为四叠体区病变特征之一。除以上外还可有 Parinaucl 综合征(可见上丘脑病变有关部分)。

11

(四) 丘脑底部

为丘脑和中脑的移行区,包括丘脑底核(Luys 体)和福瑞(Forel)区,接受来自苍白球和皮质运动区的纤维,发出的纤维到达红核、黑质和中脑被盖部。功能上与苍白球有密切联系,属锥体外系。一侧病变引起对侧半身不自主运动,称半身投掷症或半侧舞动症(hemiballismus)。

四、内囊及皮质下白质病变的临床表现

(一) 内囊解剖生理及其病变的临床表现

1. 内囊解剖　内囊(internal capsule)位于豆状核(壳核和

苍白球)、尾状核和丘脑之间。如在丘脑部水平切面上,可见内囊呈横置"V"字形,其尖端向内侧。由前向后分为内囊前肢、内囊膝部和内囊后肢三部分。

(1) 内囊前肢:较短,位于豆状核与尾状核头之间。在此部通过的投射纤维有丘脑前辐射、额桥束以及眶皮质至下丘脑的纤维。

(2) 内囊膝部:内囊前肢和内囊后肢呈钝角结合部为内囊膝,尖端向尾状核头与丘脑之间,角开向豆状核内侧最凸处。通过此部的纤维有皮质核束,其中至眼外肌运动核的纤维位置稍靠前部,而至舌肌和面肌运动核的纤维则延及内囊后肢。此外,皮质网状纤维、皮质脑桥纤维和皮质延髓纤维也通过此部。

(3) 内囊后肢:位于丘脑与豆状核之间,因其范围较大,又分成三部:①在丘脑与豆状核之间的部分称丘脑豆核部。通过此部的纤维有皮质脊髓束、皮质红核束、皮质网状束、丘脑中央辐射和始自 4 区和 6 区的额桥纤维等。皮质脊髓束内纤维在内囊定位,至颈部纤维位于内囊后肢置最靠前,接近膝部,向后依次是上肢、躯干和下肢的纤维。丘脑中央辐射位于皮质脊髓束的后方。②豆状核后部,即向尾侧延伸到豆状核后方的部分。在此部通过的纤维有丘脑后辐射(包括视辐射)、顶枕桥束和枕叶皮质至上丘和顶盖前区的纤维。③豆状核下部,即豆状核下方的部分。在此部通过的纤维有丘脑下辐射(包括听辐射)和枕颞桥束。见图 11-8。

以上所述通过内囊的各种传导束的排列顺序和定位是概略的,实际上各传导束之间纤维有很多重叠,各传导束之间并不能完全截然分开。还有红核脊髓束、皮质网状束等在内囊的具体位置,尚不很清楚。另外近来发现整个锥体束位于内囊丘脑豆状核的后 1/3。在此部各纤维束的排列顺序是皮质核束在前,向后依次是上肢、躯干、下肢,各纤维束之间也有很多重叠。总之在以上内囊特别在内囊膝部和其后肢有相当多的上、下行纤维通过,由于内囊范围狭窄,神经纤维在此非常集中,此区一旦病损,临床症

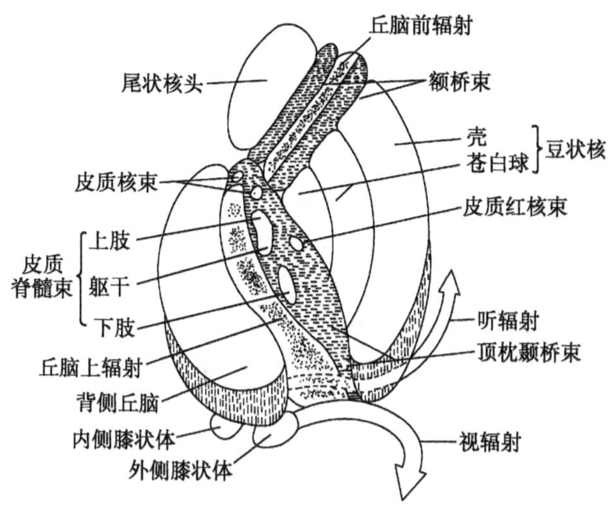

图 11-8 内囊纤维模式图

状很严重,常表现“三偏”,即偏瘫、偏身感觉障碍和偏盲。

2. 内囊病变临床表现 急性内囊病变常见于脑血管病,如内囊出血表现意识障碍或昏迷、偏瘫,发病的初期常因锥体系休克,呈弛缓性偏瘫,待休克解除后出现痉挛性偏瘫。由于患者昏迷,偏身感觉障碍和偏盲不容易查到。患病早期双眼向病灶侧同向凝视;慢性病变如位于内囊膝部和后肢,加之患者意识障碍不严重可见三偏征,即病灶对侧偏瘫、偏身感觉障碍和双眼对侧视野偏盲并在偏瘫侧出现凝视麻痹。

偏瘫:内囊病变时出现半身偏瘫为上运动神经元瘫痪。一般上、下肢肌力减退的程度相等。同时伴有舌和下部颜面肌肉的上运动神经元瘫痪。

偏身感觉缺失:虽然是半身型,但以肢体远端最为明显。由于病灶已在丘脑之上,一般仅有某种感觉缺失。如病灶累及丘脑,在给予较重的刺激时,可引起放射性的、部位不明确的、很不舒适的感觉,并且有后作用,称此现象为感觉过度(hyperpathia)。

偏盲:由于视放射受损所致。是单侧性的。为双眼病灶对侧视野缺失。

内囊病变时,听觉纤维也会受到损伤,但患者一般无听觉障碍。因为从听神经核走向内侧膝状体的传导束是双侧性的,每耳来的冲动都传向两侧大脑半球。如用精细的方法检查,则仍可查出病灶对侧耳的听力降低。

内囊所占部位不大,但也可以不完全破坏,尤其在脑血管性病变时,因为它受到几个小血管的供应,一支小动脉梗塞也可以只引起内囊的一个部位病变。病变位于膝部和后肢前部时,仅能见到偏瘫,感觉或仅有轻度障碍,或完全没有感觉障碍。如病变位于后肢后部,则主要有感觉障碍。并且可能见到另外一种“三偏综合征”:偏身感觉缺失、偏盲和偏身共济运动失调(肌肉关节觉丧失的结果)。在这些病例锥体束障碍可能较轻,但锥体束征会存在。

内囊的位置与丘脑及锥体外系接近,因而内囊病变时经常伴有丘脑性疼痛及锥体外系功能障碍。

(二) 大脑两半球白质及其病变临床表现

1. 大脑白质的解剖　在基底节及内囊与大脑皮质之间,存在有大块白质。在胼胝体上方的大脑半球水平切面上,白质在每侧半球形成一个半卵圆区,或称为半卵圆中心。其中有走行方向不同的神经纤维,主要是投射纤维与联合纤维。

(1) 投射纤维:联系大脑皮质和中枢神经系低级部位。故对大脑皮质而言,其位置较为垂直。从大脑半球皮质传出的神经纤维有:从前中央回传出的皮质脑干束和皮质脊髓束;从额、枕、颞叶传出的额桥束和枕颞桥束;从额叶传出的还有皮质丘脑束。传入皮质的神经纤维有:传入后中央回和顶叶的各种丘脑皮质感觉束;传入枕叶的视觉神经纤维;传入颞叶的听觉神经纤维。在大脑白质半卵圆中心有大量的投射纤维束,呈扇形地由内囊到达大脑皮质,称为辐射冠。

(2) 联合纤维(association fibers):每个半球的范围内,联系半球自身各个部分。联合纤维有两类:一类完全位于皮质内,

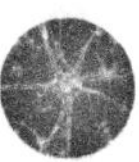

称皮质内联合纤维;另一类位于皮质下方,称皮质下联合纤维。后者又分长、短两种:位于皮质下浅部的短联合纤维,不超出一个脑叶的范围连接相邻的脑回,因其呈弓状,故称大脑弓状纤维(亦称“U”字形纤维)。位于皮质下深部的长联合纤维,对本侧半球之间进行联合,并多聚合成束。如:①钩束连接额中下回的嘴侧端、眶回与颞叶前部的皮质之间;②上纵束连接额叶的背尾侧部(包括中央前回)、顶叶和枕叶,有些纤维还可进入颞叶;③下纵束起自枕极附近(主要为18、19区),向前与侧脑室后角之间借视辐射隔开,终止于颞叶;④额枕束连接额叶与枕叶、颞叶之间;⑤扣带位于半球内侧面扣带回和海马旁回深部,是边缘系统的主要联合纤维束,起自胼胝嘴下方,绕胼胝体抵达颞极附近,此束纤维长短不一,但以短纤维为主。

(3) 连合纤维(commissural fibers):是另一种联合纤维,主要是横行纤维联系两大脑半球,包括胼胝体、前连合和穹窿连合。

胼胝体是最大的连合纤维,大部分纤维连接两半球的相对应区,协调两半球功能。胼胝体的横行纤维构成侧脑室顶之大部。其放射至半卵圆中心的纤维,称胼胝体放射,到达新皮质各部。此外胼胝体的功能目前知之不多。

前连合由前后两个弓状纤维组成。位于穹窿柱前方,终板上端的后部,构成第三脑室前壁的一部分。前连合分为前连合前部(人类不发达)和前连合后部。后者为前连合主体,经中线越过对侧,穿过豆状核下部,进入(包括海马旁回在内)颞叶前部(主要是颞中回,其次是颞下回)。前连合除以上外,尚有前穿质、斜角回、梨状前区、内嗅区、部分杏仁体和部分额前区等。

穹窿连合是由左右两侧的穹窿脚会合成的穹窿体,在会合处有大量纤维互相向对侧投射,形成一薄的交叉纤维层,即穹窿连合,将两侧的海马和乳头体相互连接起来(图11-9)。

2. 白质病变的体征 半卵圆中心病变综合征:与内囊病变时的很相似。但是,在半卵圆中心,各种纤维均比较分散,已不像内囊处那样集中,因而,可以只有运动障碍或只有感觉障碍,

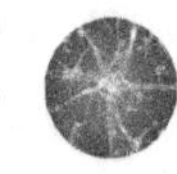

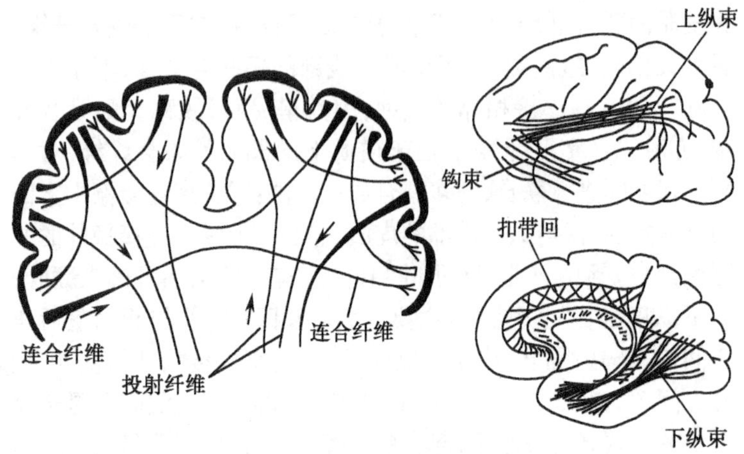

图 11-9 大脑皮质下的白质联系

也可以是完全性的半身性症状,也可能上肢或下肢较重,等等。

在两侧大脑半球白质(半卵圆中心,内囊)病变时,由于损害两侧皮质脑干束,可引起假性延髓麻痹。同时由于两侧皮质脊髓束受损,将引起双侧锥体束病变体征。一个典型的大脑皮质下白质主要受累的疾病是弥散性硬化(属多发性硬化疾病)。病变常起始于一侧或双侧枕叶白质。患者常有同侧偏盲或皮质性失明(视力减退,但眼底及瞳孔对光反应正常)。当病灶向前发展,蔓延至颞叶白质,又可出现双侧听力减退。病灶再向前扩大,患者则发生肢体瘫痪及智力低下。当然,病变刺激到皮质时,也可出现癫痫发作。

胼胝体病变体征:胼胝体病变时多发生记忆障碍或癫痫。可有精神异常、肢体失用症。如锥体束与胼胝体同时病变,则失用的肢体有单瘫或偏瘫。实验证明,胼胝体膝部损伤引起左上肢失用;胼胝体前半部损伤则产生臂与大腿失用。其后部损伤则仅有下肢失用。如后部病变累及视放射则产生偏盲。

文献中曾报道过先天性胼胝体缺如。大脑前动脉的某个分支阻塞,也可造成胼胝体的局限性损伤。

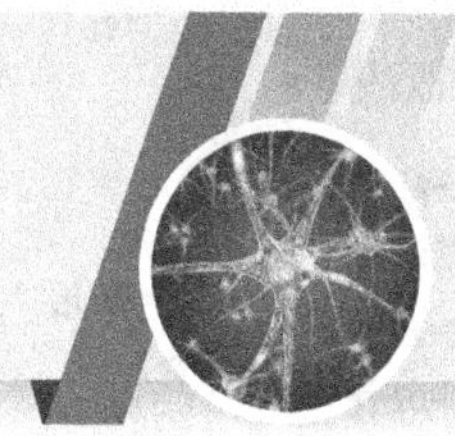

第十二章

脑室系统及其病变的临床表现

一、脑室系统生理解剖

神经管约在胚胎第四周末封闭。此后,随着神经管发展其前端膨大成数个脑腔并逐渐扩大,形成诸脑室。位于大脑两半球内的腔隙称侧脑室(谓之第一、二脑室),伸展到大脑两半球的各叶之内;两侧间脑间的空腔称第三脑室,其下方为中脑后的细腔称中脑导水管。中脑导水管下方的脑桥、延髓和小脑之间的空腔称第四脑室。各室腔内表面有室管膜覆盖。各脑室均相通,并通过第四脑室与蛛网膜下腔相通,室内充满脑脊液(图 12-1、图 12-2)。

(一) 侧脑室

侧脑室位于大脑两半球内,形状很不规则,基本为一拱形的窄缝,大致与大脑半球相一致,两侧多对称,其腔内充满脑脊液(约 10~15ml)并有发达的侧脑室脉络丛。侧脑室的大小因个体差异颇大。按其形态和部位,可区分为五部:前角、体部(亦称中央部)、三角区、枕角和下角。

1. 前角(anterior horn)　是侧脑室室间孔以前的部分,由体部向前外下方伸入额叶,因而又称额角,在冠状切面上呈三角

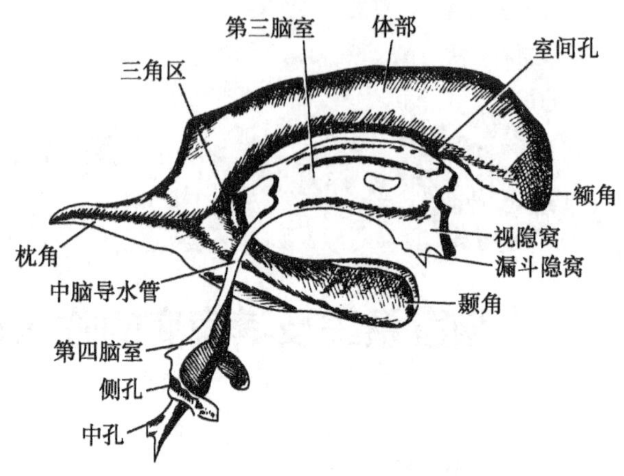

图 12-1 脑室系统侧面观

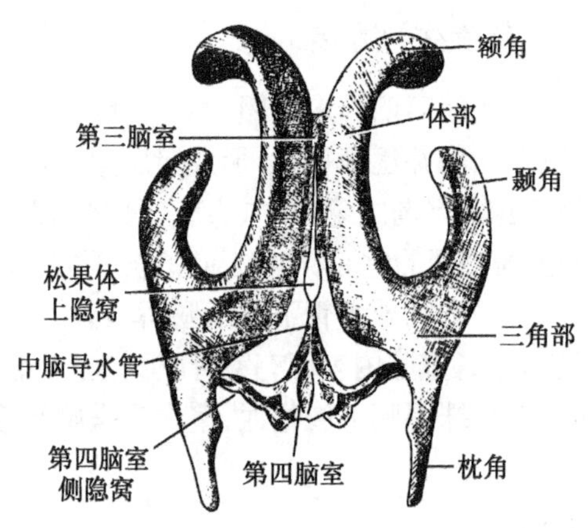

图 12-2 脑室系统顶面观

形。其顶壁和前壁由胼胝体形成，内侧壁为透明隔，腹外侧壁为尾状核头。

2. 体部(亦称中央部) 位于顶叶内，自室间孔至胼胝体压部之间，略呈水平弓形，弓背向上，其内上壁由胼胝体和透明隔构成，外下壁由穹窿、丘脑背面和隆起的尾状核构成。在丘脑背

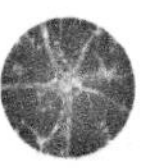

侧面的中部有斜行的脉络带，侧脑室脉络丛沿脉络带进入脑室内，经室间孔与第三脑室脉络丛相连。

3. 三角区　为体部、颞角、枕角部分的会合处，与上述三部并无明确界限，但此区比较宽大，在冠状切面上呈新月形，有一定的诊断价值。

4. 后角(posterior horn)(亦称枕角)　此角发育变异较大，两侧可不对称或者缺如。呈管状或手指状，略向内弯曲。一般为一短的三面锥体形。顶壁和外侧壁为胼胝体压部放射到枕叶的一薄层白质纤维，称为内矢状层，或称胼胝体毯；内矢状层外侧为外矢状层，成自视辐射。内侧壁由两条前后方的纵行隆起组成，背侧较小者称后角球(bulb of posterior horn)，由胼胝体压部放射到枕叶的纤维组成，腹侧较大，为距状沟前部陷入的皮质，称禽距(calcar avis)。后角的下壁由枕叶的髓质构成。

5. 下角(inferior horn)　又称颞角，最大，呈弓形，由体部自丘脑后端弯向前，再转向下内方伸入颞极而成。下角的长轴与颞上沟一致。下角为略呈水平之裂隙状。其顶壁外侧主为胼胝体大部分构成；内侧小部分由尾状核尾和终纹构成；底壁是侧副裂深陷入下角形成的外侧的侧副隆起，其内侧部由隆起的海马构成。

(二) 第三脑室

第三脑室(third ventricle)是两侧间脑之间稍宽的垂直裂隙，其前上方左右均经室间孔与侧脑室相通，其后下方以中脑导水管与第四脑室相连。其内部有顶壁、底壁、前壁、后壁及两侧壁。

1. 顶壁　为伸展于两侧丘脑髓纹之间的室管膜，膜外为游离的软脑膜。此处软脑膜有两层，上层贴附于胼胝体和穹窿的下面，下层贴附在第三脑室室管膜和丘脑后部上面，软脑膜形成皱襞成为第三脑室脉络组织，在此脉络组织内有两条前后纵行的血管丛，形成第三脑室脉络丛，并经室间孔与侧脑室脉络丛相连。

2. 底壁　由前向后有视交叉、漏斗、灰结节、乳头体、大脑脚前部、后穿质及中脑导水管。在漏斗处，室腔延入漏斗，构成隐窝，称漏斗隐窝，漏斗尖端连于垂体。

3. 前壁 上部由前连合及穹窿柱、下部由终板构成。终板为一薄层灰质，再向上与胼胝体嘴部相移行，其后方为穹窿柱，在该柱的后方有室间孔，也称 Monro 孔。

4. 后壁 自上而下是松果体、后连合，下部是大脑脚的前端，室腔突入松果体柄内，形成松果体隐窝。

5. 两侧壁 大部分为丘脑内侧面，侧壁有一水平沟，沟下为丘脑下部及丘脑底部(hypothalamus and subthalamus)。两侧丘脑之间有中间块相连接。

(三) 中脑导水管

中脑导水管亦称大脑导水管。该导水管整体上呈弧形，长约 7~15mm，穿行于中脑中央灰质中，是第三、四脑室间的通道。中脑导水管前端通第三脑室，其后端与第四脑室上角相移行。

(四) 第四脑室

第四脑室的上口是中脑导水管，下端为脊髓中央管。第四脑室是脊髓中央管向上延续过程中的菱形扩大部分。位于脑桥、延髓与小脑之间。第四脑室顶形似帐篷，其前部由小脑上脚及上髓帆(superior medullary velum)构成，其后部由下髓帆(inferior medullary velum)和第四脑室脉络组织构成。上、下髓帆以锐角会合连于小脑。第四脑室脉络组织在室腔近下角处有一小孔，直径约 1mm，称第四脑室正中孔，也称 Magendie 孔。第四脑室两个外侧角在小脑中脚下方向外延伸，越过小脑下脚后再转向腹侧，形成第四脑室侧隐窝，在隐窝的末端形成第四脑室外侧孔，也称 Luschka 孔。

第四脑室底即菱形窝，由延髓开放部和脑桥背侧面组成。其上半部称上三角，为脑桥背侧面；下半部称下三角，为延髓背侧面。在菱形窝两个侧角之间有几条横行的纤维束，称髓纹。在髓纹以上有一对圆形隆起，称面神经丘，由面神经膝纤维绕展神经核所致。在菱形窝下三角的两侧缘的下部附于两侧薄束结节之间的部分称为闩(obex)。

(五) 脉络丛

脑室系统的脉络丛是由来自软脑膜的血管丛(或称软脑膜衍生物)和来自室管膜的上皮细胞(上皮膜)构成的脉络组织。主要分布于侧脑室的体部、三角区、颞角、第三脑室及第四脑室,以三角区最丰富,称脉络膜球部。造影时有时可显影。据生理学研究,大部分脑脊液由脉络丛产生(一般部位的室管膜和脑实质也产生一些脑脊液)。超微结构观察发现,脑室膜细胞有纤毛。目前认为脉络丛上皮细胞顶端间的紧密连接(或称扣接),以及脑室膜与邻近毛细血管之间清楚的基础膜,这些毛细血管有小窗结构。以蛋白过氧化酶为示踪物,它容易通过血管内皮,但不能通过脑室膜的扣接,因而认为,这扣接可能就是血-脑屏障。因此认为脉络丛的另一个功能是在血-脑脊液屏障中起重要作用。

二、脑室系统占位病变的定位诊断

脑室系统发生占位性病变时,其定位体征取决于:①脑室系统本身的生理解剖特点:有空间,有脑脊液在其中循环,有室管膜及脉络丛组织存在等;②脑室附近的结构:侧脑室前角在额叶,体部在中央叶及顶叶,后角在枕叶,下角在颞叶。第三脑室内有下丘脑神经内分泌结构,接近视交叉等。第四脑室之前有脑干,后有小脑等。脑室系统占位性病变的体征多与这两大特点有关。

12

(一) 侧脑室占位病变

侧脑室占位性病变比较少见。据文献统计侧脑室肿瘤占颅内肿瘤的0.75%。侧脑室肿瘤大多数为神经外胚叶型,如脉络丛乳头状瘤、室管膜瘤、星形细胞瘤、脑膜瘤等,偶见结核瘤、胆质瘤、脑囊虫。一般不包括透明隔、底节和蝶鞍部突入侧脑室的肿瘤。这组病多为良性,来源于室管膜细胞和室管膜下神经胶质细胞占多数,其次为脉络丛组织等。侧脑室肿瘤性质和其生长的部位有一定关系，如脑膜瘤和脉络丛乳头状瘤多见于侧脑室三角区，可延伸入颞角、枕角和体部，但延伸入额角者罕见。胶质细胞瘤多见于侧脑室前半部。

1. 临床表现　颅内压增高的症状：侧脑室肿瘤可见于任何年龄，但以20岁以前较多见。左侧似较右侧稍多。由于肿瘤生长缓慢，在未造成脑脊液循环障碍之前，症状常不明显，当肿瘤体积增大引起脑脊液循环受阻时，出现颅内压增高的症状，头痛最为突出，常为发作性头痛，时而加剧，时而缓解。此是由于肿瘤在脑室内有一定活动度，因而产生"活瓣"作用，即室间孔突然被肿瘤阻塞时头痛开始发作，因脑室急剧扩张，头痛可达到难以忍受的程度，甚至引起昏迷或强直性痉挛发作及突然死亡。如因某种体位使受阻塞的室间孔突然开放，则剧烈头痛可骤然停止。如此种头痛多次发作，可迫使患者采取特殊头位或体位，如患者头部经常保持在某种一定位置(致头痛不发作)，称强迫头位；如俯卧位或屈膝卧位等，以使室间孔不被阻塞。偶有患者因撞击前额而缓解头痛，故每于头痛发作时屈膝俯卧并以前额撞地。患者为减少头痛发作，常取俯卧姿势睡眠。患者常因颅内压增高日久，引起视神经继发性萎缩或视力障碍。

头痛剧烈发作时，常伴严重呕吐，甚者伴意识障碍及脑干被压迫现象或因脑疝致死，而头痛发作间期，由于侧脑室尤其三角区内有较大的空隙，如肿瘤尚未侵及周围脑组织，在没有阻塞室间孔的情况下可以不发生症状。

在颅内压增高发作时或肿瘤侵及周围脑组织时，可根据其病变的部位产生各种脑损害的症状与体征：如侧脑室前部病变可产生偏身型或单肢型感觉及运动障碍；侧脑室后部病变可产生同侧偏盲；如侵及优势半球的颞、顶、枕交界处，则可能发生失用、失语、失认等症状。这些脑室周围脑组织受累的症状常常程度较轻，在颅内压严重升高时症状比较明显，颅内压暂时缓解时症状又可暂时消失或减轻。

2. 体格检查　早期除可见程度不同的视神经乳头水肿外，一般无定位体征。肿瘤侵犯脑室周围组织时可出现定位指征，其表现因受侵犯的部位不同而异。如肿瘤累及内囊、基底节或肿瘤向脑实质侵入时，可出现对侧轻度上运动神经元面瘫、轻偏瘫和偏身感觉障碍。若肿瘤侵犯脑实质较深，对大脑皮质影响不大，故少见癫痫发作。

3. 辅助检查

(1) 脑脊液检查除颅内压增高外，蛋白含量增高(平均为5.65mmol/L=1.14g/L)，脑室内蛋白含量高于经腰椎穿刺脑脊液蛋白含量。

(2) 神经影像学检查：放射线头颅平片可见一般颅内压增高的指征，无定位诊断价值；头颅 CT、MRI 和 DSA 数字减影等各项检查，对侧脑室肿瘤定位甚至定性诊断有极其重要的价值。特别是对患有较长时间发作性头痛，即时轻时剧烈的头痛，伴有呕吐或视力减退等颅内压增高的症状，而缺乏神经系统定位体征者，应考虑到侧脑室肿瘤的可能，同时应做必要的神经影像学检查，以助诊断。

脑室造影对侧脑室肿瘤虽然能提供精确的定位诊断依据，但自头颅 CT、MRI 等检查问世以来脑室造影已很少应用。

(二) 第三脑室占位性病变

第三脑室肿瘤也较少见。原发于第三脑室的肿瘤有室管膜瘤、脉络丛乳头状瘤，但也可以发生脑膜瘤、颅咽管瘤、上皮样瘤。第三脑室肿瘤主要是胶质瘤及蝶鞍上脑膜瘤。

1. 临床症状与体征　与侧脑室肿瘤的共同特征是发病初期可长时间无症状，或在相当长的时间内只有颅内压增高的症状与体征，主要表现为头痛、呕吐、视神经乳头水肿。由于可随着脑脊液循环是否通畅而呈发作性头痛，亦可造成患者的强迫头位或强迫体位，多数患者仰卧位时容易出现发作性剧烈头痛，头痛发作严重者可致昏迷甚至死亡，患者如取俯卧时发作性头痛则轻。因此，患者多喜采取面向下俯卧位睡眠，以减轻头痛发作。

侵及第三脑室邻近神经组织的体征可因其初发部位及生长方向不同而有差异。但总起来说，第三脑室只是一个狭窄的腔隙，丘脑、下丘脑、底节及中脑均在其周围，很容易因这些组织受累而出现定位体征。病灶起自第三脑室底部时可出现视交叉受累的征象：视力减退、视野缺损以及视神经乳头萎缩或视乳头水肿伴发萎缩。如病变范围较大，则可累及动眼神经及其他颅中窝的脑神经；病灶如自第三脑室侧壁起始，则可首先出现丘脑受累的体征：半身感觉减退或感觉过度（hyperpathia），丘脑疼痛，如累及底节则表现出锥体外系体征。

第三脑室比较特殊的体征是内分泌与代谢功能失调，常常作为第三脑室肿瘤的主要症状而存在。常有性腺功能低下：性欲缺如、阳痿、闭经、第二性征不全，亦偶有性早熟现象。有时表现为肥胖性生殖不能营养不良综合征。有时出现尿崩症、高钠血症等水盐代谢障碍。下丘脑前部的食欲中枢病变时可发生厌食或偶尔食欲亢进。某些患者在病程中可出现病理性睡眠障碍（嗜睡）或阵发性昏迷。在脑脊液通路阻塞发作的高峰时，亦常有低热。亦可有中枢性血压波动，偏高者多。

随着病灶的扩延，可向后侵及中脑，出现上视困难，核性动眼神经障碍合并听力下降或消失，此乃四叠体病损的体征。

2. 辅助检查　脑脊液压力升高，蛋白含量明显升高，脑脊液钠含量升高是很值得重视的一个指征。如为感染或寄生虫可见细胞数增多，但应病理涂片注意与肿瘤细胞鉴别。

脑电图检查无特殊指征，可有颅内压增高的一般改变，有时因脑组织中线受累而出现阵发性5~7波/秒高幅慢波，有参考意义。

神经影像学检查可明确显示脑室部分。

（三）第四脑室占位性病变

真正生长于第四脑室的肿瘤主要是脉络丛乳头状瘤，其他肿瘤均系生长于第四脑室壁向脑室、向脑干或向小脑延伸。其

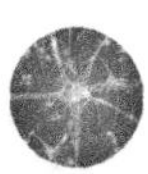

中最常见的是室管膜瘤及血管母细胞瘤。生长于第四脑室顶壁的肿瘤主要是小脑蚓部的髓母细胞瘤。第四脑室亦可有寄生虫(脑囊虫)漂浮生长。

第四脑室内肿瘤的原始症状主要是由于脑脊液循环梗阻而发生。其颅内压升高所致的头痛、呕吐亦多间断发作。第四脑室占位性病变多在早期引起颈项强直,过伸或过屈型强迫头位。可因脑干或小脑扁桃体疝入枕骨大孔压迫延髓的心脏、呼吸中枢而突然死亡,特别容易发生于腰穿之后。细致地收集病史,临床检查及观察病程经过,可根据病变侵入周围脑组织的表现获得关于病变起始部位、发展途径以及病变范围和性质的重要参考资料。

1. 第四脑室底部病变综合征

(1) 菱形窝上三角综合征:此部以室管膜瘤多见。成年人居多。病程平均 1~2 年。主要症状是前庭刺激现象,发病不久即发生眩晕发作,同时出现眼震、强迫头位,但听力丧失较轻较晚。前庭功能试验为双侧刺激现象。以后陆续出现一侧三叉神经(Ⅴ)、展神经及面神经(Ⅵ及Ⅶ)受损的体征。颅内压升高可以在较长时间内不出现。晚期出现凝视麻痹(“外展旁核”受损)及颅内压升高。小脑症状较轻或不出现。

12

(2) 菱形窝下三角综合征:病程一般在 2 年以上,可较长时间无症状。首发症状常常是呕吐,呃逆(迷走神经核受损),以及内脏危象。约有 15% 的患者因头位或体位改变致使第四脑室底部诸神经核,特别是迷走神经核和前庭神经核受刺激,表现为剧烈头痛、眩晕、呕吐、脉搏和呼吸异常改变、突然意识丧失等,称此为布伦斯(Bruns)综合征。相当一段时间之后出现吞咽困难等延髓麻痹(球麻痹)现象。心血管及呼吸障碍可随时发生,尤其在眩晕或头痛严重发作的顶峰或头位、体位变化时容易出现。颅内压升高、视乳头水肿出现较早。随着病程的进展,也可出现展神经、前庭神经体征,凝视麻痹及轻度共济运动障碍。如肿瘤侵及小脑延髓池则可产生颈项部神经根痛及强迫头位。

2. 第四脑室顶壁综合征　第四脑室顶壁是小脑蚓部及前(上)、后(下)髓帆。此部最常发生的肿瘤是髓母细胞瘤(儿童)与星形细胞瘤(成年)。

初发症状以躯干共济失调多见(60%~70%)。病灶严格在中线者,肢体共济失调不多(5%~10%)。这种躯干共济失调与肢体共济失调的分离现象是小脑蚓部肿瘤的特殊指征。颅内压增高亦出现较早。在患者初次就诊时,多已有视乳头水肿存在,偶已继发视乳头萎缩及视力减退。大约在病程的2~6个月时出现强迫头位。病变如向前发展,侵及菱形窝上三角时出现眼震、听力障碍、前庭功能试验异常、复视、展神经及面神经同时麻痹。由于压迫脑干可出现肢体强直发作(去脑强直发作),在头痛发作高峰时尤其容易出现。顶壁前部病变时眩晕、听神经障碍体征出现较早,展神经、三叉神经及面神经常较早累及。亦常有上视困难。顶壁后部病变时则早期症状为呕吐及延髓麻痹,而面丘(Ⅵ、Ⅶ脑神经)病损症状较少。脑脊液检查多有轻度蛋白增高而细胞数不高。

3. 第四脑室脉络丛病变综合征　第四脑室脉络丛乳头状瘤,一般发展较缓慢,可有较长时间的缓解,病程可达数年以上。临床特点是在长时间无症状期之后突然发病。多以突然头痛、呕吐发作起病,在发作高峰时出现个别脑神经刺激现象;有的病例以突然眩晕发作起病。有的病例则以突然呕吐和呃逆发病。此类发作常与体位、头位变化有关。发作的频度与病程各异,可间以较长时间的缓解期。症状有严重发作性与不稳定、较晚出现脑干背盖与小脑受累的指征为突出特点。除早期表现出布伦斯(Bruns)综合征外,亦可有肢体强直发作,发作可突然死亡。共济失调一般轻微或仅在晚期出现。第四脑室之漂浮病变除带蒂的脉络丛乳头状瘤外,亦可为血管母细胞瘤、脑囊虫等。

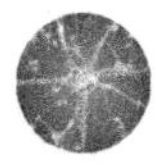

病例介绍：

例一，女性，7岁。因前额部发作性头痛一个月余，于1963年11月27日由儿科转入。

患儿一个多月前突然感到前额部跳痛，每次发作10余分钟自然缓解，每日数次或数日一次发作，似于站立时头痛加重，头痛程度甚剧，常伴恶心，曾呕吐一次。曾因头痛而屈膝俯卧或磕头哭叫不已，近三四天头痛更为严重，致使患儿精神、食欲都很差。

病程中无发热，无外伤史。

体格检查：体温36.4℃，脉搏80次/分，血压110/80mmHg，发育营养中等，表情痛苦，无欲状。除双侧扁桃体2度肿大外，无其他重要所见。

神经系统检查：神志清楚，脑神经除见眼底视乳头边界稍欠清但眼科认为似属正常范围外，无其他异常。四肢腱反射均可引出，未见病理反射征；肌力、肌张力正常，共济运动无障碍，无脑膜刺激征，深浅感觉正常。

血、尿、便常规化验正常。1963年11月23日腰椎穿刺，脑压未测，细胞4个，蛋白0.92g/L，糖、氯化物正常。同月28日复查，脑脊液初压120mmH$_2$O，蛋白0.44g/L，Queckenstedt试验（奎氏试验）通畅。脑超声波检查中线波无移位，颅骨平片指压痕稍多，但蝶鞍等部无其他变化。脑电图双顶枕导联有中等数量之75μV左右（偶有120μV）慢波，右枕稍多于左枕部。

患儿入院后，经对症处理，头痛稍缓解，于第二次腰穿后8小时再次发作头痛，服去痛片后基本止痛，但于12月5日在一次头痛发作突然死亡。

病理检查：脑重1610g，自颅后窝打开颅腔，见两侧小脑扁桃体均疝入枕骨大孔内，右侧尤甚在枕骨大孔下1.5cm，左侧稍短。小脑延髓池也被挤消失。脑血管轻度充血。大脑脑沟变浅，脑回扁平，右侧尤为明显，右大脑半球较左侧为大，两侧均有钩回疝，右侧较著，右侧扣带回疝。

冠状连续切面发现，左侧脑室内有灰白色硬度较大之肿块。圆形、大小为5cm×4.5cm×5.5cm。肿块中心下方为视交叉，肿块与周围组织境界尚清晰。肿块周围之脑组织受压，肿瘤向前已达尾状核头部，小部分肿块已长入右侧侧脑室。右侧侧脑室明显扩大，上面有扣带回疝。肿瘤下方之第三脑室上部向左移位，右侧侧脑室之颞角相当扩大，双侧室间孔均已被肿块阻塞。

镜下见瘤细胞密度中等，排列紊乱，细胞形态不一。有圆形、立方形或菱形数种。部分细胞之胞质极丰富，为星形细胞肥胖变性，胞核大小不一，巨核细胞相当多见，形状甚不规则，着色深浅不一，多偏深。纤维组织散布其间较多。全身其他各脏器之大体及镜下检查均无重要病变。

病理诊断：星形细胞瘤Ⅲ~Ⅳ级，主要在左侧侧脑室。

侧脑室肿瘤可见于任何年龄，但以20岁以前为多见。有人认为左侧发生率高于右侧，前部多为胶质瘤，后部多为脑膜瘤，这均与本例相符。因脑室为一空间，肿瘤常常可以长很大以后才出现症状。有些肿瘤可以钙化，囊性变或出血。可以由一侧脑室长入另一侧脑室。首都医科大学宣武医院统计侧脑室肿瘤病程最长可达39个月。因为症状出现晚，又常缺乏临床体征，所以诊断相当困难。文献中只有少数患者在生前明确诊断。过去，脑室造影是诊断脑室肿瘤的唯一可靠方法，但此法的痛苦与危险均大。而后使用Conray脑室造影，显影效果较好，也比较安全，有颅内压增高指征及严重发作性头痛临床不易定侧时，为一诊断价值很大的检查技术。自颅脑CT、MRI问世以来大大提高侧脑室肿瘤的诊断能力。但仍不应放弃对其临床症状及体征的认真探索。

现在进行回顾性讨论，明显感到此患儿之头痛发作程度颇剧，常使患儿哭叫不已，而且头痛之发作与头位、体位有关，直立增重，发作时常取屈膝俯卧位，已提示需进一步检查。加之腰穿脑脊液蛋白增高，眼底视乳头边界欠清，均提示并非一般性发作性头痛，都是值得记取的教训。如现在，有头颅 MRI 检查可能确诊较早。

例二，男性，36 岁。于 1973 年 12 月 13 日入院。

患者自 1971 年夏首先出现口渴，多饮多尿，每日饮水 6.8L 左右(三暖瓶)。1972 年末开始有性格改变，容易激动，食欲减退，食量减少，性功能减弱、阳痿，症状日渐加重，体重明显下降，消瘦乏力，并同时发生发作性头痛，以顶枕部为主，十分剧烈，头痛发作至顶峰时每伴恶心，喷射性呕吐。在头痛开始后的 3~4 个月的过程中，间歇期可完全无头痛。自 1972 年夏，除严重发作性头痛外，常有持续性头胀痛。自 1973 年夏季以来逐渐发生双眼视力减退，至入院时右眼视力已由 1.5 降至 0.3，左眼仅为“眼前指数”。

体格检查：体温 37.4 ℃，脉搏 60 次 / 分，血压 100/80mmHg。呈慢性病容，身体明显消瘦(52kg)，皮肤干燥、灰暗。阴毛、腋毛稀疏。

神经系统检查：表情幼稚，时而欣快，时而愤怒，时而呈无欲状态。右眼视力 0.3，左眼眼前指数，视野双颞侧偏盲。眼底：右侧视乳头色淡，左侧视乳头苍白。左耳听力下降，气导 > 骨导，韦伯试验偏右，余脑神经未见异常。四肢腱反射、肌力、肌张力均大致正常，无病理反射及脑膜刺激征。深浅感觉正常，共济运动良好。

实验室检查：血、尿、便常规正常。入院后多次检查血钾均在正常范围，血钠偏高(150~171mmol/L)，血氯正常。脑脊液：压力 180~240mmH_2O，蛋白 0.57~0.94g/L，氯 126~138mmol/L，糖含量正常。尿 17 羟定量 10.9mg/24h，17 铜 3.2mg/24h。头颅 X 线侧位片正常，蝶鞍不大，无异常钙化点。脑电图轻度异常，偶尔出现 5~7 波 / 秒阵发性中幅

12

(50~75μV)慢波。入院后第六日做左侧颈动脉造影发现在颈A1部抬高,正位片中动脉圆隆,侧位片前动脉上升、变直。Conray脑室造影双侧脑室轻度扩大,三脑室充盈缺损。

本例病史近三年,首发症状多饮多尿。第二阶段出现性格改变、食欲减退、消瘦及性功能减退。第三阶段出现严重发作性头痛,视力障碍及视野变化似出现较晚。按症状与体征的特点,已明确提示第三脑室病变、侵及视交叉部位。按体征发生的顺序看,病变应在视交叉以上,自第三脑室向下发展。严重发作头痛,为第三脑室脑脊液循环障碍的表现。

术前诊断:第三脑室(视交叉上)病变,颅咽管瘤或异位松果体瘤。

手术所见:左视交叉上部发现一浅黄色柔软肿瘤组织,病理检查为颅咽管瘤。

术后一个月,视力曾一度好转至右眼0.4,左眼0.3,经使用垂体后叶激素后,多饮多尿现象减轻,饮水量大致恢复正常,患者出院休息。

本例为临床经过比较典型的鞍上型(在第三脑室内)颅咽管瘤,此型多见于成年人。本例在入院后数月内检查血清钠十数次,均见升高达150mmol/L以上,提示高血钠可作为第三脑室周围(下丘脑部)病变的一种表现。

例三,男性,33岁。患者于1974年11月份突然发生眩晕发作,伴恶心、呕吐,每天发作1~2次,每次持续数秒至数分钟,发作频度不断增加,每次发作时间不断延长,因而于1975年5月6日第一次入院检查。住院3个月零20天,曾多次进行神经系统体检,前庭功能试验及脑电图检查均未获定位体征,因而以位置性眩晕之拟诊于8月25日出院观察。出院后,患者发作性眩晕进行性加重,恶心、呕吐严重,发作间期越来越短。10月份渐次出现固定头位,不得后仰,后仰立即眩晕发作。于1976年初患者诉视物不清,复诊发现双侧有明显视乳头水肿,小幅度水平、垂直性眼震,强迫头位

(低头位)。因而再次入院。1976 年 2 月 23 日做脑室 Conray 造影,发现双侧脑室对称性扩大,第三脑室略扩大,位置正常,中脑导水管显影,第四脑内有局限性充盈缺损,提示占位性病变。

此例患者之病程一年零三个月,主要为眩晕、呕吐(Bruns 综合征)发作。一年后出现强迫头位,视乳头水肿。一直无脑干背盖损伤指征及第四脑室顶壁损伤指征,无共济失调。术前推测,患者之占位性病变可能漂浮于第四脑室之中,既未破坏其底,亦未损伤其顶,且一直为发作性症状。提示第四脑室的脑脊液通路时而阻塞,时而开放,但阻塞进行性加重,逐渐将通路梗阻。推测以脉络丛乳头状瘤或血管母细胞瘤之可能性较大。

于 3 月 4 日手术,术中发现在第四脑室内有一与室壁无粘着的血管性肿瘤,约花生米大,血紫色。在剪除肿瘤时瘤壁破裂,有血液流出,经止血处理,瘤膜脱落,未能镜检。推测为一血管母细胞瘤。术后眩晕发作消失,观察 2 个月,视乳头水肿近消失,头位恢复正常出院。

例四,男性,13 岁。患者自 1975 年 8 月逐渐行走不稳,不能稳坐,常无故跌倒。12 月初发生发作性剧烈头痛,伴恶心、呕吐,常取俯卧位睡眠。头痛发作时痛苦、呻吟、将头埋于被中、俯卧、全身大汗淋漓、面色苍黄。病程中无发热。于 1975 年 12 月 22 日入院。

体检:脉搏 100 次 / 分,血压 100/60mmHg。神志清楚,言语较缓慢,眼底右侧视乳头生理凹陷消失,边缘尚清,静脉较饱满。双侧外展略不及边。双眼侧视时有小幅度水平眼震。四肢肌力正常,但右上肢肌张力较低。坐位姿势不稳,常不自主左右、前后摇晃。双上肢指鼻不准,回击征(+)。但并无粗大震颤。行走蹒跚步态,足距扩大,身前屈,昂伯征(Romberg 征)阴性(直立不稳,睁眼闭眼相同)。无病理反射,无脑膜刺激征,深浅知觉正常。

12

脑电图正常。脑脊液压力 180mmH_2O，蛋白 0.54g/L，余正常。头颅 X 线平片正常。

此例患者以躯体共济失调发病，数月后出现剧烈发作性头痛，甚剧，似与体位有关。考虑病变由小脑蚓部开始，向第四脑室发展，结合腰穿压力、蛋白较高，拟诊占位病变，结合部位、年龄，考虑以蚓部髓母细胞瘤之可能性最大。

1976 年 1 月 5 日下午行脑室 Conray 造影，发现双侧侧脑室、第三脑室、中脑导水管均显影，位置正常，但第四脑室未显影。

1976 年 1 月 8 日手术。术中发现小脑蚓部有肿瘤组织，向第四脑室方向生长，但尚未破坏第四脑室底部。肿瘤大小 1.5cm×2.0cm×2.0cm。大部切除。病理切片显示为髓母细胞瘤。

术后曾进行 ^{60}Co 放疗，病程结束时，头痛消失，步态基本正常，于 1976 年 3 月 6 日出院。

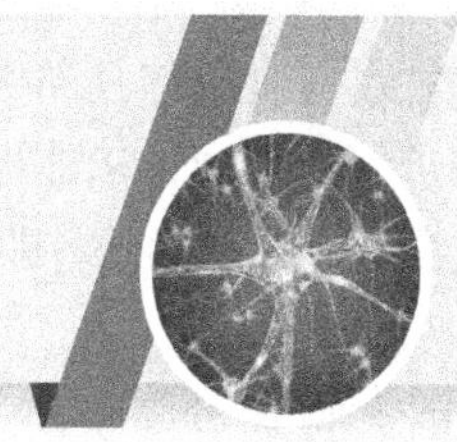

第十三章

脑膜、脑脊液及其有关病变体征

一、脑膜及其有关病变体征

(一) 解剖生理

脑与颅骨之间有三层膜,即硬脑膜、蛛网膜和软脑膜。三层膜之间有三个腔隙,即硬膜外腔、硬膜下腔及蛛网膜下腔。

1. 硬脑膜　是一厚而坚韧的双层膜,外层是颅骨内面的骨膜,内层即硬脑膜,内层光滑,较外层厚而坚韧,血管较少,朝向蛛网膜的一面,衬有一层光滑的扁平细胞。外层粗糙,由胶原纤维组成,在颅底内膜与颅底附着牢固,不易分离。但有丰富的血管与神经,此层血管与颅骨的血管有广泛的交通。在某些部位的硬脑膜内、外层之间分开形成管状间隙,即硬脑膜窦,窦壁由致密的胶原纤维组成。硬脑膜窦是颅内静脉血的回流通道,主要回流脑、脑膜、颅骨、眼眶和迷路等处的静脉血,是颅内、外静脉吻合的主要通路。

硬脑膜除在某些部位形成硬脑膜窦外,其内层在某些部位折叠伸入大脑纵裂与横裂,形成形态不一的四个隔,即大脑镰、小脑幕、小脑镰和蝶鞍隔。

大脑镰从颅顶正中线向下伸入两半球之间,前端较窄,附

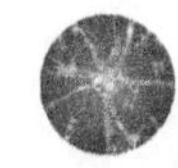

着于颅前窝底中央部之鸡冠，后端宽，与小脑幕中线相连。中间部为一镰刀形游离缘。游离缘后部大致与胼胝体压部相接，游离缘中段沿胼胝体体部，其两侧为扣带回所在，如一侧半球体积或压力增大，可使病变侧扣带回通过游离缘突入对侧，即扣带回疝。

小脑幕形似帐幕，张于小脑背面，因大脑镰附着于其中线，将它分为左右两部。幕的前游离缘，形成一个朝向前方的弧形切迹，称小脑幕切迹。小脑幕游离缘的两侧向前伸至鞍背附着，形成杯形口（裂孔），称小脑幕裂孔，套于中脑周围，在小脑切迹缘上，有动眼神经、脉络膜后动脉通过。小脑幕把颅腔分隔成上大、下小两部分，临床上常以此幕为界，将脑分为幕上结构和幕下结构两部分。颅内压增高时，从幕上可以把颞叶钩回部挤入切迹，形成小脑幕切迹疝或称钩回疝；从幕下可以把小脑蚓部上端挤入小脑幕切迹，称此为小脑幕上疝或称小脑幕蚓疝（图 13-1）。

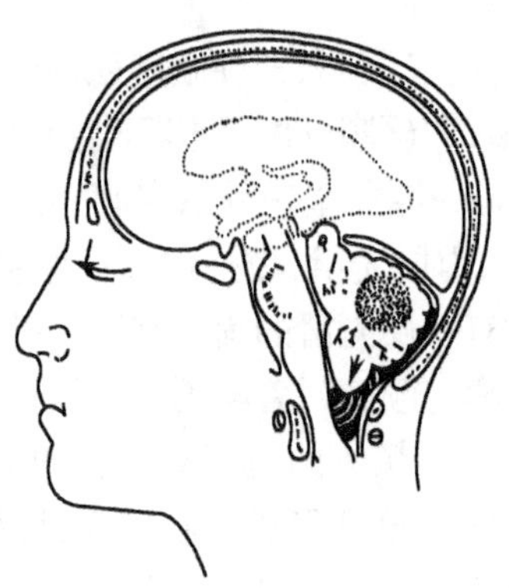

图 13-1　小脑幕上疝及下疝

在小脑基底侧的硬脑膜向前延伸，即达于枕骨大孔，在小脑基底部向上伸出一个三角形硬脑膜皱襞，嵌入小脑两半球之间，称此为小脑镰。延髓及小脑扁桃部位于枕骨大孔之上，如颅内压增高可将延髓或 / 及小脑扁桃体挤入枕骨大孔内，称为枕骨大孔疝或延髓疝，或小脑扁桃体疝。硬脑膜移入椎管内，硬膜外层即固着于脊椎上，与内层分开，形成硬脊膜外腔。一般说在颅腔内两层硬膜融合在一起，不像椎管内两层硬膜间有一持续性硬膜外腔，但在颅内也有一些部位硬脑膜分为两层，一是各静脉窦为两层硬脑膜分开部位(参阅第十四章)，另外还有一些较小的部位分成两层形成小的硬膜外腔。其中有鞍隔，它是硬膜内层，上有小洞，有下丘脑漏斗和垂体血管通过，被覆于垂体窝底的是外层，内、外层分开形成垂体腔，内容垂体。在岩骨三叉神经压迹处，两层硬膜分开，内容半月状神经节。

2. 蛛网膜 由薄结缔组织构成，贴于硬膜之内面。主要覆于脑的表面，只随大脑镰及小脑幕伸入两半球内面及大、小脑交界处之脑表面，一般不伸入沟裂之中。在蛛网膜与软膜之间的广大间隙称蛛网膜下腔。腔内有许多起于软脑膜的小梁，附着于蛛网膜。蛛网膜下腔充满脑脊液，脑浮于液中，更有小梁固定，使脑不致与四周碰撞。

蛛网膜下腔中的脑之沟裂处，腔隙扩展加深，称为池，小脑延髓背面之腔最大，谓之小脑延髓池。此池被小脑镰分为两半，下通脊髓蛛网膜下腔。脑桥周围有桥池，桥池之前为脚间池，又名基底池，包绕中脑的部位有环池，视交叉之前方为交叉池。将造影剂注入这些池内进行 X 线射影，非常有助于颅内占位病变的定位诊断。

3. 软脑膜 是紧附在脑表面的一层薄膜，并伸入沟裂深处。软脑膜有丰富的小血管，这些小血管伸入脑实质内，软脑膜与蛛网膜组织随之进入脑组织，但并未紧包血管壁，血管壁周围有间隙存在，称为血管间隙。

（二）与脑膜有关的病变体征

1. 脑膜刺激征 脑膜刺激征是脑膜炎的最重要、最常见的体征，也见于蛛网膜下腔出血等。

项强直：是最常见的一种脑膜刺激征。乃病变刺激颈部上节段脊神经后根所致。项强直的特点是颈项部肌肉强硬，对被动运动有抵抗，如被动屈其颈项，则感到有抗力，并见其后项部肌肉紧张，或伴疼痛。国外文献常以下颏及胸（胸骨柄部）为正常，但中国人可能下颏较短，屈颈时稍不及胸（如留一横指）未必一定为项强直。故对于轻度项强直须慎重判定。项强直时，一般左右转颈不受限，这与颅后窝病变（包括慢性小脑扁桃疝）体征之强迫头位不同，应注意鉴别。

凯尔尼格（Kernig）征：为腰骶节段脊神经后根受病变刺激的结果。检查时患者取仰卧位，首先使其下肢髋关节和膝关节弯成直角，然后检查者用手将患者小腿抬起，伸直膝关节形成的角度小于135°时为凯尔尼格征阳性。与此同时可感觉到小腿屈肌有明显的抵抗，而患者（甚至有时在昏迷状态下的患者）则发生疼痛反应。在此仰卧的位置还可以检查其他脑膜征。

布鲁津斯基（Brudzinski）征：患者取仰卧位，检查者将患者颈部前屈，则患者之下肢亦随之屈曲及内收，此征可称为布鲁津斯基上征。

如将患者一侧下肢屈曲抬起，然后再予以伸直，可见患者不自觉地屈曲其颈部，此谓之布鲁津斯基下征。

所谓脑膜刺激综合征，尚包括头痛、呕吐，全身痛觉过敏。患者常呈后弓反张体位：侧卧，下肢稍弯向腹部，上肢屈曲，头向后倾，脊柱后曲如弓。

2. 脑疝

（1）颞叶钩回疝或称小脑幕切迹疝：颅内压增高的患者，如突然头痛加剧，呕吐频繁及躁动不安，即应警惕，及时观察处理。最初可能有暂时性瞳孔缩小，但多不易发现。如见一侧瞳孔散大，对光反应迟钝，钩回疝即可初步诊断，应立即采取降颅压措施。如意识障碍加深，发生混浊或昏迷，在瞳孔散大的对侧有半身力弱及病理反射，则说明脑干已明显被压；如脑干向对侧移位，也可出现同侧体征，说明脑疝已相当严重。在脑疝晚期，由于脑干受压严重，可出现去脑强直发作。最后生命中枢衰竭，呼吸停止，不久心跳停止死亡（图 13-2）。

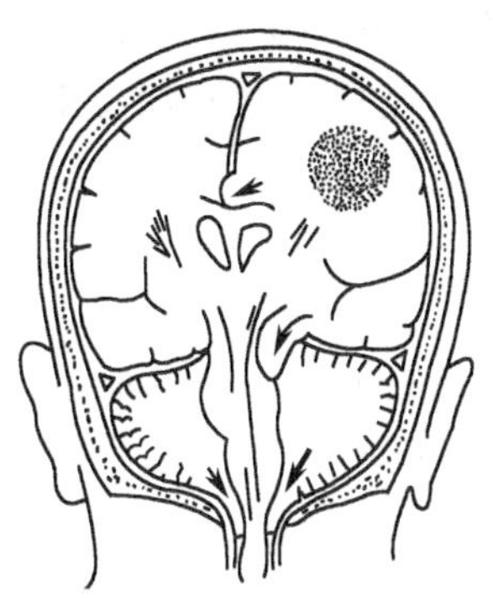

图 13-2　扣带回疝、钩回疝、小脑扁桃体疝

(2) 小脑扁桃体疝或称枕骨大孔疝：特征有①严重头痛、呕吐，尤其后枕部疼痛；②强迫头位；③中后组脑神经受累或延髓直接受压，产生眩晕、听力障碍及吞咽困难；④急性扁桃体疝很快出现呼吸循环衰竭，呼吸先变慢，后变为潮氏呼吸及呼吸停止，血压下降，心跳停止，但慢性小脑扁桃体疝者，可在相当长的时间内没有明显的生命体征改变；⑤肌张力减低，可出现四肢弛缓性瘫痪，可能是由于小脑供血障碍所致(见图 13-2)。

(3) 小脑幕上疝(或称小脑上蚓疝)：体征可有上眼睑下垂，两眼上视困难，瞳孔双侧散大，对光反应消失，听力丧失，此乃均因四叠体区受压所致，故体征类似松果体瘤。须结合全面病史特点及神经影像学检查结果综合判断，以与四叠体区肿瘤鉴别。此种疝压迫中脑顶盖及被盖以及大脑大静脉，如不及时发现与处理，可造成中脑出血、软化等严重后果(见图 13-1)。

(4) 扣带回疝(或称大脑镰疝)：多为一侧幕上占位病变所致。病变侧大脑半球内侧面的扣带回从大脑镰下缘挤入对侧。体征：有时可引起大脑前动脉受大脑镰压迫而发生同侧额叶内侧面及旁中央小叶软化，造成对侧下肢上运动神经元瘫痪，感觉减退，排尿功能障碍。及时采取有力措施，清除原发病灶，扣带回可望复位，使脑疝解除。对明显颅内压增高者应及时做 CT、

MRI、DSA 检查。有一侧半球占位病变病史的患者，如突然出现大脑前动脉梗塞的体征，应考虑扣带回疝（见图 13-2）。

二、脑脊液

（一）解剖生理

脑脊液（cerebrospinal fluid，CSF）是充满于脑室内、脑与脊髓蛛网膜下腔的液体。在脑外为一薄液层覆盖于脑表面；在椎管内存在于脊髓周围，只有极少量存在于脊髓中央管内。脑室内有花絮状血管性脉络丛，脉络丛主要由毛细血管网、软脑膜的结缔组织和室管膜的上皮细胞三种成分组成。毛细血管的内皮细胞有窗孔，内皮细胞之间存在有间隙。CSF 经内皮细胞窗和内皮细胞间隙进入结缔组织基质，而后经脉络丛上皮细胞的侧面和底面进入上皮细胞，再经胞质内的小泡将其送到细胞顶端的微绒毛。当脉络丛上皮细胞分泌时，微绒毛内的吞饮小泡破裂将这些物质排入脑室，成为 CSF。

脉络丛上皮细胞分泌 CSF 的速度，大约每分钟分泌 0.35~0.4ml。CSF 每昼夜产生 600~700ml，但脑室系统和蛛网膜下腔的总量只有 140~150ml。每昼夜大概更新 3~4 次或 4~5 次。

1. 脑脊液循环　CSF 主要由脑室脉络丛产生，CSF 的循环即从这里开始。CSF 从两侧脑室之室间孔缓慢地流入第三脑室，和第三脑室脉络丛分泌的脑脊液一起经中脑导水管至第四脑室，再汇集第四脑室脉络丛分泌的 CSF 经第四脑室的正中孔（Magendie 孔）和两个外侧孔（Luschka 孔）从脑室进入蛛网膜下腔（隙）的小脑延髓池和脑桥池。至此，CSF 到达脑外。自小脑延髓池，CSF 分两路流动。大部分(3/4)留于颅内，经其他各池布于蛛网膜下隙。一小部分（1/4）流入椎管，达脊髓蛛网膜下隙及终池（图 13-3）。

颅内 CSF 通过小脑幕切迹上升，经过大脑下面，然后在每个大脑半球的上外侧面上升到达上矢状窦内的蛛网膜下隙，经蛛网膜颗粒进入血流。在脊髓 CSF 几乎没有活动性流动，而是通过扩散和体位的改变维持整个蛛网膜下隙成分的稳定。

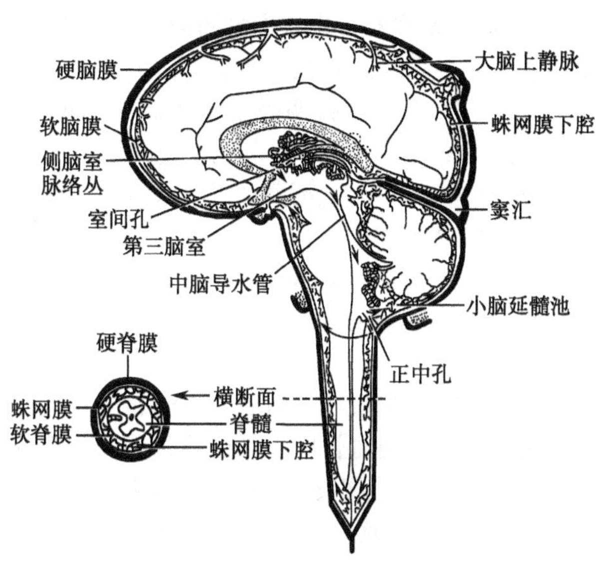

图 13-3　脑脊液循环

2. 脑脊液吸收　CSF 不断产生，同时也不断吸收，以保持其动态平衡。CSF 吸收主要由上矢状窦和横窦壁上的蛛网膜颗粒和蛛网膜绒毛渗入硬脑膜窦。蛛网膜颗粒上的绒毛，具有"闸门"作用，当蛛网膜下隙内 CSF 压力大于硬脑膜静脉窦的压力时，"闸门"开放，CSF 流入静脉窦；当静脉窦内压力大于 CSF 压力时，此"闸门"关闭，静脉不会逆流入 CSF。电镜观察蛛网膜颗粒，蛛网膜下隙和上矢状窦之间，确实有衬着内皮细胞的内皮小管形成一开放的交通支，这些结构具有瓣膜作用。

3. 脑脊液的生理作用

(1) 支持和保护作用：包括脑和脊髓整个中枢神经系统处于蛛网膜下隙内 CSF 的包围之中，以保护脑和脊髓不会因体位的变化而受到任何挤压。

(2) 进行物质转运作用：由于 CSF 与血浆成分相似，为中枢神经系统（central nervous system，CNS）提供营养，同时转运代谢产物。近年来研究发现 CSF 中有大量的神经递质、神经激素和神经调质，提示 CSF 参与 CNS 的信息交流作用。

(3) 提供理化环境和维持颅内压：CSF 稳定的理化性质和细胞外液接近，为 CNS 提供了一个相当稳定的理化环境。从而使在生理情况下，CSF 的产生、循环和吸收与颅内血容量保持平衡，使颅内压保持相当恒定。

4. 脑屏障 包括血-脑屏障（blood-brain barrier，BBB），血-脑脊液屏障（blood-CSF barrier，BCB）和脑脊液-脑屏障（CSF-brain barrier，CBB）。

(1) 血-脑屏障（BBB）：位于血液与 CNS 的神经组织之间，是由 CNS 无窗孔的毛细血管内皮细胞及细胞间紧密连接、基膜、周细胞、星形胶质细胞脚板和极狭小的细胞外隙共同组成的一个细胞复合体。其功能主要是覆盖在 CNS 毛细血管腔面的脑内皮细胞。

脑内皮细胞功能和形态上特点有：①脑内皮细胞有细胞间紧密连接复合体，这些紧密连接限制了亲水性物质从细胞旁途径通过脑内皮细胞；②脑内皮细胞质膜上无开窗，是最大的特点；③脑内皮细胞胞质中有高密度的线粒体，可能是维持血管内外离子梯度所必需的；④内皮细胞中缺少饮水小泡活性，即内皮细胞不能将大分子物质从血液转运至脑组织；⑤内皮细胞缺少收缩性蛋白，故大大减低了对蛋白分子的通透性。

脑内皮细胞被基膜及周细胞和血管外巨噬细胞包绕。由基膜围绕的周细胞位于毛细血管的周围，周细胞与内皮细胞紧密接触，可影响毛细血管的完整性并参与屏障功能。在正常情况下周细胞可以吞噬已穿过内皮细胞的化合物，从而限制其运输。决定 BBB 通透性的理化因素包括溶质分子的大小、脂溶性以及电离度。一般认为任何半径小于 0.9nm 的分子可以扩散到内皮细胞，如小分子物质与血清蛋白结合后，就不能经内皮细胞进入脑细胞外液。脂溶性高的物质可迅速扩散入脑组织。

(2) 血-脑脊液屏障（BCB）：位于脑室脉络丛的血液与 CSF

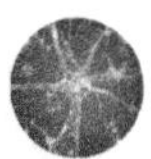

之间，由脉络丛的毛细血管内皮、基膜和脉络丛上皮细胞组成。BCB结构基础主要是脉络丛上皮之间紧密连接有毛细血管腔面附近的带状闭锁小带。CSF并非仅为血液的过滤液，而且有脉络丛上皮细胞主动分泌物。BCB具有一定的通透性。从血液至CSF的运输有弥散、易化扩散和主动运输几种方式；而从CSF至血液，有代谢产物的主动运输。

(3) 脑脊液-脑屏障(CBB)：位于脑室或蛛网膜下隙的CSF与CNS的神经组织之间，室管膜上皮细胞、软脑膜和软膜下胶质为其基础结构。由于室管膜上皮细胞之间主要为缝隙连接，因此不能有效地限制大分子通过，加之软脑膜的屏障作用很低，故CSF的化学成分与脑组织细胞外液的成分大致相同。

（二）临床检查特点

1. 压力　腰穿时，使用特备的玻璃测压管或特殊测压器，可测定脑脊液(CSF)压力。关于侧卧位压力的正常值，不同个体可能有相当的差异，一般认为以70~140mmH_2O为适宜，但是对低于40mmH_2O及高于180mmH_2O，可分别称之为低颅压或高颅压综合征，此时应结合临床全面考虑。对躁动患者测脑压比较困难，且可因精神紧张而压力升高。腰穿测压时，应设法让患者放松，做几次呼吸运动，下肢稍伸开一点，不要压迫腹部，以便获得较确切的压力数值。

抽出CSF，可使压力迅速下降。正常时，每抽出1ml CSF可使压力下降10mmH_2O左右。如脊髓蛛网膜下腔(隙)阻塞，则放出CSF后压力下降更为明显。有时，放出3~5ml后，即无CSF流出。另外，在患有某些颅内压增高疾病时，如某些脑膜炎时，虽放出若干CSF但压力并不下降。因此，通常腰穿时应记录初压(穿入后立即测量的压力)与终压(放液后的压力)。

脑脊液压力受很多因素影响。临床上脑压与静脉压的关系最为密切。因而，颅内压升高而无法解释时，测量静脉压有一定参考价值。某些心力衰竭的患者经常头痛就可能是这个原因。

颅内压与血液渗透压也有密切关系。临床上对颅内压增高的患者，经常使用高渗液治疗。高张葡萄糖(40%~50%)可使颅内压下降数小时。现在降低颅内压最常用的药物为20%甘露醇或甘油果糖、呋塞米(速尿)等，均有一时之效果。

颅内压增高常见于脑肿瘤，特别是颅后窝肿瘤，大脑半球的肿瘤；硬脑膜下血肿、脑脓肿、脑囊肿；因颅内感染、颅脑外伤、脑血管病，某些代谢性脑病而产生的脑水肿；CSF循环通路梗塞，良性颅内压增高等。

颅内压降低，也有重要临床意义。腰穿后的引流性头痛，即是颅内压降低所致。使患者平卧，特别是头低位平卧，一切症状均可消失。如患者坐起或站立，则很快发生头痛、头晕、恶心甚至呕吐。因此，腰穿后患者应头低位平卧数小时至数日。据我们体会，如在腰穿放出CSF后，当穿刺针拔出至硬膜腔时，注入生理盐水数毫升，防止CSF向硬膜外引流。可减少腰穿后头痛发生机会，既往有些在腰穿后发生脑疝的病例，常发生于腰穿后一至数小时之后，也很可能与硬脊膜外隙之负压吸引脑脊液外流有关。文献曾介绍可用自身血浆3~5ml，于腰穿后注入硬脊膜外隙，以减少腰穿后头痛，据称亦比较安全有效。这些方法，用于预防脑压高的患者腰穿后发生脑疝，将有更为重要的意义。在此应特别强调的是，如临床已知患者有颅内压增高时以慎做腰穿为宜，如若必须做腰穿以不测脑压和缓慢放CSF(2~3ml)为妥。

2. CSF搏动　CSF搏动由脑的搏动传导而来。平均搏动幅度为2~4mm。如穿刺针穿入的针头位置正确，试压力管内CSF中无气体，亦无混有血液，CSF搏动消失为病理现象。尤其在脊椎手术中不见CSF搏动，一般均表示椎管内阻塞。有时，CSF搏动消失是因为CSF黏稠度大，主要是蛋白含量增加所致。颅内压增高时搏动增大，颅内压低时搏动减弱。如颅内压力增高而搏动消失或很弱，则常常表示有脑肿胀。

3. 压颈试验(Queckenstedt试验，亦称奎肯施泰特试验，简称奎氏试验)　这是检查蛛网膜下隙有无梗阻的一种方法。常规腰穿后，助手二人，一人将血压表气袋缠于患者颈部，另一人准备记录。准备就绪后，术者接好压力管，测得初压。之后，令助手迅速将血压表打气至 20mmHg，术者由此时起每 5 秒报告一次压力，至最高点不升为止，或至 30 秒为止，即令助手迅速将气袋之气放完，仍要每 5 秒报压力一次，至降到原水平或不再下降为止。随后再分别照上述顺序试验加压 40mmHg 及 60mmHg 的情况，同样记录。最后，将测得结果划一曲线，纵坐标系测得压力数，横坐标表示时间（秒数）（图 13-4）。

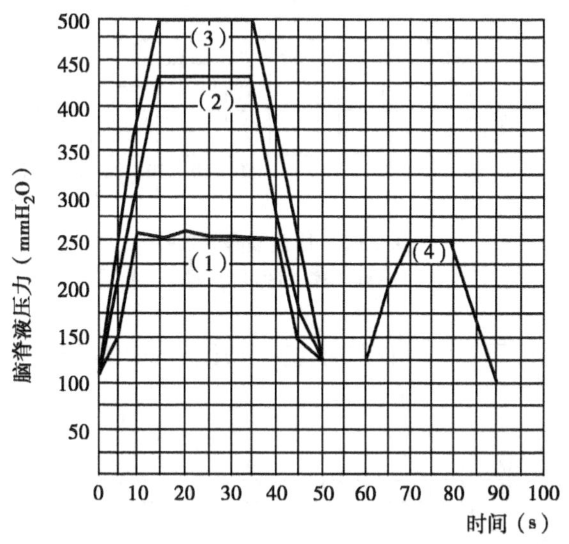

图 13-4　压迫颈静脉试验（示蛛网膜下腔无梗阻）

(1) 加压 20mmHg；(2) 加压 40mmHg；(3) 加压 60mmHg；(4) 压腹试验

蛛网膜下腔无阻塞时，CSF 压力应在加压后 15 秒左右升至最高点，而在放压后 15 秒左右降至初压水平。加压 60mmHg 时压力可升至 500mmH_2O 左右。

蛛网膜下腔部分阻塞时，颈部加压后 CSF 压力上升及下降均缓慢，或上升速度正常而下降速度缓慢，或解除压力后压力不能降至原来水平（图 13-5）。

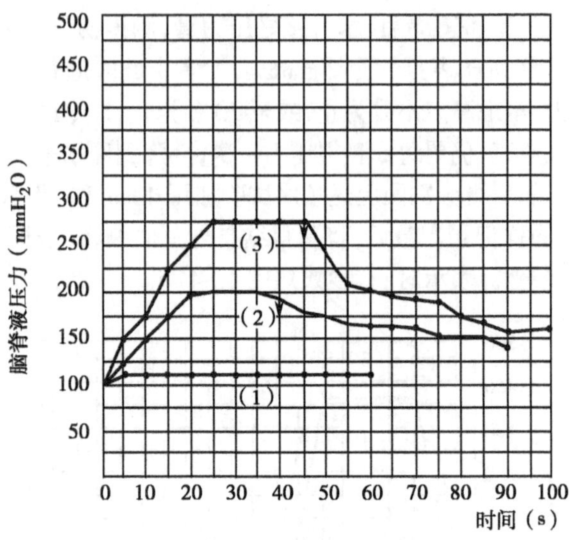

图 13-5　压迫颈静脉试验
（示蛛网膜下腔部分梗阻）

蛛网膜下腔完全梗阻时，甚至加压 60mmHg 压力仍不上升（图 13-6）。

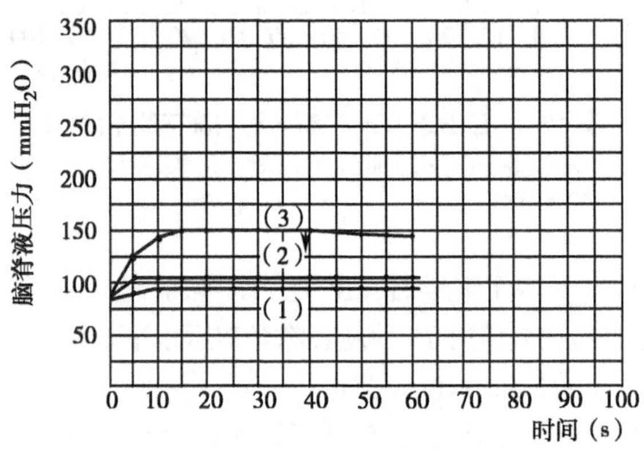

图 13-6　压迫颈静脉试验
（示蛛网膜下腔完全梗阻）

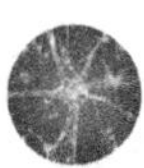

做此项检查时应注意穿刺针头位置应正确，针管确实通畅，并应嘱患者全身放松，勿屈膝、压腹或精神紧张。对疑有颅内压增高者，应慎做此项检查。

4. 脑脊液外观　正常 CSF 为透明无色；轻度混浊表示细胞数增多，$0.4\sim0.6\times10^9$/L（400~600/mm^3）以上；浅黄色表示混有血红蛋白（陈旧出血），或者蛋白含量显著增多，尤其在椎管阻塞时为显著。

如为血性 CSF 则表示蛛网膜下腔有出血存在（蛛网膜下腔出血、脑室及其附近出血、肿瘤出血、颅脑外伤等），但须注意与穿刺时之组织损伤出血相鉴别。常用的鉴别方法如下：腰穿时如见血性 CSF，应留三管 CSF，每管 0.5ml 左右，分别计算红细胞数，如三管红细胞数大致相同，表示非穿刺外伤出血。

联苯胺试验：腰穿最好在发病后 24 小时以上进行（出血进入 CSF 时间过短可有假阴性反应），获得 CSF 后立即离心沉淀 5~8 分钟，上清液完全清亮者，为穿刺外伤出血，浅黄者为颅内出血。再取上清液做联苯胺试验，阴性为穿刺外伤出血，阳性表示颅内出血。

已往重视红细胞皱缩与否，以红细胞皱缩作为陈旧性出血（非穿刺外伤出血）的指征，经验证明这个指标常不甚可靠（参阅本章病例介绍）。

近来，亦曾有作者介绍使用分光光度计测定上清液以判定是否为穿刺外伤出血。据称亦相当准确。

看来，判定血性 CSF 是否为穿刺外伤所致，需要用多种方法综合判断。

尚需注意，即便已证实为穿刺外伤所致的血性 CSF，仍不能绝对除外脑实质内未破入蛛网膜下腔的脑出血。

病例介绍：

患儿，4 岁，女孩。于 1979 年 3 月 18 日入院。1977 年 7 月头部曾受外伤，未昏迷，但曾诉头痛、伴恶心，经对症治疗好转。同年 10 月又有头痛发作，伴恶心、呕吐，后自行缓解。于 1978—1979 年间亦有数次头痛发作，并伴有呕吐，每次持续 3~5 天。体检除有右足病理反射阳性外，无其他定位体征。1978 年 3 月 16 日做脑电图检查，发现左额部导联 α 波消失，脑超声波检查中线向右偏移 0.4cm。建议进一步造影检查，未获家属同意。于 1979 年 3 月 17 日再次头痛、呕吐发作不止、眼底视乳头边界仍清楚。于夜 12 时做腰穿，所得 CSF 为均匀血性，红细胞 10.8×10^9/L 并谓多数皱缩，但本例血性 CSF 联苯试验阴性，提示腰穿外伤出血。1.5 小时以后(18 日 1 时 30 分)，突然左侧瞳孔散大，呼吸变慢、间断(左侧钩回疝)。急行左侧脑室穿刺急救。穿刺针进入颅骨下即有大量清亮的 CSF 喷出(此液不含血)。患儿瞳孔、呼吸迅速恢复正常，后经左颈动脉造影，证明左额部有无血管区。开颅探查，证明为硬脑膜下积液，行手术治疗。虽经住院治疗仍遗有智力低下。本例在脑疝发生前智力一直正常。

沉淀物：将 CSF 存放若干时间，如有纤维膜析出，将特别提示结核性脑膜炎之可能，但亦偶见于化脓性脑膜炎、乙型脑炎。如 CSF 蛋白含量极高，放置后可凝结成块。

5. CSF 细胞学检查 应于取 CSF 后 2~3 小时内尽快检查，因 CSF 中的细胞久放后不仅可能变形，甚至可以逐渐消失。

细胞计数的常规方法是用富克斯 - 罗臣他耳(Fuchs-Rosenthal)计数板。用甲紫(methyl violet)染色后计数。正常 CSF 细胞不超过 8×10^6/L，10×10^6/L 以上即为病理现象。正常均为淋巴细胞及少数单核细胞，如发现多数为中性粒细胞或浆细胞即为病理现象。

细胞分类计数是将 CSF 沉淀 20~30 分钟后，姬姆萨（May-Grunwald-Giemsa）涂片染色。此法对查找 CSF 中之瘤细胞尤其有用。也有利于明确认出淋巴细胞（直径 6~8μm，核居于胞质之中，深染、色泽一致），单核细胞（直径 8~10μm，核占整个细胞直径之一半，淡染、胞质很少或全无）和浆细胞（直径 6~30μm，核大小与单核细胞相同，呈轮形结构，胞质中有颗粒）。

细胞数增多，在化脓性脑膜炎时最明显，一般都在 1000×10^6/L 以上，甚至可达数万个（每立方毫米）之多，中性细胞占多数。

结核性脑膜炎及其他非化脓性脑膜炎时细胞反应较弱，多在 1000×10^6/L 以下且多以淋巴细胞为主。

蛛网膜下腔有异物刺激时也可产生细胞反应。如出血后、注气后以及碘油造影后，但多不甚严重。

在邻近室管膜处有胶质瘤时，有时细胞数增多。脑膜腔有恶性肿瘤时，瘤细胞可直接进入脑脊液。肿瘤细胞多较一般细胞大，成群排列，空泡形胞质，有清晰的染色质，认真检查肿瘤细胞常获得重要诊断依据。

6. 蛋白测定　正常 CSF 蛋白含量为 0.15~0.45g/L。在这个范围内，儿童含量较低，老年人含量较高。有时为了迅速获得蛋白是否增多的初步印象，可在床侧使用 Pandy（潘迪）试验：取 CSF 1~2 滴，滴入盛有饱和石炭酸溶液的玻璃管内。此反应较敏感。轻度混浊可以认为正常。明显混浊表示蛋白总量增加。 13

嫩 - 阿（Nonne-Apelt）反应：把硫酸胺饱和溶液和等量（0.5~1.0ml）CSF 在试管中混合。混合后透明无色表示 CSF 中球蛋白含量正常；若呈乳光为弱阳性（+）；轻度混浊为阳性（++）；明显混浊为强阳性（+++）；极度混浊为极强阳性（++++）。

蛋白定量在临床上更为重要，如可能，最好分别进行总蛋白定量及球蛋白定量。正常球蛋白含量为 0.05g/L，蛋白总量不超过 0.4g/L，球蛋白含量超过 0.1g/L，即为病理现象。正常时，球蛋白与白蛋白的比例为 1∶3 到 1∶5。

蛋白增多的临床意义：CSF 蛋白含量增多很常见，但它对诊断疾病的定性意义不大。蛋白显著增多，最多见于椎管内压迫综合征，有时可高达几千毫克。出血后、外伤、炎症性疾病时也均可见蛋白增多。蛋白比例改变，例如增至1∶2，甚至增至1∶1。球蛋白相对增多，主要见于麻痹性痴呆，但也可见于硬膜下血肿、多发性硬化以及化脓性脑膜炎之慢性期。比例减小（白蛋白相对增多），则主要见于压迫综合征，在急性化脓性脑膜炎时也有相对比例减小。

CSF 蛋白电泳及胶金试验亦为分析蛋白成分的方法。CSF 蛋白电泳对诊断颅内某些疾病有一定参考价值。蛋白电泳是通过电离方法使各种成分的蛋白（白蛋白，α、β 及 γ 球蛋白），依其移动速度，经数小时电泳后，表示在带上，以便根据各区带着色深浅，推算出所谓电泳曲线。

现已证明，正常 CSF 与正常血清的电泳像不同：①CSF 含有前蛋白（prealbumin），在白蛋白左端，在血液中不存在；②CSF 中 β 球蛋白占多数，血液中是 γ 球蛋白多。CSF 中 γ 球蛋白为血液 γ 球蛋白的 1/2 左右。而且发现，由小脑延髓池穿刺所得的 CSF 含白蛋白及 γ 球蛋白均较腰穿 CSF 中少，而 α 和 β 球蛋白却较腰穿 CSF 中的多。β_2 球蛋白仅见于 CSF 而不见于血液。

在某病理条件下电泳曲线的变化：

(1) γ 球蛋白显著增多（超过 0.15g/L），通常表示中枢神经系统（CNS）有炎症性疾病（除非因全身性疾病如肝硬变所致者）。还可见于多发性硬化、麻痹性痴呆、白质脑病。这是鞘内形成的球蛋白，不是血液中增多的影响。γ 球蛋白增多常可造成胶金曲线阳性，其他球蛋白对此反应影响很小。使用琼脂电泳法，还可以把 γ 球蛋白进一步分为几种成分（γ_1、γ_2、γ_3），以便进一步探讨 γ 球蛋白增多的临床意义。

(2) 蛋白浓度增高时，常伴有前蛋白减少或消失，其意义尚不清楚。

(3) 在萎缩性或变性疾病时常有 β 球蛋白增多。

(4) 在 CNS 急性炎症(细菌性脑膜炎、脊髓灰质炎)时,有 α_1 及 α_2 球蛋白增多。如炎症进入慢性期即变为 γ 球蛋白增多。

脑脊液免疫球蛋白测定对化脓性脑膜炎和病毒性脑膜炎的鉴别有一定价值。如 IgM 明显增高提示化脓性脑膜炎,轻度增高见于结核和病毒性脑膜炎。IgG 在结核性脑膜炎时增高显著,化脓性和病毒性脑膜炎则次之。

另外,IgM 增高亦可见于多发性硬化、脑肿瘤、脑囊虫病、吉兰 - 巴雷综合征及重症肌无力时。

C 反应蛋白测定:该反应可用于鉴别细菌性和非细菌性脑膜炎,其较细胞计数、糖及蛋白测定等更为敏感可靠。

胶体金试验也是一种蛋白反应。使用一定量的胶体金液,置于不同浓度的 CSF 稀释液中,一般先将 CSF 稀释 10 个浓度管,正常 CSF,置入胶体金液后,仍保留胶体金之玫瑰红色,各管均不变色,标记为“0”,因此,正常曲线为 0000000000,轻度变色为红带蓝色,标记 1 ;中度变色为淡紫色或紫色,标记 2 ;蓝色标记 3 ;微蓝色标记 4 ;最重色(完全沉淀)为无色,标记 5。

各管变色(沉淀)程度不同,表明 CSF 中含总蛋白、白蛋白、各类型球蛋白之比例不同。白蛋白、α 及 β 球蛋白维持胶体金不沉淀,γ 球蛋白则促使胶体金沉淀。

异常曲线:第一型为 5555443210,表示蛋白浓度最高的几管均已沉淀;第二型约为 0123433210,中间几管沉淀最多,第三型约为 0001123331,蛋白含量最少的几管沉淀。 13

已往曾将这三型曲线分别标为麻痹型、脊髓结核型及脑膜炎型曲线,视为检查神经梅毒的反应。其实,它只是各类蛋白变异的反应,第一曲线表示 CSF γ 球蛋白增多;第二型虽多见于脊髓结核,其实可见于任何 CSF 蛋白异常,为混合型;第三型主要表示白蛋白相对过多,可见于急性化脓性脑膜炎、蛛网膜下腔阻塞、蛛网膜下腔出血。

有人认为,胶体金试验只反映病变部位:第一型(麻痹型)

表示脑实质有破坏性病变，炎症、变性、肿瘤、软化均可发生；第二型曲线见于脑膜与脑实质之混合性病变；第三型见于脑膜炎性病变（主要是急性期）。此种反应不能表示病因，但其曲线深度及广泛度成正比。

7. 葡萄糖测定　正常 CSF 含糖 2.22~4.44mmol/L（40~80mg/dl）。CSF 含糖量减少，主要见于急性化脓性脑膜炎，也见于结核性脑膜炎、霉菌性脑膜炎、脑膜肉瘤病以及癌瘤脑膜转移。脑炎时含糖量不减，某些病例甚至增加。某些损及脑干的急性病变（外伤、中毒）亦可增加。糖尿病昏迷时含糖显著增多。

8. 氯化物测定　正常 CSF 含氯化物为 197.4~211.5mmol/L（700~750mg/dl）。在结核性脑膜炎早期常减少至 183.3mmol/L（650mg/dl）以下，在霉菌性脑膜炎，甚至化脓性脑膜炎时也可有某种程度的降低。

9. 细菌检查　CSF 涂片镜检：不同的病原菌，涂片后可采用不同的染色方法镜检。如化脓菌用革兰染色，结核杆菌用抗酸染色，真菌用墨汁染色。而后可直接镜检，但除了流行性脑脊髓膜炎外，其他各型脑膜炎用涂片染色直接镜检的方法查到病原菌的阳性率不高（均低于 50%）。为提高阳性率，可用离心法、过滤法等。

近来 Bernad 提出检查隐球菌的新方法，取 CSF 3~4ml，使其靠重力作用从醛酸薄膜滤过，后用 95% 酒精固定 2 分钟，用 Papanicolaou 法染色。再用黏液羊红作补充染色，使隐球菌荚膜多糖结构更为明显。此法阳性率可达 100%。

曹庆如采用 CSF 中加入新型隐球菌抗血清的方法，使 CSF 墨汁染色镜检的检出阳性率明显增高。其检测方法：取 CSF 10ml，加入效价大于 1∶640 的新型隐球菌抗血清，使抗血清与 CSF 成为 1∶5 或 1∶10，混匀，置 37℃温箱孵育 3 小时后经 2000r/min，离心 15 分钟，取沉淀做墨汁染色检查。

（三）采取 CSF 方法

1. 腰椎穿刺法　当怀疑患者有颅内感染、出血、椎管及蛛网膜下腔阻塞，或需经腰穿进行治疗或造影时，即应经过周密考虑，必要的准备，进行腰椎穿刺。

穿刺时使患者取左侧卧位，最好床上垫以木板以防脊柱弯曲。患者头、膝前屈，腰部尽量后突。患者姿势摆妥后，术者应认真触摸棘突间隙，严格执行皮肤消毒，戴口罩及无菌橡皮手套，覆盖消毒孔中。一般由腰 3~4 或腰 4~5 椎间隙穿入，先用 0.5%~1.0% 普鲁卡因做皮丘麻醉，然后深部麻醉，之后以左手摸好椎间隙（穿刺成功的关键是掌握住棘突垂直正中线与椎间水平线之交点），右手持针穿刺，刺透皮肤后针尖垂直或稍偏向头侧刺入。刺透硬膜时有阻力突然消失的感觉。

刺入蛛网膜下腔后，嘱患者全身放松，平静地呼吸，精神不要紧张，立即测量初压。如 CSF 流出很快可不测脑压或慎重、缓慢测压，在一般情况 CSF 压力增高时，不可轻易放 CSF，或留极小量（0.5~1.0ml）送检细胞数，蛋白定性，后即刻拔针至硬脊膜外腔，注入消毒生理盐水或自身血清 3~5ml，并立即快速静脉滴注 20% 甘露醇 250ml 以防脑疝形成。如脑压不高，可留取必要量 CSF。做常规、生化及细菌学等检查。测定终压。必要时做奎氏试验等。拔针后局部盖以无菌棉球，嘱患者平卧 4~5 小时。

应注意，在每次腰穿前均应做必要的神经系统检查。尤其是瞳孔大小及光反应的情况。眼底检查一旦发现视神经乳头水肿，腰穿应极慎重或不做腰穿，或先快速静滴 25% 甘露醇 250ml 而后慎重腰穿。

2. 小脑延髓池穿刺　患者因故不能做腰穿，临床又需要取 CSF 化验，或其他原因需要小脑延髓穿刺时，应慎重确定，并由有经验的医生做此项操作。穿刺前，局部皮肤应剃发准备。

穿刺时，患者取卧位或坐位均可。

卧位：使患者侧卧，头下垫一小枕，使头与颈部中线与脊椎中线成一平线，头向前倾，下颏接近胸部。

坐位：令患者坐于矮凳上，身前倾，头前弯，下颏接近胸部。

穿刺时，术者首先在消毒好的穿刺针上做一深度标记，严格无菌消毒，局部麻醉后，右手持针，左手拇指摸清患者第二颈椎棘突，固定部位，针由该指上方陷中刺入（部位相当于“风府穴”），朝眉间方向推进，先刺至枕骨大孔之后缘，注意深度，再将针尖向下移，沿枕骨大孔继续进入约0.5cm，即刺入小脑延髓池，刺入硬膜时有与腰穿时相似的感觉，此时穿刺针即稳定，如未进硬膜，则针较松动而不固定。若穿刺正确，拔出针芯后即可见CSF流出，但坐位时，小脑延髓池压力为零，故需用注射器稍加吸引，如无CSF应一面后退针一面用注射器吸引，万勿盲目推进。穿刺深度为4~7cm，决不可超过这个限度。

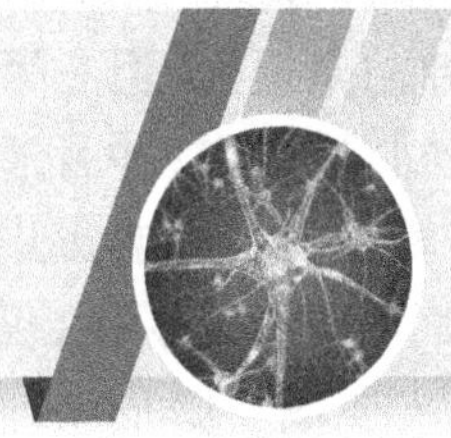

第十四章

颅内血液循环及其病变临床表现

第一节　脑部的动脉及其梗死临床表现

人的脑平均重量仅占全身重量的2%左右，但却接受从左心室搏出血液总量的16%以上，氧的消耗占全身消耗量的20%。脑部的血液供应对脑的生理功能有非常重要的意义。脑部动脉的血液供应相当丰富，来自颈内动脉和椎-基底动脉两个系统。两侧椎动脉进入颅腔后，先在脑桥尾缘相互联合成基底动脉，基底动脉在脑干底侧中央向前行走并分出许多分支供应脑干及小脑，最后分为两条大脑后动脉，它们与颈内动脉发出来的后交通动脉接通；颈内动脉进入颅腔发出眼动脉、后交通动脉后，再分出大脑前动脉及大脑中动脉。两侧大脑前动脉以前交通动脉相接通，这样，便在脑底形成一多边形脑底动脉环（Willis环），此环对保证各动脉间之侧支循环有重要的生理意义，但对梗死部位的临床定位诊断却带来了许多复杂情况。由于颅内侧支循环相当丰富，并经常发生“盗血现象”，此一血管梗死完全可能发生另一血管供血障碍的症状与体征，使临床体征与动脉血管造影发现的梗死部位很不一致。例如，文献中曾有这样的病例报告:患者,男性,61岁,因左半身麻木求治,经右侧颈动脉造影发现右侧颈内动脉完全梗死,但右颞浅动脉通过右侧眼动脉继续向右侧脑底动脉环供血,并且通过后交通动脉一直供应基底动脉之上端,复经椎动脉造影进一步证实了基底动脉上端梗死,但无临床症状。对此病例,仅根据临床症状推测,只能考虑其右侧感觉皮质或丘脑皮质通路的供血障碍,无法辨认出颈内动脉,尤其无法辨认出基底动脉的梗死。

因此,作者认为,对于脑梗死的定位诊断,根据临床症状和体征主要是推断其缺血软化部位。例如上述病例,如诊断右侧丘脑皮质感觉通路缺血,从神经病学的观点看,基本是正确的。至于梗死的部位,则尚须采取其他方法(症状、体征分析,神经影像学的CT、MRA、DSA等)进一步确定。

一、颈内动脉及其梗死临床表现

(一)颈内动脉解剖

颈内动脉是颈总动脉的分支。在喉部甲状软骨上缘自颈总动脉分出,沿喉壁外侧向上,经颈动脉孔进入颅腔。之后经过前破裂孔屈曲向上,沿硬脑膜上的海绵窦腔之颈动脉沟向前,然后再急剧屈曲向后,成“S”状形,称颈内动脉虹吸部。在海绵窦腔内有结缔组织将颈内动脉加以固定。此段颈内动脉与海绵窦外侧壁内的动眼、滑车、展神经和三叉神经第1、2支非常接近。如在该窦发生动脉瘤或其他病变,上述脑神经则先后出现部分或完全性麻痹。颈内动脉穿出海绵窦后,到达视交叉的外侧,随即在前楔状突附近分出一支眼动脉,它与视神经一起进入眼眶内。随后再发出后交通动脉、脉络膜前动脉、大脑前动脉和大脑中动脉。

颈内动脉在海绵窦内段,因某种原因破裂,动脉血液直接流入该窦内,形成动静脉瘘,称颈动脉海绵窦瘘(carotid-cavernous fistula)(图14-1~图14-3)。

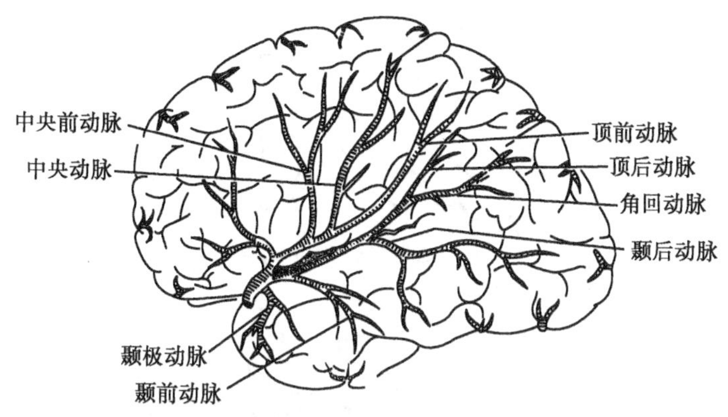

图 14-1 大脑中动脉分布

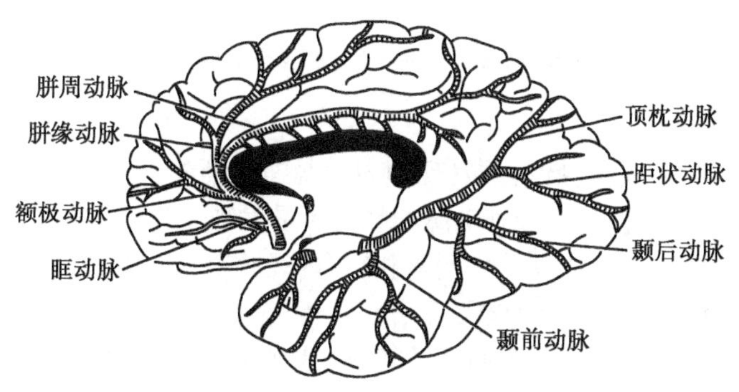

图 14-2 大脑前、后动脉分布

（二）颈内动脉梗死临床表现

该动脉梗死后的典型症状是梗死侧视力突然丧失，眼球深部疼痛及病灶对侧偏瘫。这些症状表明病变在颈内动脉分出眼动脉之前的部位。值得注意的是视力减退常为一时性的，仅在个别病例中才有视神经萎缩。颈内动脉梗死如没有上述眼部症状则诊断相当困难。如梗死于优势半球，则可能有运动性和感觉性失语。

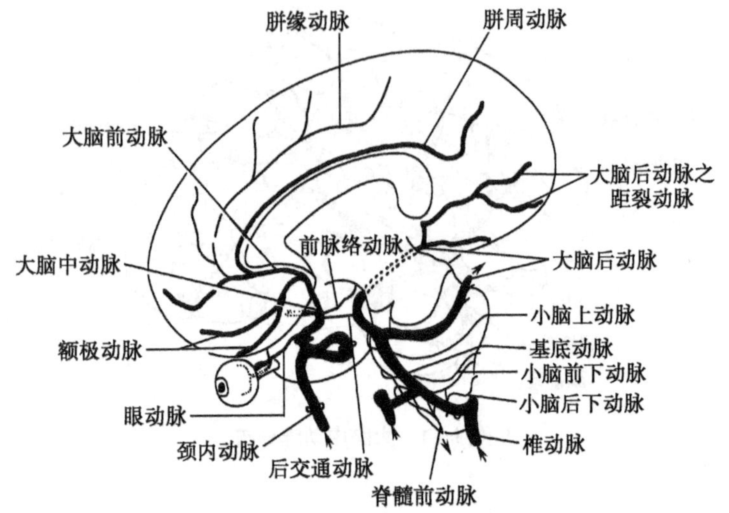

图 14-3 大脑右半球和脑干的血管

在下颌角触诊，如发现颈内动脉搏动消失，有重要的诊断意义。不过，常因颈外动脉通畅而不易发现。临床用多普勒超声探测法对颈内动脉之明显狭窄（内径狭窄 75% 以上）很有帮助，其准确性可达到 90% 左右。

颈内动脉梗死时偏瘫及其他局灶症状常为一过性、发作性的。这是由对侧血管通过脑底动脉环代偿的缘故。外科在颈部结扎颈动脉手术很少引起脑软化也是这个道理。

颈内动脉梗死的病程经过急性者常突然昏迷，伴有偏瘫、失语；进展缓慢者多有严重头痛发作、癫痫发作、逐渐智力减退、语言障碍和感觉障碍。软化灶比颈内动脉供应的区域要小得多，突出的或顽固存留的症状常常是大脑前动脉或大脑中动脉继发梗死的临床表现。

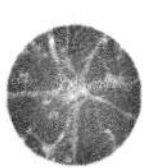

病例介绍：

女性，62岁，于1962年11月14日入院。1962年11月11日下午无明显诱因而发生口角右斜，左口角流涎，左侧面部和上肢麻木不适，左半身力弱，意识清楚。于第二天口角右斜更明显。第四天上午左上肢完全不能活动，无言语障碍。血压180/110mmHg，两侧颈动脉搏动大致相等，意识清楚，眼底动脉硬化，右睑裂和瞳孔小，左侧鼻唇沟浅，口角右斜，双侧额纹对称，伸舌偏左，左上肢无主动运动，左下肢力弱，左上下肢肌张力均高，肌腱反射双侧对称活跃，双侧巴宾斯基征阳性，深浅感觉正常，无脑膜刺激征。脑压95mmH_2O，脑脊液化验正常，康瓦反应阴性，脑电图右侧额颞部中等波幅5~6次/秒阵发性慢波。右侧颈动脉造影示虹吸部以上大脑中动脉、前动脉均不显影，大脑后动脉显影无异常。左侧颈动脉造影示双侧大脑前动脉均显影，位置正常，大脑中动脉左侧正常，右侧皮质支未显影。

根据患者的左侧Ⅶ、Ⅻ脑神经上运动神经元轻瘫，以左上肢为主的偏瘫，右侧霍纳征以及脑血管造影所见诊断为右侧颈内动脉梗死继发右侧大脑中动脉皮质支梗死。

二、前脉络膜动脉及其梗死临床表现

14

（一）前脉络膜动脉解剖

多自颈内动脉末端发出（有的作者报道，脉络膜前动脉起点与后交通动脉间的距离平均为3.4mm左右），但有时自大脑中动脉起始部、后交通动脉上方发出；或自大脑中动脉与大脑前动脉相接处发出，沿视束腹侧向后行，经大脑脚和海马回钩之间，终于侧脑室脉络丛，并与脉络膜后动脉吻合，向后上经侧脑室中央部，在室间孔与第三脑室脉络丛相接。

脉络膜前动脉在进入侧脑室下角之前,发出1~3支皮质动脉和2~3支中央动脉。皮质动脉分布于海马回。一支中央动脉再分数小支分布到外侧膝状体、大脑脚、乳头体及灰结节。另二支中央动脉穿视束及其外侧,称纹状体内囊动脉。此外还发出分支至尾状核、杏仁核和海马等处。

纹状体内囊动脉是供应纹状体及内囊中央动脉,绝大多数来源于脉络膜前动脉,极少数直接来源于颈内动脉。一般有两支,一支穿视束斜向后外达苍白球;另一支在视束外侧向后行,经内囊后肢及豆状核下缘沿视辐射向后行。脉络膜前动脉及纹状体内囊动脉分布范围是:内囊后肢、膝部、尾状核、苍白球、杏仁核、丘脑、下丘脑、乳头体、灰结节、外侧膝状体、视束、红核、大脑脚、豆核袢、侧脑室脉络丛、海马、海马回及海马钩回等。

(二)前脉络膜动脉梗死临床表现

该动脉梗死时产生对侧轻偏瘫,半身感觉障碍,同侧偏盲和病变侧瞳孔扩大及对光反应迟缓。轻偏瘫和感觉障碍是一时性的,偏盲则为持久性的。由于丘脑受损常出现感觉过度和丘脑手(产科医生手的姿势),而且有血管充血及水肿。

三、大脑前动脉及其梗死临床表现

(一)大脑前动脉解剖

大脑前动脉是颈内动脉较小的终支。在视交叉外侧由颈内动脉分出,向前内经视交叉的背面,沿终板的前方转向上,进入大脑半球间裂(大脑纵裂)。继而延胼胝体嘴向前上,绕胼胝体膝向后可达顶枕裂的前方。左右大脑前动脉未进入大脑纵裂以前其间有横支相连,称为前交通动脉。因此大脑前动脉分为交通前段和交通后段,或称近侧段和远侧段。

1. 大脑前动脉的皮质动脉　①眶后动脉,分布于眶后内侧部;②眶前动脉,分布于眶前内侧部;③额极动脉,分布于额极内、外侧面;④额叶前内侧动脉,末梢至额中回上半或其上缘的前部;⑤额叶中内侧动脉,分布于扣带回、额上回内外侧面及额

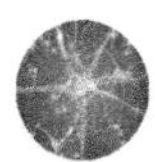

中回上缘或上半的中部；⑥额叶后内侧动脉，分布于扣带回、额上回、额中回上缘或上半部及中央前回上 1/4 部分；⑦旁中央动脉，分布于扣带回、旁中央小叶及中央前、后回上 1/4 部分；⑧楔前动脉，分布于扣带回后部、楔前叶前 2/3、顶上小叶上缘；⑨胼胝体缘动脉，分布于胼胝体及附近的皮质；⑩前交通动脉。

2. 大脑前动脉的中央动脉　又称前内侧丘纹动脉，又分长中央动脉和短中央动脉两群。

(1) 长中央动脉又称返回动脉、内侧纹状动脉、内侧前穿动脉，又叫 Heubner 动脉，属于前内侧丘纹动脉的一支，它是供应基底核重要而恒定的血管，此外还有一部分供应大脑皮质。返回动脉经前穿质进入脑实质，分布于丘脑、尾状核、苍白球前部及内囊的前肢。

(2) 短中央动脉：属于前内侧丘纹动脉的一群，在大脑前动脉交通前段中部或开始部向外侧发出 1 或 2 个较大的分支(细支 8~10 支)，稍向后外方行，于前穿质内侧部或中间部穿入脑实质。两支沿尾状核头内侧面弯向后上方。一支经前连合前面；另一支经其后面，达尾状核体的前部内侧面。供应尾状核头部及尾状核体前部的内侧面。短中央动脉还有一些细支向内侧至视上部和胼胝体膝部等处。

(二) 大脑前动脉梗死的临床表现

1. 大脑前动脉主干近端梗死，在正常情况可无症状，如前交通动脉有先天性变异或因病损不通畅时，则整个大脑前动脉供应范围，包括额叶眶面、内侧面、顶叶内侧面、额顶叶外侧面的上部以及内囊前肢、部分基底节皆受到缺血的影响。出现对侧偏瘫，对侧下肢皮质性感觉减退，排尿控制困难。严重者可有精神异常、意识障碍、原始动作再现。

2. 内侧纹状动脉供血中断，缺血主要发生在内囊前肢和部分尾状核及苍白球，表现为对侧面、舌肌麻痹及以上肢近端为主的对侧偏瘫，瘫痪肢体肌张力较高，呈强直状，而感觉障碍不明显。

3. 内侧纹状动脉从大脑前动脉分出后，大脑前动脉梗死时，受缺血影响的主要是其所供应的皮质，表现为对侧下肢瘫痪，上肢及面部影响不大，同时可伴皮质性感觉减退、排尿不易控制等（图 14-4）。

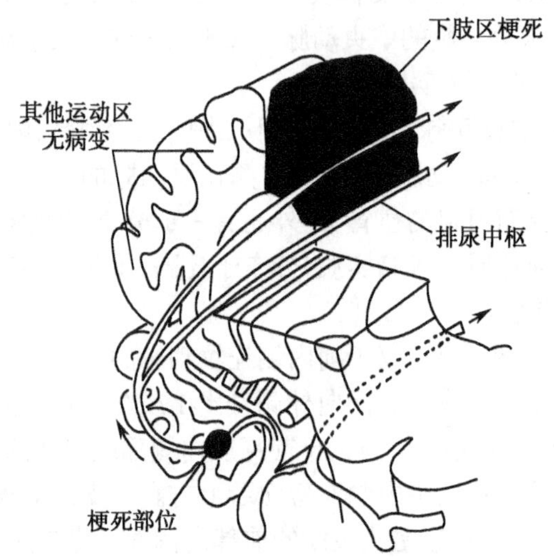

图 14-4 大脑前动脉梗死

四、大脑中动脉及其梗死临床表现

（一）大脑中动脉解剖

大脑中动脉是颈内动脉分支中最粗大的一支，是颈内动脉直接延续，也是最易发生血液循环障碍的动脉。一般在视交叉外侧，嗅三角和前穿质的下方，由颈内动脉分出。先以水平位行向外方，约在前床突附近进入大脑外侧裂，继而向外上方分布于大脑半球的背外侧面。

1. 大脑中动脉的皮质动脉 ①眶额动脉，分布于眶外侧半、盖部及额中回后部；②中央沟前动脉，从大脑中动脉上干或总干发出，斜向后上方，有 2~3 个分支，前部分支分布至盖部的后部及额中回后部，后部分支分布于中央前回下 3/4 ；③中央沟动脉，从大脑中动脉上干或总干发出，沿中央沟上行，分布于中央沟前、后回下 3/4 皮质；④中央沟后动脉，又称顶叶前动脉，从大脑中动脉上干或总干的上缘发出，经中央后沟上行，分布于中央后回下 3/4，缘上回及顶上小叶下缘；⑤顶叶后动脉，又称顶下动脉或缘上回动脉，分布于缘上回及顶上小叶下缘；⑥颞极动脉自大脑中动脉发出向前外下行，分布至颞极的外面及内面，并与大脑后动脉共同供应海马回钩；⑦颞叶前动脉分布至颞中沟及颞下回上缘；⑧颞叶中动脉分布于颞叶中部，末梢可至颞下回上缘；⑨颞叶后动脉，在行程中发出分支分布于颞上、中回后部及颞下回后部上缘；⑩角回动脉分布于角回及顶上小叶后部的下缘，有时可至顶枕裂外侧端。

2. 大脑中动脉的中央动脉　亦称前外侧中央动脉、前外侧丘纹动脉、豆纹动脉。该动脉分为内侧支和外侧支两群。

(1) 内侧支：自大脑中动脉起始部 1cm 以内发出的中央动脉，又称内侧纹状动脉或内侧穿动脉，此动脉为一组细小而彼此相互平行的小动脉，约有 2~3 支。各支从大脑中动脉发出后，经蛛网膜下腔进入前穿质。经豆状核壳浅深层穿过内囊达尾状核。

(2) 外侧支：自大脑中动脉起始部以外 1~2cm 处发出中央动脉，又称外侧纹状动脉或外侧穿动脉等，也是一组有 4~6 条的细小动脉，比内侧支粗且长，稍向内行达前穿质，进入脑实质后，经豆状核壳浅层或表面呈弧形上行，穿内囊达尾状核。

(二) 大脑中动脉梗死临床表现

14

1. 大脑中动脉主干　由于深浅动脉均受影响，临床出现三偏，即对侧偏瘫(包括面、舌肌及上、下肢)、对侧偏身感觉减退，亦可出现同向偏盲。如病变位于主侧半球，可有失语。因为皮质浅动脉侧支循环较丰富，即使大脑中动脉主干完全性阻塞，有时仅表现豆纹动脉的症状(图 14-5)。

2. 豆纹动脉　主要供应基底节及内囊，病变时表现对侧肢体偏瘫，而感觉障碍和视野的改变较少或不甚明显(图 14-6、图 14-7)。

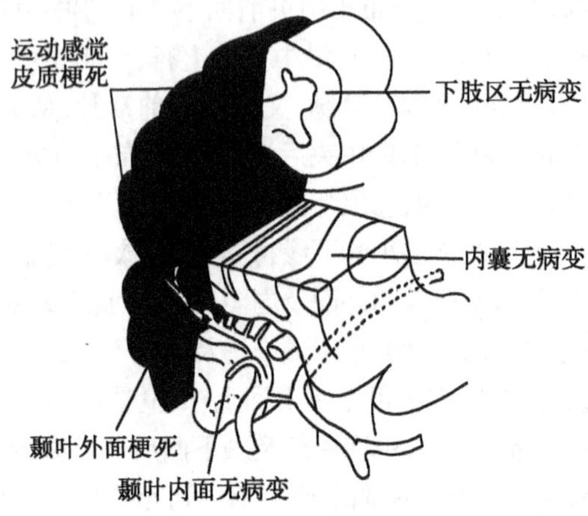

图 14-5 大脑中动脉远端梗死

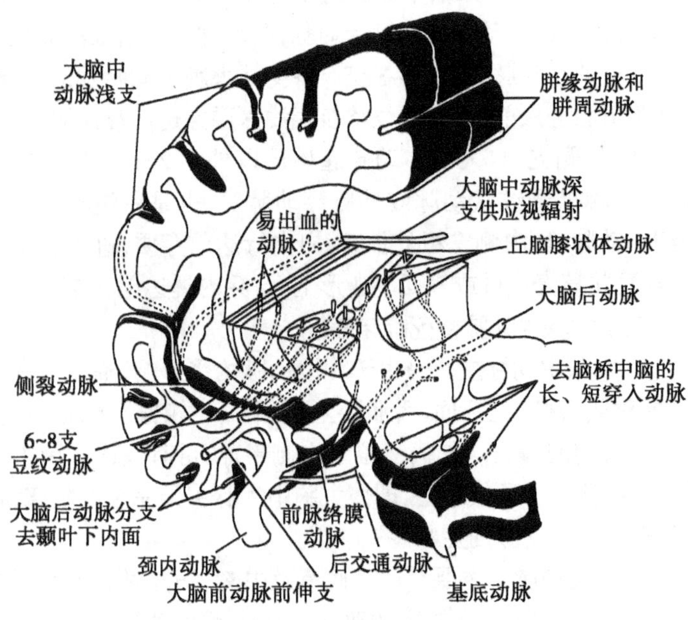

图 14-6 半球深部血液供应

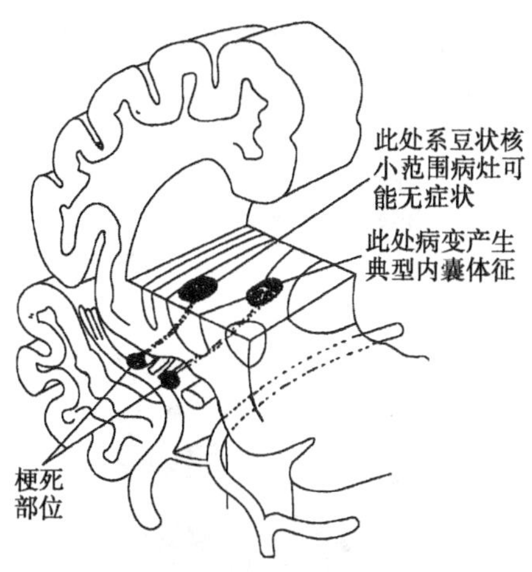

图 14-7　豆纹动脉梗死

3. 皮质动脉梗死后临床症状不恒定，其原因主为侧支循环丰富和皮质动脉生理变异较多。如病变广泛，侧支循环亦被病损时，临床表现有明显对侧面、舌肌及上肢的瘫痪，同时伴有皮质性感觉障碍，如病变在主侧半球可有感觉性失语。顶后、角回或颞后等动脉梗死如在主侧半球，可有感觉性失语、失读、失认等症状。

五、大脑后动脉及其梗死临床表现

大脑后动脉是基底动脉的终支，发自脑桥上缘附近。沿脑桥上缘，绕大脑脚向后行，越过海马回钩行于海马回裂内，至胼胝体压部下方，再越过海马回后端进入距状裂。供应大脑半球的枕颞部、海马回及距状裂、胼胝体压部、丘脑和中脑之一部分。

大脑后动脉梗死较少见，因为大脑后动脉与其附近的血管有很多的侧支循环。例如大脑中动脉与大脑后动脉在枕极上吻合，而黄斑代表区正在枕极内面，因此这两条血管梗死时黄斑视力均可不受损。大脑后动脉梗死时常表现为对侧同侧偏盲而黄斑视力保存。距状裂动脉单独受累，一般仅产生双眼对侧视野偏盲或象限盲。如若去丘脑的深支梗死则可产生对侧半身感觉障碍与疼痛(因丘脑受累)。有时,大脑后动脉梗死综合征仅为基底动脉梗死的并发症或早期表现(图 14-8)。

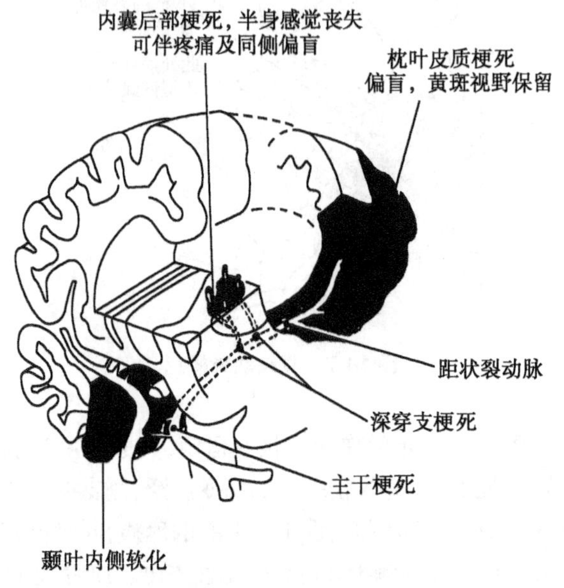

图 14-8 大脑后动脉梗死

六、椎-基底动脉系统及其梗死综合征

椎-基底动脉是主要供应颅后窝脑组织血液的一组动脉。

椎动脉有左、右两支,起自锁骨下动脉,在进入颅腔合并为基底动脉前,可以从解剖上将椎动脉分为四个段落:第一段自起始部到达第六颈椎横突孔;第二段在第六与第二颈椎横突孔之间的骨管内;第三段为枢椎与环椎(第一、二颈椎)之间;第四段自环椎至形成基底动脉(即颅内段)。

椎动脉在颅内段的主要分支是:①向内各发出一支脊髓前动脉;②向外各发出小脑后下动脉。

基底动脉在桥延交界处形成,行走于脑桥腹侧正中沟,至

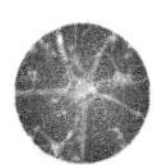

脑桥上缘复分为两支大脑后动脉供应大脑枕叶。基底动脉的主要分支为:①桥支;②小脑前下动脉;③内听动脉;④小脑上动脉;⑤大脑后动脉。

脑干与小脑的供血方式:椎-基底动脉系除最后分出大脑后动脉供应小脑幕上枕叶等部位外,其主要分支均供应脑干和小脑。各分支供应区的变异很大。因而,各血管梗死时发生的综合征也很不恒定。在脑干,因动脉梗死而发生的比较常见的综合征是延髓外侧综合征(小脑后下动脉梗死),已在脑干病变的定位诊断一章中谈到。本节从临床实际出发,重点介绍椎-基底动脉供血不足、椎动脉压迫综合征、基底动脉血栓形成几种常见的情况。

(一) 椎-基底动脉供血不足

近十几年来,随着神经影像学(CT、MRI、MRA、DSA 等)广泛应用,椎-基底动脉系的供血不足日益受到重视。国外有人提到,因脑血管病而发生卒中的原因,可能有一半在椎-基底动脉。笔者连续观察的 300 例脑梗死中,具备椎-基底动脉梗死症状者仅 44 例(14.6%)。不过,有一些颈性眩晕病例难以分类。

椎-基底动脉供血不足,一般是指椎-基底动脉系有暂时性(一过性)缺血发作(transient ischemic attacks)。每次发作时间自数分钟至数小时,24 小时内完全恢复。如果症状一旦持续存在,则应考虑已有软化。

主要的临床症状是:眩晕,视野缺损,复视,闪光感,一过性黑矇,构音困难,枕部头痛并常伴呕吐,平衡障碍,下肢无力和咽下困难,并常有猝倒发作及短暂的意识障碍。主要体征是共济失调、面神经麻痹、复视或偏盲、偏轻瘫,尤其左右两侧交替性偏轻瘫为特殊,舌咽和迷走神经麻痹以及意识障碍。

(二) 椎动脉压迫综合征(颈性眩晕)

主要表现是在颈部扭转或后屈时出现短暂的眩晕、恶心等脑干缺血现象,停止颈部扭转,症状即可消失,通过椎动脉造影的多次观察,相信这种综合征是椎动脉受阻或受压的表现,并且经常是颅外段受压的结果。第一段阻塞之原因多系动脉硬化性瘢痕;第二段阻塞之原因经常为颈椎骨刺增生压迫或刺激椎动脉周围之交感神经使之痉挛；第三段阻塞有时为环、枢椎关节活动过度，常突出表现为仰头时眩晕发作。许多临床及实验资料证明：正常人供应基底动脉之两条椎动脉，如一侧暂时受压（正常人扭颈时也可有一侧椎动脉受压），并不造成脑干供血障碍。如果一侧椎动脉预先已存在某种病变（如一侧性畸形、骨刺压迫、已有血栓或狭窄等），头颈扭转再压迫了健侧椎动脉，便会产生一过性脑干缺血发作，产生剧烈眩晕、呕吐，甚或伴有复视、肢体麻木、无力等现象（图 14-9）。

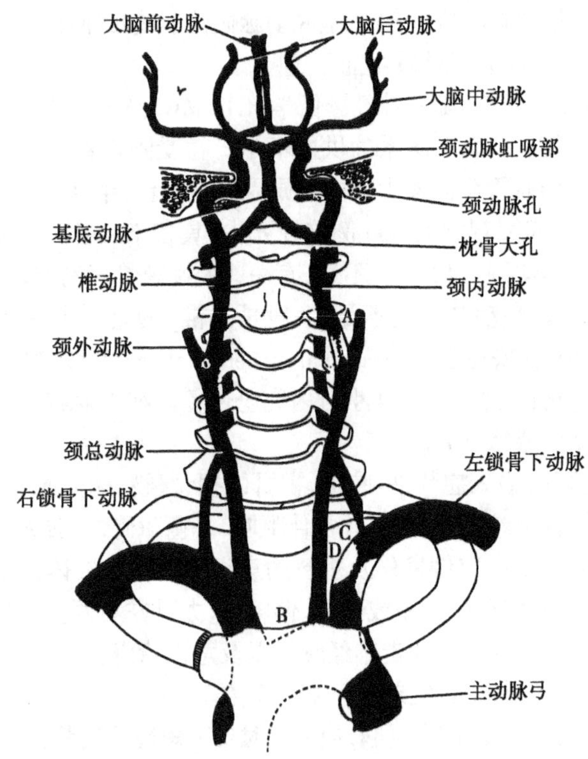

图 14-9 胸颈部颈动脉和椎动脉走行

A、B、C、D 为常见的动脉硬化部位：A、B 处病变产生短暂性偏轻瘫型缺血发作；C 处病变产生脑干缺血发作；D 处病变产生锁骨下动脉盗血综合征

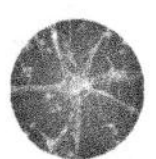

病例介绍：

男性，26 岁。1963 年 7 月发病，于某日晨欲起床时发生眩晕并伴呕吐。此后，每于头向左后方扭转或向后仰时即出现眩晕，有视物旋转，模糊不清，自己被推移感，多伴恶心，偶伴喷射性呕吐，因而患者不敢轻易扭转头部。体检时，如令患者按上述方向扭转颈部，每次均立即出现眩晕(无潜伏期)，并有水平 - 旋转型眼球震颤。颈部停止扭转运动时，症状很快消失。后经椎动脉造影，注药拍片三次，示左侧锁骨下动脉均显影良好，但椎动脉均未显影，仅有一片颈部肌支显影较多，基底动脉有极微弱影像，示有侧支循环形成。患者经数月休养并用一般扩张血管药物治疗后，症状明显减轻而出院。

由于在很多情况下，不能明确区分阻塞或狭窄部位在椎动脉还是在基底动脉，而且两者也经常同时存在病灶，故不得不使用椎 - 基底动脉供血不足这个概括术语。但是，在可能的条件下，如将椎动脉与基底动脉阻塞区别开，仍有一定意义，因为颅外段椎动脉阻塞的各种外科治疗已获得一定成绩。

（三）基底动脉梗死

基底动脉主干梗死时，往往先有椎 - 基底动脉暂时性缺血发作。一旦完全梗死，患者则迅速昏迷，或于皮质性失明一段时间后迅速昏迷死亡。如病程略慢则可出现四肢瘫痪，构音困难，延髓麻痹体征。病灶在脑桥上缘时，发生去脑强直体征，以伴皮质性失明前驱症者较明显。基底动脉分支梗死可见到某种脑干交叉征，参阅第六章。

病例介绍：

男性，43 岁。因双眼突然视物不清两周于 1972 年 9 月 21 日入院（眼科）。在发生视力障碍的同时，有明显眼眶痛以右侧尤重，并伴有呕吐多次。患者患高血压病十余年，糖尿病一年多。入院时体检：血压 144/122mmHg，内科无其他重要阳性体征。

神经系统检查：双目完全失明，但对光反应存在，瞳孔大小正常，眼球各方运动无障碍，视乳头无水肿，视网膜动脉光反射增强。当时神经系统无其他体征。头颅平片、脑电图与脑脊液检查亦为正常结果。血糖 16.7mmol/L（300mg/dl）。

于 1972 年 10 月 11 日夜，突又发生严重呕吐，旋即陷入深昏迷状态，双侧瞳孔时大时小，但多为极度缩小，两眼球呈分离浮动。左鼻唇沟浅，肢体屈肌反射左侧存在、右侧消失，尿中并无酮体，血糖 15.5mmol/L（280mg/dl）。于同日上午 11 时，呼吸停止，心脏于 14 时停跳，死亡。

尸检发现：脑软化区主要在双侧枕叶皮质及皮质下区视放射。脑干各段严重水肿肿胀。椎动脉左侧为一细线状，右侧粗大迂曲，质地硬如干柴，左侧后下小脑动脉起自基底动脉，尚较柔软，基底动脉远端严重硬化已完全阻塞。估计，基底动脉远端梗死在先，造成皮质性失明，在病程最初几天无脑干症状可能为侧支循环尚可维持，在死前突然侧支通路终断。病理诊断：椎 - 基底动脉梗死。

七、颈内动脉系与椎 - 基底动脉缺血的临床鉴别

遇有缺血性卒中患者，常常需要首先确定其缺血部位在颈内动脉供应区还是在椎 - 基底动脉供应区，以便进一步深入检查。前面，对颈内动脉系各动脉梗死的体征和椎 - 基底动脉缺血的体征已一一介绍，此处，将两组动脉缺血时发生的常见现象

综合列入表 14-1 供参考。

表 14-1　椎 - 基底动脉与颈内动脉缺血的鉴别

症状与体征	椎 - 基底动脉	颈内动脉
头痛	枕部	颞部（单侧）
眩晕	+	−
头昏	+	+
一眼失明	−	+
视物模糊或皮质盲	+	−
半身知觉异常	+	+
双侧知觉异常	+	−
偏轻瘫	+	+
四肢瘫	+	−
失语	−	+
构音困难	+	−
晕厥	−	+
猝倒发作	+	−
去脑强直	+	−
行为异常	−	+
一过性脑神经麻痹	+	−
小脑体征	−	−

第二节　脑部静脉系统及其病变临床表现

一、解剖特点

脑部静脉包括脑部静脉和静脉窦。

（一）静脉窦

人类脑部主要的大静脉窦有五个。

1. 上矢状窦 位于大脑镰上缘，前始自额骨之鸡冠部，向后在枕骨内粗隆处与横窦相沟通；它接受由大脑上静脉分支来的静脉血液。大脑上静脉为大脑半球的静脉，与大脑中静脉相吻合。上矢状窦也与颅骨的板障静脉以及属于颈外静脉系统的颅骨静脉相吻合。

2. 下矢状窦 位于大脑镰下缘的后半部，在小脑幕处直接与直窦相连接。

3. 横窦 为硬脑膜窦中最大的一个窦。位于枕骨粗隆两侧，围绕颞骨乳突而呈"乙"状形，故又称乙状窦；它通过颈静脉孔而出颅腔与颈内静脉相沟通。

4. 海绵窦 位于蝶鞍两旁，其内部结构为结缔组织，因似海绵状而得名。有颈内动脉和第Ⅲ、Ⅳ、Ⅵ脑神经和第Ⅴ脑神经第一、二支由此处通过。它接受视网膜中央静脉、大脑中静脉和下静脉的血液，并与上下岩窦相接。两侧海绵窦围绕着脑下垂体互相沟通成环，称为环窦（sinus circularis）。

5. 直窦 位于小脑幕的正中，大脑镰与小脑幕的接合线上，前起大脑镰游离缘的后下端，后接上矢状窦后端，构成窦汇，并与横窦相通，除接受下矢状窦的血液外，还接受大脑大静脉的血液（图 14-10）。

（二）静脉

脑部主要静脉可分深浅两组。

1. 浅支 有大脑上、中、下静脉群。主要是汇集大脑半球的静脉血液回流。大脑上静脉群收集半球皮质大部分的血液，流入上矢状窦。最大的静脉为大脑中静脉群，它不仅流入上矢状窦，而且亦入海绵窦，所以有沟通以上两窦的功能。大脑下静脉群在半球颞、枕叶的外侧面和下面，沟通中耳与颅腔，最后进入横窦。

2. 深支 主为大脑大静脉。该静脉位于胼胝体压部之下，

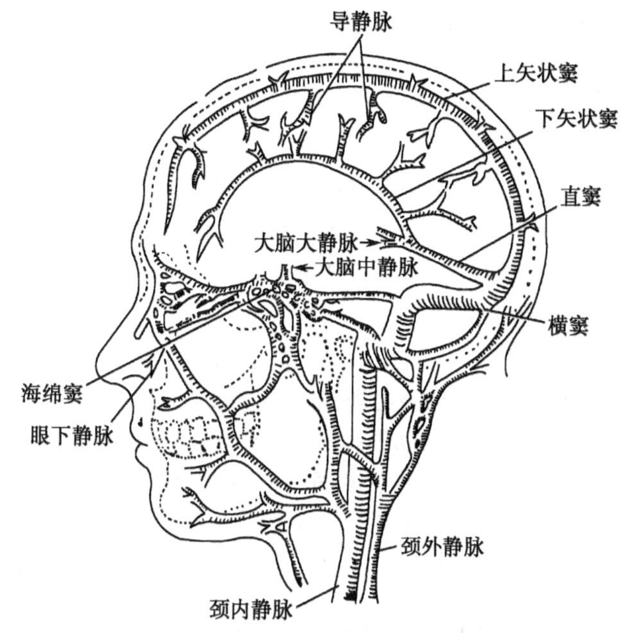

图 14-10　头颅静脉与静脉窦

引流血液进入直窦。大脑大静脉接受左右两大脑内静脉血液。大脑内静脉又接纳透明隔静脉、前后终静脉和脉络膜静脉。透明隔静脉主要接受尾状核头部和胼胝体前部的静脉血液。脉络膜静脉为脉络丛的一部分，汇流侧脑室和第三脑室的静脉血液。以上深浅静脉之间是相互吻合的。

二、静脉窦病变时的临床症状

（一）上矢状窦阻塞

主要造成颅内压增高，部分病例可伴视力锐减；合并浅静脉阻塞时，则出现双侧上运动神经元瘫痪，以下肢为重，有时首发症状为局限性癫痫，并伴有皮质性感觉障碍。也可以有视神经乳头水肿，前额与眼睑部静脉扩张。

（二）横窦或乙状窦血栓形成

常为急性或慢性化脓性中耳炎所引起；也可由乳突炎、颅骨骨髓炎引起。患者有寒战和发热，患侧之静脉变硬有压痛，乳突处水肿并有静脉扩张，颈项强直。蔓延到颈静脉孔，也可有舌咽神经、迷走神经和副神经麻痹。有时出现颅内压增高征，如头痛、呕吐和双侧视神经乳头水肿。如腰穿做压颈试验，压迫患侧颈静脉时，脑脊液压力不上升或上升很少。

（三）海绵窦血栓形成

常为眼部和鼻咽部感染的并发症。首发症状为眼眶部和鼻根部疼痛及水肿，眼球突出和视网膜静脉扩张。视乳头水肿，视力减退，以至失明。因动眼神经、滑车神经、展神经麻痹而引起瞳孔散大，对光反应迟钝及不同程度的眼球运动障碍。三叉神经眼支受累时，出现面上部感觉障碍；发病时伴有高热、寒战和周围血白细胞计数增高。

三、主要静脉梗死的临床表现

大脑上静脉群中发生血栓性梗死，常引起局灶性癫痫发作，可能发生下肢为主的偏轻瘫，凝视麻痹，病变延及上矢状窦，则同时发生颅内压增高。破裂时发生半球凸面硬脑膜下血肿。

大脑中静脉群中发生梗死，亦引起局灶性肢体抽搐，中枢性面瘫，优势半球发病并伴发失语。

大脑下静脉群有感染性病变时，容易伴发颞叶及小脑脓肿。

深支大脑大静脉梗死，多继发于感染、外伤、脱水等原因，婴幼儿多见，主要症状是昏迷、高热、心动过速、惊厥、呕吐、去脑强直发作、瞳孔缩小、视乳头水肿等。

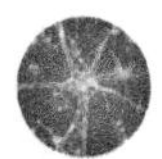

第三节 头颈部动脉的侧支循环及“盗血”现象

一、颅内与颅外的侧支循环

颅内与颅外的侧支循环渠道主要有:①颈内动脉与颈外动脉在眶部通过眼动脉(滑车上动脉、眶上动脉),有时还通过面动脉构成的侧支循环渠道;②颈外动脉与椎动脉通过枕动脉构成的侧支循环渠道;③锁骨下动脉与椎动脉通过深颈动脉构成的侧支循环渠道;④颈外动脉与锁骨下动脉形成的侧支循环渠道。

其临床意义主要是:在头颈部主要动脉(颈内动脉、椎动脉)颅外段发生严重狭窄或梗死时,如果侧支循环情况良好,可以不发生或很少发生神经系统病损症状。这种侧支循环的潜力有时很大,甚至在基底动脉中上段完全梗死时,可以通过颈外动脉达眼动脉,再到达后交通动脉、大脑后动脉的长途转运,使基底动脉得到代偿而不发生或很少发生脑干缺血的症状与体征。一侧颈内动脉的颅外段梗死而不发生症状的病例较多见。

在头颈部主要动脉发生梗死或严重狭窄时,侧支渠道内的血流波动增加,可造成搏动性局部头痛,在相应部位可听到血管杂音,头颈和胸部可有搏动感。这种头痛、杂音和搏动感,可作为颈动脉或椎动脉病变的线索。

二、颅内侧支循环

脑动脉侧支循环非常丰富,如当颈内动脉缓慢梗死时,并不出现脑缺血的症状。但是在生理上脑动脉侧支循环变异很大,或是吻支(即侧支)本身有病变,破坏了侧支循环的建立而发生脑梗死。以下为脑动脉系统中比较重要的侧支循环。

脑底动脉环(Willis 环)把脑部两大动脉系统(颈内动脉与

椎-基底动脉系统）和左右两侧的血液循环连成一个整体，当此动脉环任何一端血供减弱时，可以互相调和代偿（图 14-11）。

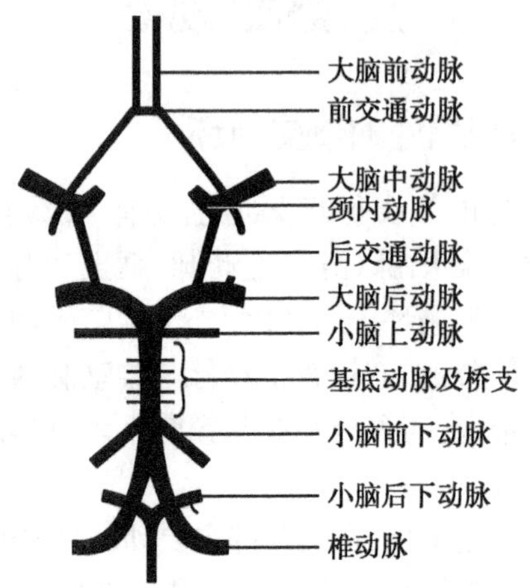

图 14-11 Willis 环组成示意图

典型脑底动脉环的构成，其前面有前交通动脉与两侧大脑前动脉相吻合，把两侧颈内动脉的血液循环连接起来。后面则通过两侧后交通动脉与颈内动脉及大脑后动脉相吻合，把颈内动脉系统和椎-基底动脉系统连接在一起，形成了一个六角形的动脉环，确保了脑组织血液供应的稳定。但是脑底动脉环生理变异很多，据有关资料统计，Willis 环形态完全正常、两侧对称而且各动脉均通畅者仅占 53.8%（有的报告只占 20% 左右）。变异中最常见的有两侧大脑前动脉或两侧后交通动脉管径大小不对称，以大脑前动脉为例，一侧正常，另一侧很细，甚至无管腔；后交通动脉也有同样情况，如一侧后交通动脉缺如或与在脑后动脉不相连接；前交通动脉缺如等多种变异。

脑底动脉环是脑部一个重要的侧支循环结构。在正常情况下动脉内血液各有循环走行的方向。两个动脉系统的血液相互间并不混淆，但当某个大动脉近端受阻或严重狭窄时，该动脉环

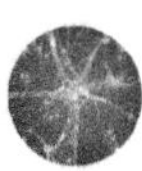

则发挥作用，建立侧支循环。如一侧大脑后动脉近端阻塞，由于阻塞远端动脉压力降低，颈内动脉的血液通过后交通动脉流向大脑后动脉，因此，患者不出现任何脑缺血的表现。大脑前动脉或大脑中动脉阻塞时也一样。若是 Willis 环交通动脉变异或不通畅，可能发生严重的脑梗死。

皮质动脉间、大脑深部动脉间均有吻合支。大脑皮质动脉间除去 Willis 环外，尚有许多吻合支，大脑皮质与小脑表面的动脉（或称软脑膜动脉）有广泛的吻合支。同样大脑前动脉与大脑中动脉之间，大脑中动脉与大脑后动脉之间或大脑前动脉与大脑后动脉之间血管相互吻合成网状，形成极为丰富的侧支循环；大脑深部的动脉也同样有吻合支，只是因其吻合支细小，承担侧支循环的作用有限。特别是某深部动脉急性梗塞时，常不能避免脑组织缺血或梗死。

颈内动脉与颈外动脉间、椎 - 基底动脉与颈外动脉间均有吻合支。如颈内、外动脉间的吻合通路主要是眼动脉，即眼动脉与脑膜中动脉之间，眼动脉与眼眶周围组织的动脉，包括面动脉和上颌动脉的分支、颞浅动脉的额支等均有很多吻合支，椎 - 基底动脉的内听动脉与颈外动脉的茎突舌骨肌支之间动脉与枕动脉、颈深动脉和颈升动脉的分支间均存有吻合支。

上述脑动脉之间诸多吻合支，在某脑动脉梗死时能否通过以上各动脉间的吻合支建立侧支循环，与病变动脉的大小，发病急缓和病变的范围等有密切的关系。因为诸动脉吻合支均较细小或成网状，若使其形成侧支循环需要一定的时间，如某血管阻塞是逐渐缓慢发生的，则有可能形成侧支循环，或是较容易形成侧支循环，使脑部病损的症状减轻，甚至无脑缺血的症状。否则如病急骤而且严重，则不易通过以上诸动脉间的吻合支建立起有效的侧支循环。

作者体会：患者侧支循环的结构条件与其梗死性脑血管病的病程经过及预后，有极大的关系。

病例介绍:

例一,男性,26 岁。因三日来突然出现右侧偏瘫伴言语障碍于 1976 年 3 月 6 日入院。入院检查右上肢肌力 2 级,右下肢肌力 3 级,部分性运动性失语,无视野及偏身感觉障碍。经左颈动脉造影发现其颈内动脉虹吸部起始部梗死。入院后经一般扩张血管剂治疗,两周后肌力恢复,言语、行动自如出院。半年后来院复查,已无阳性体征。经用多普勒超声探测仪获得其左侧眶上动脉和滑车上动脉信号后,压迫同侧颈总动脉,信号不完全消退(证明左侧眼动脉主要的不是同侧颈内动脉供血),但压迫同侧颞浅动脉同时压迫同侧面动脉时,信号明显减弱(证明左侧颈外动脉部分向左眼动脉供血)。压迫右侧颈总动脉时,左眼动脉(眶上及滑车上动脉)的信号近乎完全消失,并伴有头昏迷感,这证明左侧眼动脉,乃至左半球大部由右侧供血。住院期间左颈内动脉梗死病变并未消失,症状与体征之所以消失,主要是由于侧支循环的代偿作用。

例二,男性,64 岁。因冠状动脉粥样硬化性心脏病(冠心病)于 1976 年 7 月 4 日住院。住院一个月后某日清晨发现左侧偏瘫;左上肢肌力 2 级,下肢肌力 2 级,右颈动脉搏动减弱,右颈动脉分叉处可闻动脉杂音。多普勒超声探测:获得右侧滑车上动脉及眶上动脉信号后,压迫右侧颈动脉,信号立即消失,证明右侧眼动脉为同侧颈动脉供血;压迫右侧颞浅动脉同时压迫右面动脉,则信号完全消失,证明右眼动脉为右侧颈外动脉供血,颈内动脉阻塞。此患者住院半年多,虽经各种治疗,偏瘫全无恢复,多普勒超声探测多次,结果均与第一次同。压迫对侧(左侧)颈动脉,对右眼动脉的信号全无影响,说明此患者右侧半球,始终未能经前交通动脉由对侧获得侧支代偿性供血。

这两例患者恢复情况不同,可能与其侧支循环基础不同有很大关系。

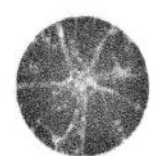

三、"盗血"现象

由于颅内及颅内外动脉之间广泛存在着侧支循环渠道，各动脉内的血流方向决定于各自的管内压力。如果某一动脉严重狭窄或阻塞，其远端之管内压必然下降，在这种情况下，无病变血管必然将其血液流入病变血管之供应区。如通过这种侧支渠道，使患病部位的血液供应得到补偿，则称之为侧支循环的代偿作用。如果由于向患病部位补偿供血，而使无病变部位"供不应求"，产生缺血病变，则称为"盗血"现象（steal phenomenon）。因盗血现象而产生的症状和体征，称为盗血综合征（steal syndromes）。

（一）锁骨下盗血综合征（subclavian steal syndrome）

病变（动脉粥样硬化）部位在锁骨下动脉或无名动脉起始部，椎动脉发出部以前，在阻塞部位以远的椎动脉及上肢动脉发生供血障碍，由于患侧椎动脉与上肢动脉之间无阻塞，患侧椎动脉管内压低于健侧椎动脉的管内压，因而健侧椎动脉由健侧锁骨下动脉获得的血液上升至基底动脉起始部时，不能全部或大部灌注基底动脉，而大部流入患侧椎动脉以及上肢动脉，因之造成基底动脉供血不足。是为锁骨下盗血综合征（图 14-12）。

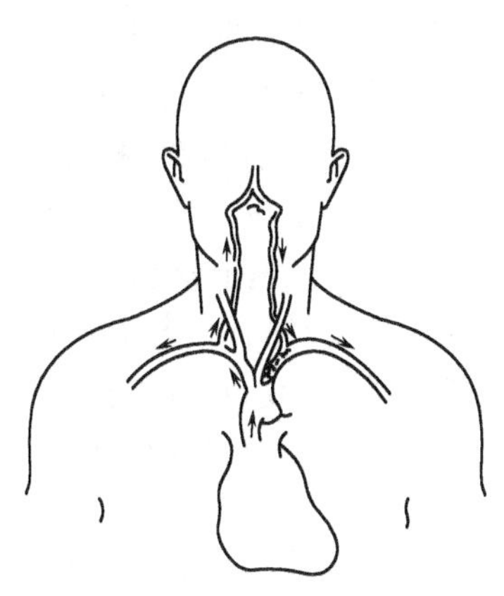

图 14-12　锁骨下盗血现象

14

锁骨下盗血综合征的临床表现：

上肢症状：患侧上肢无力，麻木，刺痛，尤其活动较多时明显。有时肌肉有营养障碍。

椎-基底动脉供血不足症状：晕厥、头晕、眩晕、步态不稳、枕部头痛最为常见。也常有呕吐、复视等其他症状。

颈动脉供血不足症状：如阻塞或严重狭窄部位在无名动脉根部颈动脉发出前，则亦可产生颈动脉系供血不足症状。

患侧上肢无脉或脉搏微弱。脉搏到达桡动脉的时间稍迟于健侧，因为它是绕至基底动脉返回的。这一点很特殊。在患侧锁骨下或椎动脉可闻血管杂音。患侧肱动脉收缩压比健侧低20mmHg以上，舒张压可相等。有时双臂血压差间断出现，需监护或反复多次测量才能发现。有时，令患肢做体力锻炼后（加重耗血后）才能发现双臂血压差现象。

（二）其他盗血综合征

除去上述比较有典型意义的锁骨下盗血综合征外，任何颅内外或颅内侧支渠道，都可成为盗血的途径，使临床体征复杂化，使血栓形成（阻塞）部位的定位诊断发生困难。现仅以文献中已见报道的病例，介绍几种其他类型的盗血现象。

颈内动脉向对侧颈动脉系统盗血，有人报道，一侧颈内动脉阻塞，症状与体征发生于阻塞的同侧肢体，按常规在偏瘫对侧做颈动脉造影发现，不仅颈动脉系统无阻塞象征，而且向对侧供应。又在偏瘫的同侧做颈动脉造影，发现颈内动脉完全阻塞。术后认为：患侧颈内动脉阻塞后，健侧向阻塞侧供血过分，也就是患侧向健侧颈动脉系盗血，造成颈动脉的健侧大脑半球相应部位软化，形成了软化部位对侧（颈内动脉阻塞的同侧）偏瘫及言语障碍，如按血管阻塞部位说，则偏瘫在血管阻塞的同侧。

也有人报道，由于无名动脉及锁骨下动脉都发生了阻塞，两侧椎动脉内来自颈动脉系统虹吸血液，两侧椎动脉的血流方向都由自下而上改变为自上而下，形成倒流，两侧椎动脉都成了由幕上向幕下盗血的渠道。

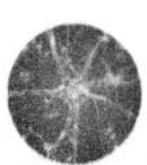

也有人报道，颈总动脉阻塞后，颈内动脉的血向颈外动脉反流，形成颈外动脉向颅内盗血的现象。颈外动脉阻塞后由椎动脉向颈外动脉供血（颈外动脉盗椎动脉的血），颈总动脉结扎后，造成颈动脉系从椎 - 基底动脉系盗血的情况。凡此种种情况，都可使阻塞性血管病的定位诊断发生极大困难。

在临床诊断阻塞性脑血管病的时候，应随时考虑到颅内外和颅内的侧支循环以及盗血现象。我们根据临床症状和体征，写出血栓形成或血管阻塞的部位是相当困难的，如与血管造影或 MRA 的结果相互对照，则可发现造影结果与临床推测不一致。但是，如果我们根据临床体征推断脑的某一部位（或某一血管供应区）有缺血、软化，则多能与病理结果大体一致。换言之，由于侧支循环和盗血现象的存在，脑的软化部位未必就是血栓形成血管直接供血的部位。这一点对脑梗死的定位诊断和内、外科治疗方法的选择，都有重要意义。临床上使用血管扩张剂治疗阻塞性脑血管病，目的在于扩张血管，起动侧支循环，改善病灶部位的血液供应，如果操之过急或时机不当，招致病灶以外的部位血流增加，病灶部位的血流反而被盗，则适得其反。临床上，使用血管扩张剂非但无效，反而有害的病例也是见得到的。

第四节　颅内出血的定位诊断

颅内出血患病后的死亡率较高，对生命的威胁比脑梗死大，但是随着医疗技术的不断进展，颅内出血的手术治疗机会日益增多，手术治疗的效果亦日益提高；因此，对颅内出血的准确定位诊断，有重大临床意义。

一、大脑半球内出血

（一）原发性脑内出血

脑出血或称脑溢血，是指高血压引起的脑实质内出血。脑出血疾病可来源于脑内动脉、静脉或毛细血管的坏死、破裂。而且有很多疾病可以促发脑内出血，包括高血压病、血液成分异常（白血病、血友病、血栓性血小板减少性紫癜、镰状细胞病等），抗凝血剂，胶原病，肿瘤出血，霉菌性动脉瘤，血管畸形，类淀粉样变性血管病等。其中高血压病是脑内动脉出血最重要也是最常见的原因。脑出血约占全部脑血管病的 10%~20%。脑出血患者中约有 80% 发生于大脑半球及其深部的基底节处，其余 20% 左右则发生于脑干及小脑。脑出血患者绝大多数是因为高血压病伴发脑小动脉病变，因血压骤升时破裂所致，称为高血压性脑出血。其他原因所致的脑出血较少见。

脑出血最常见和最主要的原因是高血压脑动脉硬化，但其具体的发病机制迄今仍是众说纷纭，尚无定论。一般认为脑出血发病可能是在原有高血压病和脑血管病变的基础上，血压突然急骤升高所致，长期高血压引起脑微小动脉透明变性（玻璃样变）、纤维素性坏死及微小动脉瘤是脑出血的病理基础。如 Charcot 于 1868 年提出脑部粟粒状动脉瘤破裂是脑出血的病因。Lowenfeld 等于 1886 年指出脑出血源于动脉硬化血管，粟粒状动脉瘤实为一种假想动脉瘤。Spatz 于 1939 年指出患者长期高血压可使脑微小动脉透明变性，使血管壁弹性降低，张力丧失并有纤维素性坏死，血液渗入管壁形成夹层动脉瘤，在此基础上受升高血压的冲击呈纺锤状或球状，即所谓粟粒状动脉瘤。秦芝九曾于 1980 年病理资料证实微小动脉瘤破裂是脑出血的直接原因。

脑出血的症状和体征取决于血肿形成的部位，可以没有任何先驱症状，多于活动中突然发病。常有头痛、恶心、呕吐，特别是发病早期呕吐对脑出血的诊断有重大意义。与蛛网膜下腔出血不同，脑内出血的局灶症状多比较明显，颅脑 CT 扫描血肿在 2cm 以下的患者一般无昏迷，大于 2cm 直径者则多有意识障碍，血肿累及底节及皮质下白质时则有偏瘫，偏身感觉障碍，或同向有偏盲。丘脑出血主为半侧身感觉缺失，偏轻瘫，瞳孔变小，垂直注视受限，特别上视受限，较易累及中脑头端的间质核。脑

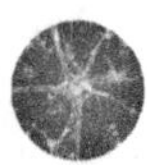

桥出血表现为急速昏迷，四肢瘫，针状瞳孔，但对光反射可能存在。小脑出血的患者初期可能清醒，诉头痛、眩晕、呕吐，体检可发现共济运动障碍，病灶同侧凝视麻痹。能在昏迷和呼吸障碍前明确诊断，对外科手术挽救患者生命意义重大。

脑出血死亡率一般较高，但也有不少患者能度过急性期存活，甚至完全恢复。

各部脑出血共同的临床表现：

1. 高血压性脑出血多见于50岁左右高血压患者。

2. 多在动态下发病，如情绪激动，过度兴奋，排便用力过猛等。

3. 发病多突然急骤，一般均无明显的前驱症状表现。常在数分钟或数小时内致使患者病情发展到顶峰。

4. 发病时常突然感到头痛，其性质剧烈，并伴有频繁呕吐，重者呕吐物呈咖啡色，继而表现意识模糊不清，很快出现昏迷。

5. 呼吸不规则或呈潮式呼吸，伴有鼾声，面色潮红，脉搏缓慢有力，血压升高，大汗淋漓，大小便失禁，偶见抽搐发作。

6. 若患者昏迷加深，脉搏快，体温升高，血压下降，则表示病情危重，生命危险。

（二）内囊-壳核出血

大脑基底节壳核为最常见的出血部位，由于常累及内囊，故又称内囊出血，除具有以上脑出血的一般的共同表现外，患者头和眼转向病灶侧凝视，以及病灶对侧肢体偏瘫、偏身感觉障碍及偏盲，即“三偏征”。

14

1. 偏瘫　脑出血后出现对侧肢体中枢性偏瘫和对侧中枢性面瘫。内囊出血表现有不同程度的偏瘫是难以避免的，常由于发病突然而且病情又较重，其偏瘫呈完全弛缓性，即偏瘫侧肢体肌张力低，甚至引不出腱反射，病理反射也不易引出。此系中枢神经抑制的表现，待数周后偏瘫侧肢体肌张力逐渐增高，致使弛缓性偏瘫逐渐变为痉挛性偏瘫，即表现偏瘫侧肢体腱反射增高，可出现髌、踝阵挛，病理反射阳性，上肢呈屈曲内收，下肢强直状,表现为典型的上运动神经元性偏瘫。

2. 偏身感觉障碍 约有不到半数的患者于脑出血对侧表现有不同程度的感觉障碍,一般表现程度均较轻,如用针刺偏瘫侧肢体及面部反应较对侧迟钝,不如偏瘫的程度显得明显或严重。

3. 偏盲 如患者意识障碍不严重能配合检查时,可于出血对侧表现有同向偏盲。此主要系经过内囊的视放射受累所致。但是临床上常常由于患者意识障碍严重或昏迷不能配合检查,无法查出此征。

本病多在活动时突然发病,如病变在优势半球(或称主侧半球)可伴发失语。双眼向病灶侧凝视。多数壳核-内囊出血的患者神志昏迷,昏迷的程度取决于出血范围的大小,以及对脑干压迫和其出血的程度。本病在演变过程中无波动,对诊断脑出血有帮助。若患者偏瘫轻或不完全,病情也不再进一步发展恶化,多数患者可有不同程度的好转与恢复。否则,如起病即是弛缓性完全偏瘫,其功能恢复较差。若患者开始发病其意识障碍呈昏迷者或因脑疝致使脑干受压或损伤,其预后均较差。

血压波动,对高血压控制不当,为发生脑卒中最直接因素之一,或是常见的致病原因。

病例摘要及病理报告

患者,男性,51岁。因意识丧失频繁呕吐5小时入院。5小时前患者与别人闲谈时突然意识丧失,并伴有频繁呕吐,呕吐物初为胃内容物,后为咖啡样物,尿床一次,约2小时后出现间断呼吸减慢及深呼吸,四肢阵发性伸展性强直,约4小时后出现左侧瞳孔散大,急送来院。

既往史:患者于9年前患右侧偏瘫,遗有右侧偏轻瘫,患者是否有高血压病史不详。

入院检查:体温35.6℃,脉搏76次/分,呼吸28次/分,血压 170/110mmHg，中度昏迷。瞳孔：右侧直径 2mm，左侧为 6mm，双侧对光反射消失。眼底：左侧视神经乳头边界不清，颞上方有一小片出血，右侧眼底未窥入。左眼球居中，右侧眼球居外展位、稍向下斜。口角右偏，左侧面肌松弛，四肢有阵发性伸展性强直。四肢均无主动运动，肌张力普遍增高，四肢腱反射活跃，右侧高于左侧，左侧 Babinski 征（±），右侧足为阴性。颈无抵抗，Kernig 征为阴性。

实验室检查：血白细胞 36×10^9/L，中性粒细胞为 94%；血糖 5.6mmol/L；脑脊液压力 320mmH$_2$O 为血性，细胞总数 320×10^6/L，白细胞 2.2×10^6/L，蛋白（+），糖 4.3mmol/L，氯化物 163mmol/L。心电图正常范围，次日 ST Ⅱ、Ⅲ、aVF 均下降。住院 17 小时死亡。

病理报告

大体观察：脑重 1775g，双外侧裂、脑底、小脑底面均有血。脑回扁平，脑沟变浅。左侧海马钩回疝及小脑扁桃延髓疝。脑冠状切面：两侧脑室充满血块，血肿位于中线，横跨两侧大脑半球，范围 10.5cm × 6cm × 5cm，胼胝体大部、双侧丘脑、内囊、底节、外囊全被出血破坏。左额叶后部及颞叶白质内见一裂隙状积血带，周边有陈旧梗死。中脑导水管、第四脑室充满血块。中脑、脑桥被盖部见点状出血。

镜下观察：出血灶内为大量血液，周边为脑组织水肿。左颞梗死灶内有大量胶质细胞增生，格子细胞形成，并见大量淀粉颗粒。

病理诊断

1. 高血压性（或原发性）大脑半球底节区双侧出血，破入脑室，左侧丘脑可能为原发部位。

2. 左侧钩回疝和小脑扁桃延髓疝。

3. 左额、颞部陈旧性梗死。

4. 左心室肥大（由于高血压病）。

[讨论]

本例在活动中突然意识丧失伴频繁呕吐5小时入院，发病22小时死亡。提示患者脑出血的可能性大，9年前遗有右侧偏轻瘫，明确表示有脑血管病史。既往史虽未提供是否有高血压病，但患者入院当时血压170/110mmHg，平均动脉压为140mmHg（平均动脉压＝舒张压+1/3脉压），亦可佐证本例为高血压病患者。在发病后4小时出现左侧瞳孔散大，一般可认为是左侧海马钩回疝的体征，提示病灶主要在左侧，但有左侧面肌松弛，口角右偏提示左侧偏瘫，病灶应在右侧。患者右侧眼球外展位，稍下斜，四肢阵发性伸展性强直，则高度提示中脑受累。在这种情况下，与其据左侧偏瘫的微弱体征定位于右侧半球出血，不如以左侧急性海马钩回疝和四肢强直发作等体征定位于左侧半球或双侧半球内出血合并中脑出血。患者四肢伸展性强直发作实为"去脑强直"发作。

陈旧性软化灶出血，相当常见。本例于9年前患有右侧偏瘫，无论当时是出血性脑卒中还是缺血性脑卒中，都可在左侧半球底节部位遗留一块软化灶，这种软化灶壁上或软化灶中的血管失去支撑，在高血压病或血压升高的情况下再次破裂出血。本例本次突然昏迷不久即出现左侧瞳孔散大，提示左颞叶首先出现脑疝和占位效应。此可以说明新出血灶距陈旧软化灶很近或是同一部位。出血，亦可能是由于久患高血压病所致微动脉瘤破裂，不过病理检查时往往不易发现或被忽略。

本例出血部位从发病形式和临床体征，已初步推测其出血灶在左侧或双侧半球底节及丘脑下部病损，正如上所述。但据外科治疗的要求，希望能进一步确定出血在内囊的外侧（壳核）还是在内囊的内侧（丘脑）。本例发病急骤，突然昏迷，很快出现呕吐、双侧体征及眼部症状，伴早期去脑强直发作，迅速死亡，诸种表现均提示左侧或双侧底节内侧型（丘脑）出血，而且出血量相当大，已破入双侧脑室系统，因此，难以救治。

形态鉴别诊断：因见有大量出血勿需与非出血性疾病鉴别。肉眼及镜下检查无肿瘤块及肿瘤细胞，瘤卒中自除外。这种位于底节区域的、大量的出血亦非为血液病所合并的脑内出血，后者多散在于白质及皮质各部，而且在镜下可见有血液病异形细胞。镜检亦未见动静脉畸形，而在左额、颞深部见有陈旧性梗死病灶，胶质增生和格子细胞形成均非22个小时所能出现，必须在此次发病前早已存在，又恰位于左侧基底节区，完全可以推断为造成右侧偏瘫后遗的陈旧软化灶。

（三）尾状核头部出血

本型出血在临床上较少，约占高血压脑出血的1.5%~5.3%。在CT扫描问世以前尾状核头部出血易被误诊为“原发性蛛网膜下腔出血”。因尾状核头部与侧脑室比邻的面积较大，故该处出血极易破入侧脑室内，常因出血量小对内囊区的锥体系与感觉传导束影响不大。临床上除表现有脑膜刺激征和血性脑脊液外，几乎无明确的神经系统定位体征。由于血肿侵犯脑实质较轻，破入脑室内血液量又不多，因此，临床症状不重，预后多较好。

尾状核头部出血均以突然头痛、恶心、呕吐发病，多无意识障碍，神志清晰。仅有部分患者因血液破入脑室系统而出现短暂的意识障碍，多因血液量少神志很快即恢复。临床体征主为脑膜刺激征，即颈项强直、Kernig征与Brudzinski征阳性。仅因出血量大内囊前肢被累及，可有偏瘫或偏轻瘫。一般情况多无神经系统定位体征。少数患者因血块阻塞脑脊液循环通路而引起急性脑水肿，致使有较重的意识障碍。

CT颅脑扫描于尾状核头部可见高密度的血肿影像。侧脑室前角为破入血液的高密度影像。血肿直径一般在1.5~3.0cm之间。

依临床及CT扫描所见可将尾状核头部出血分为3种类型：Ⅰ型指出血和血肿仅局限于尾状核头部，临床表现轻，无神经系统定位体征；Ⅱ型指尾状核被血肿破坏，血液破入脑室并向后方扩展，临床表现可有短暂的意识障碍及偏瘫或偏轻瘫；Ⅲ型指血肿由尾状核头部扩延到内囊区并破入脑室，出血量较多，临床表现有较严重的意识障碍和明显的偏瘫，并有四肢肌张力增高。

尾状核头部出血需与原发性脑室出血鉴别。后者临床表现严重，可有去大脑强直发作，意识障碍严重而持久。CT扫描仅见脑室内有高密度血肿影像，而脑实质内则无血肿影像，预后多较凶险。颈内动脉瘤或前交通动脉瘤破裂导致蛛网膜下腔出血，可在侧脑室前角外侧区见有小量积血，其临床表现常与尾状核头部出血相似。临床鉴别诊断有一定困难。脑血管造影、动脉数字减影血管造影（DSA）有助于查出动脉瘤。

病例摘要及病理报告

患者，女性，55岁，干部。因头痛、头晕、呕吐伴意识障碍2天，于1985年9月9日来院急诊。患者于1985年9月9日下午4时自觉颈背部发紧，大便后不能站起，并感头痛、头晕，呕吐几次为咖啡样胃内容物，量不多。当时测血压200/100mmHg，即送院急诊。检查中患者意识不清楚，至晚9点30分呈嗜睡状态，压眶有反应，双上肢有动作，双下肢无自主动作，左侧肢体可疑偏轻瘫，双侧病理反射阳性，颈有抵抗，Kernig征阳性，留急诊室观察2天后收入院。

患者高血压病史10年，血压最高达200/100mmHg，间断服降血压药物。患糖尿病30年，为胰岛素依赖型，长期注射胰岛素控制血糖。

入院检查：体温37.2℃，脉搏102次/分，呼吸17次/分，血压180/100mmHg，发育正常，营养中等，全身皮肤无出血、黄染，浅表淋巴结不肿大，肺部有少许啰音，心界不扩大，心律齐，各瓣膜无杂音，肝、脾肋下未触及，双下肢轻度凹陷水肿。

神经系统检查：嗜睡，呼之能简单回答问题，双眼白内障术后，右眼失明，左眼光感，瞳孔不等圆，对光反射迟钝，双侧鼻唇沟相等，压眶双上肢均有动作，腱反射右上肢 > 左上肢，双侧膝腱反射未引出，左侧病理反射阳性；颈有抵抗，Kernig征（±）。

实验室检查：血常规示血红蛋白 95g/L，白细胞 19.7×10^9/L，中性粒细胞 91%，淋巴细胞 9%。尿蛋白（++），尿糖（+），红细胞中量，白细胞 5~10 个 /HP，尿酮体弱阳性。血钾 5.23mmol/L，钠 133mmol/L，氯化物 100mmol/L，尿素氮 19mmol/L，血糖 10.1mmol/L，二氧化碳结合力 21.4mmol/L，血气分析为代谢性酸中毒。心电图显示为室性心动过速；胸片显示两上肺纹理增多，左上肺可见模糊片状阴影，心脏普遍增大。

入院后患者呈嗜睡状态，潮式呼吸，心率 90~120 次 / 分，体温 38.7℃，血压控制在（140~150）mmHg/90mmHg，血糖 10.1mmol/L 渐升至 17.8mmol/L，酮体（+），尿素氮 19mmol/L 上升至 33.6mmol/L，尿量少，血钾由 5.23mmol/L 增至 6.21mmol/L，钠、氯偏低，二氧化碳结合力降至 15.6mmol/L。经使用降压、脱水、止血剂及胰岛素静点，输碱性药物等综合治疗后，血糖、血钾、尿素氮渐下降，酮体转为阴性，酸中毒有所纠正，体温下降至 37.2℃，但病情无明显好转。9 月 18 日下午 5 时 40 分发现患者突然面色苍白，呼吸微弱，血压测不出，心音听不到，经心外按摩等紧急抢救后心跳恢复，120 次 / 分，5 分钟后心脏停跳，抢救无效死亡。

病理报告

大体观察：发育、营养无异常，皮肤、巩膜无黄染，全身淋巴结不肿大，五官未见异常，左胸腔积液 100ml，右胸有少量积液。左冠状动脉狭窄Ⅱ级。

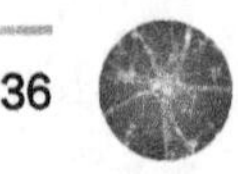

脑重1125g，双侧大脑半球不对称，右侧饱满，脑回增宽，脑沟变窄浅。右侧小脑扁桃延髓疝。双侧额叶软脑膜下有片状出血，基底动脉硬化。大脑水平切面，见右侧尾状核头体交界处有出血(豆状核也被破坏)，形成3cm×3cm×3cm大小血肿，血肿破入双侧侧脑室及第三、四脑室和大脑导水管，其余脑组织未见异常。

镜下观察：血肿周围正常脑组织消失，胶质细胞及泡沫细胞增生。出血灶周围有少量炎性细胞浸润。其他脏器未见异常。

病理诊断

1. 动脉粥样硬化症，脑动脉硬化，右侧尾状核出血，血液破入双侧侧脑室、第三脑室，脑水肿，右侧小脑扁桃延髓疝。
2. 冠心病。
3. 糖尿病。
4. 慢性肾盂肾炎。

［讨论］

本例的临床特点：患者高血压病10年，起病急，起病时血压为200/100mmHg。主要症状是颈背部发紧，头痛、头晕、呕吐，意识障碍。体征以脑膜刺激体征为主。右侧肢体可疑轻度偏瘫，双侧病理反射阳性。当时诊断为蛛网膜下腔出血可能性大。发病后第3天，经脑CT扫描证实在右侧尾状核头部血肿破入侧脑室。CT显示双侧侧脑室前、后角，体部及第三、四脑室呈高密度影像。尸检右侧豆状核也被破坏，可解释左侧肢体轻偏瘫。颈背部发紧可能是出血刺激神经根所致。本例由于出血量较大，致使颅内压增高，最后死于脑疝。

关于尾状核出血，自CT问世以来，得以正确诊断。尾状核的血液供应，头、体部由内侧豆纹动脉供血，其出血原因可见于高血压和动脉瘤。该部与侧脑室连接面积较大，故此

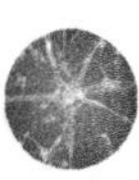

出血早期极易破入脑室内，常不出现定位体征。临床上极易误诊为蛛网膜下腔出血或脑室出血。

按以上所述的临床表现和CT扫描的特点将本病分为3型。本例可能属Ⅱ型（即血肿破入脑室并向后方扩展，临床上有意识障碍及偏瘫）。

尾状核出血较壳核、丘脑、小脑、脑干出血远为少见。如果少量出血，一般预后较好。临床诊断主要靠CT脑扫描。

本例值得借鉴的是，对临床上表现为蛛网膜下腔出血的病例，还需考虑尾状核头部出血的可能。本例大便后双下肢不能动，用尾状核出血不好解释。

（四）丘脑出血

丘脑的血供主要来自大脑后动脉的分支丘脑膝状动脉及大脑中动脉的深穿支豆纹动脉。丘脑膝状动脉供应整个丘脑或丘脑外侧部；豆纹动脉则供应丘脑内侧。这些动脉破裂可引起丘脑全部或部分出血。其临床表现依其出血量多少、丘脑受损的范围及其扩展的方向不同而异。

丘脑出血本身并不伴有意识障碍，当血肿破入脑室，由于巨大的血肿和脑水肿的占位效应损伤脑干上行网状激活系统或累及下丘脑，可导致昏迷；并发急性梗阻性脑积水与中脑血肿而引起脑疝时，是丘脑出血致死的主要原因。

丘脑出血另一个特点是出血常波及中脑，从而使之发生一系列的眼球症状，如垂直注视麻痹或向上注视受限而常处于向下注视（向鼻尖方向），犹如“日落”状，瞳孔常较小、不等大，对光反射迟钝或消失，会聚障碍，病变侧眼睑下垂，双眼各种斜视位，眼球浮动，霍纳征。

丘脑外侧部出血主要表现（或称丘脑综合征）：①偏身感觉异常，病变对侧偏身深浅感觉减退或消失、丘脑性自发性疼痛、感觉过度，此为较典型的Dejerine-Roussy综合征（详见后）；②分离性偏轻瘫，系指丘脑性不完全性瘫，其表现特点为下肢瘫重于上肢，上肢的近端重于远端；③肌张力低下和感觉性共济失调；④少数病例有眼球异位，如双眼球向病灶侧注视等。若病变累及内囊后肢则可有对侧同向偏盲。

丘脑内侧部出血主要表现：精神异常，记忆力障碍或表现痴呆。可表现为Korsakoff综合征（记忆力明显障碍、虚构、夸大妄想或迫害妄想以及人格改变等）。丘脑前核属特异性中继站，与近事记忆建立有关，该核群与自主神经活动的调节有关，与边缘系统也有一定的联系；丘脑内侧核与下丘脑边缘系统有联系，与前额皮质联系涉及意识性活动和记忆。如丘脑前内侧部出血主要表现，为病损后可出现精神症状、遗忘、主动性差、精神错乱或痴呆等；若丘脑-下丘脑联系纤维中断，引起尿便功能障碍；若小血肿直接破入第三脑室，可出现脑膜刺激征，但较少见。

左、右两侧丘脑分别出血其症状表现有所不同。左侧丘脑出血有三个基本特征：①感觉障碍重于运动障碍；②眼球运动障碍，如不能上视、瞳孔缩小，对光反射迟钝或消失；③丘脑性失语：丘脑性失语属皮质下失语，丘脑参与语言程序的编制、发动与修正过程。左侧丘脑腹后核病损后可致语言迟滞、重复语言及语义性错语症。丘脑出血约40%有语言障碍的表现。

右侧丘脑出血，其临床表现：偏侧痛觉消失，偏瘫无知症及偏身失认症；结构性失用症，患者左侧半身表现体象障碍，对形状、体积、长度、重量产生错觉；偏身忽视症，此系丘脑至皮质的传入纤维断裂所致。

[附] Dejerine-Roussy综合征

Dejerine-Roussy综合征亦称丘脑综合征（thalamic syndrome）。其病变部位在丘脑外侧核的后半部。病因可见于丘脑膝状动脉破裂出血、栓塞等。

临床表现：

1. 对侧肢体运动障碍　病变对侧出现短暂即逝偏轻瘫，由于丘脑与纹状体联系中断，则出现病变对侧肢体不随意运动，如舞蹈、手足徐动等，且其程度均较轻。

2. 病变对侧面部表情运动障碍　其表现为病变对侧面部分离性运动障碍，即患者情绪激动时，或大哭大笑时，病变对侧面部表情缺如或丧失，呈面肌瘫痪征象。如同时令患者病变对侧上下肢运动，该侧面肌并无瘫痪。此系丘脑至皮质下基底节核团反射径路受累中断所致。

3. 对侧半身感觉障碍　其特点表现如下：

(1) 对侧半身深浅感觉均减退或缺失，此是丘脑外侧核特别是腹后外侧核受累的结果。

(2) 感觉障碍的程度不一致，多是上肢重于下肢，肢体的远端重于近端。

(3) 深感觉和触觉障碍较浅感觉障碍严重，患者表现有深感觉性共济失调。此系丘脑腹外侧核受累的结果。另由于实体感觉障碍，呈现肢体感觉失认的现象。

4. 病变对侧半身自发性疼痛　患者表现病变对侧肢体剧烈的、难以忍受和难以形容的“自发”性或中枢疼痛。剧痛为持续性，常因声响、吹风、光照等刺激而加重。此系丘脑内髓板、中央核受累的结果。疼痛部位多呈弥漫性难以确定，情绪激动时疼痛加重。

5. 病变对侧感觉过敏和感觉过度　此系丘脑病损常见的典型症状。

(1) 感觉过敏是因痛觉阈值降低所致，即轻微的触摸刺激即可引起病变时侧半身皮肤明显疼痛。

(2) 感觉过度是因痛觉阈值升高所致，即轻微的刺激不引起反应，但刺激程度达到其阈值时，立即出现过分强烈的疼痛并向整个上、下肢扩散，呈持续性。此征是丘脑病变独有特点，很有诊断价值。

6. 丘脑性疼痛伴有自主神经功能障碍　如血压升高、心跳加快、泌汗增多、血糖升高以及膀胱功能障碍等。

二、脑桥出血

脑桥出血为脑干最常见的出血部位。原发性脑桥出血占急性出血性脑卒中10%左右。多因供应脑桥的基底动脉发出的旁正中央支和短旋支的侧穿支破裂出血所致。故名曰脑桥出血动脉。血肿多位于基底部与被盖部交界处，亦可位于基底部与被盖部。本病起病急骤，可先有剧烈头痛、呕吐，以累及双侧脑桥者多见。脑桥出血75%以上是由高血压脑动脉硬化引起的。重型脑桥出血均因出血量多，血肿向上侵及中脑乃至丘脑部或破入第四脑室。因被盖部网状结构病损，患者迅速昏迷，核性面神经瘫痪，四肢弛缓性或痉挛性瘫痪，双侧病理征（Babinski征）阳性，双侧瞳孔针尖样缩小，常伴有中枢性高热及呼吸节律紊乱，血压不稳定，病情进行性恶化，死亡。自从CT问世以来发现，凡>10ml的巨大脑桥出血多迅速致死；而<5ml的局限性脑桥血肿病情不是很危重，多数患者可以存活。目前认为原发性脑桥出血中，轻型病例并不少见，血肿<1ml者仅表现腔隙综合征。

（一）脑桥出血的临床表现特点

1. 因脑桥内有展神经核、内侧纵束及双眼侧视中枢，且因血肿向上扩延累及中脑的动眼神经核，因此，眼球运动障碍的表现最多见，如双侧瞳孔针尖样缩小，眼球震颤，霍纳征，单眼外展不能，双眼垂直注视麻痹，双眼向病灶对侧凝视，眼球摆动，一个半综合征，即双眼球向病灶侧凝视不能（称凝视麻痹），称此表现为“一个”；双眼球向病灶对侧凝视时，表现为核间性眼肌麻痹，称此表现为“半个”，即当双眼球向病灶对侧凝视时，病灶对侧眼球能够外展并伴有眼震，而病灶同侧的眼球不能内收，称其为“半个”。此系脑桥网状结构和内侧纵束联合病损的结果。

2. 因脑桥内锥体系比较分散，因此，病损所致的运动障碍为不对称、不典型的偏瘫、交叉性瘫、四肢瘫、双下肢截瘫或单纯

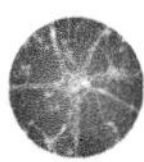

核性面瘫。

3. 患者可有偏身感觉障碍、单侧面部感觉障碍、幻视或味觉障碍。

4. 轻型病例恢复较快，多在几天或十余天好转恢复。此种病例出血量 <1ml，并局限于脑桥实质内，破坏少，水肿轻，一般预后良好。

5. 颅内压增高或脑积水者少见。脑脊液是否为血性，主要取决于血肿是否破入脑室或蛛网膜下腔。

（二）脑桥出血临床诊断要点

1. 患者有高血压动脉硬化病史。发病突然，表现头痛、头晕、呕吐、双耳失听等。

2. 若开始于一侧脑桥出血，则表现交叉性瘫痪，即病变同侧面瘫和对侧偏瘫。头和双眼同向凝视病变对侧。

3. 脑桥出血常迅速波及双侧，四肢多呈弛缓性瘫痪（休克期）和双侧面瘫。有的病侧呈去脑强直表现。小便困难及闭锁综合征。

4. 双侧脑桥出血，头和双眼回到正中位置，双侧瞳孔缩小似针尖样，是脑桥出血病损的特征之一。此系脑桥内交感神经纤维受损所致。

5. 眼部症状除以上外，尚有眼球运动障碍、眼震、霍纳征和一个半综合征（见前述）。

6. 脑桥出血因阻断丘脑下部的正常体温调节功能，使体温明显升高，呈持续性高热状态。此是脑桥出血的又一特征。双侧脑桥出血由于破坏或阻断上行网状激活系统，患者常在数分钟内进入深昏迷。

7. 由于脑干呼吸中枢受累表现呼吸不规律或呼吸困难。如出现双侧瞳孔散大，对光反射消失、脉搏血压失调、体温不断升高或突然下降、呼吸不规则等为病情危重的表现。

8. CT 颅脑扫描是可靠而迅速的确诊手段，MRI 在显示各期脑桥出血方面比 CT 更准确，因 MRI 不受伪影的影响。

病例摘要及病理报告

患者，男性，43岁，未婚，右利手。因突然昏迷，四肢瘫痪8天，于1983年4月30日入院。患者于发病前8天晚餐中饮酒80ml，晚10时就寝。次晨9时许发现患者已昏迷，四肢无自主动作。送医院急诊室。检查发现：患者呈昏迷状态，体温38.5℃，呼吸尚平稳，血压140/80mmHg。双侧瞳孔较小，左 > 右(2mm∶1.5mm)，对光反射弱，眼底正常，双眼球位置居中，但有时向下注视，四肢无自主动作，肌张力较低，四肢腱反射对称，稍活跃，双侧巴氏征(Babinski征)阳性，颈无抵抗，脑超声波检查中线无移位。收住医院。

既往史：1966年发现高血压病，血压最高200/100mmHg，近半年来自谓血压“不高”，有烟酒嗜好。

入院检查：体温37.5℃，脉搏100次/分，呼吸20次/分，血压130/80mmHg，昏迷，内科检查无阳性发现。瞳孔、眼底检查如急诊所见。唯见眼球上、下浮动，双侧角膜反射消失。双侧鼻唇沟浅，压眶无反应。四肢对疼痛刺激有微弱的活动，双上肢肌张力稍高，双下肢肌张力仍稍低，双膝反射略活跃，双足Babinski征阳性。

实验室检查：血白细胞 $21.8 \times 10^9/L$，中性粒细胞80%，淋巴细胞20%，血小板计数及血生化检查无异常发现；住院半个月后腰穿检查，脑脊液(CSF)压力正常，外观均匀血性。

住院经过：住院次日患者可被呼唤睁目，并可随指动移动眼球，眼球上、下活动尚可，水平凝视困难，但偶可自动向左凝视。不能张口，左下肢偶有抽动，四肢瘫痪，左上肢为完全性瘫。住院50天，神经系统体征未见加重，于第51天死于肺炎。

病理报告

大体观察：脑重1280g，两侧大脑半球对称，脑沟较深，脑回较窄，未见脑疝。脑底动脉有散在的粥样硬化斑，脑桥体积较小，长 2.4cm，最大横径 3cm，右侧触之较软，固定后略见凹陷。大脑冠状切面无特殊所见。脑干及小脑切面：见脑干实质内有出血灶，变软、烂，大小 2.5cm × 2.4cm × 2.3cm，脑桥右侧出血最多，几乎占据整个右半横断面，上至右侧大脑脚，下至脑桥下端三叉神经根水平，左侧主要累及脑桥被盖部，未破入第四脑室。延髓、小脑内无出血。

镜下观察：脑干出血灶边缘部见少量胶原纤维和胶质细胞增生，有散在的格子细胞，内有含铁血黄素。出血灶中的组织完全坏死，脑组织内动脉壁普遍玻璃样变。

病理诊断：高血压性脑干出血(以脑桥为主)，脑动脉硬化。

［讨论］

本例突然昏迷，四肢瘫痪，双侧瞳孔缩小，具备脑桥出血的典型体征，凝视瘫痪似乎右侧更为明显，左上肢呈完全性瘫痪，提示脑桥右侧病变稍重。双侧鼻唇沟浅，压眶无反应，不能张口提示脑桥的面神经核、三叉神经核受累。入院前眼球上、下浮动，入院后主要是眼球水平活动困难，表明在脑桥的病灶累及中脑。

患者有明确的高血压病史，首先应考虑高血压性脑桥出血，病程特点为突然发病，以后在相当长的时间内病情相对稳定，最后因肺炎死亡。唯日常所见之高血压性原发性脑桥出血病情更加急骤，多数在数小时或数日内死亡。本例病程相对较长，可能与出血量较少有关。本例整个病程近两个月，始终未完全昏迷，好像在就寝后发病，如无脑脊液血性这一重要检查所见，脑干梗死很难除外。

三、小脑出血

小脑出血好发于小脑上动脉供血区，即小脑半球深部齿状核附近。其发病率约占脑出血的 2%~4%。病因：老年人多为高血压动脉硬化；青壮年多为血管畸形或出血性疾病。小脑出血，血肿可使小脑肿胀、变形、移位，颅后窝压力迅速增高，压迫脑干致枕骨大孔疝，患者很快昏迷死亡。

小脑出血临床表现较复杂，临床症状和体征多种多样，因此，依其出血部位、出血量、出血速度，以及对邻近脑组织的影响来判断。现将小脑出血的临床特点分述如下：

1. 患者多有高血压动脉硬化史，部分患者有脑卒中史。

2. 起病凶险，首发症状多为眩晕、头痛、呕吐、行走不稳等小脑共济失调的表现，可有垂直性或水平性眼球震颤。

3. 早期患者四肢常无明显瘫痪，或有的患者仅感到肢体软弱无力，可有一侧或双侧肢体肌张力低下。

4. 双侧瞳孔小或不等大，双侧眼球不同轴，角膜反射早期消失，展神经和面神经麻痹。

5. 脑脊液可为血性，脑膜刺激征很明显。

6. 多数患者发病初期并无明显的意识障碍，随着病情的加重而出现不同程度的意识障碍，甚至迅速昏迷，瞳孔散大、眼前庭反射消失，呼吸功能障碍，高热、强直性或痉挛性抽搐。

为了临床工作者便于掌握，根据小脑出血的临床表现，将其分为三个类型：

1. 暴发型（亦称闪电型或突然死亡型） 约占小脑出血的20%，患者起病呈暴发急骤，为闪电样经过，常为小脑出血破入第四脑室，并以手抓头或颈部，表示头痛严重剧烈，意识随即丧失而昏迷。亦常出现双侧脑干受压的表现，如四肢瘫、肌张力低下、双侧周围性面瘫、发绀、脉细、呼吸节律失调、瞳孔散大、对光反射消失等。由于患者昏迷深，不易发现其他体征。可于数分钟至1~2小时死亡，病程最长不超过24小时。

2. 恶化型（亦称渐进型、逐渐恶化型或昏迷型） 此型约占小脑出血的60%，是发病最多的一型。常以严重头痛、不易控制的呕吐、眩晕等症状表现开始，一般均不能站立行走，逐渐出现脑干受压三联征：瞳孔明显缩小，时而又呈不等大，对光反射存在；双眼偏向病灶对侧凝视；周期性异常呼吸。Ott 认为更有临床意义的三联征：肢体共济失调；双眼向病灶侧凝视麻痹；周围性面瘫。迅速出现不同程度意识障碍，直至昏迷。此时患者瞳孔散大、去大脑强直。常在 48 小时内死亡。

3. 良性型（亦称生存时间较长型或缓慢进展型） 此型约占小脑出血的 20%，多数为小脑半球中心部小量出血，病情进展缓慢，早期小脑体征表现突出，如头痛、头晕、眩晕、呕吐、共济失调、眼震、角膜反射早期消失等。如出血停止，血液可逐渐被吸收，使之完全恢复，或遗留一定程度的后遗症。若继续出血，病情发展转化为恶化型。

自从颅脑 CT 扫描和 MRI 成像等影像学检查技术问世以来，该病的死亡率明显下降。如能及时就诊并做影像学检查，经手术治疗常能挽救生命。

病例摘要及病理报告

患者，男性，63 岁。因突然头痛、头晕呕吐 3 小时。于 1977 年 10 月 21 日晨 5 时入院。患者发现高血压已有 3 年，血压高达 200/100mmHg。住院前凌晨 2 时起床排尿，突感头晕、头痛、频繁呕吐，呕吐物均为胃内容物。当日晨 4 时多来院急诊。

入院检查：体温 38℃，脉搏 90 次 / 分，血压 250/150mmHg。神志尚清，瞳孔等大，对光反射灵敏，双眼向右凝视麻痹，伸舌偏左，左上肢抬举过头，左下肢明显力弱，右侧肢体活动正常。无明显脑膜刺激征，双足未引出病理反射。

实验室检查：腰穿脑压 130mmH_2O（静滴甘露醇后），CSF 外观均匀血性，红细胞 180×10^9/L，白细胞 5×10^6/L。

住院经过：经卧床、脱水治疗头痛无好转，次晨患者嗜睡，左下肢力弱仍明显，而且肌张力低下。复查腰穿仍为血性脑脊液。脑超声检查中线波无移位。第 3 日左眼上睑稍下垂，左侧瞳孔稍大于右侧，对光反射差，眼球呈水平分离浮动，右足Babinski征阳性，脑膜刺激征阳性。第4日发现左侧眼球各方向活动受限，顽固呃逆，体温39℃。第7日中午突然呼吸困难，面色发绀，昏迷，呼吸道被痰液阻塞，予以气管切开。胸部X线平片有肺炎显示。心电图示后壁心肌梗死。第9日经抢救一度好转，神志稍恢复，但仍诉头痛。第11日病情再度恶化，昏迷加深，双侧瞳孔散大，四肢肌张力低下。延至第16日死亡。

病理报告

大体观察(局部尸检)：脑重1450g，双侧颞叶钩回疝及小脑扁桃延髓疝。脑动脉严重粥样硬化，可见多处乳白色粥样硬化斑块。右侧小脑半球下面近中线处见一枣大血肿，表面破溃，脑干受压轻度左移。冠状切面：两侧侧脑室轻度扩大。左侧大脑半球基底处有2cm×1cm软化灶，软化灶内未见出血。左侧小脑半球内出血灶的范围约3cm×4cm，与右侧小脑半球破溃处相通，但未破入第四脑室。

镜下观察：在左侧小脑半球实质内的出血灶中未见残存的脑组织，病灶内以及其周围组织中有含铁血黄素的格子细胞，而且相当多。出血灶内红细胞尚清晰可见。附近组织内之小动脉管壁明显增厚，管腔狭小，不少小血管周围有漏血。

心脏：在前下壁及外上壁各有一梗死灶，有纤维瘢痕形成。

病理诊断

1. 左侧小脑半球出血。
2. 左基底节处腔隙梗死。
3. 陈旧心肌梗死。
4. 高血压动脉硬化、粥样动脉硬化(全身性)。

[讨论]

主要出血病变位于小脑内。脑干和蛛网膜下腔病变不明显。小脑的出血不是出血性梗死，也不是肿瘤伴有出血，而是原发性小脑出血。

对小脑出血灶的全面检查证明，小脑各部出血灶的时间不尽相同。左侧小脑半球出血灶的中心部见多量橙色血质，而周边部及右侧小脑半球实质内的出血灶周围几乎无反应。出血后从红细胞的破坏到橙色血质的形成历时不少于7天。据此推测小脑出血，左侧半球发病在先，右侧小脑出血发生较晚，这一事实可用来解释临床病程发展的阶段性。

小脑内出血的原因很多，主要为高血压病、动脉粥样硬化及血管畸形。其中以高血压病为最常见。就高血压病的脑出血而言，其好发部位最多见于底节和内囊附近(70%)，其次是脑干和脑室，发生于小脑者少见，约占2.5%~10%。本例出血位于小脑半球的深部，表明病变位于小脑上动脉分布区域内。在出血区内小动脉壁有典型的高血压病伴有小动脉硬化性改变，虽未见微小动脉瘤，但据此可以认为本例出血是高血压所致。

本例有陈旧性心肌梗死和底节软化，均为动脉粥样硬化所致，目前，对心脑病变的密切相关，已引起人们的很大注意。依本例临床症状和体征、实验室检查和住院经过应注意识别。

最后，患者因小脑出血，影响呼吸中枢，又并发严重的呼吸道感染，由此而致死。

自发性小脑出血由于临床症状复杂多变，加之小脑病损的体征常不显著，致使生前确诊率不高。自颅脑CT扫描和MRI成像检查技术问世以来，小脑出血的确诊率明显提高，由于能及时行外科手术治疗，其死亡率也较明显下降。

本病的发病率并不低，1974年朱虹报告36例脑实质出血中即有6例为小脑出血，占16.7%。1978年陈清棠报告43例急性颅内出血中有4例为小脑出血，占10.8%。国外统计资料与此相似，多为10%左右。

鉴于本病实非少见，如能正确诊断及时予以手术治疗或可能挽救患者生命。本例误诊的原因分析起来有以下几点，值得借鉴。

1. 首先是对“小脑出血”认识不足，认为该病发病率低，出血后大都昏迷死亡。对存活时间长者应有小脑体征。实际正如上所述，国内外报道小脑出血的发病率占颅内出血的10%左右，并不低。其暴发型突然头痛昏迷，于24小时内死亡的仅占10%左右(Michael 1932)。最常见的恶化型，可存活1~2周，也不一定有小脑体征，如Freeman报告58例中只有7例表现有小脑体征。因此，有些作者提出不能完全依靠小脑体征诊断小脑出血。良性型出血，限于一侧小脑半球者才易出现小脑体征。

2. 患者头痛、头晕、呕吐特别剧烈，经脱水治疗也未能减轻，相对的表现脑膜刺激征并不十分明显，第2天出现意识障碍和脑干症状，怀疑蛛网膜下腔再出血，腰穿未见到新鲜血液，对此也值得考虑不是原发性蛛网膜下腔出血。

3. 发病初期患者仅有左侧肢体轻度力弱，而肌张力偏低，发病第4天四肢均能活动，肌张力仍偏低，肌张力偏低就是小脑的体征。也未意识到，患者早期意识清醒的情况下，双侧角膜反射迟钝，应想到颅后窝病变的可能。结合患者为老年并有高血压病史，动态急性发病，以及发病时血压很高(250/150mmHg)，左侧偏轻瘫，右侧凝视麻痹和也曾出现过瞳孔不等大而对光反射正常，结合血性CSF，均符合恶化型小脑出血的表现。症状的多变性和时隐时现符合脑干受压后的暂时缺血或水肿。最后患者死于脑疝。

四、脑室出血

一般认为脑实质内的出血灶破入脑室，引起继发性脑室出血。临床此型多见。由于脑室内脉络丛破裂、动静脉畸形及脑室壁血管破裂，引起的脑室出血，称原发性脑室出血，但非常罕见。原发性脑室出血的发病年龄较继发性脑室出血低。

原发性脑室出血临床表现轻时，患者仅有头痛呕吐而无局灶性体征；重者可有剧烈头痛、频繁呕吐、昏迷、瞳孔缩小或大小不等、偏瘫、抽搐、双侧 Babinski 征阳性。出现脑膜刺激征及高烧等症状。

继发性脑室内出血较常见，主要是由内囊、基底节出血破入侧脑室或第三脑室。脑干或小脑出血可破入第四脑室。脑实质出血约 3/4 破入脑室。出血可限于一侧脑室，但以双侧侧脑室及第三、四脑室即整个脑室系统都充满了血液者多见。血液亦充满整个蛛网膜下腔。继发性脑室出血的临床表现，通常是在原发出血病的基础上突然昏迷加深，此系脑室内出血病情严重。患者表现阵发性四肢强直或痉挛发作，呈去大脑强直状态，脑膜刺激征，高热、呕吐、呼吸不规则，或呈潮式呼吸，脉搏弱且速，眼球固定，四肢瘫痪，肌张力增高或减低，腱反射亢进或引不出，浅反射消失，双侧病理反射阳性。可有多汗、皮肤充血、发绀或苍白、血压不稳定。如血压下降，体温升高，则表示病势危重。

辅助检查

1. 关于腰穿问题　如依据临床表现脑出血的诊断明确，或怀疑有小脑出血者，均不宜做腰椎穿刺检查脑脊液，以防因腰穿引发脑疝。如因出血性与缺血性疾病鉴别难以明确时，应慎重进行腰穿（此时如有条件最好做颅脑 CT 扫描）。多数病例脑压升高达 200mmH_2O 以上，并含有数量不等的红细胞和蛋白质。

14

2. 颅脑 CT 扫描　CT 颅脑扫描可以直接显示脑内血肿的部位、大小、数量、占位征象，以及破入脑室与否，从而为制定治疗方案、疗效的观察和预后的判断等提供直接的证据。脑出血的不同时期 CT 扫描表现如下：

（1）急性期（血肿形成期）：发病后 1 周以内。血液溢出血管外形成血肿，其内含有大量的血红蛋白，血红蛋白对 X 线吸收系数高于脑组织，故 CT 扫描呈现高密度阴影，CT 值可达 60~80HU。

(2) 血肿吸收期:此期大约从发病第2周至两个月。自脑出血第2周血肿周围的血红蛋白逐渐破坏,纤维蛋白溶解,使其周围低密度带逐渐加宽,血肿高密度影像呈向心性缩小,边缘模糊,一般于发病后第4周变为等密度或低密度区。在此期若给予增强剂检查,约有90%血肿周围可显示环状强化。此环可直接反映原血肿的大小和形状。

(3) 囊腔形成期:脑出血两个月后血肿一般完全被吸收,其周围水肿消失,不再有占位效应,呈现低密度囊腔,边缘清楚。

必要时亦可做MRI成像检查或MRA、DSA脑血管造影等。

第五节 颅内动脉瘤

颅内动脉瘤(intracranial aneurysm, AN)系颅内动脉壁的囊性膨出,在脑血管疾病中其仅次于脑梗死和高血压性脑出血,居第三位。有的作者统计,在脑出血患者中由于颅内动脉瘤破裂所致者约占25%。在自发性蛛网膜下腔出血中,由颅内动脉瘤所致者占51%。本病在任何年龄均可发病。据文献记载年龄最小19天,年龄最大者94岁,但一般认为20岁以下和70岁以上发病者极少见。半数以上的病例是在40~60岁之间发病,50~54岁为该病发病的高峰年龄。女性多于男性。

病因和病理

颅内动脉瘤的直接发病原因迄今尚不完全清楚。综合各家意见有先天病因学说和后天病因学说两类。

1. 先天病因学说 颅内动脉瘤发生部位多在动脉的分叉处,该处的动脉中层最薄弱,而且是承受血流冲出最大的部位,因此,表明动脉管壁先天性缺陷是病因中的重要因素。有的作者曾设想在脑动脉发育消长过程中,某些胚胎血管的残余未能完全消失而构成了颅内动脉瘤。

颅内动脉瘤常与一些遗传性疾病(如Marfan综合征、Ehlers-Danlos综合征等)和多种先天性疾病(如多囊肾、主动脉弓狭窄、颅内动静脉畸形等）伴同存在，加之有家族倾向，故有的作者提出颅内动脉瘤的病因可能与遗传因素有关。尽管如此，尚不能排除其他因素的作用。

2. 后天病因学说　经实验证明只有中层缺陷而内弹力层完整的动脉，足以承受 600mmHg 的压力而不致外突，由此表明动脉中层的缺陷与颅内动脉瘤的形成无关。只有当弹力层内的弹力纤维断裂或消失后，才有动脉瘤形成的可能。动脉弹力层的弹力纤维随着年龄的增长，弹力纤维断裂越明显。同时伴有动脉粥样硬化的改变也越突出，颅内动脉瘤的发生也成比例地增多。临床和实验研究证明对动脉管壁的任何削弱（如损伤、感染等）、血流冲击力的增高是形成动脉瘤的重要因素。目前比较多的作者趋向于承认上述两种因素的合并作用是引起颅内动脉瘤的重要因素。

总之，颅内动脉瘤的病因与动脉管壁的缺陷薄弱、动脉粥样硬化和高血压三者的联合作用尤为重要。

有的作者于 1971 年收集颅内动脉瘤 3548 例（共有 3898 个动脉瘤），其位置分布为：颈内动脉占 41.3%，前交通动脉占 24.4%，大脑中动脉占 20.8%，大脑前动脉占 9%，椎 - 基底动脉占 4%。尸解病理报告约有 80% 颅内动脉瘤分布于脑底动脉环（即 Willis 环）前半部，即颈内动脉、后交通动脉；约有 15% 的颅内动脉瘤分布于各脑动脉的远侧分支上；分布于脑底动脉环后半部的颅内动脉瘤只有 5%，即基底动脉及其分叉处，大脑后动脉及后交通动脉的后半部。

颅内动脉瘤的形态、大小很不一致，瘤颈较宽大的称为囊状（saccular）动脉瘤，瘤颈较狭小者称为浆果状（berry）动脉瘤，无颈的动脉瘤称为梭形动脉瘤。有的动脉瘤壁上可有一个或多个子囊突出，称为分叶状动脉瘤，此种动脉瘤的破裂出血机会更多，手术处理也较困难。还有粟粒状动脉瘤。因此动脉瘤的大小很悬殊，小者用放大镜方能看到，大者如橘子有占位效应。囊状或浆果状动脉瘤的直径一般只有 0.5~1.0cm，若直径超过

2.0cm但不到2.5cm，称为大型动脉瘤，直径超过2.5cm者称为巨型动脉瘤，此型动脉瘤有占位效应，可引起颅内压增高，与颅内肿瘤较难区别。梭形动脉瘤多数是在动脉粥样硬化的基础上发生的，因此在瘤的附近可有大小不等的不规则的突出，使该动脉呈念珠状。

光镜所见：于动脉瘤壁的颈处中层组织突然中断，弹力层中的纤维多数断裂，并向外突出。组成动脉瘤壁的只是一层由内膜胶原纤维与外膜连接在一起的混合体，其间有许多成纤维细胞和巨噬细胞。

电镜所见：发现颅内动脉瘤壁有特征性改变，动脉瘤基底膜增厚及各层间的松离现象。

临床表现

颅内各部动脉瘤的临床表现是两组性质不同的症状，即动脉瘤破裂出血引起的症状和动脉瘤压迫或刺激邻近脑组织所引起的局灶性症状。

（一）动脉瘤“破裂”出血的临床表现

在此所谓“破裂”实际上并不是动脉瘤真正的被涨破，而只是因动脉瘤壁的不断磨损变薄，发生的血液渗漏。动脉瘤渗血虽然缓慢，但它的临床表现就是急性蛛网膜下腔出血所出现严重症状(详见本章第六节)。但也有的出血在脑实质内形成血肿，或是在硬脑膜下形成血肿(即硬脑膜下血肿)。引起局灶性脑组织损害和颅内压增高的症状。颅内动脉瘤破裂后易反复破裂出血，而且症状更加严重凶险。因此，应尽快行脑血管造影(包括DSA、MRA)确定动脉瘤的位置，争取早期予以手术治疗，使病情转危为安。

（二）局灶性症状

约有15%的颅内动脉瘤压迫或刺激邻近脑组织，引起局灶性症状，如动眼神经麻痹、偏头痛、眼球突出、视野缺损、三叉神经痛、下丘脑症状等。

1. 动眼神经麻痹　动眼神经出中脑后在脑底部行程较长，

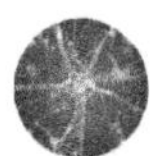

故易被颅内动脉瘤压迫而产生症状。如颈内动脉在海绵窦内的动脉瘤、颈内动脉后交通动脉段动脉瘤、动眼神经行程中在大脑后动脉下面经过处的动脉瘤均可以压迫动眼神经。动眼神经麻痹可以是完全性的，亦可以是不完全性的，临床上最常见的不完全性的，表现上眼睑下垂等。

2. 颅内动脉瘤所致的偏头痛　不常见。患者常感眼眶部搏动性疼痛，若压迫同侧颈内动脉疼痛可以缓解。

3. 眼球突出　此症状主要见于海绵窦内颈内动脉瘤。由于动脉瘤压迫，眼静脉回流障碍所致，同时并伴有Ⅲ、Ⅳ、Ⅵ、Ⅴ1脑神经不全麻痹及球结膜充血和水肿。若该动脉破裂形成颈内动脉海绵窦瘘时，眼球突出更加明显并表现眼球搏动及颅内轰鸣般的血管杂音。

4. 视野缺损　主为视觉径路受到颅内动脉瘤压迫所致。如颈内动脉眼动脉段的动脉瘤、大脑前动脉瘤和前交通动脉瘤均可压迫视神经及视交叉，产生双颞侧偏盲，或一侧视束受压引起一侧同向偏盲等。

5. 三叉神经痛或三叉神经部分麻痹　常见于海绵窦后部及颈内动脉瘤压迫所致。临床表现除患侧面部阵发性剧痛外，同时伴有该侧面部浅感觉障碍及患侧角膜反射消失、咀嚼无力等三叉神经受损的症状。

6. 下丘脑症状　是由颅内动脉瘤直接压迫或是间接影响了下丘脑供血的结果。临床主要表现是体温调节障碍、尿崩症和脂肪代谢紊乱等。

7. 颅内杂音　以海绵窦内巨大动脉瘤杂音明显，其他部位动脉瘤杂音较弱，检查者不易听到，而患者自己往往能听到。

（三）不同部位动脉瘤的临床表现特点

1. 颈内动脉的动脉瘤

（1）颈内动脉床突上动脉瘤：临床表现与垂体腺瘤相似，如动脉瘤向下压迫引起动眼神经麻痹；向上压迫引起视交叉及视束受损的症状，即视神经萎缩及视野缺损的改变；向前压迫嗅束引起嗅觉丧失等。

(2) 颈内动脉床突下动脉瘤

1) 颈内动脉管内的动脉瘤：临床较少见，多见于外伤或先天性因素所致。如破裂出血则病情凶险，表现耳道或鼻出血。部分病例可有搏动性耳鸣、眩晕、听力障碍和轻微面瘫。颅骨 X 线平片示岩骨破坏。

2) 海绵窦内颈内动脉瘤：临床较少见，好发于 50 岁以上患者。约占颅内动脉瘤总数 5%。分外伤性和自发性两种。自发性多为囊状，主要表现为Ⅲ、Ⅳ、Ⅵ、Ⅴ1 或Ⅴ2 脑神经受损的症状。如位于海绵窦内的颈内动脉瘤破裂，可形成海绵窦动静脉瘘。若颈内动脉瘤于海绵窦前端进入颈内动脉池，破裂时可引起蛛网膜下腔出血。

3) 颈内动脉眼动脉段动脉瘤：此瘤多较巨大，约占颅内动脉瘤总数 3.3%~5.4%。位于眼动脉与后交通动脉之间的颈内动脉管壁上。临床将其分为三型：

A. 视交叉下型：颈内动脉瘤自颈内动脉内侧壁进入蝶鞍，向上压迫视交叉，导致视力障碍和视野缺损，向下可损及垂体致其功能障碍。动脉瘤破裂后除有蛛网膜下腔出血（SAH）外，伴有鼻大量出血。此征在临床上与垂体腺肿瘤难以鉴别。

B. 视交叉上型：颈内动脉瘤向内上方生长，与视神经交叉关系密切，可引起视野缺损。若出血可致自发性 SAH。

C. 视交叉旁型：颈内动脉瘤位于视交叉旁，易破裂引起 SAH，视觉症状较少见。

(3) 颈内动脉后交通动脉段的动脉瘤：此型临床上最常见，约占颅内动脉瘤总数的 17%~20%，占颈内动脉瘤总数的 54.2%。临床特点于早期即有动眼神经受压迫的症状表现，如上眼睑下垂、眼球呈外展位、瞳孔散大、对光反射消失，有时伴有患侧眼眶及额部疼痛。若破裂出血可致自发性 SAH，少数病例于病变对侧偏轻瘫。

(4) 颈内动脉前脉络膜动脉段的动脉瘤：临床较少见，约占颅内动脉瘤总数的2%。临床表现主为Abbie综合征：患侧动眼神经麻痹，病变对侧半身运动及感觉障碍及病变对侧同向偏盲。脑血管造影与颈内动脉后交通动脉段的动脉瘤难以鉴别。

(5) 颈内动脉分叉处动脉瘤：此型约占颅内动脉瘤总数的3%~9%，约1/3的病例为多发性。巨大型动脉瘤较多，可有占位效应如偏轻瘫、抽搐。破裂出血的机会较其他部位的颅内动脉瘤为少。动脉瘤底部向上伸入额叶眶面、前穿质、终板池或侧裂，亦可进入颈内动脉池、脚间池。

2. 大脑中动脉的动脉瘤　此型约占颅内动脉瘤总数的18%~20%，其中85%位于大脑中动脉的起始段。动脉瘤以巨型和梭形者较多，破裂可致自发生SAH或脑内血肿。临床症状表现为大脑中动脉缺血症状和动脉瘤局部占位效应多见，如抽搐(是颅内动脉瘤中大脑中动脉瘤发生抽搐最多的一种)、偏轻瘫上肢重于下肢，位于优势半球者尚有失语、精神症状等。

3. 大脑前动脉的动脉瘤

(1) 大脑前交通动脉瘤：位于中线，靠近下丘脑及视交叉，为最多见的一种，此种动脉瘤约占颅内动脉瘤总数的1/4。多为突然发病，表现一侧或双侧短暂视力模糊不清或失明，继而则出现视神经、视束或视交叉病损所致的视野缺损、视网膜出血、玻璃体混浊出血和视神经乳头水肿。动脉瘤破裂出血后常有精神症状，其程度取决于出血量的多少、范围大小和所致脑积水的程度。其表现有情绪波动、人格改变、注意力不集中、记忆力障碍及智力减退和意识错乱，科萨科夫(Korsakoff)虚构健忘综合征及/或不动不语等。若有肢体瘫痪，多为下肢重于上肢，双侧Babinski征阳性，严重者可有去脑强直。患者常有大、小便困难，或尿频、尿急、尿失禁等，此表现为下丘脑、扣带回病损所致。

(2) 大脑前动脉近段的动脉瘤：该动脉瘤约占颅内动脉瘤总数的1.4%。如动脉瘤位于大脑前动脉近段的外侧，其临床表现与颈内动脉分叉处动脉瘤相似，若动脉瘤位于大脑前动脉近段的内侧，其症状与大脑前交通动脉瘤基本相同。

(3) 大脑前动脉远段的动脉瘤：包括胼胝体周围动脉及胼胝体缘动脉上的动脉瘤，约占颅内动脉瘤总数的2.3%。临床表现：典型症状为锥体系病损的体征，表现一侧或双侧下肢无力、精神症状和尿失禁等。

4. 基底动脉及其分支上的动脉瘤

(1) 大脑后动脉P1段的动脉瘤：临床表现主要是动脉瘤破裂出血所致的典型症状，如动眼神经麻痹、偏轻瘫、偏侧感觉障碍、共济失调，或偶有抽搐；该动脉瘤如位于大脑后动脉的P2处，其临床表现可有同向偏盲和对侧进行性偏瘫等。

(2) 后脉络丛动脉的动脉瘤：后脉络丛动脉起始于大脑后动脉，该动脉的动脉瘤较少见。若破裂出血其症状表现主为脑室出血和对侧肢体偏瘫。

(3) 基底动脉上段的动脉瘤：包括基底动脉分叉部及小脑上动脉起始部的动脉瘤。临床表现为一侧或双侧动眼神经麻痹、眼震、同向偏盲或皮质盲，为大脑后动脉供血区缺血或外侧膝状体缺血所致。另外，中脑因缺血和压迫可出现以下表现：①Weber综合征：大脑脚与动眼神经病损，表现病变同侧动眼神经麻痹，病变对侧肢体偏瘫；②Benedict综合征：系内侧丘系和红核受累所致，表现偏身感觉障碍，不自主运动或扭转痉挛；③一侧大脑脚病损所致的对侧肢体偏瘫；④假性延髓麻痹：亦称假性球麻痹，是由双侧皮质延髓束病损的结果，表现吞咽困难、饮水呛咳、说话困难或不清楚，中枢性轻度面瘫；⑤不动不语或持续昏迷，为中脑网状结构如上行网状激活系统病损所致。本动脉瘤破裂出血可导致深昏迷，患者呈休克状态，四肢软瘫，双瞳孔固定并中等度散大，呼吸骤停死亡。

(4) 基底动脉下段的动脉瘤：系指小脑前下动脉与两侧椎动脉汇合处之间基底动脉主干上的动脉瘤。临床表现的基本症状为SAH、脑桥、延髓受压迫或缺血的症状表现，如小脑前下动脉综合征，表现为患侧面瘫、耳聋、Horner征、面部触觉缺失、小脑体征和对侧肢体偏瘫及偏身感觉障碍。如动脉瘤位于双侧椎

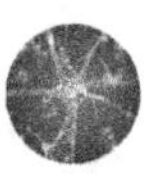

动脉汇合处，可出现以下综合征：Millard-Gubler 综合征、Foville 综合征、Raymond-Cestan 综合征等（参见第六章）。

（5）小脑前下动脉瘤：动脉瘤多位于脑桥小脑角处，压迫面神经和听神经，如面瘫、舌前 2/3 味觉减退，角膜反射减弱或消失，听力减退、耳鸣、眩晕等。

5. 椎动脉的动脉瘤 本动脉瘤多位于小脑后下动脉的起始处，常见症状为 SAH，面肌抽搐、展神经麻痹和吞咽困难、构音不良，舌肌偏侧萎缩等。

第六节 蛛网膜下腔出血

蛛网膜下腔出血（subarachnoid hemorrhage，SAH）系指由于颅内血管破裂后，大量的血液流入蛛网膜下腔，临床上一般将其分外伤性与自发性（原发性）蛛网膜下腔出血两大类。前者是由于颅脑外伤所致，不是本节讨论的范围。自发性蛛网膜下腔出血又可分为两种：因脑底部或脑表面血管发生破裂，血液直接进入蛛网膜下腔者，称为原发性蛛网膜下腔出血；如系脑实质内出血后，血液穿破脑组织进入脑室系统或蛛网膜下腔者，称为继发性蛛网膜下腔出血。

自发性蛛网膜下腔出血可发生于任何年龄（最小 3 岁，最大 94 岁），但以 30~40 岁最多见。近年来文献报道认为 40~50 岁发病最多见。人群患病率为（5~20）/10 万，仅次于脑梗死及脑出血，占脑血管病的第三位，约占急性脑血管病的 10%~20%，常反复发作，病死率约为 25%。

14

蛛网膜下腔出血（SAH）最常见的病因为动脉瘤，其次是高血压、动脉硬化、脑血管畸形、烟雾病、血液病、颅内肿瘤、脑动脉炎症及过敏性疾病等。动脉瘤破裂所致的 SAH 发病率，各家报道不完全一致，如美国报道 5831 例 SAH，动脉瘤破裂占 51%，首都医科大学宣武医院 940 例 SAH 中有 665 例做过脑血管造影，动脉瘤占 34.43%。国际多中心协作研究指出，动脉瘤的体积与动脉瘤是否破裂有密切关系，或称是其重要因素，动脉瘤体积直径小于3mm者破裂出血机会少，若直径大于10mm则破裂的危险性很大。随着动脉瘤体积的增大，破裂出血的危险性越大，动脉瘤体积直径范围在5~7mm是决定破裂危险的关键体积。具有临床症状的动脉瘤发生破裂出血的危险性更高。死亡原因主要是再出血，而且多在发病后两周内发生。第一次SAH后约有1/4出现再出血，第二次SAH的病死率为50%。以后每年将有5%的患者发生迟发的再出血。

除浆果状动脉瘤外，还有梭形动脉瘤、霉菌性动脉瘤。梭形动脉瘤是动脉粥样硬化造成的，多见于基底动脉或海绵窦内的颈内动脉，在动脉粥样硬化病理基础上，使其膨胀呈纺锤形。这种动脉瘤一般不破裂，无症状，因压迫而出现脑干或脑神经症状亦不多见。霉菌性动脉瘤通常是伴发于细菌性心内膜炎或支气管肺内感染。常为多灶性，多累及大脑中动脉的远端分支，因是细菌性栓子易引起局灶性坏死性血管炎。如动脉壁破裂，将发生出血性细菌性脑脊膜炎。

大的动静脉畸形多见于幕上，幕下则较少见。小的动静脉畸形则幕上、幕下分布近似。

蛛网膜下腔出血，血液除流入蛛网膜下腔外，亦可进入脑实质和脑室系统。SAH后使整个或大部分脑表面呈紫色，脑脊液为血性，红细胞沉积于脑沟和脑池内。若SAH量大者可在大脑表面形成一薄层凝血块，颅底各脑池中沉积凝血块最多，若凝血块堵塞脑脊液循环通路，可导致急性梗阻性脑积水，此多发生于病后24~48小时内，严重地威胁着患者生命。

动脉瘤破裂，血液可流入（冲入或渗入）其附近的脑实质内，形成脑内血肿，如大脑前动脉与前交通动脉瘤破裂后，血肿多在透明隔、胼胝体嘴与额叶基底部；大脑中动脉瘤破裂后血肿多以外侧裂为中心；颈内动脉瘤破裂后血肿多在颞叶钩回或额后区。动静脉畸形，常常呈楔形嵌入脑回之间并伸入脑实质内，破裂后更易引起其附近脑内血肿。此种脑内血肿又称脑叶出血，

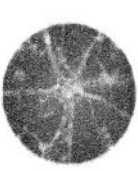

多见于枕叶、颞后部及顶叶，亦可见于额叶。

动脉瘤破裂后血液亦可通过脑实质涌入脑室系统。大脑前动脉瘤与前交通动脉瘤破裂后引起继发性脑室内出血多见，常破入第三脑室及侧脑室前角。大脑中动脉瘤或颈内动脉瘤破裂通过颞叶破入侧脑室后角。脑室内血肿易阻塞脑脊液循环通路，引起急性脑积水，约 50% 发生于 SAH 后 48 小时内。SAH 亦可因红细胞堵塞蛛网膜颗粒或是脑膜局限性粘连，影响脑脊液回收，而导致交通性脑积水。SAH 急性期过后亦可形成正常压力脑积水。

SAH 最常见的病因为先天性动脉瘤破裂（占 50%~80%），其次是脑动脉硬化性梭形动脉瘤（占 13%~15%），第三位为脑血管畸形（占 2%~10%），其他原因包括颅内肿瘤、黑色素瘤、垂体腺瘤、脉络膜乳突状瘤、各种血液病、颅内静脉血栓形成、脑膜炎、局限性血管坏死、结节性动脉周围炎等占 6%。原因不明者占 22%。

颅内先天性囊状动脉瘤亦称浆果状动脉瘤。成年人 SAH 多数是由于浆果状动脉瘤破裂引起的，可占半数以上。几乎所有的动脉瘤都发生于动脉的分叉部，尤其是 Willis 环的前半部。发生部位按顺序是：后交通动脉在颈内动脉的起始部，前交通动脉起始部，大脑中动脉起始部等。大约有 10% 的患者动脉瘤位于椎 - 基底动脉系统。有将近 20% 的患者为多发性动脉瘤。浆果状动脉瘤为多因性疾病，最常见的两种原因是先天性动脉中层缺陷、获得性内弹力板变性，或者高血压病也是个重要因素。这些病因造成局部的血管膨胀，待其进展到一定程度便形成浆果状动脉瘤。浆果状动脉瘤可以有占位效应，使其周围的脑组织受压移位。例如：压迫动眼神经时可以产生进行性上眼睑下垂、瞳孔散大、眼肌麻痹，此是后交通动脉浆果状动脉瘤最常见的症状。但是，很多患者在 SAH 前没有任何症状与体征，或仅有类似偏头痛样的几次头痛发作。

SAH 患者通常以剧烈头痛发病，伴有恶心、呕吐、颈项强直，具备这些典型症状者很容易与缺血性脑卒中鉴别。SAH患者一般意识清楚，但可因伴发颅内压增高，脑血管痉挛，使患者反应迟钝，可以出现轻微的神经系统局灶体征。脑膜刺激征如颈项强直，Brudzinski征、Kernig征是具有特征性的体征，但是，在浆果状动脉瘤破裂后几小时内可暂不出现。眼底检查如发现玻璃体下出血则有重要诊断意义。

SAH的病死率（mortality）在很大程度上取决于发病时神经系统的状态，特别是意识状态。但是，即使是仅以较轻体征发病者，一年存活率也仅有50%，如果患者在SAH后一天内处于病危状态，则一年存活率将少于10%，应及时就诊。

SAH后的脑血管痉挛与再出血是其病情恶化与导致死亡的两个重要原因（详见临床表现后部分）。

临床表现有：

1. 发病急骤，患者主要表现为难以忍受的剧烈头痛，其部位多在后枕部和颈项部，但很快扩延至全头，其性质初为劈裂样头痛，性质极其剧烈。老年人因反应迟钝，头痛表现可不甚明显。

2. 恶心、呕吐是本病剧烈头痛常见的伴发症状，多呈喷射性。若患者呕吐咖啡样液体，多表示病情危重，预后凶险。

3. 严重的脑膜刺激征，患者除有以上剧烈头痛和恶心呕吐外，还有颈项强直，Kernig征和Brudzinski征阳性。

4. 意识障碍与出血量有关，一般神志较清楚，也有的患者出现不同程度的意识障碍。脑血管痉挛多发生在SAH后4~14天，此时意识障碍、精神症状、瘫痪症状均可加重。

5. 患者体温升高到38~39℃，血压升高、脉搏缓慢，有时可伴有癫痫发作。

6. 神经系统检查　局灶性定位体征的表现因不同部位的脑血管破裂而异。如脑底动脉环上的后交通动脉瘤破裂，表现有该侧的动眼神经麻痹，即上眼睑下垂、瞳孔散大、眼球呈外展位固定，若伴有对侧肢体瘫痪，则为Weber综合征的表现。

7. 精神症状　多数患者烦躁、痛苦呻吟或辗转不安，有的

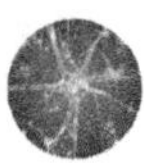

表现谵妄、欣快等。

8. 脑压高达 300mmH_2O，脑脊液为血性。

临床诊断治疗过程中，还应注意识别 SAH 发生后的情况。因为在 SAH 治疗过程中有部分患者可发生再出血、继发性脑血管痉挛、急性非交通性脑积水或正常压力性脑积水等。

（1）SAH 后再出血：根据文献报道 SAH 后再出血的发病率为 15.3%~40%，其中首次出血后 1 个月内再出血最多见，可高达再出血 81%。特别是在发病后前两周是发生再出血的高峰期，因为在此期间是纤维蛋白溶酶最活跃的时期，易将原脑血管破裂口的凝血块溶解，加之其他外界因素的作用则发生再出血。另外，常见的诱发因素还有 SAH 后剧烈头痛，患者不能很好休息，尤其是伴有某些精神症状，如焦虑不安，或下床活动过早，血压波动明显，或剧烈的咳嗽、打喷嚏等增加腹压的动作，以及亲友探视疲劳或情绪激动等，均可致再出血。

（2）SAH 后脑血管痉挛（CVS）：发病率为 25%~42%，SAH 首次发病者占 29%，复发者可达 80%。脑血管痉挛是 SAH 后常见而且比较危险的并发症，有半数病例因此而死亡，或遗有严重后遗症。依 CVS 发生的部位分为局限性 CVS 和广泛性 CVS；依其发生的时间分为急性 CVS 和延缓性 CVS。局限性 CVS 发生在破裂动脉的周围，临床较多见；广泛性 CVS 临床上较少见，多表现为两侧大脑半球 CVS，而且临床上用药物使其缓解相当困难，所以预后也不佳。急性 CVS 是在 SAH 发生后立即出现，表现为短暂的意识障碍和一过性神经系统定位体征，诊断并不困难。迟发性 CVS 尚无统一的诊断标准。现介绍以下两种标准供参考，其一是具备以下三项之一者应高度怀疑：①意识障碍呈波动性，即波动在嗜睡与昏睡之间；②神经系统定位体征缓慢出现，时隐时现；③不明原因的高热，加上腰穿脑脊液无再出血的改变者即可诊断。其二是依据①发病时间；②临床表现；③脑脊液检查；④颅脑 CT、MRI 检查；⑤经颅多普勒（TCD）检查而诊断。

由于 SAH 后 2 周内是再出血和 CVS 的高峰期，因此，对二者应予以鉴别;CVS症状波动性大;经治疗后症状很快缓解与恢复;脑脊液中无再出血表现;颅脑CT、MRI等神经影像学检查,可早期诊断CVS。

(3) 急性非交通性脑积水:是指在SAH后数小时至7日内急性或亚急性脑室扩大所致的脑积水。其发病原因是血细胞成分纤维化,铁质沉积导致蛛网膜颗粒吸收障碍所致。由于基底池、第四脑室充满血液,使脑脊液循环通路受阻,而致颅内压急骤增高,是SAH早期死亡的原因之一。早期颅脑CT扫描是诊断本病迅速而可靠的诊断方法。一旦发现此征,应即刻脑室引流,降低颅内压,使患者转危为安。

(4) 正常颅内压性脑积水(NPE):本病是多种原因所致的临床综合征。其发病原因有的作者提出与脑动脉瘤的部位有关;也有的认为是由于脑室积血,抗纤溶剂的应用,脑室周围组织缺血性梗死和SAH多次复发等。一般认为在基底池或大脑凸面处阻碍了脑脊液正常流向上矢状窦者,均可引起NPH。蛛网膜下腔纤维变性可能是引起NPH因素之一。腰穿放出少量脑脊液可使临床症状获得戏剧性改善。NPH最初的临床表现是逐渐加重的健忘、迟钝及语言障碍,以后计算力、理解力等减退,表情淡漠,最终呈痴呆;步态异常,如步态拖拉、易跌倒、肢体僵硬,终至呈典型的痉挛步态,最后生活不能自理;尿失禁,多在上述症状出现后有尿失禁的表现,而且症状持久。精神障碍、步态异常和尿失禁为本病的三主征。其他还有锥体外系病损的症状与体征等。

病例摘要及病理报告

患者,男性,75岁。因突然昏迷5小时急诊入院。患者晨5时起床时,坐起后感头晕,随即倒于床上,不省人事,未呕吐。当时血压180/90mmHg。注射氯丙嗪、甘露醇后急送医院。患者于一年多前发现高血压,常在170/110mmHg

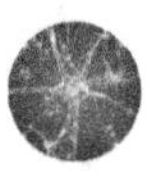

左右。

入院检查：患者中度昏迷，压眶上切迹四肢均有动作，体温 37.5℃，血压 160/90mmHg，呼吸 24 次 / 分，双侧瞳孔直径 1.5mm，对光反射迟钝，右侧眼底视神经乳头边界清楚，颞上方见片状出血，左侧眼底未能窥入。四肢肌张力稍高，右侧上、下肢腱反射较左侧稍活跃。双足 Babinski 征阳性。未查到脑膜刺激征。

实验室检查：血红蛋白 138g/L，白细胞 17×10^9/L，中性粒细胞 88%，淋巴细胞 8%，嗜酸性粒细胞 3%，大单核细胞 1%，血糖 6.6mmol/L。腰穿脑脊液压力为 300mmH_2O 以上，外观均匀血性，联苯胺试验阳性，蛋白 2.8g/L，红细胞 0.36×10^{12}/L，白细胞为 0.5×10^9/L。心电图示左前半传导阻滞；脑超声波无移位。

住院经过：入院后采取降颅压、止血、抗感染治疗，病情继续恶化，次日开始呕吐咖啡色物。入院第 3 日一度出现右侧鼻唇沟略浅，左足呈外展位，颈部抵抗，Kernig 征可疑，第 5 日体温升至 39℃以上，双肺听诊啰音，深昏迷，左侧瞳孔散大（直径 5mm），右侧瞳孔直径为 3.5mm，双侧视神经乳头边界不清，呼吸不规则，继而停止，半小时后心跳停止，患者死亡。

病理报告

大体观察：脑重 1460g，全脑蛛网膜下腔大量积血，顶枕部尤多，枕部积血块达 1cm 厚，在可以看见脑回的部位见脑回扁平，脑沟变浅。脑底脚间窝大量积血，剥落积血块后暴露出大量海绵状血管团。有双侧小脑扁桃延髓疝。钩回疝不易观察。冠状切面见各脑室残存液为淡红色，脑实质各部未见出血，在双侧外侧裂深部及乳头体切面之脚间窝部见多数口径大小不一的畸形血管。脚间窝部的畸形血管均有 1cm 厚。

镜下观察：脚间窝部的海绵状血管团镜下大小不等，血管壁薄厚不一的畸形血管，许多血管无法辨别它是动脉还是静脉，多数血管壁明显增厚，有不规则的纤维肌组织层，很少看到弹力层。有些较大的血管，其管壁有的部位很厚，有的部位则很薄。这类畸形血管只偶尔见于脑实质内，绝大多数位于各脑回之间、蛛网膜下腔之中。脑干实质内未见病变，小脑实质内有若干血管壁钙化，各部蛛网膜下腔均有大量积血。

病理诊断

1. 脑血管动静脉畸形。
2. 蛛网膜下腔出血。

[讨论]

脑血管畸形在不少临床及病理书籍中称为血管瘤(angioma)，进一步分为毛细血管扩张症(telangiectasis)、海绵状血管瘤(cavernoma)、静脉血管瘤(venous angioma)、动静脉血管瘤(arteriovenous angioma)。本例属于动静脉血管瘤，但本症并非新生物，而称之为畸形(malformation)以表示它为发育异常或更为合理。

毛细血管扩张症常常是无症状的，但有时可能发生脑内出血，甚至严重出血。一般多位于脑桥、大脑或小脑白质内，外观为红褐色，有时可见钙化，镜下主要是扩张的毛细血管，为纤维薄壁，可伴胶质增生，不造成蛛网膜下腔出血。

海绵状血管瘤镜下特点是许多大血管腔聚集在一起，多数血管仅有一薄层内皮，小动脉偶尔可见，但不是病变主要所见。海绵状血管瘤侵入相对正常的脑组织之间。Russell等认为海绵状血管瘤与毛细血管扩张症经常无法区别，如出血则为实质出血，主要不是蛛网膜下腔出血。

血管畸形最主要的类型是动静脉畸形，占各种血管畸形的43%(幕下)至63%(幕上)，占蛛网膜下腔出血6%左右。男女发病1∶1~2∶1。60%的患者在40岁前，92%的患者在60岁前确定诊断(895例统计)，100%的患者在70岁以上发

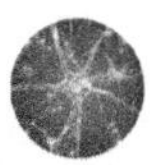

病(491例资料)。76%的病例位于幕上,24%的病例位于幕下,也有作者报道幕下动静脉畸形只有10%,集中发生于脑底脚间窝者十分罕见。动静脉畸形临床表现主要有两组:一组是出血前有不同程度的头痛,尤其严重头痛,局灶抽搐;另一组为颅内出血(约1/3),脑内出血、硬膜下出血(血肿)、蛛网膜下腔出血(约50%),与浆果状动脉瘤相比,出血后残留症状或许更多些。本例75岁,有高血压病,发病前无其他病史可考,发病后只能根据脑脊液有血,偏身症状很少而考虑蛛网膜下腔出血。推测病因,首位是浆果状动脉瘤,其次是动静脉畸形,颅脑CT、MRI显像不能生前确诊。

Moyamoya病(烟雾病)在国内称为脑底异常血管网病,为脑血管造影所诊断,此种血管网可能是双侧颈内动脉壁增厚、闭塞引起的代偿性侧支循环血管。青少年患者主要表现为偏头痛、头痛、抽搐;成年患者主要临床表现为蛛网膜下腔出血。本例以蛛网膜下腔出血为主要表现,脑底有很厚的一圈血管网,可惜生前未做颈动脉造影,尸检亦未详细查双侧颈内动脉是否有增厚与闭塞,脑底结构已被血块破坏,虽与moyamoya病有些类似,但镜下所见若干畸形血管壁甚厚或厚薄甚不一致,故仍宜诊断动静脉血管畸形。

第七节　硬脑膜下和硬脑膜外血肿

一、硬脑膜下血肿

在颅腔内的硬脑膜与蛛网膜之间有一个潜在的腔隙,称为硬膜下腔,腔内交错着许多皮质静脉,它们自脑引血入硬膜窦。如果这些静脉破裂,血液将在硬膜下腔向各方蔓延、积聚。如出血量足以压迫邻近的脑,即可产生局限性脑症状。如果蛛网膜破裂,将产生血性脑脊液。有时,外伤仅撕裂了蛛网膜而静脉未破，则脑脊液积入硬膜下腔，形成硬膜下积液。也有时，硬膜下腔的血液逐渐被吸收变成黄色透明液体，因为硬膜下积存的液体含蛋白比正常脑脊液高得多，液体吸收低渗部位的水分，积液愈来愈多形成出血后积液。因此，硬膜下血肿与硬膜下积液密切有关。硬膜下血肿的原因，多与外伤有关，但有时外伤不重，症状发生缓慢，外伤事件可能已被忘记。所谓自发性硬膜下血肿似与外伤无关，但也完全有可能因未被重视的外伤或偶然的喷嚏、咳嗽、大便用力等动作，造成静脉破裂而形成。

硬膜下血肿的临床表现，随病人的年龄有所不同：

1. 婴儿硬膜下血肿　多在2~4个月期间出现症状。有80%的病例出现双侧体征(成人只有20%出双侧体征)。多无外伤史可寻。部分作者相信原发炎症是婴儿硬膜下血肿的常见原因。半数患儿的症状是非特异性的，如吃奶不正常、呕吐、躁动、体重不增长。有时发生全身性或局灶性抽搐。部分病人昏迷、偏轻瘫、半身腱反射活跃及肌张力增强。可见头颅增大，前囟紧张，如为硬膜下积液，可见颅骨之透明性增强。视网膜出血而无视乳头水肿为慢性硬膜下血肿的指征。X线头颅平片可见颅缝裂开。脑脊液压力增高，可含红细胞，蛋白含量可增高。确诊需依靠硬膜下穿刺。

2. 儿童硬膜下血肿　症状可类似脑肿瘤，亦可见无痛性颞部膨隆。X线平片可见一侧颅中窝扩大，骨内板变薄。由于蝶骨向前上移位可使颅中窝扩大外，还可有眼球突出。

3. 成人硬膜下血肿　80%以上的病人有头痛，相当严重，呈弥散性或局限于血肿部位。常因咳嗽、喷嚏、大便用力而加重，头痛重时常恶心、呕吐。早期定侧、定位均较困难。硬膜下血肿的好发部位是前、后中央回区。定侧、定位的临床体征主要有：

病灶对侧半身腱反射活跃、亢进，病理反射阳性。

同侧偏轻瘫。这是由于将大脑脚挤向对侧的小脑幕游离缘上所致。同理，前述之半身腱反射活跃及病理反射，也可出现于同侧。

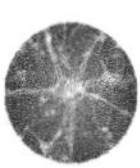

如血肿在优势半球，可有言语障碍。

由于脑移位可有同侧动眼神经损伤征。瞳孔先扩大，继之对光反应、辐辏反应消失。

由于血肿压迫视辐射，或小脑幕游离缘压迫大脑后动脉（较少）可产生同侧偏盲。

在硬膜下血肿的晚期，常出现嗜睡、注意力不集中、记忆力衰退、定向障碍和意识混浊。这些症状患者常不自觉而是被亲友发现。如不及时就医，随之将发生昏迷。晚期还同时出现颅内压增高体征，甚至发生脑疝。

4. 老年人硬膜下血肿　由于老年人可有某种程度的脑萎缩，硬膜下腔较宽阔，小量出血可无明显症状。老年人硬膜下血肿常以精神衰退为主要症状，神经体征亦可类似卒中，或可被误诊为“脑动脉硬化”。对于头部外伤之后的老年人，如果发生偏瘫或精神症状，临床难以确定是否有硬膜下血肿还是同时发生了“脑血管意外”。经头颅 CT、MRI、DSA 等项检查可确诊。

二、硬脑膜外血肿

在硬脑膜与颅骨内板之间积血，谓之硬脑外血肿，多由于脑膜中动脉、静脉或硬脑膜窦出血而发生，因脑膜中动脉先天性动脉瘤破裂而发生者罕见。

临床表现取决于头部受伤部位、当时有无脑震荡或昏迷以及血肿形成的速度。发病形式可以是：①外伤后先昏迷，继之清醒并出现局灶性神经体征；②外伤后昏迷，继之清醒（清醒期）再陷入昏迷；③昏迷发病，持续一段时间清醒；④开始不昏迷，但随着血肿增大而逐渐昏迷。已往认为第二种有清醒期的发病形式为典型体征，但这只见于 30% 的病例。

无论是未曾昏迷或昏迷后清醒的患者，多有头痛，而且头痛的部位常与血肿位置一致。

神经体征视血肿压迫部位而定。优势半球受压常有言语障碍。可有病灶对侧偏轻瘫和同侧偏盲。局灶性或全身性抽搐较少见。如发生一侧颞叶钩回疝，因压迫动眼神经可有一侧瞳孔扩大，90%在同侧，10%在对侧。全部病例均有颅内压增高体征。许多作者相信，头皮血肿及X线头颅平片发现的骨折线，对血肿的定位有重大意义。额部外伤多发生颅前窝血肿；颞部外伤多发生颅中窝血肿而枕部外伤多发生颅后窝血肿。如不及时治疗，患者将进入脑疝晚期，出现双侧瞳孔散大，病理呼吸和去脑强直等表现而迅速死亡。如定位体征不甚明确，应及时进行头颅X线检查，头颅超声波检查，脑电图检查，脑同位素扫描，CT扫描、MRI、DSA脑血管造影，以便及时明确病变部位，进行手术治疗。

三、颅后窝血肿

颅后窝血肿包括小脑幕以下的硬脑膜外、硬脑膜内和脑内(小脑和脑干内)血肿。小脑内出血与脑干出血前已讨论。硬脑膜内、外血肿占颅后窝血肿中的多数。

临床表现有：

1. 剧烈后枕部疼痛，躁动不安，呕吐频繁，颅内压增高，亚急性或慢性病程者有视乳头水肿。

2. 意识障碍，表现为躁动或昏迷，约一半患者有中间清醒期。

3. 小脑体征，清醒患者可表现出一侧肢体肌张力低下，腱反射减弱，共济运动障碍以及眼球震颤。

4. 脑干体征，可出现交叉瘫或双侧锥体束征。呼吸节律异常及去脑强直发作。这提示脑干严重受压，如不能及时手术，往往迅速死亡。

5. 强迫头位，是一个相当重要的体征，严重者，可因头位移动不当而加深呼吸障碍。

6. 由于颅内压迅速增高，可发生脑疝致死。

颅后窝血肿的主要原因为外伤，如头部外伤，后枕部着地，枕部有头皮下血肿对诊断有重要意义。作者曾目睹3例因针刺

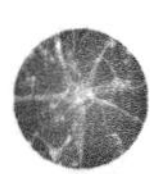

"风池"穴所致之颅后窝血肿及出血,不得不予以注意。一例,男性24岁患者针刺入"风池"穴时立即后枕部头痛,恶心,呕吐。来院时有脑膜刺激征,腰穿为均匀血性脑脊液。此例估计出血不大,逐步自动止血,休养一段时间后恢复。一例男性30岁患者,因失眠针刺"风池"。入针后剧烈后枕部头痛,呕吐,烦躁,呼吸变慢、停顿,意识混浊,强迫头位,双侧锥体束征。外科医生果断颅后窝开颅探查,血肿清除,患者获救,健康出院。一例12岁女孩,因厌食行针刺"风池""哑门",入针后迅即后枕部头痛,曾一度出现右侧共济失调征;数小时后进展为双侧锥体束征,有复视、眼震、强迫头位、视乳头水肿缓慢进展。因条件限制而于第四日才颅后窝探查手术,已证实为颅后窝硬膜下血肿,并进行清除,但终因脑干压迫过久,术后三日死亡。可见,对颅后窝血肿,及时识别,果断手术治疗,意义实属重大。

四、脑内血肿

外伤性脑内血肿,是外伤后在脑实质内形成的血肿,通常见于着力点对冲性脑挫裂伤所致,但也见于着力点部位凹陷性骨折所致者,故单发性脑内血肿较少见,多与硬脑膜下血肿或少数的硬脑膜外血肿并发。根据位于脑内的深浅部位不同,临床上将其分为两型,即浅部血肿和深部血肿,前者又称为复合性脑内血肿,后者又称单纯性脑内血肿。临床上以浅部血肿较多见。浅部血肿多由于大脑皮质血管挫裂伤所致,故在血肿表面呈不同程度的脑挫裂伤,常与硬脑膜下血肿并存。此类型血肿多位于额、颞叶前部靠近脑底部位;深部血肿多是因脑深部的血管破裂所致,在脑内形成较大的血肿,脑表面无明显的脑挫裂伤或仅有轻度的损伤,触之有波动感,此型血肿的临床上较少见。 14

脑内血肿与伴有脑挫裂伤的复合性硬脑膜下血肿的症状较为相似。多表现有:

1. 早期临床表现常以颅内压增高为主,如头痛、恶心、呕吐,但缺乏定位体征;仅一部分深部血肿位于运动区附近时,可表现有偏瘫、失语(优势半球)和局灶性癫痫等。

2. 脑内血肿多伴有脑挫裂伤和与其他类型血肿并存,故病情复杂或变化急剧,常很快出现颞叶钩回疝。生命体征的变化和脑膜刺激征均比较明显。

3. 伤后意识障碍时间长,而且是逐渐加重,中间清醒期较少见。

4. 本病多见于老年人,因高龄患者脑血管弹性较差,外伤时易致脑内血管破裂而形成脑内血肿。

五、颅内多发性血肿

外伤性颅内多发性血肿,是指颅脑外伤后颅内同一部位或不同部位形成一个以上的血肿而言。此类血肿并非少见。

根据脑外伤的部位和所发生血肿类型不同,将其分为三种类型:

1. 同一部位、不同类型多发性血肿　此类型较少见。其中以硬脑膜外血肿和硬脑膜下血肿、硬脑膜下血肿和脑内血肿较多见;硬脑膜外血肿和脑内血肿较少见。

2. 不同部位、同一类型多发性血肿　此型较多见。其中以双侧硬脑膜下血肿及多发性硬脑膜外血肿多见。

3. 不同部位、不同类型多发性血肿　此型较少见。其中以头颅着力部位的硬脑膜外血肿和对冲部位的硬脑膜下血肿及脑内血肿较常见。其中又以枕部或颅后窝硬脑膜外血肿并发额颞部对冲性血肿多见。

临床表现:本病较单发性颅内血肿的症状严重。伤后意识障碍多呈持续性或意识障碍进行性加重较多见,很少有中间清醒期。伤情变化快,颅内压增高,生命体征变化和脑膜刺激征等都较明显。脑疝出现也早,当一侧瞳孔扩大后不久对侧瞳孔也扩大。

六、额部血肿

额部血肿系指占据额叶、颅前窝底特别是额极部位的血肿

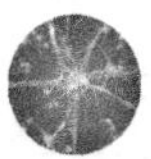

而言，临床上并不罕见。根据血肿的来源和部位，分为硬脑膜外、硬脑膜下和脑内血肿三类：根据血肿的数目，分单发和多发额部血肿。现仅就单发性额部血肿叙述如下：头部动、静状态、暴力着力点、颅骨骨折和额部血肿的形成有一定关系，如头部在运动中撞击于地面或物体上作减速运动时发生额部血肿者最多。其次是头部在静止状态下受暴力打击作加速运动引起额部血肿。

出血的来源：硬脑膜外血肿多数为硬脑膜前动脉、硬脑膜中动脉前支出血，次为颅骨板障静脉或硬脑膜静脉、蛛网膜粒出血；硬脑膜下血肿、脑内血肿分别由大脑皮质挫裂伤或脑实质内血管破裂出血所致。

临床表现

1. 额部血肿　除具有颅内其他部位血肿的共同特征外，意识呈进行性恶化，但无局灶性定位体征，为其早期的特征，如硬脑膜外血肿因颅脑损伤较轻，多数病例出现典型“原发性昏迷→中间清醒→继发性昏迷”；硬脑膜下血肿、脑内血肿，多数在伤后呈持续性昏迷。部分病例虽然出现意识障碍中间清醒期，但表现为烦躁不安、定向力障碍等；额部血肿在意识障碍变化过程中伴随额部其他体征（运动性失语、精神症状、双眼同向凝视、强握和摸索反射等）出现，尤其额极、额叶底面血肿更是如此。

2. 瞳孔变化　多见于额部血肿的晚期，常常是由于意识障碍恶化、生命体征等出现变化时，未能及时处理则病情突变，出现一侧瞳孔散大，很快对侧瞳孔也散大，常因枕骨大孔疝发生呼吸停止。也可以是脑疝出现前，双侧瞳孔轻度缩小，或双侧瞳孔不等大、时大时小多变，后迅速转化为双侧瞳孔散大。此系额叶的额眼区，即额中回后部相当于6、8、9区的相邻部分受到损伤所致。因瞳孔对光反射良好，可与脑疝区别，后期瞳孔进行性散大，则属脑疝形成。

3. 运动障碍　多见于额叶凸面硬脑膜外血肿、硬脑膜下血肿病例，常在瞳孔变化之前，额部血肿直接压迫，出现运动障碍即锥体系病损的体征。

4. 颅内压增高的表现　剧烈头痛、频繁呕吐及视神经乳头水肿，不可笼统归之为脑挫裂伤，而应注意观察是否为额部血肿所致颅内压增高的表现。或额部血肿出现显著的颅内压增高，可视为额部血肿的早期表现。

病例摘要及病理报告

例一，患者，男性，58岁。因头痛、意识障碍2个月于1977年6月28日住院。患者于入院2个月前某日夜间醒来，咳嗽时感到颈痛，"落枕"感。此后头部持续隐痛，头晕，不敢低头。曾摄颈椎片有骨质增生，对症治疗未见好转。6月中旬头痛加重，时伴恶心，白日困乏，脑力迟钝，记忆力差。6月20日来院门诊检查神经系统未见异常。腰穿脑脊液压力为140mmH_2O，外观微混，蛋白弱阳性，五管糖阳性，细胞数500×10^6/L，白细胞14×10^6/L（单核细胞8×10^6/L，多核细胞6×10^6/L），蛋白0.6g/L，糖6.7mmol/L（120mg/dl），氯化物168.4mmol/L（725.4mg/dl）。予以青霉素治疗。6月25日嗜睡，右手无力，右侧肢体肌张力低，左侧查多克（Chaddock）征可疑，颈部抵抗。6月27日于某医院神经外科门诊检查，颅脑超声波探查正常，颅骨X线侧位平片示后床突骨质疏松。脑脊液压力为134mmH_2O，细胞总数36×10^6/L，白细胞4×10^6/L，蛋白0.48g/L，糖5mmol/L（90mg/dl），氯化物168.5mmol/L（726mg/dl）。

既往于1962年患肝炎，谷草转氨酶最高200U/L。1974年发现糖尿病。否认高血压病史。1952年曾有头颅弹片伤史。

入院检查：体温37℃，脉搏80次/分，血压150/100mmHg。嗜睡，能回答问题。心肺检查未见异常。眼底：左侧视神经乳头正常，动脉反光强，未见出血及渗出；右眼底检查不满意。双侧瞳孔等大，直径约2~3mm。左侧鼻唇沟可疑稍浅，伸舌居中。四肢均能自主活动，右二头肌反射略高于左侧，双下肢腱反射正常。双侧掌颏反射阳性，双足可引出病理征。Kernig 征阳性。血常规正常。三次空腹血糖为 8.1mmol/L（146mg/dl）、7.3mmol/L（132mg/dl）、6.6mmol/L（119mg/dl）。血钾、钠、氯正常。谷丙转氨酶 160~200U/L。囊虫乳胶凝集试验弱阳性、补体结合试验弱阳性。尿糖及酮体阴性。脑电图全部导联可见弥漫性 θ 波 4~5 次 / 秒，中度节律失调，两侧无波幅差。心电图为窦性心动过速。

入院后有不规则低热（37~38℃）。予以降颅压、扩张血管药及消炎药，病情未见好转。入院第 8 日出现双上肢屈曲，双下肢伸直，角弓反张，呼吸急促，大汗，意识呈昏迷，双侧瞳孔直径为 2mm，对光反射消失。血压 170/100mmHg，脉搏 134 次 / 分，心音钝、律整。10 分钟后发作停止。血压 116/70mmHg，脉搏 126 次 / 分。角膜反射存在，瞳孔对光反射仍消失。25 分钟后稍清醒，能睁眼环视。此后每日数次类似发作，也有时四肢呈伸直样发作。意识障碍较前加深，双瞳孔直径 2mm，双眼底正常。双足仍有病理征。7 月 6 日起频繁呕吐大量咖啡样物，高热 39℃。次日晨开始昏迷。7 月 7 日晨昏迷加深，双瞳孔扩大至直径 6mm，血压 180/100mmHg。上午 9：03 呕吐大量咖啡样物后，呼吸由慢变浅终至停止，心跳亦停止。

病理报告

大体观察：两肺下叶淤血水肿，肺泡腔内可见粉染的水肿液，支气管壁及支气管腔内可见许多中性粒细胞及淋巴细胞。胃肠黏膜有淤血、水肿和斑点状出血。肝有轻度脂肪变和淤血。

14

脑重 1350g，双侧大脑顶叶凸面硬脑膜下有多量积血，黯红色，有少数凝血块。打开颅腔及硬脑膜后血液即流掉，估计 200~400ml。左侧血肿 16.5cm × 6cm × 2.5cm，右侧血肿 19cm × 6.5cm × 2.5cm，两侧大脑半球受压变形，脑表面沟回未见显著改变。基底动脉及其分支轻度粥样硬化，未见明显

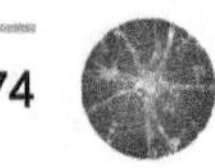

脑疝。冠状切面：除脑实质变形外未见明显改变。

镜下观察：有明显的脑水肿，血管周围血浆渗出，神经细胞变性。血肿包膜之外层与硬脑膜相邻，内层为肉芽组织。

病理诊断

1. 大脑两侧巨大慢性硬脑膜下血肿，大脑高度挤压变形，脑水肿。

2. 两肺下叶肺水肿，慢性支气管炎，急性发作。

3. 胃肠斑点状出血。

4. 肝脂肪变性。

［讨论］

本例在发病前两周左右骑自行车曾跌倒一次，当时无何不适。两周后才出现咳嗽时颈痛。此段外伤史在尸检后再三追问家属所得。此例有以下几点经验教训值得注意：

1. 对患者两个月头痛、恶心，以后出现意识障碍并进行性加重，最后又出现频繁呕吐等颅内压增高的症状未予以足够的认识。复习病史的全部记录，发现用甘露醇后意识状态明显好转，说明有颅内压增高，应首先考虑颅内占位病变的可能。事实上，在临床实践中有相当数量颅内压增高的病例并不表现视神经乳头水肿，腰穿脑脊液压力可以正常。

2. 当发现进行性颅内压增高而无局限性定位体征时，应及时进行必要的辅助检查。此例如能及早进行脑 CT 或 MRI 检查，可立即明确诊断，及时进行手术而治愈。此点为最重要的教训。全面、正确的病史是作出正确诊断必不可少的第一手资料。对本例的病史采集是不够全面的，如能注意到病前的外伤史则更有利于诊断。

结合病理所见，对某些临床症状作如下解释：①大脑被两侧巨大血肿挤压后严重变形呈斧状。脑净重 1350g，加上双侧血肿，脑重 1700~1800g，说明脑水肿显著。由于血肿从上方挤压，有可能使中脑向下移位、牵位，造成脑干缺血、缺氧，致使临床表现去大脑强直发作；又由于大脑皮质同样受

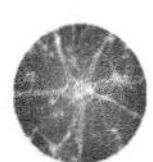

挤压，也可造成皮质缺氧，因此，临床表现也有去皮质强直发作。②由于双侧巨大硬脑膜下血肿，将脑向下向后挤压，有可能造成慢性枕骨大孔疝，因此，患者早期有后头部痛、落枕感。脑脊液压力不高，应考虑是慢性小脑扁桃延髓疝所致。临床上慢性硬脑膜下血肿的病例并非罕见。据国内神经科资料统计，硬脑膜下血肿占脑外伤合并症的3.8%，慢性硬脑膜下血肿有部分病例并无明显外伤史。尤其小儿，可在外伤后十多年发病，常首先表现有慢性颅内压增高，出现精神症状及意识障碍者不少，值得注意。

根据症状表现患者有颅内压增高，尽管腰穿脑脊液压力不高。定位在幕上或幕下当时有困难。从病史上看，首发症状为颈痛，咳嗽时即加重，不敢低头，可定位在颅后窝。颅内压增高伴有小脑扁桃延髓疝可有颈痛。精神症状与丘脑症状均可用颅内压增高解释。在颅后窝病变时，颅内压增高，第三脑室扩大产生下丘脑症状，胃肠道为应激性溃疡。四肢强直性发作，小脑病压迫脑干亦可引起。病历上描述上肢屈曲、下肢伸直，为去皮质状态，病变部位应在中脑以上，在内囊部位有病变时(脑出血)可有一侧上肢屈曲、下肢伸直。从发作看应考虑大脑中线问题，但不好解释颈部症状。定性上更困难，没有考虑到双侧慢性硬脑膜下血肿。在教科书上写出老年性痴呆与慢性硬脑膜下血肿鉴别，从本例来看这种提法很有道理。智力衰退可以由硬脑膜下血肿引起。

硬脑膜下血肿很容易被忽略。曾有一例精神病患者三次住院，病程长达十年，最后手术证实为硬脑膜下血肿，治疗后好转。精神病院的麻痹性痴呆患者，如出现紧握反射则应考虑硬脑膜下血肿的可能，应及时影像检查。

例二，患者，女性，81岁，家庭妇女。患者于死前两个月不明原因出现左侧上下肢发作性抽搐，每次持续1~2分钟，一日发作数次，不伴意识障碍及尿便失禁。半个月后转为不自主的、无规律的大幅度运动，左上肢似投掷样动作，有时不自主地口角左歪，有张嘴、伸舌、咂嘴等动作，入睡后动作消失。当时检查神经系统无阳性体征，印象为"半侧舞蹈症"。经服镇静剂及人参再造丸等，左上肢不自主动作基本消失，仅左下肢偶见。此后曾有三次因肢体无力突然跌倒(何侧肢体无力及历时均不详)，有时意识朦胧，无目的四处走动。死前三天(1980年2月25日)在坐尿盆时突然跌倒，前额着地，继之神志不清，小便失禁，无抽搐，未呕吐。

入院检查：体温36℃，脉搏116次/分，呼吸28次/分，血压130/50mmHg，前额部有3cm×3cm大小的表浅皮肤擦伤，桶状胸，两肺布满哮鸣音，左下肺可闻水泡音，心率116次/分，律齐无杂音。腹部正常。

神经系统检查：嗜睡，呼之睁眼，检查欠合作，双侧瞳孔等大等圆，直径约2.5cm，对光反射存在，角膜反射存在，因有老年白内障眼底未窥入，左鼻唇沟浅，左侧肢体力弱，左上肢肌力Ⅲ级，右下肢Ⅳ级，左侧腱反射均低于右侧，双侧均未引出病理反射，下颌反射活跃，颈软，无脑膜刺激征。

入院后患者嗜睡，呼吸急迫，血压不稳定(170~100mmHg/80~40mmHg)，体温37.4~38.6℃。白细胞12.5×10^9/L，中性粒细胞91%，血沉第1小时100mm，血糖23.9mmol/L(430mg/dl)。尿糖(++)，尿酮体阴性。心电图示：ST V_3呈上坡下降0.05mV，V_4~V_6呈近水平型下降0.075mV。T波：Ⅰ导联下降0.05mV，Ⅱ导联aVF低，Ⅲ导联浅倒置。胸片示：慢性支气管炎。

发病后第一日腰穿，初压180mmH_2O，脑脊液淡黄色，蛋白阴性，细胞数1.2×10^9/L，白细胞10×10^6/L。

经吸氧、抗感染、脱水、降血糖等治疗，患者逐渐恢复，上肢肌力达Ⅲ级以上，能回答简单的问题，并能进饮食，于发病三日后正在进食苹果时突然口唇发绀，呼吸、心跳停止，经抢救无效，于1980年2月28日死亡。

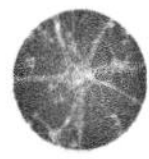

病理报告

大体观察：死后27小时尸检。前额部皮肤擦伤3.5cm×1.8cm，双侧瞳孔等大，主动脉硬化约Ⅱ级，气管腔内可见少量食物残渣及痰液。脑重1150g，右侧硬脑膜下血肿12.8cm×8cm×0.5cm，局部脑回扁平，脑沟变浅。未见海马钩回疝、扣带回疝及小脑扁桃延髓疝。视丘下部、脚间窝、外侧裂处蛛网膜下腔有少量积血。脑冠状切面于右侧壳核下部及苍白球外侧部有小软化灶、微黄色、有小的腔隙形成。心脏：冠状动脉管壁不厚，管腔存在；左侧乳头肌的头部稍苍白，瘢痕状。

镜下观察：双侧额、顶、枕部、脑干及小脑的蛛网膜下腔可见红细胞及一些吞噬细胞。各种神经细胞无特异改变。右侧壳核下部及苍白球外侧见一小梭形软化灶，其中神经细胞消失，散在大量格子细胞，有的吞噬了含铁血黄素。于软化灶的周围可见星形细胞增生及肥胖变性。在视丘下部相当于视丘下部后核、第三脑室底部、中央灰质及乳头视丘束上方，各有小出血灶，其周围未见细胞反应。脑实质中血管周围水肿，有的腔隙中含有血浆样物质，部分小动脉管壁增厚，玻璃样变性，内膜增厚，管腔不匀。血管周围及室管膜下可见多数淀粉样小体沉积。心肌细胞大小一致，左、右心室均见心肌断裂现象，以左乳头肌为著。前乳头肌近腱索处心肌纤维化、窦房结较小、房室结纤维组织稍多，供应动脉正常。

病理诊断

1. 右侧大脑半球硬脑膜下血肿及蛛网膜下腔出血，视丘下部（视丘下部后核、第三脑室底部中央灰质及乳头视丘束上方）出血。

2. 两肺小叶性肺炎、肺水肿。

3. 心肌断裂以左室乳头肌为明显。

4. 脂肪肝。

5. 主动脉粥样硬化Ⅱ级。

［讨论］

本例中枢神经系统的主要病理改变是右顶部硬脑膜下血肿、蛛网膜下腔有血及视丘下部小出血灶。

1. 病理改变对一些临床症状的解释

(1) 患者死前3天有摔伤头部的外伤史，伴意识不清、左侧轻偏瘫。按老年人来说颅内压高，脑脊液为血性，均支持硬脑膜下血肿的诊断。尸检证明右侧大脑穹窿面有硬脑膜下血肿，虽不很大，但已造成一定的压迫，发生左侧轻偏瘫。

(2) 右侧基底节，主要在壳核部分及部分苍白球外侧部，有小软化灶。可以解释于死前一个半月以来，左侧肢体投掷样舞蹈、鬼脸等锥体外系症状。

(3) 患者两个月来左侧肢体阵发性抽动，意识存在，当为局灶性癫痫，但尸检未找到相应的局部病灶，可能与大脑萎缩有关。

2. 死亡原因　患者入院后临床症状有所恢复，表现在意识好转，已可说简单词句及进食。尸检见硬脑膜下血肿并不很大，脑的病理改变不重，无脑疝形成，无气管内异物窒息，也未发现肺梗死及肾上腺急性改变，心脏本身病变不突出，未发现急性心肌梗死，为何突然死亡？考虑只有突然严重的心律失常引起的猝死可以解释。这种严重的心律失常是怎样发生的？用心脏本身的改变不易解释，因患者的心电图仅为慢性冠状动脉供血不足，并无急性梗死的改变，尸检发现冠状动脉管腔存在，管壁不厚；左前乳头肌的头部稍苍白、呈瘢痕状为陈旧性改变，是缺血性病变的后果；左前、左后乳头肌断裂为死前心室颤动、心肌收缩所致；窦房结、房室结均较小，考虑为先天性，虽然两者都有些纤维化，但符合年龄，足够起搏不致影响传导。因此不能不考虑中枢神经系统对心律的影响。

中枢神经病变引起心律改变早有报道，至少有几十年历史。1973 年 Parizel 报告 2 例蛛网膜下腔出血后发生危及生命的心律失常而突然死亡。之后又有很多类似报告肯定了这一事实，也有许多动物实验证明同样的结果。这种患者的脑损害并不一定很严重，但由它引起的心律失常是致命的。这种严重的心律失常，早在 1966 年由法国学者首先报告，称为 Torsade de Pointe，即这种阵发性室性心动过速或室性纤颤 - 扑动，其 Q、R、S 的轴尖方向，周期性地朝向基线之上和基线之下（每 5~20 跳即向相反方向变化），使心电图波型形成像扭曲的花边。除此特点外还有①当心律恢复正常时，其 Q-T 间期延长（大于 0.6 秒），因而易再发生异位收缩；②这种阵发性心律失常，常以室性期前收缩为先行；③可在短时间内自发缓解，在一个不规则的间歇后再发；④若阵发性心律失常持续时间较长，则可发生晕厥甚至死亡。

曾有报告某些颅内病变可产生这种阵发性心律失常，如颅内压急速改变，颅脑外伤、视丘下部受刺激等。其机制可能与颅内交感、副交感神经的作用有关。本病用阿托品和 β 受体阻滞剂可预防及治疗，但必须及时诊断、立即治疗，迟则来不及。

本例虽未发现发作期的典型心电图改变，间歇期的 Q-T 时间也未延长，但缺乏其他突死的证据，且颅内病变是存在的：有硬脑膜下血肿、蛛网膜下腔出血、颅内压改变，而且在视丘下部的后部（视丘下部后核、第三脑室底部中央灰质及乳头视丘束上方）有小出血灶（可能继发于硬脑膜下血肿），病灶虽不大，但处于重要功能位置，即交感神经结构的中心，可能在产生这种致命的心律失常方面负有重要责任。病史有三次短暂的肢体无力、跌倒，似为一过性脑供血不足，但不能完全排除因心律失常而致的晕厥。

例三，患者，男性，57 岁，退休工人。因右侧肢体活动障碍 45 天。黑便 20 天于 1982 年 12 月 30 日入院。入院后 15 天死亡。

患者于入院前50天先感头胀、头昏，颈部胀痛，曾服治感冒药无效，于入院前45天家人发现患者行走不稳，右手持物无力，偶有尿失禁，两三日后右口角下垂，向左侧歪斜，说话含糊不清，嗜睡，右下肢不能活动。入院前40天在某医院治疗，曾静点甘露醇、低分子右旋糖酐、维脑路通，疗效不好，2天后出现神志反应迟钝。呕吐咖啡色物，呈喷射状，每日约5~6次，持续4天。于入院前20天出现柏油便，每日数次，病情逐渐加重，呈嗜睡状，至死亡前15天转入我院。

既往曾患左侧大隐静脉曲张20年，无其他重要病史。生于北京，每日喜欢饮酒一两多，喜欢肉食，不吸烟。否认高血压病史及外伤史。

入院前检查：体温36℃，脉搏94次/分，呼吸20次/分，血压110/90mmHg。发育正常，形体消瘦，肩部、臀部、小腿踝部有压疮20余处，最大者8cm×8cm，有的有脓汁溢出。双肺叩诊清音但呼吸音粗糙，无啰音。心律整，无杂音。腹平坦柔软，肝、脾未触及。

神经系统检查：意识尚清楚，轻度嗜睡，问话可正确回答，但语言少，语流慢，略显含糊。嗅觉存在，视力视野粗试正常，眼底视神经乳头边界清楚，无出血渗出。瞳孔等大等圆，直径3mm，对光反射灵敏。双眼球各方向活动充分，无眼震。右侧面部痛觉减退，但咬肌有力。双侧额纹对称，眼闭合有力，示齿右侧鼻唇沟浅，双耳气导大于骨导，Weber试验居中，双软腭提举有力，咽反射存在，转颈耸肩有力，伸舌居中。肌力：左上、下肢Ⅴ级，右侧上、下肢Ⅱ级。右半身痛觉减退，左上肢腱反射适中，余肢体腱反射减弱，双侧腹壁反射未引出，右侧Babinski征阳性。颈软，Kernig征阴性。

入院后检查：血白细胞(35~12)×10^9/L，中性粒细胞81%~96%，淋巴细胞4%~16%，单核细胞2%~6%。血小板10×10^9/L。入院次日血清钾4.3mmol/L，钠136mmol/L，氯102mmol/L。二氧化碳结合力19mmol/L(42.5Vol%)。血

糖 6.1mmol/L(110mg/dl)。肝功谷丙转氨酶 500U/L 以上，HBsAg 阴性，胎甲球蛋白阴性，白蛋白 27g/L，球蛋白 26g/L(两次)。血沉①22mm，②50mm。死亡前 11 天，头颅正侧位片正常。胸片：心、肺、横膈未见病变。脑超声波中线无移位。脑电图左侧各导联出现多量 1.5~3 波 / 秒、20~60μV 慢波，右侧各导联以 12~14 波 / 秒、20~40μV 以下的快波为主，亦杂有 10~40μV 的 5~7 波 / 秒慢波若干。

入院后给予烟酸静点，青霉素 800 万单位静点，链霉素 0.5g 肌注，每日 2 次。内服云南白药。入院第 3 日(死前 12 天)出现胸闷、气短、右肺底部啰音。心电图有房性期前收缩，二联律，ST：Ⅱ、Ⅲ、V_5 下降 0.1mV，T：Ⅱ、Ⅲ、V_5 倒置。乃加用硝酸戊四醇酯内服，胸闷缓解，仍感气短。入院第 6 天(死前 10 天)内科医师会诊，认为患有出血性胃炎，双下肺有啰音，考虑为肺部感染。心内科诊断冠心病，感染使其加重，将青霉素改为 800 万单位，每日 3 次静点。死前 3 日呼吸困难加重，血压下降至 70/50mmHg。继续给予各种抢救均未生效，终于入院第 15 日血压不能维持，呼吸浅表乃逐渐停止，最后心跳停止，死亡。

病理报告

大体观察：脑重 1250g，去除颅骨见大脑左半球膨出、色暗，切开硬脑膜后，由左侧大脑半球凸面流出暗红色陈旧血液 100~150ml，血液已液化，硬脑膜外与颅骨有部分粘连。血肿范围自额极达顶枕裂部，左侧大脑半球因受压下陷。血液流出后脑凸面明显凹陷，血肿上方达矢状窦旁，下达外侧裂水平。面积约为 14cm × 5cm，硬脑膜下面有陈旧血迹，脑底见双侧小脑扁桃延髓疝。左侧海马钩回疝。

冠状切面：各面左侧均见受压之凹斜面，左枕叶触之较软。皮质部分见多处小软化灶，有的部位色较暗，似有出血。左侧侧脑室及第三脑室向右移位，左半球向下移位均甚明显。于视交叉、乳头体水平面均见左侧扣带回疝。

镜下观察:左侧硬脑膜增厚,外层为结缔组织,内层含扩张的毛细血管,形成肉芽组织,含大量噬入含铁血黄素的组织细胞,纤维母细胞。左枕叶皮质软化灶中见大量格子细胞,亦含有含铁血黄素及新鲜红细胞,在左侧海马钩回部亦见有两个小的镜下坏死灶,有格子细胞。第三脑室两侧小血管内充血,垂体前叶显著充血。脑桥若干血管内充满中性粒细胞。其他各部如中央回、额叶、顶叶皮质未见显著异常。

双肺下部实变,有暗紫色块结,镜下有大量中性粒细胞为主的炎性细胞浸润。

肾脏见近曲小管细胞出现空泡,管腔扩大,符合低钾改变。

胃黏膜浅表出血。

病理诊断

1. 左侧额、顶部硬脑膜下血肿。

2. 多发脑疝伴左枕出血性软化,左颞叶海马钩回疝局部坏死。

3. 表浅性胃出血。

4. 双侧支气管肺炎。

[讨论]

本例入院时已比较衰竭,全身消瘦,不断呕血,血沉较快,右侧轻偏瘫及偏身感觉障碍,过早给予脑转移癌的印象,影响了进一步深入检查的决心,腰骶部有大面积压疮,腰穿不便也没有想其他方法,因此,对这种外科治疗可以康复的病例,失去了抢救机会。医学文献中反复警告说:硬脑膜下慢性血肿容易被误诊。中老年期慢性硬脑膜下血肿是最易误诊的。Bedtord.P.D(1958)52例慢性硬脑膜下血肿中仅有40%的病例生前明确诊断。如能常规使用头颅CT扫描,对诊断可有很大的帮助,但是慢性硬脑膜下血肿(病程3周以上),不能见到典型高密度镰状影像,血肿机化较完全而呈现低密度影像,在机化过程的某一阶段也可以表现为等密度

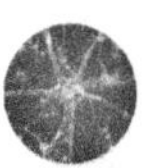

影，此时，只有脑血管造影（包括 MRA、DSA）对诊断有帮助。

慢性硬脑膜下血肿确切的发病率不十分清楚。但是老年人发病机会显著较多。Loew 的患者 31% 在 60~70 岁之间，几乎所有的资料都是男性较多，有的高达 90%。Cameron 报道的 70 例慢性硬脑膜下血肿，平均年龄 56 岁，男性 56 例(80%)，也说明中老年男性发病率高。

慢性硬脑膜下血肿特征性临床表现不多，不易掌握。有明确的外伤史对诊断十分有利，但是慢性硬脑膜下血肿主诉有外伤史者最多不及 50%。如有头痛、呕吐、视神经乳头水肿等颅内压增高的症状，可想到颅内占位性病变的可能，但亦有不少患者并无（或不甚明显）视神经乳头水肿而被忽略。Toole 曾提出：①病情起伏，特别是嗜睡，精神错乱和头痛症状起伏波动；②有偏身感觉、运动症状或失语；③精神症状重于锥体系体征。这三点提示慢性硬脑膜下血肿。本例大体符合这些特点。与日常所见的脑梗死比较，其偏瘫并不完全，但其嗜睡、头昏和精神症状较重。Toole 的意见值得借鉴。但这些只能作为临床参考，不能作为确诊依据。最主要的是当中老年人表现嗜睡、头痛、精神错乱伴有偏轻瘫或偏瘫时，应想到慢性硬脑膜下血肿，甚至中老年人出现头痛、痴呆，无定位体征亦不可忘记慢性硬脑膜下血肿的可能。只要想到了，总会设法进一步检查，不致误诊。疑有颅内占位性病变时，不应一味考虑转移癌等恶性病变。

第十五章

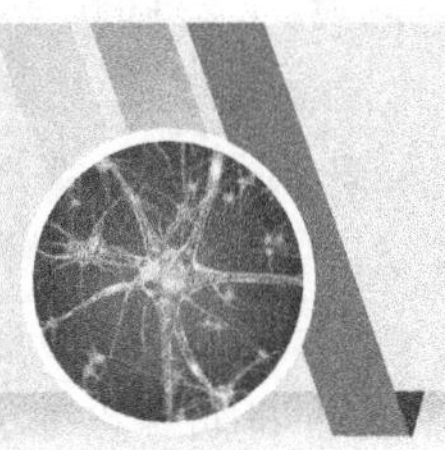

自主神经系统及其病变临床表现

第一节　解剖、生理

一、概述

自主神经系统是神经系统中枢和周围部调节内脏活动的部分。内脏活动(包括内脏器官,脉管系统、平滑肌及腺体等的感觉和运动),一般不由意识直接指挥,但这种反射活动在生理功能上具有重要的作用。能意识到的内脏感觉常是模糊而且难以定位的;但也有特征性感受,如饥饿、口渴等。内脏活动的反射弧多是在脊髓或延髓等低级自主神经中枢形成的。许多内脏活动的反射弧是通过大脑皮质的,尤其在边缘系的皮质可找到各种内脏活动的代表区,如呼吸运动、血压、胃肠蠕动、瞳孔和膀胱活动等。生理研究证明了大脑皮质与内脏活动的密切关系。

中枢自主神经系统,存在于脑和脊髓各不同节段,包括大脑皮质、下丘脑、脑干的核及脊髓各个节段的侧角区。

自主神经中枢在大脑皮质的分布:大脑皮质与自主神经的密切关系,已被许多生理学研究所证实,但各个内脏在大脑皮质

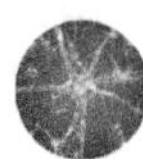

上的代表区问题，目前尚未完全解决，比较一致的看法是大脑皮质对机体内部的调节起着主导作用。研究认为嗅区特别是它的中央部，如海马回、穹窿回、胼胝上回及下回等与自主神经系统有密切关系，故提示自主神经中枢主要在边缘系统（扣带回、穹窿回峡 - 海马回和海马沟等），如刺激颞极和额叶眶区的后部，冲动通过脑岛前部、扣带回、胼胝下区、沟回等可使血压、呼吸有改变。脑岛与消化系统有关，刺激扣带回常有循环系统的改变、竖毛、瞳孔散大、呼吸不畅等。刺激额极第 8 区可见瞳孔散大；刺激枕部第 19 区可见瞳孔缩小。额叶眶面也影响胃活动、血压、呼吸及肾功能的改变。岛叶与内脏的感觉功能有关。旁中央小叶有直肠、膀胱括约肌的调节中枢。

二、交感神经和副交感神经

（一）交感神经系统

交感神经的皮质下最高级中枢位于下丘脑后部。周围的交感神经第一级神经元起始于 C_8 至 L_2 节段的脊髓侧角神经细胞，由此发出有髓神经纤维，经前根和白交通支一部分纤维终止于节内，此为节前纤维进入脊椎两旁的交感神经节（椎旁节）。从交感神经节再发出下一个神经元为无髓鞘的节后纤维，谓灰交通支。交感神经节依其部位不同可分为椎旁节和椎前节两种。见图 15-1。

1. 椎旁节　共有 22~24 对，其中颈节 3 对（上、中、下颈节）、胸节 10~12 对、腰节 3~4 对、骶节 4~5 对，尾部为不成对的 1 个神经节。下颈节常与第 1 胸节合并，构成星状神经节。椎旁节位于脊椎两旁，节间有神经纤维相连，构成交感神经链。

在颈部，有三个交感神经节。其节前纤维在上四节颈脊髓之前根中，它们的节后纤维分布范围比较复杂。临床上比较重要的有如下几组：

（1）上颈交感节：发出的节后纤维参与上四个颈神经、舌下神经、迷走与舌咽神经节以及咽神经丛。其部分纤维形成心脏

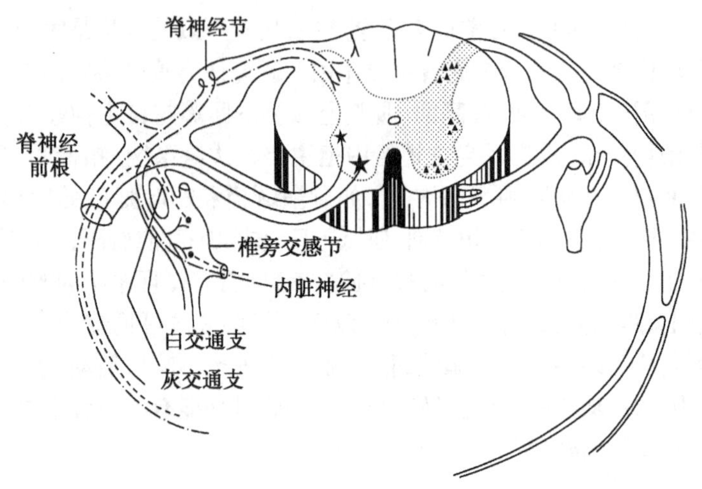

图 15-1　交感神经传出纤维走行方式

神经丛(到冠状动脉);部分纤维形成颈动脉神经,构成颈内动脉及其分支的交感丛。刺激上颈交感节可引起虹膜放射肌收缩(瞳孔扩大)及颅内血管收缩。刺激心脏上神经据说引起冠状动脉收缩。

(2) 中颈交感节:其节后纤维到达第五、第六颈神经,并发出纤维到达心脏丛及下甲状动脉丛。

(3) 下颈交感节:常与第一胸交感节融合形成星状神经节。发出灰交通支到达第七、八颈神经和第一胸神经,最后形成心脏下神经和血管丛,到达主动脉、锁骨下动脉及椎动脉。颈交感链的纤维分布于头部、心脏,较大的分支还分布于上肢和头部。由颈动脉丛来的纤维伴随血管到达颌下节、耳节、蝶腭节、睫状节,通过这些神经节再分布于泪腺、腮腺和唾液腺。

2. 椎前节　位于腹腔和盆腔脊椎之前,如腹腔节、肠系膜上神经节、主动脉肾节、膈神经节和肠系膜下神经节。进入椎旁节后的白交通支纤维可有三种去路。①一部分纤维与神经节内细胞发生突触,换神经元后,节后纤维经同节段的灰交通支进入脊神经，支配皮肤内的汗腺、血管及立毛肌。②另一部分纤维进入节内沿交感神经链上升或下降几个节段后，再与神经节内细胞发生突触，发出节后纤维至头面部汗腺、血管、瞳孔散大肌及唾液腺；还有一部分纤维组成神经丛，如心神经丛、肺神经丛、食管神经丛等。③小部分纤维仅通过交感神经链，经大、小内脏神经至腹腔各神经丛，终止于椎前神经节，再发出节后纤维分布至腹腔与盆腔内脏器官及血管（图 15-2、图 15-3）。

交感神经的功能包括传递内脏的痛觉、部分胀痛和压觉，但该纤维离开脊髓后不仅终止于本节段神经节，而且分布于很多节段，其节后纤维及各神经丛间又有广泛联系，所以交感神经传递的冲动多为弥散的，无明确的定位意义。交感神经兴奋时，引起交感神经末梢交感素即肾上腺素的分泌，表现为瞳孔散大，睑裂增宽，眼球突出，心跳加快，内脏和皮肤血管收缩，血压升高，呼吸加快，支气管平滑肌放松，支气管扩张，胃肠道蠕动分泌功能抑制，血糖升高，凝血时间缩短，脾脏收缩，周围血容量增加等一系列反应。总之，交感神经兴奋表现机体消耗增加，器官功能活动增强。

（二）副交感神经系统

依其神经元所在的位置不同，将其分为三组。

1. 中脑组　该组神经元位于动眼神经副核（Edinger-Westphal，E-W 核）内，其节前纤维经动眼神经终止于眶内神经节，自此节神经细胞发出节后纤维至瞳孔括约肌及睫状肌。

2. 延髓组　该组的涎上核发出的节前纤维经与面神经一部分纤维构成鼓索神经至颌下神经节，自此节发出的节后纤维至颌下腺及舌下腺；另一部分纤维经岩浅大神经至蝶腭神经节，其节后纤维分布于泪腺及软腭、鼻腔黏液腺。该组涎下核发出的纤维经舌咽神经及岩浅小神经至耳神经节，其节后纤维终止于腮腺。迷走神经节皆在各终末器官内，故其节前纤维甚长，则节后纤维甚短。如自延髓迷走神经运动背核发出的节前纤维经迷走神经终止于心脏、气管、支气管、胃肠等内脏的终端神经节，自此节发出节后纤维支配以上各诸脏器。

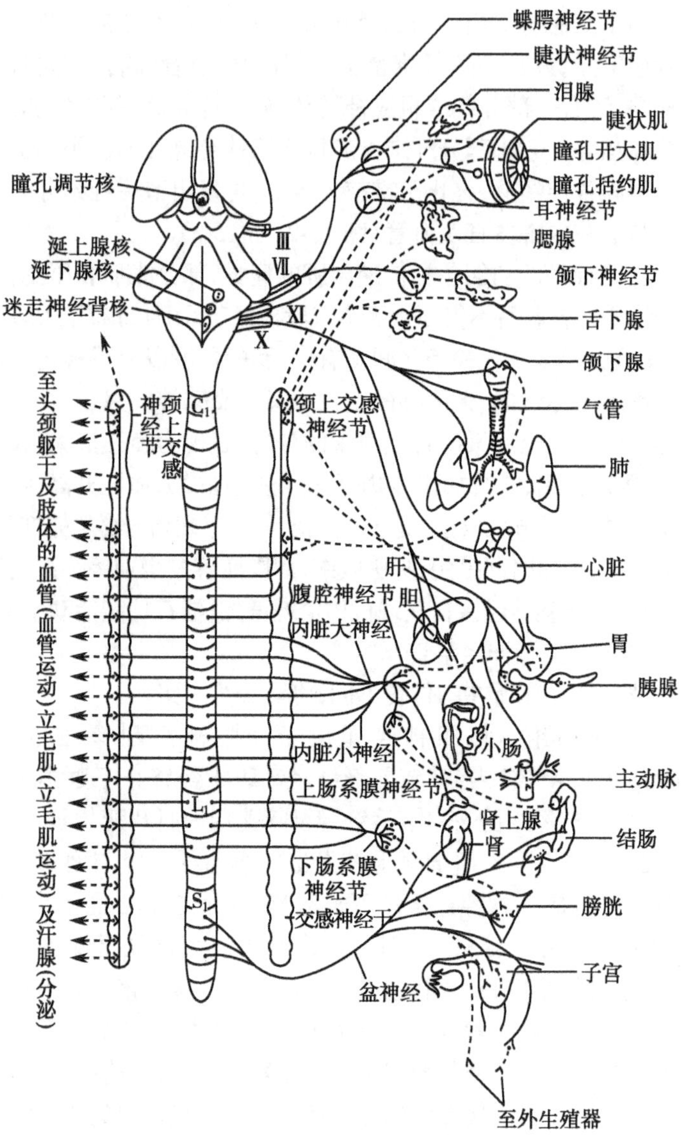

蝶腭神经节
睫状神经节
泪腺
睫状肌
瞳孔开大肌
瞳孔括约肌
耳神经节
腮腺
颌下神经节
舌下腺
颌下腺
瞳孔调节核
涎上腺核
涎下腺核
迷走神经背核
Ⅲ
Ⅶ
Ⅺ
Ⅹ
至头颈躯干及肢体的血管(血管运动)立毛肌(立毛肌运动)及汗腺(分泌)
颈上交感神经节
C_1
颈上交感神经节
气管
肺
T_1
心脏
肝
腹腔神经节
胆
内脏大神经
胃
胰腺
内脏小神经
小肠
主动脉
上肠系膜神经节
肾上腺
L_1
结肠
肾
下肠系膜神经节
膀胱
S_1
交感神经干
子宫
盆神经
至外生殖器

图 15-2　内脏神经支配

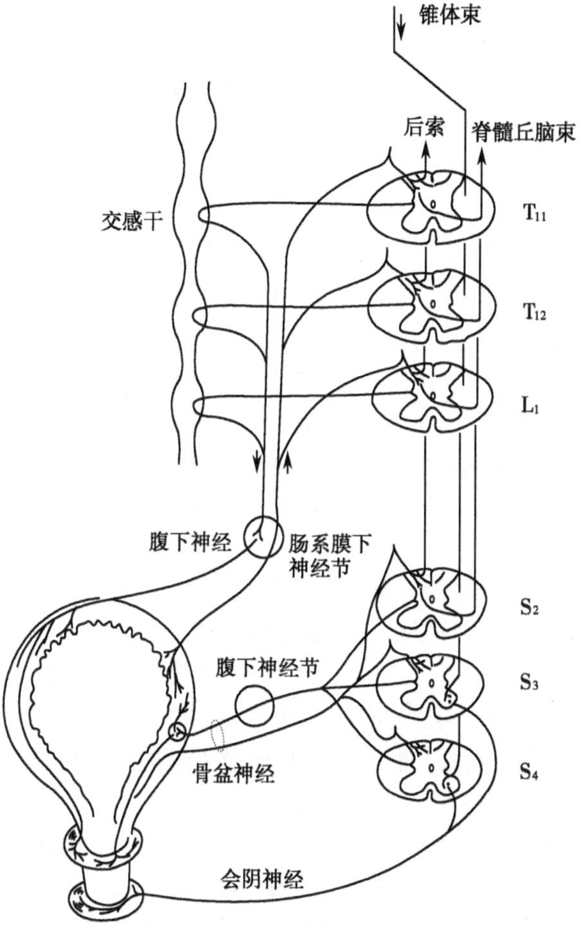

图 15-3　膀胱的神经支配

3. 骶髓组　该组自骶 2、3、4 节段的侧角细胞发出的节前纤维经前根，构成盆腔神经 - 盆腔神经丛而终止于膀胱、直肠、生殖器内或邻近的神经细胞。

副交感神经兴奋时引起所支配脏器保护作用和功能的抑制。临床表现瞳孔缩小，唾液分泌增加，心跳减慢，血管扩张，血压降低，胃肠蠕动和消化腺增加，以增强吸收功能，膀胱与直肠收缩，促进废物的排除。总之，副交感神经兴奋可抑制机体的消耗，增加贮存，与交感神经兴奋作用相反起拮抗作用，二者相互制约维持和调节体内的平衡，如任何一方其功能过强或不足均可导致机体功能失调。因此，在大脑皮质的影响下自主神经的功能调节在维持机体的完整、协调中有着极其重要的意义。

（三）交感神经与副交感神经的区别

1. 交感神经起始于 C_8~L_2 脊髓侧角神经细胞；副交感神经起始于中脑、延髓及骶髓（S_2~S_4）节段。

2. 交感神经与椎旁神经节或椎前神经节换神经元，并发出节后纤维分布于所支配的内脏等处；副交感神经也是有两个神经元支配有关的脏器，但有些神经节在脏器或器官以外，如睫状神经节，有的则位于内脏中，如迷走神经节位于各终末器官或内脏内。

3. 交感神经传导冲动的介质为交感素，即肾上腺素物质；副交感神经传导冲动的介质为乙酰胆碱。

4. 交感神经分布范围极其广泛，几乎支配机体所有器官和组织，而副交感神经分布范围较小，某些组织和器官则没有，如多数的血管平滑肌、肾上腺、输尿管及毛囊的平滑肌等处。

（四）躯体神经与自主神经的区别

1. 自主神经传入纤维，即内脏传入纤维，传导机体内部脏器来的冲动，此种冲动刺激的感受，对机体内在环境的调节有着重要的作用；而躯体的传入纤维，其感觉冲动来自体表、骨骼、关节、肌肉内来的感觉冲动，以调节机体的运动，以及机体与外界环境相对的平衡。

2. 自主神经纤维的兴奋传导速度较慢，每秒 1~3m，而躯体神经纤维兴奋传导速度快，每秒 70~100m。

3. 自主神经的传出纤维主要分布于内脏、腺体、心血管及其他平滑肌，并对其进行调控，使其保持相对平衡和各内脏、器官有节律的活动；躯体神经传出纤维只分布于横纹肌，其主要作用是使横纹肌发生迅速适宜的活动。

4. 自主神经传出神经有两个神经元，一是中枢部，二是周围部（即自主神经）；自主神经的传出纤维又分为节前纤维（有髓鞘纤维）和节后纤维（无髓鞘纤维）；躯体传出神经纤维（均有髓鞘）自脊髓前角的运动神经元发出轴突，经前根直达横纹肌。

5. 自主神经传出纤维的节前神经元起始于中脑、脑桥、延髓和颈髓 8（C_8）至腰髓 2（L_2）以及骶髓 2~4（S_2~S_4）节段，其周围部的节段性分布不够明确；躯体神经传出纤维的下运动神经元，则较均等地分布于中脑至脊髓的全长，而且周围部的节段性分布十分明显。

第二节　自主神经检查法

一、颈动脉窦敏感性试验

目的：了解头晕、抽搐、晕厥的原因是否由颈动脉窦过敏所致。

方法：令患者取卧位，头略转向对侧及略向后仰。操作者拇指置于患者下颌角相平行的甲状软骨上缘，触摸到颈内动脉的搏动膨大部，并轻压或按摩 10~15 秒。应严格或密切观察患者的反应，如面色、是否出汗、呼吸、意识、抽搐、眩晕和晕厥等。

注意事项：①颈动脉窦过敏者一般轻压 15 秒即有反应，故压颈动脉窦时间不宜过长；②有心脏病、颅内压增高者不宜做此试验；③一般不宜向两侧颈动脉窦同时施加压迫；④操作中如患者出现晕厥或抽搐发作时，应立即停止。

二、发汗试验

通过此项试验可以了解交感神经功能情况及具病变部位。在被检者躯干及肢体皮肤上涂以含碘溶液（碘 15g、蓖麻油 100ml、酒精 900ml），待皮肤干燥后，在其上均匀地撒上一层细淀粉，再用下列方法引起人工发汗，由于碘与淀粉化合后，在出汗部位出现很深的紫蓝色。

1. 阿司匹林试验 阿司匹林 0.9~1.0g 口服同时喝一杯热开水，数分钟后即可引起弥散性汗液分泌。如皮质功能障碍时，常发生单肢型汗分泌减少，若下丘脑病损时，则表现半侧身汗分泌减少。

2. 加温试验 将患者置于干热空气溶箱中，引起脊髓侧角细胞发汗反射，如脊髓节段中枢病损，此试验和阿司匹林试验均能查出在相应的病损区域内汗液分泌减少。

3. 硝酸毛果芸香碱（pilocarpin）试验 皮下注射 1% 溶液 1ml。作用于末梢的汗分泌装置，当自主神经周围部病损时，在病损相应区域中汗液分泌减少。

三、体位改变测血压试验

目的：主要是了解交感神经功能。

方法：先令患者卧床休息数分钟，缠好血压表袖带，测量卧位时的血压，其后令患者自己起立并即刻测血压。

临床意义：起立时收缩压下降 10mmHg 以内为正常，下降 11~29mmHg 为临界值，下降 30mmHg 以上者为不正常，示交感神经功能不全。

四、持续握力试验的血压反应

目的：观察交感神经功能。

方法：在患者卧床状态下测血压 3 次并记录，再测定其最大握力，然后用 30% 的最大握力握住握力计保持 5 分钟，在保持握力期间，每分钟测量对侧上肢的血压 1 次并记录。

临床意义：比较试验前、试验后的舒张压平均值，如舒张压增加 16mmHg 以上为正常，增加 11~15mmHg 为临界值，增加 10mmHg 以下为反应不全，即不正常，提示交感神经功能不全。

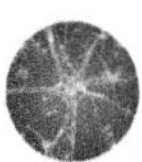

五、Valsalva 动作的心率反应

目的：观察副交感神经功能。

方法：令受试者口含血压计的注气接头，吹气，使压力吹至40mmHg，维持 15 秒，吹气过程中连续记录心电图，吹气停止后仍继续记录一段心电图，如此重复 3 次，每次间隔 1 分钟。计算 3 次吹气过程中最长的 R-R 周期和 3 次最短的 R-R 周期之平均值称为 Valsalva 比值（VR）。

临床意义：VR 1.21~1.5 为正常反应，1.11~1.20 为临界反应，低于 1.10 为反应不全，即不正常，提示副交感神经功能不全。

六、眼心反射（亦称 Ascher 眼球压迫试验）

方法：患者取仰卧位，待患者平静后数 1 分钟脉搏并记录。令患者轻轻闭目，检查者用示指和中指压迫患者眼球角膜两侧（可分别压迫单侧眼球角膜，亦可同时压迫双侧眼球角膜）。压迫的力量以不引起患者疼痛为止。一般压迫 15~20 秒（有的主张压迫 20~40 秒）。开始压迫 2~3 秒时脉搏出现减慢，压迫 3~4 秒时开始数脉搏，每 5 秒记录 1 次，反复记录 4 次。

反射弧的组成：三叉神经眼支→脑桥三叉神经感觉核→迷走神经背核→迷走神经。

临床意义：每分钟脉搏减少 6~8 次属正常，若每分钟减少 15 次为阳性。当迷走神经功能低下时无此反应，迷走神经兴奋时才出现此试验阳性。有的患者压迫 10 秒即可出现心跳停止或表现有恶心、呕吐，此属严重病例。如在检查中出现以上严重表现应即刻停止压迫，心跳可迅速恢复。目前多采用金井氏判断标准：每分钟脉搏减少 10~19 次（+）、19~29 次（++）、30 次以上者（+++）、压迫数秒心跳停止者为（++++）。

15

七、起立卧位试验

患者从卧位变为垂直站立位时脉搏增快。于试验前卧位和改变直立位时各数1分钟脉搏，正常人脉搏多增加10~12次/分。患者由垂直站立变为卧位时，正常人多减少10~12次/分。若站立时增加过多或卧位时减少过度，可为心脏、神经肌肉装置兴奋增高的指征。

八、太阳神经丛反射（上腹部反射）

太阳神经丛位于第12胸椎与第1腰椎的腹壁后方，在腹腔内正中稍偏右，呈半月状，与腹腔内许多神经丛构成复杂的联系。

方法：患者取仰卧位，双下肢屈曲，口半张开，检查者用手掌压迫患者剑突与脐之间，压迫时间为20~40秒。压迫前后测脉搏、血压以对比。

临床意义：在压迫5~10秒时即开始出现血压下降，脉搏缓慢。正常人脉搏减慢4~12次/分，如减慢12次/分以上者为阳性，减慢16次/分以上者有临床意义，即表示副交感神经功能亢进。

九、立毛反射

立毛肌是附着于毛囊的平滑肌，在体内外界刺激下产生立毛肌收缩，出现鸡皮现象，即立毛反射。此反射的传导径路是由局部刺激引起感觉神经冲动至立毛肌的脊髓中枢（C_1~L_2），一部分传至下丘脑。由该中枢（C_1~L_2）发出节前纤维经交感链，周围交感神经而支配立毛肌。于颈部、侧颈部、肩、腋窝、耳后、外耳道、上臂外侧、肛门、尿道等处最易引起立毛反射。

方法：刺激物有器械刺激、冰块或温热、不愉快的声响或味觉及恐怖等。

局部立毛反射：将以上某刺激物置于易出现立毛反射的部位，出现的立毛反射为直接刺激神经末梢所致。若在脊髓病变以下出现立毛反射，则立毛反射的上缘常为脊髓病灶的下缘，因此有定位意义。例如患脊髓病变时，用冰块刺激颈三角，一

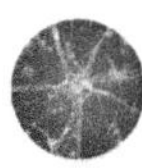

侧出现立毛反射由肩部至上胸部，而后再用冰块置于足跖部于足部和腹部出现立毛反射，以上提示病灶位于该侧的胸4~胸9（T_4~T_9）。星状神经节的交感神经纤维支配上肢，故星状神经节病变时，在颈三角刺激立毛反射除上肢外整个半侧身体均出现。

十、皮肤划纹反射

局部皮肤划纹反射：此反射分白色和红色皮肤划纹症，是血管壁反射。白色划纹是用钝物轻轻划过后出现白色反应，是因受刺激致血管痉挛的表现。若用力稍强慢划皮肤时，可致局部血管扩张呈红色，称此为红色划纹症。

临床意义：白色划纹症多在刺激8~12秒后出现，持续1~10分钟，易见于下肢。若对轻重刺激均呈白色划纹症，提示交感神经亢进，即对任何刺激均致血管痉挛。红色划纹症多在刺激后3~15秒出现红色条纹，发红程度明显，提示副交感神经功能亢进。如下肢引不出白色划纹可能有病理意义。

反射性皮肤划纹：对脊髓病变的定位有较大的临床意义。

方法：用骨针稍加压划皮肤约5~30秒后于划线两旁出现边缘不整的红斑，其两旁的宽度为1~6cm，持续2~3分钟，最长可达10分钟左右。此反射弧是体表感受器经后根至脊髓侧角，并发出神经纤维经前根传出支配血管，司血管舒缩。反射弧髓内部分纤维上行至脑干，后经锥体系发叉到对侧脊髓侧角，亦受下丘脑、皮质下和皮质自主神经中枢支配。

临床意义：若红斑宽度超过6cm表示脊髓侧角兴奋性增高，有定位诊断意义。如病灶位于T_8，作局部皮肤划纹症时，在T_8皮肤节段无反应，而在病灶附近的上下脊髓皮肤节段出现局部皮肤划纹症。反射性皮肤划纹症只在病灶上部出现，病灶以下不出现。

十一、内脏皮肤反射（Head过敏区）

在胸腹腔内有很多自主神经丛与脏器相互联系。有时内脏疾病可反射性引起皮肤痛。出现皮肤痛觉过敏,称此为内脏皮肤反射。如心绞痛时出现左肩臂反射性疼痛。因此可依据体表皮肤过敏区,推测属何脏器病变(表15-1)。

表15-1 内脏与皮肤敏感区的对应关系

内脏	相应脊髓节段	
心脏	C_3~C_5	T_1~T_9
胃	C_3	T_7~T_9(或T_1~T_9)
肠		T_9~T_{12}
肝	C_3~C_6	T_7~T_9
肾、尿道		T_{10}~T_{12}

第三节 自主神经功能紊乱性疾病

一、雷诺病

雷诺病(Raynaud disease)是因受寒冷或其他刺激而引起的四肢远端小血管痉挛,或是因其周围神经功能紊乱所致的小血管功能性闭塞,而引起的局部缺血现象。本病的病因仍不明。一般认为可能是由于交感神经支配功能的紊乱,引起肢端血管痉挛或功能性闭塞所致的局部缺血;也有的认为是动脉对寒冷的刺激敏感性增加;或是该病的血管组织结构异常,加之交感神经的影响,对血管收缩的冲动及血流中肾上腺含量出现的异常反应;由于本病多为两侧对称性,故认为是高位交感神经中枢兴奋性增强引起的血管运动性反射异常。此病的早期指、趾动脉壁一般无异常的病理改变,但随着病程的发展,严重的病例四肢远端动脉壁管腔狭窄、内膜增厚,血管壁纤维层断裂,血栓形成及机化,致使管腔逐渐闭塞,产生表皮营养性改变。

临床表现:本病多见于青年女性。由于肢端血管间歇性痉挛,致肢端皮肤色泽呈间歇性苍白及发绀,并伴有指、趾疼痛及

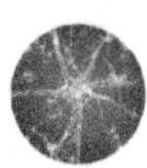

感觉障碍。

由于寒冷或情绪激动均诱发对称性间歇指端苍白或青紫，伴有疼痛、烧灼感与麻木感，上肢重，下肢轻或不累及下肢。此系因局部缺血乏氧所致，多经数小时至数日以上表现缓解，表现动脉充血，指端温度上升，皮肤潮红恢复正常。冬季加重，夏季转轻。由于长期反复发作手及手指营养障碍，皮肤肿胀，弹力减低甚至在晚期指尖偶有溃疡或坏疽，肌肉和骨骼可有轻度萎缩。

二、红斑性肢痛症

红斑性肢痛症是一种少见的微小血管疾病，常在双侧足趾或足部对称部位产生烧灼痛，伴有局部温度升高，多呈发作性。本病病因不明，可能是由于中枢神经、自主神经功能紊乱，致末梢血管舒缩功能失调，肢端小动脉扩张，而局部充血。应用5-羟色胺拮抗剂治疗本病效果较佳，故认为本病可能是末梢性5-羟色胺被激活性疾病，或为前列腺代谢障碍疾病，其皮肤潮红、烧灼，阿司匹林治疗有效，具体发病原因及机制仍不清楚。

临床表现：本病多见于青年。主要症状多见于双足。表现足底、足趾红、热、肿、痛。疼痛为阵发性剧痛，其性质呈烧灼、针刺，夜间发作频繁。温热、行走、肢端下垂或长时间站立均可诱发或使发作加剧。若将足浸于冷水中、休息或将双下肢抬高，烧灼痛可减轻或缓解。由于皮内小动脉及毛细血管极度扩张，致局部皮肤充血发红，温度增高和轻度指压性水肿。皮肤感觉敏感，患者不愿穿袜。无感觉及运动障碍。

总之，本病肢端阵发性红、肿、热、痛四大症状，肢端受热可使疼痛加剧，局部冷敷可使疼痛减轻等是本病的临床特点。

三、偏侧面萎缩症

面部偏侧萎缩症，亦称Romberg综合征、进行性面部偏侧萎缩症（progressive hemiatrophy of the face）、面部单侧萎缩症

(facial hemiatrophy)。本病的病因不明。由于部分病例伴有包括Horner综合征在内的颈交感神经障碍的症状，被认为本病和自主神经系统的中枢或周围性病损有关。其他发病学说纷纭，如感染中毒、内分泌障碍、外伤、结缔组织病、三叉神经炎等学说。

临床表现：本病初发于儿童，10~20岁之间发展最快。起病隐袭，颜面偏侧萎缩可自面部任何一点开始，但以眶上部、颧部较为多见。起始点常呈条状，略与中线平行，皮肤皱缩，毛发脱落，称为“刀痕”。萎缩可自限于某一区域，如额部、鼻部、下颌部等，也可以不同的速度扩展到同侧全部，以致额部塌陷，外鼻明显萎缩，或下颌骨萎缩甚至全部消失。最严重者可见半侧颜面全部缩小塌陷，皮肤枯萎，显然与对侧不相称。由于眼眶内脂肪消失，患侧眼球凹入，重者可有复视或视力减退。由于口唇皮肤和皮下组织萎缩，口角向患侧偏吊。

患侧皮肤变薄，表面平滑光亮，与骨质密切贴附，并有色素脱失或增生等变化。患侧毛发稀疏脱落或出现白发，皮肤白斑。泌汗功能紊乱，多为泌汗增多，偶有汗闭，唾液分泌减少，但无停止分泌。部分病例伴有三叉神经痛、面部麻木感。由于血管运动失调，皮肤发绀，皮肤发凉。若脑组织受累可有癫痫发作或偏头痛。

四、自发性多汗症

自发性多汗症系指泌汗增强。临床上将其分为局限性与全身性泌汗增多，以局限性最常见，局限性泌汗增多，限于半身者称偏身性泌汗过多。全身性泌汗过多一般表现为周身易出汗，外界或内在因素刺激时加剧，患者皮肤因汗液多，容易发生擦破、汗疹、毛囊炎等并发病。见于甲状腺功能亢进、脑炎后遗症、下丘脑病损后等。

不同部位的神经系统病变泌汗增多的部位也不同，如大脑半球或一侧皮质下病变时于病灶对侧偏身型多汗，见于脑血管病后遗症，岛叶或Parkinson综合征；脑干病变如脑桥或延髓病

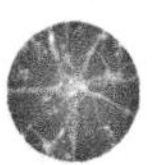

变时，于病灶对侧亦表现泌汗增多；脊髓病变如脊髓外伤、脊髓肿瘤、脊髓炎、脊髓前角灰质炎、脊髓空洞症等均可有局限性泌汗障碍，脊髓病变时泌汗增多提示脊髓泌汗中枢或交感神经纤维属刺激性病损，如系毁坏性病变则表现泌汗减少或无汗。临床上以面部多汗常见，可能为颈交感神经受刺激引起，往往伴有其他交感神经症状，如瞳孔散大、眼球突出等；脊髓空洞症在其相应的脊髓节段支配区泌汗增多或减少；吉兰-巴雷综合征有时为全身性多汗。

局限性多汗好发于头、颈、腋及肢体的远端，尤以掌、跖部最明显，多为对称性，但也有仅发生于一侧或身体某一小部位。有些患者的手部及足底经常泌汗增多，更甚者呈淌流状，尤其在情绪紧张时，汗珠不停地渗流。患者的手、足皮肤除湿冷外，常呈苍白色或青紫色，偶尔发生水疱及湿疹样皮炎。

耳颞综合征（auriculotemporal syndrome）：本征确切的病因尚不清楚，但较普遍的认为其发病机制为迷走神经再生学说。即在腮腺外伤或感染使面神经受损后，再生的耳颞神经纤维错位愈合，腮腺分泌纤维误入汗腺或血管扩张神经末梢所致。或因胆碱能神经受异常刺激所致。腮腺手术后约50%~60%患者经数月或1~2年后出现本综合征的表现。当患者进酸味食物时，在咀嚼后3~5分钟内，患侧面部出现烧灼感、出汗、潮红，并在进餐全过程中逐渐加重，多在餐后1小时左右消退。皮肤出汗和潮红的范围多见于耳前区及颞部，鼻、上唇、颈上部及耳后则不常见。

五、Riley-Day 综合征

Riley-Day 综合征，亦称家族性自主神经功能不全综合征（familial autonomic dysfunction）。本病为少见的家族性遗传性疾病，可能为常染色体隐性遗传，为神经系统，特别是自主神经系统先天性功能异常。关于本病的发病机制，研究认为患儿尿中的去甲肾上腺素、肾上腺素代谢产物香草酰扁桃酸（VMA）降低，高香草酸(HAV)大量增多,此可能是体内儿茶酚胺代谢异常,去甲肾上腺素及其衍生物形成障碍所致;亦可能是周围交感神经装置有缺陷。病理改变主要位于丘脑背内侧核、颈髓与胸髓侧角细胞、背根神经节、交感神经节、蝶腭神经节、睫状神经节异常改变,脑干网状结构变性等。

临床表现:多在婴儿及年幼儿童发病。自主神经症状包括泪液分泌减少或丧失,患儿哭泣时无泪液,角膜知觉障碍可导致暴露性角膜炎、角膜溃疡及带状角膜变性,因此可致失明。情绪激动或进食时颜面、颈与肩部界限清楚的皮肤红斑,多呈阵发性出现,可在10~15分钟内消失。体温调节功能障碍,手足发凉,泌汗增多。常见血压不稳,少数病例血压增高,但直立性或位置性低血压则多见。吞咽困难、流涎,食管与肠管扩张并有周期性呕吐,有时可为持续性。情绪不稳定,易兴奋与激动。亦可有原因不明的发热,或并发吸入性肺炎、尿频等。神经系统检查可见智力低下,发育障碍,瞳孔对光反射和调节反射异常。广泛性痛、温觉的轻度减退,角膜反射减弱或消失,构音障碍,行走不稳或共济失调,肌张力低下,运动功能障碍,腱反射低或减弱。

患者对去甲肾上腺素异常敏感,少量静脉滴注即能引起严重的血压升高,易发生手术意外而死亡。患儿皮内注射组胺常无疼痛及红晕反应;2.5%乙酰甲胆碱、毛果芸香碱液滴眼引起瞳孔收缩;而对去甲肾上腺素滴眼反应正常,有助于诊断。

六、直立性低血压

(一) 直立性(体位性)低血压

直立性低血压(orthostatic hypotension)多是因为体位改变所致,如由卧位或蹲位突然快速直立时血压骤然下降发生晕厥,称直立性低血压性晕厥。本病的特点是卧位血压正常,直立位时血压急剧下降,如1分钟内收缩压可下降20~40mmHg或更多时,舒张压也表现相应下降些,随即出现意识丧失。依其发病原因分为:

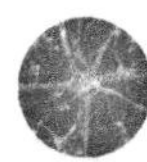

1. 低血容量所致的体位低血压性晕厥，是由于交感神经活动增强，致使心壁肌张力增高，从而诱发心内压力感受器出现反射减弱，使心脏输出量减少，血压降低。其病因多见于大量利尿、失血、失液、肾上腺皮质功能不全等可致血容量降低，称此为绝对血容量降低；下肢静脉曲张或应用血管扩张剂如亚硝酸盐等引起低血容量，称为相对低血容量。缓激肽过高(hyperbradykininism)综合征，主要是因为体内缺乏分解缓激肽的酶，导致缓激肽过高而引起血管极度扩张。因静脉回流差，站立时下肢皮肤呈紫色。绝对性和相对性低血容量均可引起晕厥发作。

2. 压力感受器反射弧病损有三种情况：一是压力感受器反射弧传入纤维病损，可见于糖尿病、脊髓结核、多发性神经炎，脑干或颅后窝急、慢性炎症，肿瘤、血管病、外伤等损伤位于脑干网状结构内的血管运动中枢；二是反射弧传出纤维病损，如肌萎缩侧索硬化、多发性硬化、血卟啉病、脊髓外伤、交感神经切除术后，以及药物影响，如利血平、胍乙啶、肼苯达嗪、帕吉林(优降宁)、氯丙嗪、奋乃静、左旋多巴、司可巴比妥(速可眠)等；再就是生理性障碍所致直立性低血压，常见于长久站立、长期卧床体质又较差、妊娠等，突然站立诱发直立性低血压性晕厥。此类患者多是因为压力感受器反射弧功能障碍，当站立时促使静脉回流的调节作用不能，结果回心血量少，心脏输出量亦少，造成一时性脑供血不足而发生晕厥。

临床根据病因，直立性低血压可分为三型：直立调节障碍、原发性直立性低血压、继发性直立性低血压。

1. 直立调节障碍　主要是因为自主神经调节不良所致，此种情况多见于青春期以前，因该阶段机体生长发育迅速，则自主神经功能迟钝落后而引起的血压调节障碍。

直立调节障碍的诊断标准如下：

Ⅰ. 主要表现

(1) 站立时容易引起头晕。

(2) 立位或情绪紧张时，常出现自身不稳、倾倒或摇晃感。

(3) 情绪紧张或洗澡或不良见闻时，容易发生低血压及晕厥。

(4) 轻微活动时常有心悸、气喘。

(5) 晨起时常感到头昏、全身不适。

Ⅱ. 次要表现

(1) 颜面苍白。

(2) 食欲不振。

(3) 常有头昏、头痛、倦怠或疲劳。

(4) 有剧烈运动引起明显症状病史。

(5) 起立试验时脉压小于 16mmHg 以上。

(6) 起立试验收缩压降低 21mmHg 以上。

(7) 起立试验脉搏增加 21 次 / 分以上。

(8) 起立试验时心电图 R 波在 0.2mV 以内，或降低，或其他变化。

患者若具备以上标准中的主要表现 1 项和次要表现 3 项以上，或主要表现 2 项和次要表现 1 项以上，或主要表现 3 项以上者可诊断为直立调节障碍。

2. 原发性直立性低血压　包括外周交感神经变性、家族性自主神经功能障碍和 Shy-Darger 综合征。是一组病因不清楚的直立性低血压。

3. 继发性直立性低血压　此型多继发于下列情况或疾病：

(1) 血容量不足。

(2) 体位反射的失用性改变：见于长期卧床的患者。

(3) 神经系统疾病：各种脑炎、多发性硬化、震颤麻痹、脊髓空洞症、横贯性脊髓炎及吉兰 - 巴雷综合征等。

(4) 内分泌系统疾病：糖尿病、肾上腺皮质功能低下、垂体功能低下、原发性醛固酮增多症等。

(5) 慢性消耗性疾病：如各种癌症。

(6) 药物不良反应：抗高血压药、抗精神病药、交感神经阻滞剂或肌肉松弛剂等。

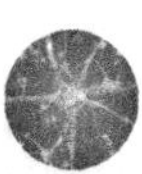

（7）其他：淀粉样变性、家族性缓激肽增多症、腰背交感神经切除术后等。

直立性低血压性晕厥的诊断除以上诊断标准外，依临床表现主要依据是体位的改变和血压急速降低，发作前无前驱症状和预兆。晕厥发作后经卧床头低位意识很快恢复，因此，诊断并不困难。对临床表现不典型者应测不同体位血压帮助诊断。方法：首先令患者静卧，几分钟后测卧位血压并记录，而后令患者迅速站立并在3分钟内测站立位血压。正常人收缩压在站立时下降不超过5~20mmHg，舒张压多无明显改变，以上可在30~45秒内收缩压即可回升。如直立后收缩压下降超过20~40mmHg或30~45秒内收缩压不回升即为直立性低血压。

（二）原发性直立性低血压

原发性直立性低血压（primary orthostatic hypotension）亦称特发性直立性低血压（idiopathic orthostatic hypotension）或Shy-Drager综合征。早在1925年Bradbury等对直立性低血压伴有其他自主神经症状临床病例有过描述，患者以直立性低血压伴有阳痿、肛门括约肌功能减退等自主神经功能减退为特征。1934年Ganshon与Horton，1936年Chew及1941年Young等作者均有类似报道。1959年Wagner报道直立性低血压伴有自主神经功能损害及普通神经损害，特别是锥体外系症状表现。1960年Shy-Drager首次对本病的临床和病理进行了全面的研究，提出临床表现有：直立性低血压、头晕、眼花、晕厥、尿便失禁、阳痿、少汗、腹泻或便秘、震颤麻痹、虹膜萎缩、肌肉萎缩等。病理改变主要见于脊髓前角、脊髓侧柱、下橄榄核、迷走神经背核、小脑梨状细胞、黑质、蓝斑、尾状核、壳核等部位广泛神经细胞变性、脱失，伴有星形细胞增生。认为凡有上述临床表现，而未找到可引起直立性低血压的其他疾病时，则属于原发性神经系统变性疾病。因此，将该病称为“Shy-Drager综合征”。Chokroverty提名为原发性直立性低血压，曾被广泛应用。近来有的作者将该病称为系统性萎缩。

本病的病因目前仍不清楚。可能属于原发于中枢神经系统或周围自主神经系统的变性疾病，致使中枢或周围自主神经功能失调。也可能是体内传导功能缺陷，使去甲肾上腺素的合成不足，或是儿茶酚胺代谢障碍构成自主神经和锥体外系疾病的基础，而多巴脱羧酶及高香草酸等亦减少。也有的作者提出是下肢及内脏血管壁内的压力感受器反应失常，因而发生站立时小动脉反射性收缩障碍及静脉回流量减少。

Shy-Drager 综合征起病往往隐袭，病程进展缓慢，多发生在中老年人，以 50 岁左右为最多。男性患病显著多于女性，男女之比约为 4∶1。临床表现：主要症状为自主神经功能障碍，如直立性低血压，是由于脊髓胸腰段侧角变性引起。患者卧位血压正常，若直立时则收缩压较快地下降 50mmHg，有时患者坐位时血压亦明显下降，收缩压也可下降 50mmHg 或更多。此时患者主要症状是头晕、眩晕、晕厥、视物模糊、全身无力、发音即说话含糊不清及共济失调等。一般无心率变化。早期偶有心率增快。早期的临床症状较轻，需直立一段时间后才出现症状，以后可逐渐增重，甚至不能连续站立 1~2 小时；严重者，站立时出现症状，如晕厥等，卧床后症状即可恢复，故需长期卧床。

有些病例卧位时血压增高，直立位时则为明显的低血压，此种表现文献上称为“反常性低血压 - 高血压综合征”。临床上除坐、立诱发血压降低外，用力、负荷以及服镇静剂等均能诱发直立性低血压。其他自主神经症状，如男性患者在直立性低血压出现前已有性功能减退、阳痿；括约肌功能障碍明显，如尿失禁、尿潴留、便秘、腹泻，这些表现均是由于骶髓侧角副交感神经变性所致；局部或全身无汗，或出汗不对称；瞳孔不等大、眼睑下垂或 Horner 综合征等。此类症状与体位无关。晚期患者可有中枢性高热、消化道出血、顽固性呃逆等。由于迷走神经背核病损引起声音嘶哑、吞咽困难和心跳骤停。

其他神经系统病损的症状表现：如锥体外系病损的症状表现有肌强直、粗大震颤、动作减少、表情呆板、慌张步态；小脑病损的症状表现，如眼球震颤、共济失调、平衡障碍、步态蹒跚、说话含糊不清等；部分患者可有锥体系病损的表现，如肌张力增强、腱反射亢进、病理反射阳性和不同程度的肌力障碍。另外，亦可见有脑神经麻痹、肌萎缩、虹膜萎缩等神经多系统损害，其症状常是双侧对称。

关于原发性直立性低血压的诊断主要是依据详细的病史采集、体格检查和实验室检查的阳性所见有助诊断的确定。诊断根据有：

(1) 晕厥发作的特点：晕厥多在直立位时发生，可反复发作，发作前常有头昏和其他诱发因素。

(2) 患者有性功能障碍、阳痿、尿便失禁、无汗等自主神经功能障碍及各种神经系统症状。

(3) 患者从卧位变为直立位时血压降低，如收缩压下降50mmHg左右。

(4) 患者直立位时血浆中儿茶酚胺无明显增高。

病例摘要及病理报告

Shy-Drager（原发性直立性低血压）综合征，最早由Shy-Drager于1960年首次报告本病的尸检所见，并提出该病神经变性的观点。此后，有关本病的临床和药理试验国外报道不少，而有关尸检病理资料少见。1981年以前尚未见到有关本病的病理报告。

例一，患者，男性，47岁，已婚，干部。因头晕、头痛、阳痿、尿失禁、走路不稳一年余，逐渐加重一个月，于1979年9月28日入院。

15

患者于9年前开始头晕、眼花、血压90/60mmHg，照常工作。4年前开始，上述症状加重，注射葡萄糖后缓解。3年前性功能减低。2年前除头晕、头痛外，出现阳痿、尿失禁、排尿和排便费力。脐以下无汗，走路欠稳，但仍能坚持工作。

同年2月上述症状逐渐加重，卧床不起，经服中药后症状稍减轻，可扶拐下地行走几步，以后相继出现双手持物不稳，语言欠连贯。入院前一个月来头晕、头痛加重，偶有四肢麻木和皮肤烧灼感。既往体健，未询问到其他病史。

入院体检：神志清楚，发育良好，营养中等。体温、脉搏、呼吸均正常。血压（卧位）140/100mmHg、血压（坐位）110/80mmHg、血压（立位）90/60mmHg。一般检查未见异常。

神经系统检查：对答切题、反应迟钝、表情呆板、构音欠清、语言不连贯，计算、记忆、理解、定向力完整。脑神经包括眼底正常，全身深浅感觉正常。四肢肌力、肌张力正常。轮替、指鼻试验尚准，双跟膝胫试验欠稳准。Romberg征（+），步态蹒跚。双腹壁反射未引出，提睾反射存在。四肢腱反射活跃，未引出病理反射，皮肤干燥少汗。

实验室检查：血、尿常规，血糖、血沉、尿素氮、钾、钠、氯、梅毒血凝反应、甲状腺功能试验、脑脊液（压力、常规、生化、梅毒反应）、心电图、脑电图均属正常。肝功能谷丙转氨酶74U/L（正常值7~40U/L）。入院后即给予一般治疗10天病情变化不大。患者情绪低落，对治疗没信心，以后加用麻黄碱12.5mg，3次/日，3天后清晨血压（卧位）上升至180/110mmHg，血压（立位）150/90mmHg。患者仍感头晕、头痛，四肢麻木。检查发现患者烦躁不安，左上肢多动，肘关节来回伸屈6~7次/分，左拇指屈曲受限，左手指鼻及双跟膝胫试验不准。即给予25%硫酸镁10ml，2小时后血压（卧位）降至120/90mmHg，经劝说卧床休息入睡。3小时后患者叫不醒，血压140/80mmHg，呕吐咖啡样液体，呼吸困难伴喉鸣音，双侧瞳孔散大，直径约5~6mm，眼底正常，四肢软瘫，深反射引不出，未引出病理反射。脑超声波向左移位0.5cm。按脑出血治疗。给予止血、降颅内压、抗感染等措施。病情仍加重，一度血压测不到，心音弱，经气管切开加压给氧，心内注射等抢救两天无效，于1979年10月15日死亡。

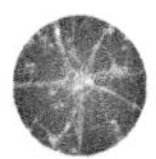

病理报告

大体观察：脑重1620g，两侧大脑半球表面血管明显充血，右半球膨大，右顶叶后方有片状出血。右侧钩回疝。脑底动脉未见明显硬化。冠状切面：右顶叶白质有大块出血约5.5cm×10cm×7cm，其范围向前达额叶后部，向后达顶枕交界区，向外达顶叶皮质，部分破向皮质表面；向内将丘脑向左向下推移，中线移位1.5cm并从侧脑室下角破入脑室，致脑室内有血凝块。其他部位有脑水肿，但未见扣带回疝。中脑结构紊乱，右侧黑质有出血，并与第三脑室相通，呈暗褐色，右侧大脑向下移位嵌入第四脑室，形成肿块样坏死，颇似肿瘤，直径为2.5cm。脑桥亦有坏死出血，结构紊乱变形，右侧尤著，左侧桥臂结构亦紊乱，有点状出血。小脑灰白质境界不清，齿状核区有点状出血。延髓外形尚正常，双侧橄榄核呈灰褐色，脊髓切面灰质色稍暗外无特殊所见。

镜下观察：①皮质所有神经细胞均有不同程度的缺血改变，以中等大细胞为显著，贝兹(Betz)细胞较轻，尤以顶、枕、颞叶缺血性改变严重，有的神经细胞脱失减少。未见星形细胞增生。②苍白球细胞减少、脱失。胶质增生不明显，未见到Lewy包涵体。脑桥神经细胞亦有缺血改变。③延髓下橄榄核细胞严重坏变、脱失，仅一侧残留少数几个细胞。星形细胞轻至中度增生。未见血管特殊改变。迷走神经背核亦示细胞减少和萎缩。舌下神经核有缺血性改变。④小脑梨状细胞(Purkinje cell)萎缩、脱失减少，有的轴突变粗呈“水雷”样改变和缺血性改变；齿状核细胞有缺血性改变，小脑白质可见轻度普遍星形细胞增生。神经纤维部分坏变，银浸润法可见纤维似捻珠样断裂。⑤脊髓的颈、胸、腰段均可见前角细胞萎缩减少，胸段侧柱细胞减少尤著。⑥交感神经节细胞亦示缺血性改变，神经纤维亦见轻微改变。⑦出血灶附近可见血管淤滞和环状出血，但未见血管畸形。

病理诊断

1. 延髓下橄榄核、小脑、脑桥和脊髓神经细胞萎缩变性、脱失并伴胶质细胞增生，符合 Shy-Drager 综合征。

2. 右顶叶白质大块出血，中脑、脑桥继发性出血。

3. 神经节细胞普遍缺血性改变。

例二，患者，男性，63 岁。于 1974 年不明原因逐渐出现行走不稳，左右摇摆，有时伴头晕、耳鸣。次年发现执笔不稳，书写困难，同时表现语言缓慢含糊不清，声调平坦。1976 年出现排尿障碍，有时尿潴留，有时尿失禁。与此同时常常发生晕厥，多在体位变动时发生，经 1~2 分钟后可缓解，不伴抽搐。以后晕厥发作频繁。1979 年开始为防止晕厥而终日卧床。同年出现吞咽困难，饮水呛咳。平时出汗很少。1971 年后出现阳痿。起病后，记忆力逐渐减退，尤以近记忆力更差。家人发现患者对周围事物反应迟钝，表情淡漠。无头痛及视物不清、肢体疼痛及震颤。自 1980 年 6 月起，反复发生肺部感染，高热、多痰、呼吸浅快，血压低 50/40mmHg。最后一次肺部并发症，住入其他医院抢救。虽经气管切开，抗生素及升压药维持，终于无效，于 1980 年 12 月 14 日死亡。

患者 1960 年患肺结核已治愈。1973 年发现高血压 200/100mmHg，服降压药可恢复正常。1974 年患冠心病。有烟、酒嗜好。家族中无类似患者。爱人和子女均健康。

入院检查：内科系统无特殊发现。血压(卧位)136~160mmHg/80~100mmHg，(立位)血压 70/50mmHg。

神经系统检查：神志清楚，语音低平、单调缓慢，时呈暴发样，行走不稳，步态蹒跚，站立时双脚步基宽。视力、视野、眼底正常，双瞳孔等圆，对光反射存在。眼球各方向活动不受限，面部感觉正常，角膜反射存在，双颞肌、咀嚼肌运动对称有力。双侧鼻唇沟对称，鼓腮、示齿可完成。双耳听力好。双眼向左凝视可见水平性眼震。Weber 试验居中，Rinne 试

验气导 > 骨导。软腭运动好，咽反射灵敏，转颈耸肩有力，伸舌居中，无舌肌萎缩及舌肌震颤。四肢肌力Ⅴ级，肌张力偏低。远端肌肉对称性萎缩。深反射对称活跃。双侧 Babinski 征及 Chaddock 征阳性，腹壁反射低。双上肢指鼻不稳，轮替动作差，双跟膝胫试验不稳，Romberg 征闭目阳性。音叉振动觉左下肢较右侧减退，其余深浅感觉正常。大小便失禁。

辅助检查：头颅 X 线平片正常。心电图示冠状动脉供血不足。脑电图示左侧波率慢于右侧，电压高于右侧。血糖 4.3mmol/L，肝功正常，胆固醇 3.6~3.7mmol/L。脑脊液初压 105mmH_2O，氯化物 126mmol/L，胶金曲线正常，蛋白 4.2mmol/L，压颈试验通畅。余正常。

病理报告

大体观察：身长 173cm，体重 65kg。双瞳孔对称散大。颈部气管切开创口长 3cm。四肢、胸壁肌肉消瘦，未见弓形足及爪状手。双胸腔有少量清亮积液，左胸膜大片纤维性粘连。心包腔内清亮积液约 50ml，无粘连。腹膜光滑，腹腔有暗红色液体 200ml。心脏重 378g，左室壁厚 1.2cm，右室壁厚 0.3cm。冠状动脉轻度狭窄。主动脉粥样硬化Ⅱ级。空肠下 200cm 处有 2cm × 4cm 溃疡面，色暗红。膀胱壁黏膜有斑点状出血。肝、胰、脾、肾、肾上腺等无异常。

脑重 1455g，小脑及脑干共重 126g。硬膜外及硬膜下无出血、渗出及肿物。矢状上窦无血栓形成。蛛网膜普遍增厚，蛛网膜下腔无出血及渗出。双额、顶叶脑回变窄、脑沟增宽，双小脑半球对称性萎缩，以山顶部为著。脑桥萎缩明显，体积缩小。延髓切面见橄榄核色黄。脊髓重 57g，外形正常，萎缩不明显，但切面上灰质的“H”形结构欠清，前角萎缩，前根较正常细。背根节特别是交感神经节较正常人为小。

镜下观察：部分心肌纤维断裂。肝细胞内有大小空泡，小叶中心肝细胞坏死。胸膜增厚，淋巴细胞浸润。肺泡上皮脱落，肺泡内大量白细胞及纤维素。空肠溃疡表面黏膜脱落、出血、散在炎性细胞浸润。腰大肌、肋间肌、三角肌呈神经元性萎缩，可见肌膜核积聚或呈链状。间质增生，脂肪组织增生。股四头肌改变严重，肌纤维消失呈泥沙状，肌膜核增多。其余内脏无明显改变。

脑蛛网膜增厚，无炎性细胞浸润。大脑皮质构筑无明显改变，分子层胶质细胞轻度增生，锥体细胞无明显减少。未见脱髓鞘及软化灶。底节各核团神经细胞无明显改变。海马无缺血缺氧性改变。小脑分子层星形细胞增生，偶见棒状细胞增生，梨状细胞明显减少或基本消失，残余者体积小，呈条状或三角形，核浓染、核膜不清。Bargmann 细胞稍多，颗粒层疏松呈空隙状，颗粒细胞核染质浓集，核膜不整。小脑白质改变广泛严重，基质疏松，染色淡，髓鞘染色呈严重脱髓鞘。星形细胞增生、肥胖变性。齿状核细胞部分保存，核浓染。脑桥基底部体积缩小，被盖尚完好，桥核细胞基本消失。星形细胞及其纤维增生，肥胖变性，血管周围少量单核细胞浸润。髓鞘染色见桥臂及桥横纤维髓鞘脱失，纵行纤维无明显脱髓鞘。中脑黑质网状带的细胞退变，小血管周围淋巴细胞浸润。延髓橄榄核细胞几乎完全消失。迷走神经背核细胞减少，部分细胞呈退行性变，脊髓各平面的前角细胞减少，约等于正常 1/4 或更少，颈、胸、上腰严重。侧角细胞减少，约等于正常 1/4。骶 2 的 Onuf 细胞群消失，髓鞘染色可见锥体系脱髓鞘。脊髓背根节及交感节细胞明显减少，结缔组织增生。

电镜下：小脑颗粒细胞除死后改变外，可见胞质内有溶酶体样结构，为单层膜包绕之均质样颗粒，内有自溶空泡及嗜锇性小颗粒。小脑白质内髓鞘改变严重，常形成局部增厚或瘤样肿胀、轴突受压。交感神经节细胞内可见残存的粗面内质网，并含溶酶体样大颗粒，有的核呈均质样改变。卫星细胞内可见粗面内质网残余及溶酶体似被包围于核内。股四头肌改变严重，肌纤维完全消失呈细砂状。肌膜核增多，核周含多数空泡、溶酶体、残余之线粒体，肌基底膜增厚。

病理诊断

多系统萎缩包括：①自主神经系统变性；②脑桥-小脑-橄榄萎缩；③运动神经纤维退变（锥体系脱髓鞘、脊髓前角细胞萎缩）；④纹状体-黑质变性。

［讨论］

例一病程可分两个阶段：

第一阶段表现主要症状体征有两组，一组为自主神经系统症状，包括直立性低血压，卧、立位收缩压相差50mmHg，舒张压差40mmHg，阳痿、尿失禁、少汗。另有走路不稳、共济失调。定位诊断：病变广泛，脊髓侧角、丘脑下部、底节和小脑均受累。定性诊断：首先考虑Shy-Drager综合征。本病临床诊断标准：①慢性进行性过程；②直立性低血压，卧、立位血压差别显著，尤以收缩压差20~40mmHg，而心率不变；③阳痿、少汗或无汗、括约肌障碍等其他自主神经症状；④还伴有小脑、底节、锥体系损害。本例临床表现符合上述四项标准。诊断可以成立。

第二阶段病情突然变化，发生在服麻黄碱37.5mg/d，3天后血压升高、头痛、烦躁，继而昏迷死亡。从脑超声波左移0.5cm，提示右侧半球病变，但当时无明显偏瘫，只见左上肢多动，左肘关节伸屈每分钟6~7次，如此慢的动作，是否算多动难定，后来出现四肢轻瘫，病理征（-），双侧瞳孔散大。均不支持半球病变。因此，定位值得考虑小脑或脑干上端、间脑部位病变。定性诊断：首先考虑脑血管病，但无明确的局灶性定位体征，不过本例脑超声波中线波向左移0.5cm，又像幕上病变。是合并幕上出血还是挤压脑干很难肯定。

例二为老年患者，小脑症状为首发，病程缓慢进展，历时9年死亡。曾患高血压、冠心病，心电图示冠状动脉供血不足。

临床突出的表现是直立时头晕，反复晕厥发作，卧、立位血压差别明显，卧位血压136~168mmHg/80~100mmHg，立位血压70/50mmHg，患者最后卧床不起。并有少汗，尿便失禁，阳痿等其他自主神经症状。有四肢远端肌肉萎缩，病后记忆力减退，近记忆力尤差。脑脊液蛋白4.2mmol/L。定位诊断：①患者有暴发性语言、眼震、步态蹒跚、四肢肌张力低下，指鼻及跟膝胫试验不稳，系小脑病损体征；②四肢反射对称活跃，双足引出Babinski征、Chaddock征，说明有锥体系损害；③四肢远端肌萎缩，说明颈膨大和腰膨大处脊髓前角细胞受损；④左下肢音叉振动觉减低，是腰髓水平左侧薄束受损；⑤阳痿、出汗少、尿便失禁、直立性低血压，说明自主神经系统，特别是脊髓中间外侧柱细胞、迷走神经背核、骶2的前角外侧之Onuf核及交感神经链也可能损害；⑥记忆力减退，近记忆力尤甚，对周围事物反应迟钝、表情淡漠，说明大脑皮质有较广泛的病变，边缘系统，特别是海马可能受损；⑦吞咽困难，软腭运动好，咽反射灵敏，考虑与小脑病变有关。另外，有双侧锥体系征，亦有可能系假性延髓麻痹所致。定性诊断：根据病变弥漫呈多系统损害，病情进行性加重无缓解，脑脊液蛋白轻度增高，起病于中年以后，符合神经系统变性病。支持Shy-Drager综合征的诊断。

本病属中枢神经系统广泛变性，最突出的是脊髓中间外侧柱细胞，亦可累及前角细胞、迷走神经背核、下橄榄核、黑质、小脑梨状细胞、丘脑、丘脑下部、尾状核、苍白球、壳核及大脑皮质等。有的作者将本病分为三型：①橄榄-脑桥-小脑萎缩型；②震颤麻痹型；③混合型。本例57岁发病，小脑症状突出，缺乏震颤麻痹症状，说明脑干色素核黑质、蓝斑等部位病变不著。考虑为第一型。本例患者有冠心病史，心电图有供血不足的改变，并有高血压史，尸检已见冠状动脉狭窄，可以认为这是老年人存在的冠心病。不过文献有报告本病可以有严重心绞痛，尸检冠状动脉都正常，认为是直立性

 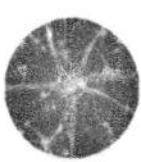

低血压引起的不正常循环反应。此外，本例患者发病后出现记忆力减退，尤以近记忆力更明显，对周围事物反应迟钝，表情淡漠，说明存在智力障碍。脑电图示双侧不对称，左侧波率慢、波幅高，提示大脑皮质病变。根据多数文献报道Shy-Drager综合征智力障碍痴呆者少见。但千田富义曾对本病合并智力低下伴有精神症状的患者经CT检查，发现小脑半球、大脑皮质均有萎缩。曾有人认为本病反复发作晕厥可造成脑血不足，导致皮质缺氧，引起智力障碍，但不少人对此持否定观点。主要根据病理所见，本病尸检材料证明对缺氧最敏感的区域为Ammon角，大脑皮质神经细胞极少受累。病变有选择地对称性地在脊髓侧柱、脑干色素核、下橄榄核、小脑等区域细胞脱失明显，而且在临床上晕厥发作很久的患者并无智力障碍。所以，不同意是脑缺氧所致，而是原发性神经系统变性。结合本例在发病早期即有记忆减退，不好用晕厥解释。

早在1925年Bradbury等对直立性低血压伴有其他自主神经症状的临床病例有过描述。至1960年Shy-Drager首次对本病的临床和病理进行了全面研究，提出临床表现有：直立性低血压、头晕、眼花、晕厥、尿便失禁、阳痿、少汗、腹泻或便秘，震颤麻痹、虹膜萎缩、肌肉萎缩等。病理改变主要见于脊髓前柱及侧柱、下橄榄核、迷走神经背核、小脑梨状细胞、黑质、蓝斑、尾状核、壳核等部位广泛神经细胞变性、脱失。伴有星形胶质细胞增生。认为凡有上述临床表现，而未找到可引起直立性低血压的其他疾病时，则属于原发性神经系统变性病。因此，后人称此病为Shy-Drager综合征。Chokrovetty提名为原发性直立性低血压(primary orthostatic hypotension，POH)，曾被临床广泛应用。后有人称此病为“多系统萎缩”。

病因未明。发病年龄国外报道21~83岁，国内20~60岁。多数在中年晚期发病。以上两例均起病于中年以后。男性居多，起病隐袭，病程缓慢进展，从开始出现症状至死亡的时间为2~19年，平均为7~8年，以上两例均为9年。

病理改变：中枢神经系统以脊髓中间外侧柱最为突出，前角亦被累及，其次是脑干的迷走神经背核、舌下神经核、下橄榄核、桥核、小脑梨状细胞、黑质、蓝斑、苍白球、壳核等处神经细胞变性、脱失，残余细胞显示固缩、染色质溶解、核浓染变性、神经纤维断裂、脱髓鞘，伴有反应性胶质细胞增生，尤以星形胶质细胞为著。此外，交感神经节细胞亦变性、脱失。病变分布双侧对称。以上两例病理所见特点也是损害分布广泛，与Shy-Drager的病理报告，以及其后的许多病理报告所见相似，故Shy-Drager综合征诊断可以成立。1966年Johnson报告的病例用细胞计数方法，发现患者脊髓中间外侧柱细胞减少至正常的1/4以上。他认为这些细胞脱失是构成了自主神经功能障碍的基础。例二的迷走神经背核、颈3、胸7、胸11前角及侧柱细胞也用细胞计数的方法计数同年龄同部位的对比，发现患者的细胞数确有明显减少，等于正常的1/4左右，与Johnson的病例相似。有文献报告，本病从骶髓开始，逐渐向上发展，故在出现症状的顺序上，往往阳痿、排尿障碍早出现。出汗异常也多从下肢开始而后向上发展。Joo Ho Sung（1979）特别注意了本病骶髓的病理改变，终于发现骶髓的Onuf核和中间外侧柱均受累严重，细胞脱失。认为这些改变与出现阳痿、直肠膀胱功能障碍有关，值得今后注意。例二临床开始只注意了小脑共济失调，忽略了早已存在的首发症状是阳痿，以及直立性低血压、晕厥等自主神经功能不全，以致在相当长时期诊断为脊髓小脑共济失调、脑桥-橄榄-小脑萎缩。结果在尸检时，即发现在骶髓的Onuf细胞群消失。因此，注意到这一点，对本病早期诊断有重要意义。

关于分型，Graham（1969）、Bannieter（1973）提出原发性自主神经功能障碍可分为两型：其一是发病年龄较晚（平均

65 岁)，仅有自主神经症状，或者再伴有帕金森综合征，预后较好。些型少见。第二型发病年龄较早(平均 40 岁)，除自主神经症状外，还可伴有脑干损害、小脑共济失调、帕金森综合征、锥体系等多系统症状，病理改变显示多部位神经细胞脱失，但无 Lewy 型包涵体。预后较差。Shy-Drager 的病例属第二型。

本病预后差，死亡明显早于普遍人群。死亡原因常见的有肺部感染、自主神经功能衰竭、呼吸骤停。也有死于上消化道出血，此可能是病变累及下丘脑。例二死于肺部感染。例一死于脑出血。文献中也有死于脑梗死与脑出血者，如在老年人不足为怪，可是例一是中年人，无动脉硬化及高血压病史，未发现脑血管畸形和动脉瘤，似不具备常见脑出血的原因。在用小剂量麻黄碱 12.5mg，3 次 / 日服，3 天后，突然血压升高至 180/110mmHg，出现脑出血，药物的影响不能绝对排除。文献报告本病患者的小动脉是敏感的，自主神经节后部分有病变时，可使其末梢器官对原有神经递质(肾上腺素类物质)过敏，所谓失神经超敏。用以解释小剂量药可引起强的升压反应。加之中枢有病变时对血压升降失去调节功能。例一交感神经节细胞有变性，不仅交感神经节前神经细胞而节后细胞亦有损害。是否文献所述，用小动脉过敏反应来解释，值得注意。总之，对本病患者使用升压药宜谨慎。

七、膀胱功能异常(尿失禁与尿潴留)

膀胱功能异常原则上应分为两类。

1. 上运动神经元损伤时发生的高张力膀胱　其特点是膀胱容积变小，张力增高，无残余尿，排尿突然而失禁。其病灶部位应在第二骶髓以上。但高张力膀胱还有两种不同情况有时可以鉴别：

(1) 病变如在旁中央小叶或内囊，有上述特点的尿失禁，但膀胱内感觉正常，此时，主要是皮质抑制冲动中断，故称无抑制膀胱。

(2) 病变如在脊髓(横贯性损伤)，则膀胱内感觉含糊不清。也有尿失禁，此时膀胱功能仅受脊髓反射弧的影响，故称为反射膀胱。

2. 下运动神经元损伤时的低张力膀胱 其特点为膀胱容积增大，张力减低、残余尿多，排尿无力。也因病灶部位不同有两种不同的情况：

(1) 病灶在感觉通路，即脊髓后柱或后根时，膀胱感觉消失，容量异常增大，可能达1000ml，残余尿很多，排尿费力，只能滴出。此时前根来的抑制纤维尚存，故张力极低，称为无张力膀胱。

(2) 病灶同时损及前后根或在圆锥、马尾、骨盆神经时，膀胱张力也低；但膀胱之壁内丛已不受抑制，可有些自动反射，故又称自动膀胱。它比无张力型略有些张力；容量增大但不及无张力型；残余尿存在但不及无张力型多；亦无力排出，但增加腹内压可使尿滴出(图15-4)。

总之，上运动神经元损伤引起尿失禁(高张力膀胱)，下运动神经元损伤引起尿潴留(低张力膀胱)。在上运动神经元损伤(如脊髓横贯损伤)的休克期，也有一时期的尿潴留，因此时下运动神经元已被抑制，但休克期过后，仍出现为高张力膀胱。

上述两类四型膀胱功能障碍的情况，在膀胱测压结果上有所区别，可供鉴别病灶部位之参考。几种膀胱测压图见图14-4。

八、霍纳(Horner)征

霍纳征是由于颈部交感神经通路中断所致。特点是眼球下陷，眼睑下垂，瞳孔缩小。可有同侧面部充血，无汗。瞳孔缩小

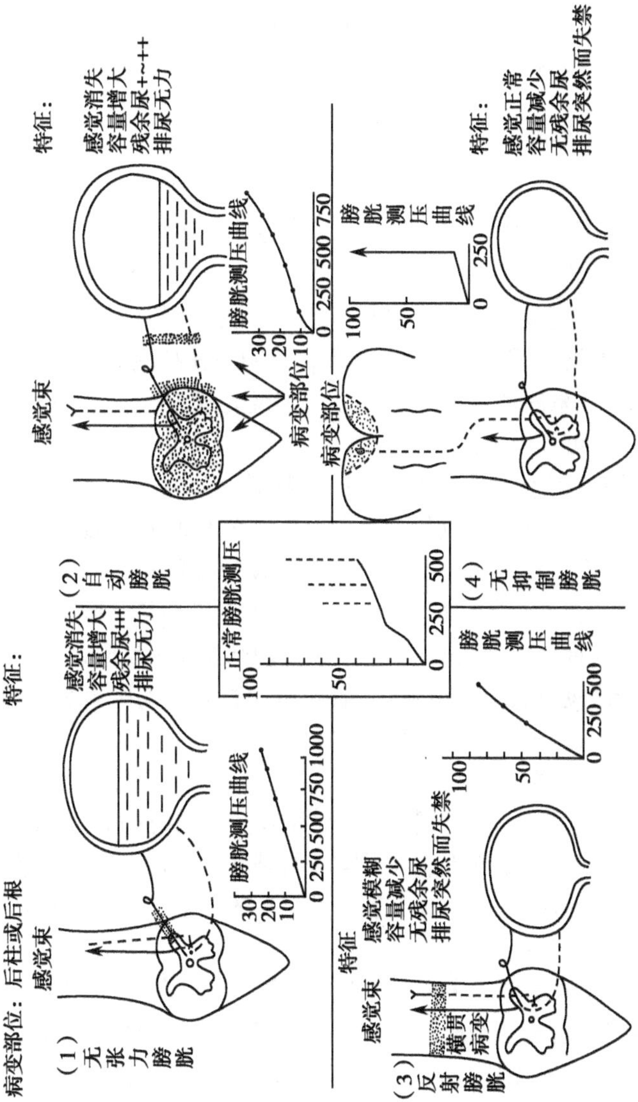

病变部位：后柱或后根

（1）无张力膀胱

感觉束

膀胱测压曲线

30 20 10 0 250 500 750 1000

特征：

感觉消失
容量增大
残余尿+++
排尿无力

（2）自动膀胱

感觉束

病变部位

膀胱测压曲线

30 20 10 0 250 500 750

特征：

感觉消失
容量增大
残余尿+~++
排尿无力

正常膀胱测压

100 50 0 250 500

（3）反射膀胱

感觉束

横贯病变

特征

感觉模糊
容量减少
无残余尿
排尿突然而失禁

膀胱测压曲线

100 50 0 250 500

（4）无抑制膀胱

病变部位

膀胱测压曲线

100 50 0 250

特征：

感觉正常
容量减少
无残余尿
排尿突然而失禁

图 15-4　膀胱功能异常之定位诊断

15

是由于副交感纤维的作用。半侧面部充血是由于缺乏血管收缩冲动而使血管扩张；因汗泌功能丧失而无汗；因上睑板肌麻痹而上睑下垂；因眼眶（Müller）肌麻痹而眼球下陷。

关于霍纳征的定位诊断意义参阅第八章有关部分。

九、晕厥

1. 颈动脉窦过敏综合征　颈动脉窦过敏已为公认的临床事实。有时，可因压迫颈动脉窦使脑发生乏氧性永久病变，造成偏瘫。颈动脉窦过敏可造成多种症状，主要有两型：①心脏抑制或迷走发作：表现为伴有或不伴有癫痫样发作的晕厥，当时可能有心脏停搏或搏动过缓。此型发作可用阿托品预防。②血压抑制性发作：晕厥伴血压降低，但并无明显心率减慢。此型发作时用麻黄碱可预防而阿托品无效。

颈动脉窦受压，如领带过紧、咳嗽、强力屈颈均可导致发作，胰岛素可促进颈动脉窦反射。一次发作时间由数秒至半小时不等，个别病例可一日发作数次。发作前可有各种先兆如眩晕、头胀、头昏、耳鸣、盲点、胃上不适、面色苍白等。眼前首先出现盲点及视物不清，这是因为在颈内动脉血流不足时，由于眼压作用于眼动脉使其首先缺血所致，因而这是颈动脉系暂时性缺血（晕厥）的一个特征性症状。

2. 情绪性晕厥　多发生于直立位或坐位，偶亦见于卧位时。突然意识丧失的机制与失血、低血压等情况相同，也是暂时性脑供血不足。据称人们在严重情绪刺激下前臂血流大量增加，夺取脑部的血流，是由于交感纤维活动的结果，交感纤维切除者不发生这种反应。

3. 排尿晕厥　主要见于男性，青年人较多，多于排尿终了时突然晕厥，如未造成脑外伤，一般几分钟即恢复常态。这大概是由于膀胱高度充盈时发生周围血管收缩，突然急速排空膀胱时血管又突然扩张，引起血压下降，使脑供血不足，患者突然直立大概也是一个重要因素。

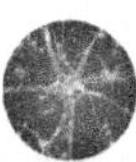

4. 咳嗽晕厥　阵发性咳嗽时，尤其久吸烟者可发生晕厥。据称这是由于咳嗽时胸内压增大，静脉血回心受阻，因而心搏出量减少，动脉压下降。

晕厥的其他原因还有疼痛刺激、心搏过缓、直立位直肠检查等，不一一列举。

第十六章

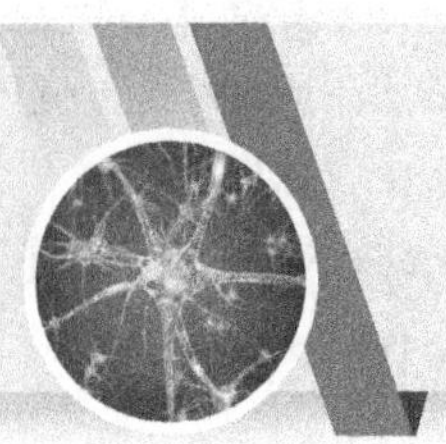

脊神经损伤的定位诊断

一、脊神经的形成及其损伤的一般症状

脊神经，即后十对脑神经以外的全部周围神经，均由脊髓的前根（运动根）和后根（感觉根）组成。脊髓，本来是没有节段结构的一个长条近圆形索状外形，由于它发出了31对前、后神经根，形成了外表上的31个节段：颈脊髓8节、胸脊髓12节、腰脊髓5节、骶脊髓5节和尾脊髓1节。每一个节段都向身体各部发出并从身体各部接受神经纤维，脊神经由脊椎管内经过椎间孔而穿出（图16-1）。第2颈神经自环椎和枕骨底之间穿出，第8颈神经自第7颈椎和第1胸椎之间的椎间孔穿出，以下的各脊神经均由相应序数的椎间孔穿出。脊神经的前根起自脊髓的前角细胞，由脊髓前外侧沟发出；后根起自椎间脊神经节细胞。

前根和后根离开脊髓后逐渐接近，在脊神经节前先形成根神经。在脊神经节以后称为脊神经或脊神经束（funiculus）。它从椎间孔出来后，再分成后支和前支（图16-2）。后支分布于后头部肌肉、背脊肌肉、颈后和背部的皮肤。前支较粗，分布于躯干腹侧面和四肢的肌肉和皮肤。胸部节段的前支形成肋间神经；

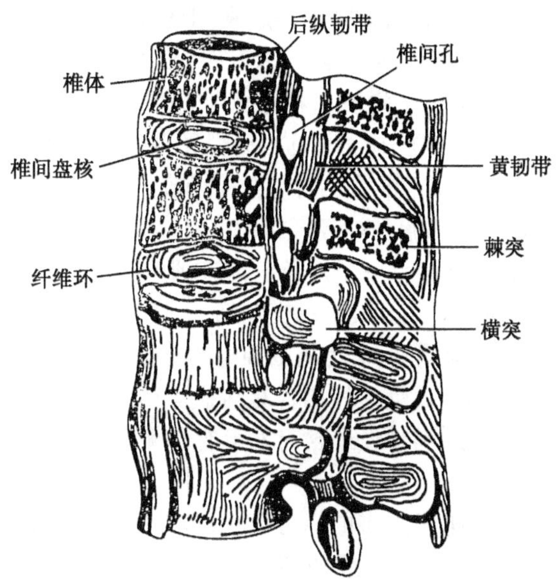

图 16-1 脊柱韧带、椎间盘及椎间孔

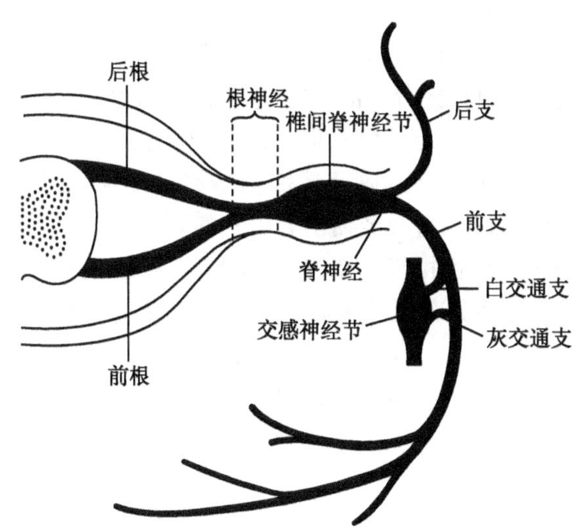

图 16-2 脊神经的形成

颈、腰和骶部节段的前支则集合起来，形成颈、臂、腰、骶各神经丛。从这些丛再发出周围神经。

脊神经节是位于脊髓后根上的神经节，呈纺锤形膨大，长约4~6mm，一般均位于椎间孔内，后根硬脊膜鞘之外，但骶和尾神经的脊神经节位于椎管之内。脊神经节包以结缔组织囊。节内含有许多神经细胞及神经纤维，其中以假单极性神经节细胞为数最多，这种细胞有一个神经突，在离胞体不远的地方分为两支，形如“T”或“Y”状。其中一支较细，入脊髓的中枢支为轴突；另一支粗大，走向周围，是为周围神经的感觉纤维，为树突。

因此，大部分周围神经均含有前根运动纤维及后根感觉纤维。不仅如此，周围神经还含有发自脊髓侧角和交感干神经节的自主神经纤维。

所以，周围神经损害的综合症状，包括运动、反射、感觉、血管运动、分泌，营养等各方面的障碍。

脊神经和脊神经节病变的一般体征：

1. 运动障碍　系下运动神经元瘫痪。瘫痪范围依损伤部位而定。神经近端损伤时，它支配的一切肌肉功能丧失；如损伤在神经的较远端，则损伤处以上的运动神经支支配的肌肉，将保留其功能。知道神经分支的地方，就能断定神经损伤的部位。

判定下运动神经元瘫痪时，需注意勿将由于肌肉、肌腱和关节损害而造成的运动障碍或因剧烈疼痛使肢体固定而造成的持久性挛缩误认为神经损伤。鉴别的要点是：看具体肌肉损害与神经分布是否相符？如初步推测为某神经损伤，应进一步检查有无该神经分布区的感觉障碍。肌电图对鉴别诊断也很有帮助。

2. 反射障碍　脊神经损伤时，它所支配的反射即消失或减弱，如肌皮神经损伤时肱二头肌反射消失；桡神经损伤时肱三头肌反射消失等。

3. 感觉障碍　可表现为缺失症状、刺激症状或二者同时存在。疼痛现象很常见，但不同神经损伤时，疼痛发生的程度差别很大。许多神经干损伤时无明显疼痛，只有感觉异常(如桡神经、前臂和大腿的皮神经)；有些神经(正中神经、胫神经)损伤时则常有剧烈的疼痛，甚至表现为灼性神经痛。

神经损伤时，神经的触诊检查对判定神经断离程度，有一定意义。如压迫瘢痕以下区域，竟毫无疼痛，常表示神经已完全离断；如在受损伤早期，损伤部位以下的神经有压痛，则表示至少有一部分纤维仍保留。如在受损后长时期没有压痛，以后又出现压痛，为神经再生的一个象征。

检查感觉时需注意感觉纤维离断时，感觉丧失的皮肤区域，特别是痛觉消失的区域，比通用的神经分布图上画的要小得多。这是各神经重合支配的缘故。

4. 自主神经障碍　在某些神经(正中神经、胫神经)损伤时常见；在另一些神经(桡神经、腓神经)损伤时则较少见。主要表现是：该神经支配区的皮肤发绀，偶为充血、发凉、无汗或多汗，肌肉萎缩或 / 和皮肤萎缩，有时有毛发过多，指甲干燥无光；严重者，可有骨质疏松和营养性溃疡。

5. 脊后根神经节病变　在相应的后根分布范围内发生带状疱疹，感觉障碍，在这个根性感觉丧失区内汗分泌无明显变化，这一点与周围神经病变不同，后者常伴有汗分泌减少或增多。

二、局部神经损伤及其临床表现

(一) 颈神经丛

颈丛由颈 1~4 脊神经的前支联结而成，位于胸锁乳突肌下方，发出许多神经(图 16-3)，主要的有：

1. 枕小神经　由颈 2、3 脊神经发出，是分布于枕部皮肤和部分耳廓的感觉神经。此神经受刺激时发生严重疼痛(枕神经痛)；于神经出口处(胸乳突肌稍后)有压痛点。枕部感觉障碍。

2. 耳大神经　由颈 3 脊神经发出，是感觉神经。分布于颜面侧下部及部分耳廓的皮肤。此神经损伤时，在其分布区有感

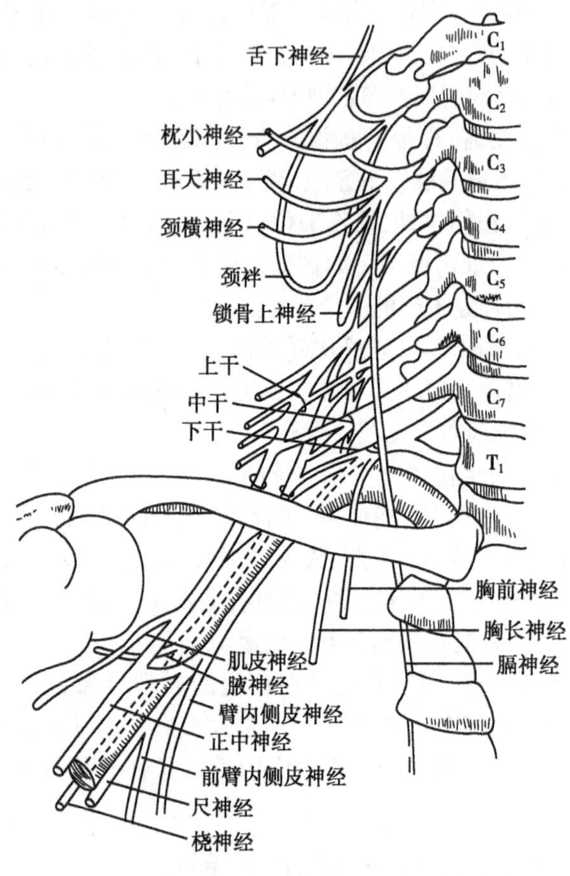

图 16-3　颈丛、臂丛

觉障碍，亦常有疼痛。

3. 锁骨上神经　由颈 3~4 脊神经发出，是感觉神经。分布于锁骨上、锁骨下、肩胛上区域和臂上部外侧面的皮肤，此神经损伤时，在相应区域中发生感觉障碍和疼痛。

4. 膈神经　由颈 3~5 脊神经发出，为混合神经。它接受锁骨下神经的吻合支，因而其高位损伤可不引起膈肌麻痹。两侧的膈神经运动纤维各自支配同侧膈肌，感觉纤维分布于胸膜、心

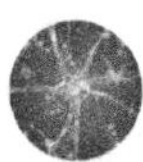

包膜、膈和膈下面的腹膜。膈神经损伤造成膈麻痹，呼吸困难，咳嗽无力。它受刺激时表现为呃逆，并有肩关节、颈部以及胸廓部之放散性痛。因此，在肝胆疾病，胃、十二指肠疾病以及腹膜炎时，常可伴发肩部放射性疼痛。

膈神经损伤的常见原因有：脊膜和颈椎疾病，臂丛高位近神经根处病变，膈神经途程中的肿瘤，手术切断，全身性神经炎如吉兰-巴雷综合征、白喉性神经炎、铅中毒神经炎等，特别是重症患者，较易伴发膈神经损伤，造成呼吸困难（图 16-4）。

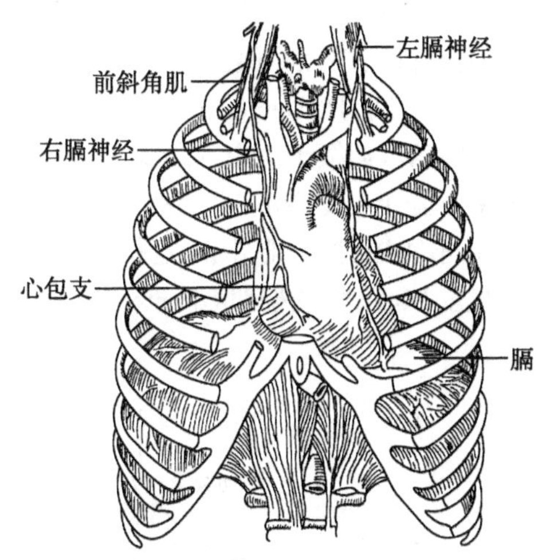

图 16-4　膈神经

（二）臂神经丛

1. 臂丛的解剖　臂丛由最下四个颈神经根和第一胸神经根组成。这些神经根从椎间孔走出，通过斜角肌区，集合于锁骨上窝内，先形成三个初级干：上干由第 5、6 颈根，中干由第 7 颈根，下干由第 8 颈根和第 1 胸根组成（见图 15-3）。每一初级干分成前后两支，下行至锁骨以下，即腋区上部再重新组合成三个次级干（束）：初级上干及中干的前支组成次级上干（束）（或称外侧干）；初级下干的前支组成次级下干（束）（或称内侧干）；初级

16

干的三个后支组成一个次级后干(或称后束)。各次级干在腋区下部再分支而形成上肢的各周围神经:后干主要延续成桡神经和腋神经;外侧干和内侧干各再分为两支,它们的中间支互相合并成正中神经;外侧干的边缘支形成肌皮神经;内侧干的边缘支形成尺神经和上肢的皮神经(臂内侧皮神经和前臂内侧皮神经)。此外,臂丛还发出肩胛上神经、肩胛下神经、胸前神经、胸长神经等分布于上肢带的肌肉(图 16-5、图 16-6)。

2. 臂丛损伤综合征

(1) 整个臂丛损伤:很少见,将引起整个上肢的下运动神经元瘫痪,感觉缺失及自主神经障碍。臂丛的高位损伤还会引起肩胛肌麻痹、萎缩和霍纳(Horner)征。

(2) 臂丛上部麻痹(初级干上束即颈 5、6 的纤维损伤):最为常见。其突出特点是上肢近端麻痹,手及手指的功能保留,患侧上肢不能上举、不能屈肘、不能外旋,这是三角肌(腋神经)、肱二头肌、肱肌(肌皮神经)和肱桡肌(部分桡神经)损伤的结果;

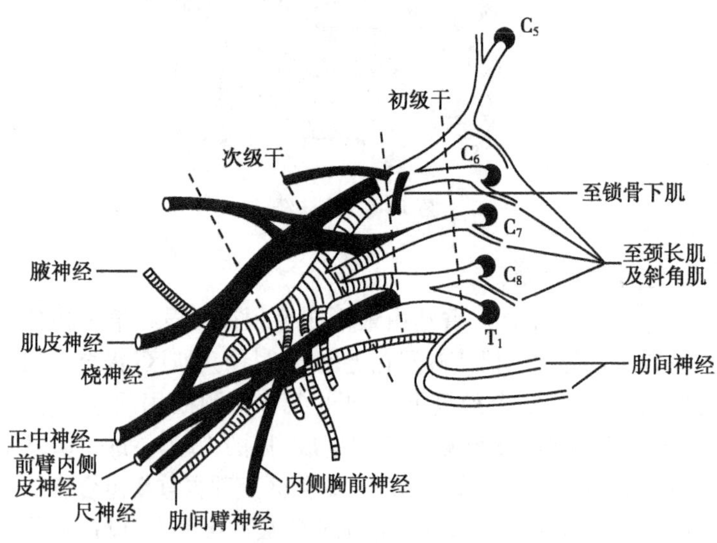

图 16-5 臂丛的组成

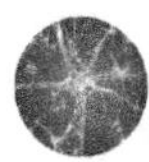

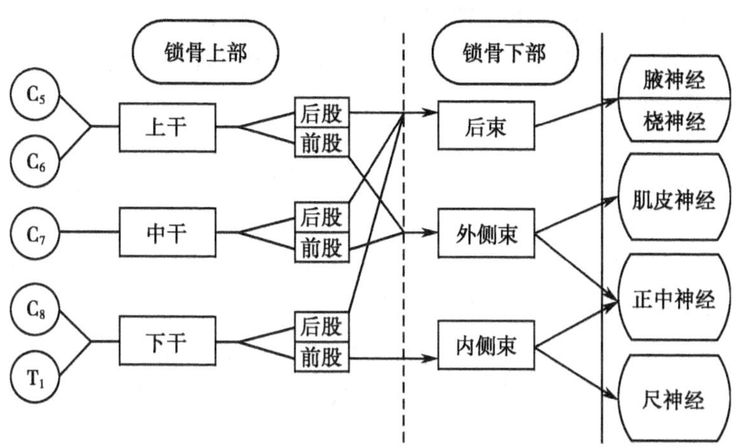

图 16-6　臂丛构成模示图

此外，直接由臂丛初级上干（及分支）支配的如胸大肌、冈上肌、冈下肌、肩胛下肌和大圆肌也发生瘫痪和萎缩。肱二头肌反射消失、桡腕反射消失或减弱，感觉障碍为颈 5、6 之根型分布。臂丛上部麻痹的原因多为锁骨上部外伤，尤其是难产时牵引胎儿所致。

(3) 臂丛下部麻痹（初级干下束即颈 8~ 胸 1 的纤维损伤）：较少见。基本特点是上肢远端麻痹，即手部小肌肉麻痹及萎缩，因而呈爪形手。感觉障碍在上肢内侧，呈根式（颈 8~ 胸 1）分布。颈交感纤维受累则出现霍纳征。

(4) 臂丛初级干中束（颈 7）损伤：此时桡神经大部功能丧失，但它支配的肱桡肌和旋后肌的作用尚存；正中神经功能部分丧失，主要累及桡侧腕屈肌、旋前圆肌。表现为臂、腕和手指不能伸展，向桡侧屈腕、前臂旋前困难。

(5) 臂丛次级干（束）损伤：症状与周围神经干损伤之症状基本相同。例如：次级干外侧束损伤时表现为肌皮神经和正中神经上脚之功能障碍；次级干后束损伤表现为桡神经和腋神经之功能全部丧失；次级干内侧束损伤表现为尺神经、正中神经内脚，臂内侧皮神经和前臂内侧皮神经功能障碍。

臂丛损伤综合征的常见病因有：臂丛神经炎，臂丛神经受压迫，神经肿瘤或外伤。所谓胸出口综合征或肋锁骨综合征是指在锁骨及第一肋骨间之狭窄区域中，由于前斜角肌、颈肋或畸形的第一肋骨压迫臂丛，引起颈8及胸1神经受压，产生臂丛受损的感觉运动症状。常以前臂及手之尺侧疼痛、麻木发病，患肢提物或举物可使之加重。检查可见患肢尺侧感觉减退，患病时间较久者手部尺神经或/及正中神经支配的诸小肌（指间肌、鱼际肌）发生萎缩或可伴手部皮肤发凉，令患者上肢举过头，常见桡动脉搏动明显减弱。在前斜角肌综合征时，令患者取坐位，两手置于大腿上，掌面向上，深吸气，将头过度后伸，并分别向左右两侧尽量旋转头部，如患侧桡动脉搏动消失或明显减弱而另一侧正常，则支持前斜角肌综合征之诊断。如在桡动脉搏动消失的同时，在锁骨上窝听到血管杂音，或触诊、X线片发现颈肋，则为颈肋综合征。

病例介绍：

患者，女性，23岁。1976年2月26日住院。于1975年7月不明原因地感到右手小指麻木，偶尔疼痛。继而无名指麻木并向上蔓延至右手尺侧及前臂尺侧，同时感右手发凉、怕冷，但皮肤颜色无特殊改变。至同年9月发现右手小鱼际肌及诸指间肌轻度萎缩，至1976年2月右手大鱼际肌似亦有轻度萎缩，右锁骨上窝胀痛。此时，查右手大、小鱼际肌肌电图均示神经元性损伤，结合右侧锁骨上窝压迫时右手尺侧麻木、串痛，右手上举过头桡动脉搏动无变化，定位为臂神经丛损伤（右）、胸出口综合征，乃入院治疗。3月8日手术，术中发现前斜角肌与中斜角肌之间，颈5~6组成的臂丛初级上干及颈8胸1组成的臂丛下干轻度粘连，触之稍硬，中干无变化，下干在前、中斜角肌上缘紧紧卡住。将中斜角肌切断，发现下干之上有一压迹。术后一个月，患者诸肌萎缩渐恢复，麻木感消失，治愈出院。

此例病变主要损伤右臂丛之初级下干，主要表现出尺神经（颈 8、胸 1）支配范围的体征而无桡神经（主要为颈 7）损伤症状，符合胸出口综合征诊断。

3. 臂丛发出的神经及其损伤综合征

(1) 腋神经：由颈 5、6、7 神经根的纤维组成。其运动纤维支配三角肌（和小圆肌），感觉纤维分布于臂外侧面皮肤（臂外侧皮神经）。损伤时发生三角肌萎缩、上臂向外平举不能，臂外侧皮肤感觉障碍。

(2) 肌皮神经：也由颈 5、6、7 神经根的纤维组成。其运动纤维支配肱二头肌（和肱肌、喙肱肌），感觉纤维分布于前臂桡侧皮肤（前臂外侧皮神经）。

损伤时发生肱二头肌萎缩，肱二头肌反射消失，前臂屈力显著减弱（在旋前位时完全不能屈肘，在旋后位或中间位时，可借桡神经支配的肱桡肌屈时，但力已减弱），前臂桡侧皮肤感觉障碍（前臂外侧皮神经损伤）。

(3) 胸长神经：也由颈 5、6、7 神经根的纤维组成。位于锁骨上区接近表浅的部位，因而易受到打击，肩挑重物时易受损伤，支配前锯肌。损伤时，病侧的肩较健侧稍高，并稍向后偏，肩胛靠近脊柱（菱形肌和斜方肌的作用），下角脱离胸廓而耸起，举起上肢时，尤其在上肢向前平举而做前推动作时，肩胛高度离开胸廓而成翼状肩胛，上肢外展至水平位后不能再向上举。

(4) 桡神经：发自颈 5~8 神经根，主要是颈 7 神经根。其运动纤维支配上肢的伸肌如肱三头肌（伸直前臂）、前臂的肱桡肌（伸腕与前臂外展）、手的伸肌（桡侧腕伸肌、尺侧伸腕肌）和指的伸肌（指伸肌），前臂旋后肌、拇长展肌等。感觉纤维分布于上臂后面的皮肤（臂后皮神经），前臂背面的皮肤（前臂背侧皮神经），手背桡侧面皮肤，第一、二指背面的一部分。

桡神经主要是运动神经。它主要支配伸肌群。桡神经损伤的症状依据损伤的高度而异：高位损伤（在腋下，肱三头肌支分出以上）产生完全性桡神经麻痹。上肢诸伸肌麻痹，肘关节、腕关节和掌指关节不能伸直，最典型的症状是臂上举时手下垂。前臂于伸直时不能旋后；在肘部屈曲时，可依靠肱二头肌使其旋后。因肱桡肌麻痹，前臂在旋前位置不能屈曲肘关节。因关节不能固定故握力减退。

桡神经在肱骨中 1/3（三头肌分支以下）损伤时，肱三头肌功能可存留。桡神经在前臂上 1/3 损伤时，通常肱桡肌、旋后短肌和腕伸肌功能保留。在前臂中 1/3 损伤时，仅引起伸指肌作用丧失，因腕伸肌之分支在前臂上部发出。桡神经损伤时感觉障碍也依损伤高度而定：高位损伤累及上臂后面、前臂后面和手的背面；在前臂上 1/3 以下损伤时，感觉障碍可极轻微，仅在手背、拇指和第一、二掌骨间隙的极小部分。

桡神经的功能试验：当其损伤时表现为①手和手指不能伸展；②拇指不能外展；③患者两手手指伸直，手掌合拢，令其分开时，患侧手指不能离开，而弯着沿健侧手掌向下滑落，腕下垂（图 16-7、图 16-8）。

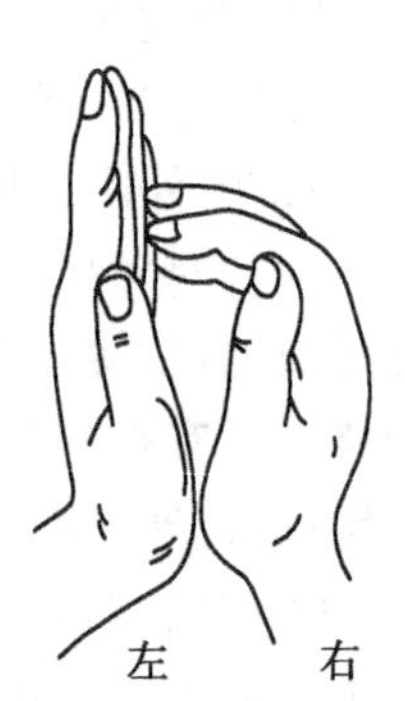

图 16-7 右桡神经损伤

桡神经是臂丛诸神经中经常受损伤的神经，桡神经上段因为紧贴于肱骨中段背侧的桡神经沟内，故极易因肱骨干骨折受损。睡眠时以手代枕（所谓周末麻痹），手术中上肢长时间外展均可损伤桡神经。铅中毒、酒精中毒有时可选择性地侵害桡神经。

(5) 尺神经：由颈 8 及胸 1 神经根的纤维组成。其运动功能主要是手的掌屈（尺侧腕屈肌），第四、五指的屈曲和部分第三指的屈曲（蚓状肌、指深屈肌、骨间肌、小指屈肌），手指的并拢和分开（骨间肌），拇指的内收（拇收肌）。此外，尚有手指中、末两

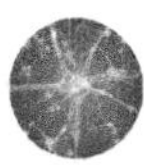

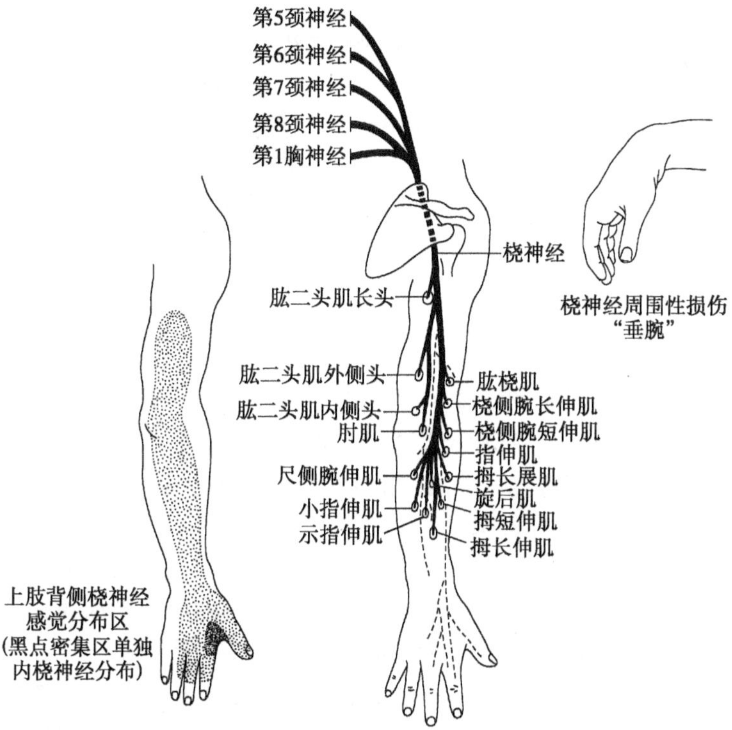

图 16-8 桡神经的分布及其周围性损伤症状

节的伸展(蚓状肌、骨间肌)。第二到第五指的运动由尺神经和正中神经共同支配:尺神经主要支配第四和第五指、正中神经主要支配第二和第三指。尺神经的感觉纤维分布于手部尺侧的皮肤,即第五指与第四指的尺侧,少有分布于第三指者(图 16-9)。

尺神经完全损害时,手的掌屈力减弱(因为正中神经支配的桡侧腕屈肌和掌肌功能健全,手的掌屈力不致于完全消失),第四、五指屈力消失,第三指屈力部分丧失。手指不能分开和并拢,特别是第四指和第五指。拇指不能内收。同时,通常第五指、第四指尺侧一半的皮肤及手掌、背的尺侧有浅感觉障碍。小指有关节肌肉感觉消失。尺神经损伤时还常有向小指放散的疼痛。

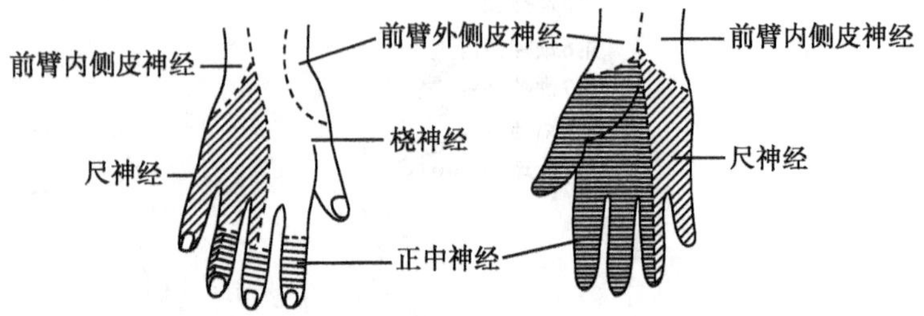

图 16-9　手的皮神经分布

大约在相当于感觉障碍区，可有皮肤发凉、汗分泌异常和发绀。尺神经损伤时，手部肌肉萎缩，骨间隙明显加深，尤其第一指背面。小鱼际肌亦高度萎缩。由于骨间肌和蚓状肌萎缩，患手变成"爪"形或称禽掌（图 16-10）。

尺神经的几个分支发出部位都在前臂，因而在前臂以上受损，症状均极类似，仅在腕部损伤时，尺侧腕曲肌及指深屈肌可不受影响，但手部肌肉萎缩形成的"爪"形手仍然存在。

尺神经的功能试验：当尺神经损伤时表现为①令患者握拳，可见第四、五指屈曲不全，第三指部分屈曲不全（见图 16-10）。②第五指末节不能屈曲（或把手紧贴于桌上，小指不能搔抓）。③手指不能分开和并拢，特别是第四、五指。④拇指试验：令患者用两手在弯着的示指和伸直的拇指夹住一张纸条，尺神经损伤时，拇收肌麻痹，拇指不能内收，故不能用伸直的拇指挟住纸。为了挟住，患者需用正中神经支配的拇屈肌屈曲拇指末节（见图 16-10）。

慢性尺神经麻痹常见于肘部病变之后，例如骨折、移位、受压、关节炎、滑囊炎、囊肿、肘部先天畸形等。大约一半病人有关节炎而无外伤史。此种综合征男性发病率高，右侧发病者多，亦可双侧同时发生。除手部尺侧感觉异常及肘部神经压痛外，首发症状亦常常是手部小肌肉萎缩。尺神经分布区有痛觉消失。一般缓慢发病，呈进行性，但病程可有波动起状。有时肘

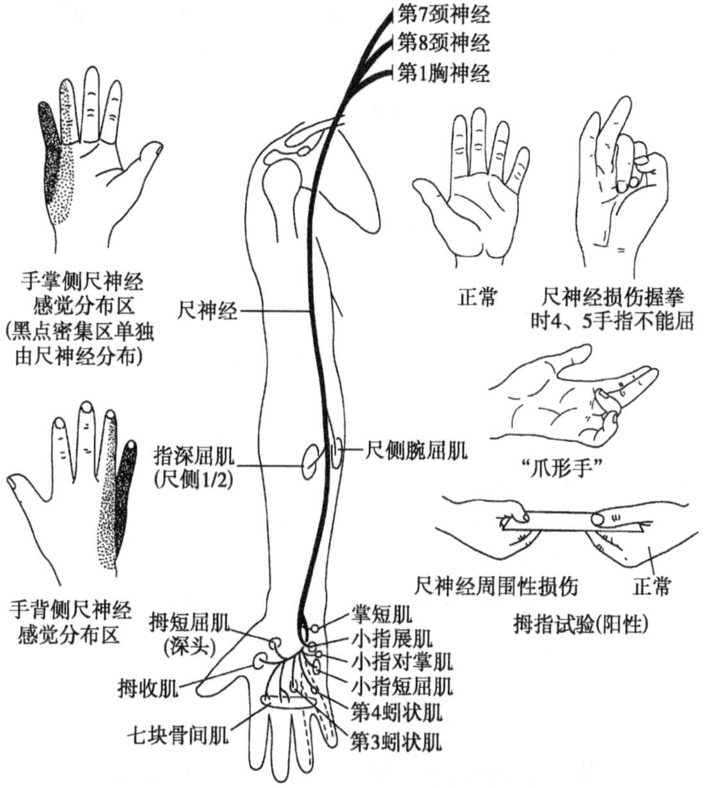

图 16-10　尺神经的分布及其周围性损伤症状

部不能完全伸直。在尺神经沟内触诊可见神经明显变粗，发硬及有压痛。如在萎缩出现一年以内，做神经前移位术（anterior transposition）是简单而有效的疗法。在肘部尺骨神经沟内，尺腕屈肌肌腱在其上，而肘关节内韧带在其下，屈肘时，尺神经沟即变窄，因而压迫尺神经，造成尺神经近端肿胀。如将此肌腱弓之压迫神经处手术松解，则可缓解尺神经之被压迫状态。

(6) 正中神经：由臂丛次级外侧干（颈 5~7）和内侧干（颈 8~胸 1）神经根的纤维组成。正中神经的运动功能主要是前臂的旋前（旋前圆肌和旋前方肌的作用）。支配下列诸肌：①旋前圆肌

(颈6~7),作用:前臂旋前;②桡侧腕屈肌(颈6~7),作用:腕屈曲及外展;③掌长肌(颈7~胸1),作用:握拳并屈腕;④拇长屈肌(颈6~7),作用:拇指末节屈曲;⑤指深屈肌之桡侧部(颈6~胸1),作用:第二、三指末节屈曲;⑥拇短展肌(颈6~7),作用:拇指外展;⑦拇短屈肌(颈6~7),作用:拇指第一节屈曲;⑧拇指对掌肌(颈6~7),作用:拇指对指;⑨第一、二蚓状肌(颈6~7),作用:第二、三指第一节屈曲,这两指的末节伸直。正中神经的感觉纤维分布于第一、二、三指掌侧面和背面末节以及第四指桡侧一半的皮肤。

正中神经损伤时,前臂旋前困难,手掌屈力减弱(尺神经支配的尺侧腕屈肌尚存),第一、二、三指不能屈曲,因而不能做对指运动,不能捏东西。第二、三指中节不能伸展。在其分布的区域内有浅感觉丧失。正中神经损伤时,肌萎缩在鱼际部最明显。手掌变平,拇指紧靠示指,因而形成"猿手"(图16-11)。

正中神经损伤,特别是部分损伤时,常伴剧烈疼痛,带灼痛的性质。也多有自主神经症状,如第一、二、三指皮肤呈青紫色或苍白色,指甲无光易断,皮肤角化过度,毛发过多及溃疡等。

正中神经的运动功能试验:正中神经损伤时表现为①握拳时,第一、二指不能屈曲,第三指屈曲不全(见图16-11);②拇指和示指末节不能屈曲,手掌紧贴于桌上示指不能"搔抓";③拇指试验时,病人不能屈拇指挟纸,必须伸直拇指内收(尺神经支配拇收肌)才能挟住。

正中神经外侧干病变时引起旋前圆肌麻痹和桡侧腕屈肌麻痹;其内侧干病变时引起掌长肌,指深屈肌桡侧部和鱼际肌麻痹。正中神经由内、外干形成后,在上臂行程中不分支,它的头几个分支,和尺神经一样,也只在前臂分出。如损伤部位在前臂中1/3以下时,其运动障碍仅限于拇指与其余诸指之对指能力丧失。如正中神经在腕横韧带下受压,则只产生二、三、四指感觉障碍,针刺感或麻木感,鱼际部(对掌肌及拇展肌)萎缩,即所谓腕管综合征(carpal tunnel syndrome)。

(7) 臂内侧皮神经:由第八颈神经根和第一胸神经根发出

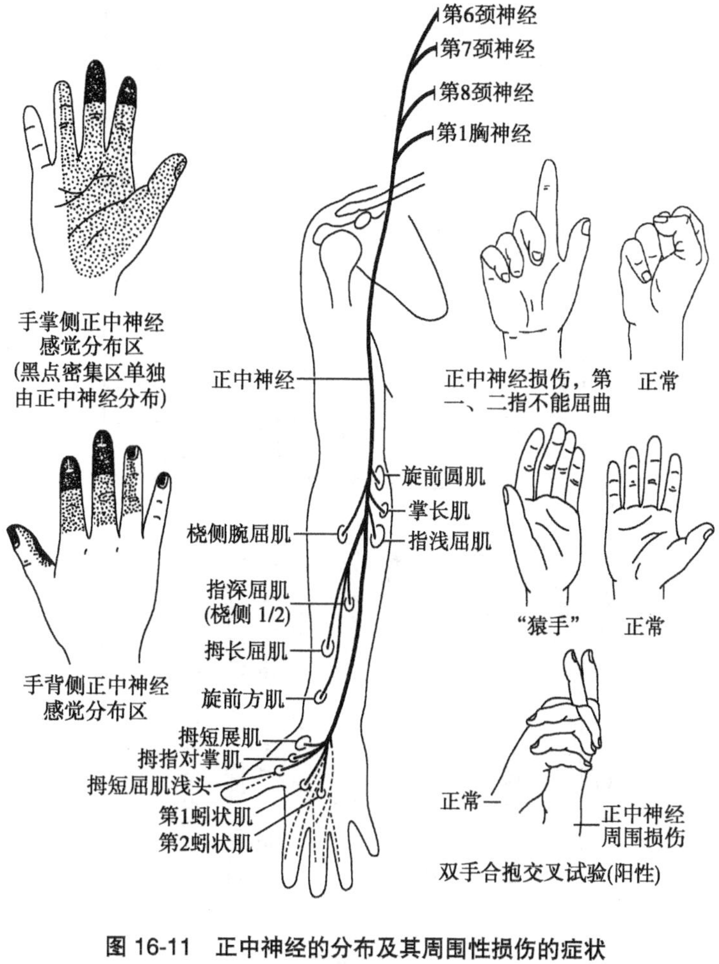

图 16-11　正中神经的分布及其周围性损伤的症状

的感觉神经。分布于上臂内侧面的皮肤。损伤时，在上臂内侧面的分布区中发生感觉障碍和疼痛。

(8) 前臂内侧皮神经：亦由第八颈神经和第一胸神经根发出，系感觉神经。分布于前臂内侧面皮肤。损伤时，在前臂分布区发生感觉障碍，亦可能疼痛。

上肢诸神经根及神经病变时症状表现见表 16-1 和表 16-2。

表 16-1 上肢诸神经根病变之症状比较

特点	颈 5	颈 6	颈 7	颈 8	胸 1
感觉分布	下臂外侧	前臂外侧包括拇指	三头肌之上、前臂中部、中指	前臂内侧、小指	自腋至鹰嘴突起
感觉丧失	同上	同上	中指	同上	同上
疼痛部位	同上，和肩内缘	同上，拇指、示指	同上，肩内缘	同上	肩胛、腋至鹰嘴深部
反射丧失	肱二头肌反射	旋前反射	肱三头肌反射	指反射	无
运动缺陷	三角肌、冈上肌、冈下肌、菱形肌	肱二头肌、肱桡肌、肱肌、(前臂旋前肌、旋后肌)	背阔肌、胸大肌、三头肌、腕伸肌、腕屈肌	指屈肌、指伸肌、尺侧腕屈肌、鱼际肌(有时)	全部手小肌，有时与颈 8 共同支配鱼际肌
常见病因	臂神经炎、颈椎关节病、臂丛撕脱	颈椎关节病、急性髓核病变	急性髓核病变、颈椎关节病	罕有髓核病变或颈椎病	颈肋、胸出口综合征、潘科斯特(Pancoast)瘤、转移性深部淋巴结癌

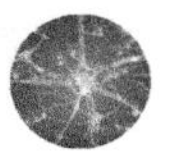

表 16-2 上肢诸神经病变之症状比较

特点	腋神经	肌皮神经	桡神经	正中神经	尺神经
感觉分布	三角肌上的皮肤	前臂至腕之外侧	前臂侧后面，拇、示指背面	掌、指外侧	掌、小指内侧、环指内侧一半
感觉丧失	三角肌上一小块	前臂外侧	拇、示指背面	同上	同上，但常无感觉丧失
疼痛部位	肩峰	同上	同上	拇、示、中指，常延及前臂	腕下指掌分布区，偶可沿神经走行疼痛
反射丧失	(–)	肱二头肌反射	肱三头肌、旋后肌反射	指反射(指浅屈肌)	(–)
运动缺陷	三角肌(小圆肌不能上提)	肱二头肌、肱肌(喙肱肌无力)	三头肌、腕伸肌、指伸肌、前臂旋后肌、肱桡肌	腕屈肌、屈指长肌(拇、示、中指)、前臂旋前肌、拇短展肌	除拇短展肌外，手的全部小肌、尺侧腕屈肌，环、小指长屈肌
常见病因	肱骨颈骨折、脱位，深部肌内注射	极少损伤	拐杖麻痹、周末麻痹、肱骨骨折	腕隧道综合征、腕部直接外伤	肘部外伤、床压，鹰突骨折腕：局部外伤、腕关节腱鞘囊肿、麻风

16

(三) 胸神经

胸神经由第一至第十二胸神经根组成。它们自椎间孔出来后,也与其他脊神经一样,分成前支和后支。第一、二胸神经前支的大部分加入臂神经丛;第十二胸神经前支的一部分加入腰神经丛。后支的运动纤维支配背部肌肉。感觉纤维分布于背后皮肤。各胸神经的前支包括第一、二胸神经前支的一小部分和第一、二胸神经的一部分构成肋间神经,并借交通支与交感干神经节联系。

上六个肋间神经的运动纤维支配参与呼吸运动的胸廓肌肉(锯肌、肋提肌、肋间肌、肋下肌、胸横肌);下六个肋间神经的运动纤维支配腹壁诸肌(腹直肌、腹斜肌和腹横肌)。

肋间神经的感觉纤维分布于胸廓和腹部侧面(外侧皮支)和前面的皮肤,也分布于胸膜和腹膜。

肋间神经损伤时,在相应区域中发生疼痛和感觉障碍。下六个肋间神经损伤时,除疼痛和感觉障碍外,尚有腹壁反射消失和腹壁肌肉不全麻痹。

肋间神经痛可以相当强烈,呈束带样分布。如椎间神经节受累(神经节神经炎),在患病神经分布的皮肤上起带状疱疹。肋间神经痛时,沿相应的肋骨下缘和胸骨与肋软骨相接的部位有压痛。在损伤神经分布的皮肤区域内,可有感觉减退。

(四) 腰丛

腰丛由第一、二、三腰神经前支,第四腰神经和第十二胸脊神经前支的一部分组成。位于腰大肌之后,腰椎横突之前(图16-12)。

腰丛损伤时,发生股神经和闭孔神经的合并麻痹,股外侧皮神经功能障碍,而且股神经具有高位损伤的特点。

从腰丛发出的神经,主要有:

1. 股神经　由腰2、3、4神经根的纤维组成。其运动纤维支配髂腰肌、股四头肌等;感觉纤维分布于大腿前面下2/3的皮肤(股前皮神经)和小腿前内侧的皮肤(隐神经)。

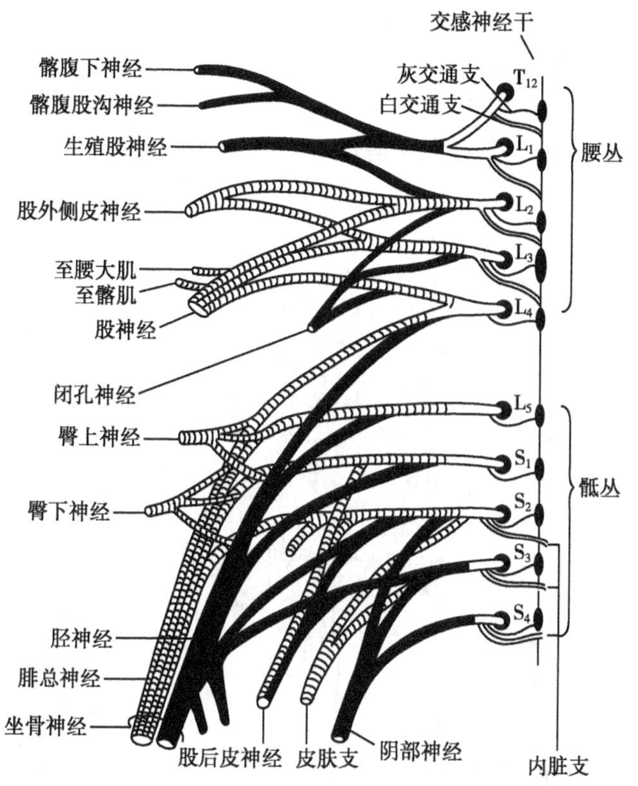

图 16-12 腰骶丛的组成

股神经在腹股沟韧带以下损伤时，小腿不能伸展，四头肌萎缩，膝反射消失，在隐神经分布区有感觉障碍。股神经在腹股沟韧带以上损伤时，更有大腿前面的感觉障碍。

如果股神经损伤之部位最高，则髂腰肌麻痹，大腿不能向腹部屈曲，仰卧位时不用手撑便不能坐起。患者步行困难，因为患肢抬不起来而迈步很小。

股神经受刺激时，患者大腿前面疼痛。嘱患者俯卧，直抬其患肢则疼痛加重，此为瓦色曼（Wasserman）征。

2. 闭孔神经 由腰 2~4 神经根的纤维组成。其运动纤维主要支配股部一切内收肌群和闭孔外肌；感觉纤维分布于大腿内侧面的下一半。

闭孔神经损伤时，大腿不能内收，一腿不能搁在另一腿上。腿外旋困难（闭孔外肌麻痹）。在其感觉纤维分布区发生感觉障碍（图 16-13）。

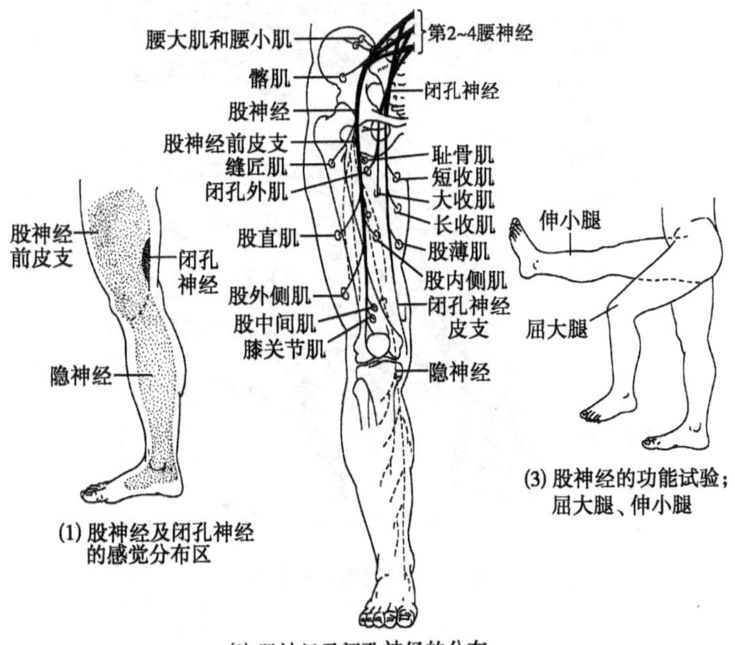

图 16-13　股神经及闭孔神经

3. 股外侧皮神经　由腰 2、3 神经根的纤维组成，为感觉神经。其纤维分布于大腿外侧面。损伤时，在其分布区发生感觉障碍。此神经受刺激，在其分布区内发生感觉异常，如蚁走感、麻木或刺痛，此为股外侧皮神经炎或称为 Roth（罗特）病，相当常见（图 16-14）。

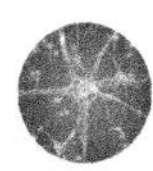

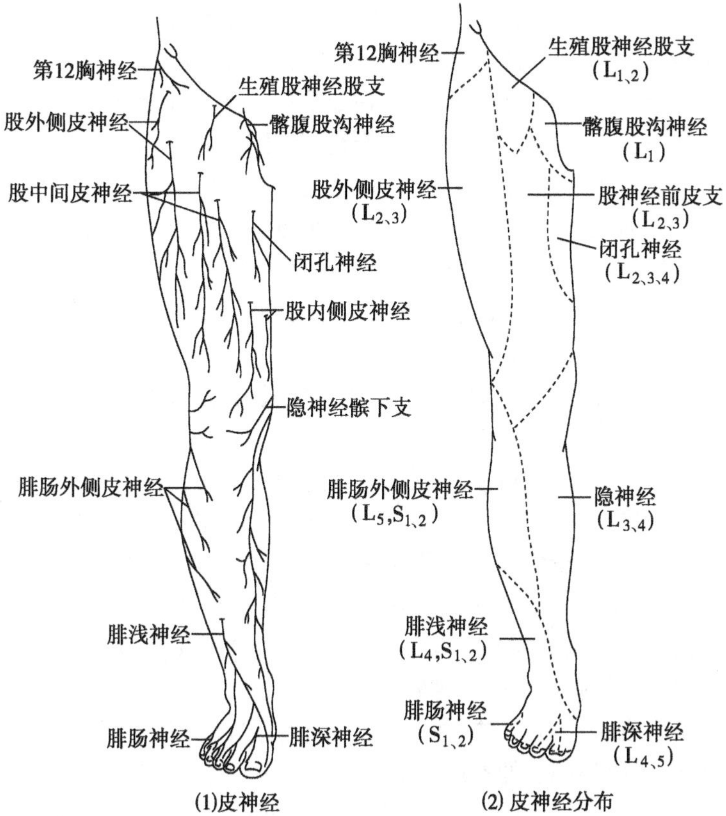

(1)皮神经　　(2)皮神经分布

图 16-14　右下肢腹侧皮神经

（五）骶丛

骶丛由腰 5 和骶 1、2 神经的前支、腰 4、骶 3 神经前支的一部分纤维组成。位于骶骨前面。从骶丛发出的神经穿过坐骨大孔外出。借腰 1 神经前根的一部分纤维与腰丛相连（见图 16-12）。

从骶丛发出的神经，主要有：

1. 坐骨神经　由腰 4、5 和骶 1、2、3 神经根组成，是人体中最大的神经。其总干和终支延伸于整个下肢。

坐骨神经在起始部即由胫神经(腰4、5和骶1、2、3神经前支)及腓总神经(腰4、5和骶1、2神经后支)两部分合并而成,共同行走于坐骨神经鞘,大体在股后下1/3处再行分开。坐骨神经一般是自梨状肌下孔穿至臀部,位于臀大肌深部,在坐骨结节与大转子之间的中点处下降,经上肌、闭孔内肌腱、下肌及股方肌后面至股之后侧,走行于大收肌与股二头肌之间。下降至窝,再分两支,内侧为胫神经,外侧为腓总神经。临床上,坐骨神经的各压痛点以其走行之表面投影而选定,坐骨神经痛的疼痛放射途程亦大体如此。

坐骨神经发生病变的一个重要特点是疼痛,即所谓坐骨神经痛,这在临床上是很常见的综合征。坐骨神经痛的特点是:患者自觉沿大腿后面向下放散的疼痛,因而患者行走时腰部弯向健侧以减少患肢的负担,肩部再弯向患侧以略保持身体平衡。沿坐骨神经之走行有压痛点:臀点(坐骨结节和大转子之间)、腘点(在窝内)、腓点(腓骨小头之下)、踝点(外踝之后)。直抬腿(Lasegue征)试验阳性,即令患者仰卧,直抬其患肢,达一定高度时(45° 以内)即沿坐骨神经产生疼痛。

坐骨神经损伤时,也可有患侧下肢肌肉麻痹,感觉异常的分布,依损伤部位的高低而定。

病变在椎管内(肿瘤、感染等)时,可有类似坐骨神经痛的症状,症状多涉及双侧,而且此时必会产生其他椎管内病变体征,腰穿时会发现阻塞或脑脊液异常。

坐骨神经因根部损伤(最常见的是腰椎间盘脱位,图16-15)而引起疼痛者,多有咳嗽、喷嚏、用力时疼痛加剧(脊液冲击征),小腿外侧或足背外侧感觉减退,踝反射减弱或消失,病变椎间盘(常在腰4~5或腰5~骶1之间)相应的椎旁压痛。总之,其体征多大致符合一两个神经根的分布,而不会很广泛。肌肉多无压痛。

坐骨神经的总干损伤:因坐骨神经在相当高的位置,即早在大腿上,即已分出其终支腓总神经和胫神经。因而总干损伤

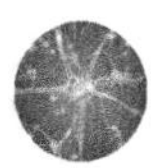

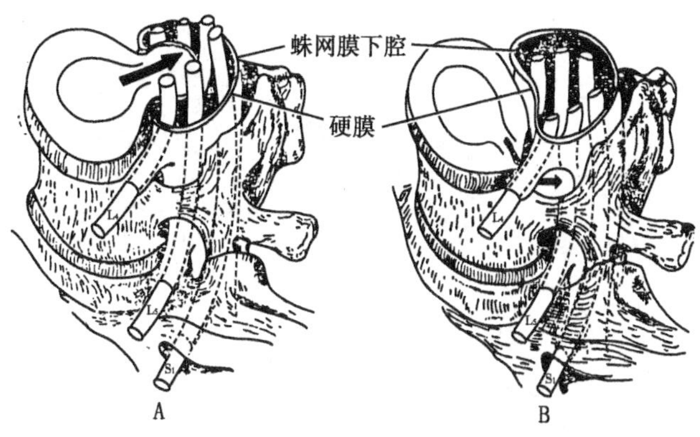

图 16-15　腰椎间盘脱位

A. 腰 4~5 间中央型椎间盘脱位，诸根受累，以腰 4~5 最重；B. 腰 4~5 椎间盘向侧方脱位累及腰 5 根

比终支损伤少见。总干损伤时，足和足趾完全瘫痪，膝关节不能屈曲，步行极为困难。因肌萎缩比较广泛，致病侧大腿和小腿均较健侧为细。感觉障碍在大腿后面（股后皮神经受损）。

所谓坐骨神经炎（多为牙齿、扁桃体等处的感染病灶经血行侵及神经外衣而致成的坐骨神经间质炎），也可能是坐骨神经痛的原因之一，但很少见。临床特点是：疼痛主要在大腿后面，而无明显腰痛；坐骨神经干的前述诸压痛点特别显著而缺乏腰椎旁压痛点；直抬腿试验也明显阳性，但一般无脊液冲击征；膝反射多增强、踝反射在病变早期可正常甚至增强，慢性期亦可减弱甚至消失；小腿肌肉尤其腓肠肌有明显压痛；小腿外侧及足背多有感觉异常如针刺、烧灼和麻木感，而客观感觉障碍较少见（图 16-16）。

2. 腓总神经　是坐骨神经两个终支之一。主要由腰 4、5 和骶 1 神经根的纤维组成。其运动纤维主要支配足的伸肌（胫骨前肌）、趾的伸肌（趾伸肌）和足外转之肌（腓骨肌）。感觉纤维分布于小腿外侧面皮肤（腓肠外侧皮神经）、足背和趾背的皮肤（腓浅神经和腓深神经皮支）。

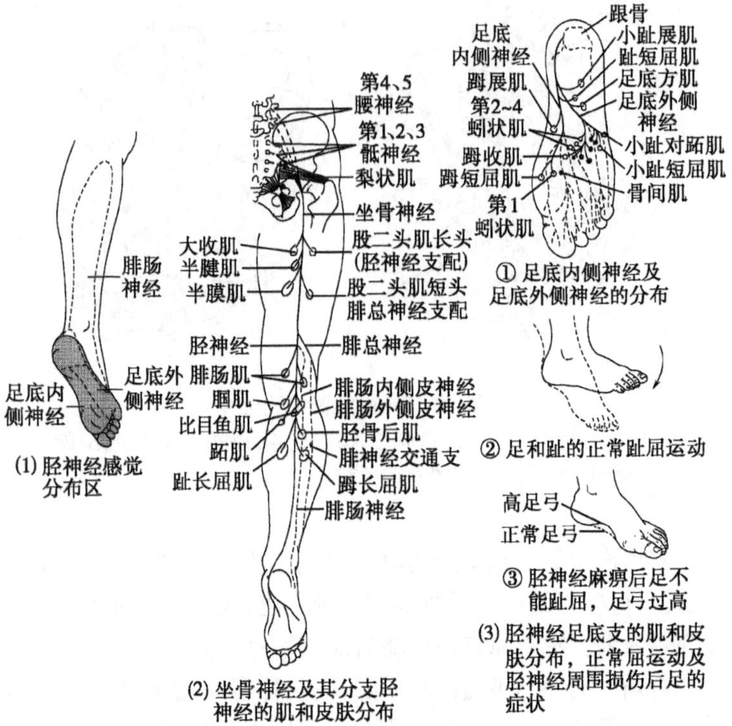

图 16-16 坐骨神经和胫神经

腓总神经损伤时,足和趾不能伸展(背屈不能),足也不能转向外侧。跟腱反射仍保留(因胫神经健在)。在小腿外侧面和足背有感觉障碍。足趾的关节肌肉感觉不损坏(因胫神经的感觉仍保留)。疼痛通常不显著,或者完全无痛;营养障碍也不明显。腓总神经损伤时典型表现是足下垂,并稍向内转,趾略屈曲(马蹄内翻足)。小腿前外侧面肌肉萎缩。病人走路时为典型的“公鸡式”步态:为了使下垂的足尖不触地面而高抬其腿,足尖首先落地,而后外侧缘,最后足掌落地。

腓总神经的功能试验,损伤时表现为:①足不能伸展(背屈不能)及外转,足趾也不能伸展;②不能用足跟站立和行走(图 16-17)。

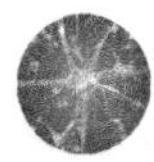

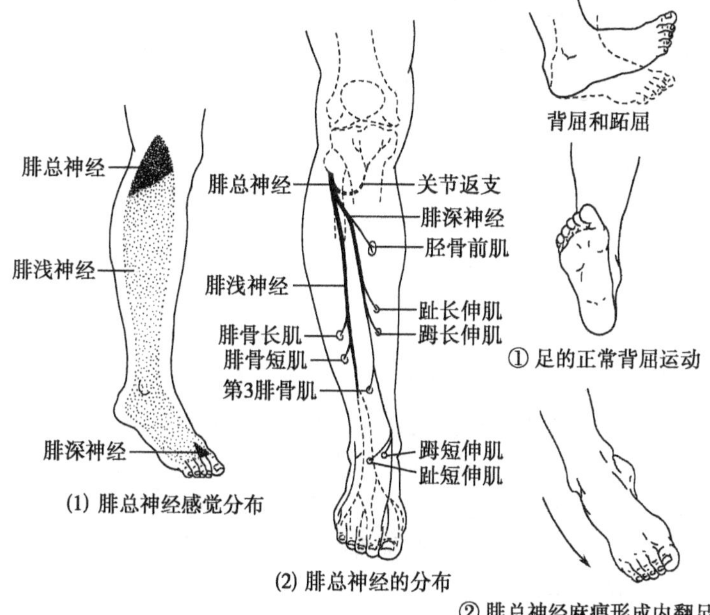

图 16-17 腓总神经

3. 胫神经 是坐骨神经的另一个终支。由腰 4 到骶 3 神经根的纤维组成。在功能上它很像腓总神经的拮抗神经。其运动纤维支配足的屈肌(小腿三头肌，即比目鱼肌和腓肠肌的两个头)，趾的屈肌(趾屈肌)及足的内转肌(主要是胫骨后肌)。感觉纤维分布在小腿的后侧面(腓肠内侧皮神经)，足跖、趾的跖面和趾末节的背面(足底内、外侧神经的皮支)，亦分布于足的外侧缘(由胫神经与腓总神经的吻合支组成的腓肠神经)。

16

胫神经损伤时，发生足和趾屈肌(跖屈)麻痹，足内转的肌肉麻痹。跟腱反射消失。小腿后面、足掌、趾的跖面和足趾末节的背面等区发生感觉障碍。由于腓总神经的功能存在，故足趾的关节肌肉感觉不受损失(仅在胫、腓两神经均损伤或坐骨神经总干损伤时,才有足趾关节肌肉感觉丧失)。小腿后肌群(小腿三头肌)和足跖肌群常显著萎缩(足弓加深,跖间隙下陷)。足略呈伸展(背屈)状态,因足弓加深,趾为爪样,故得名仰趾足。步行困难,但比腓总神经损伤时之足下垂好些,此时,病人尚能用足跟站立。

胫神经(及其在坐骨神经干内的纤维)损伤时,疼痛总是很剧烈的,能致灼痛综合征。血管运动、分泌及营养方面的障碍,通常亦甚明显。

胫神经的功能试验:其损伤时表现为①足及趾不能屈曲(跖屈不能),足不能内转;②不能用足尖走路(见图16-16)。

4. 臀上神经　系由第四、五腰神经根和第一骶神经根纤维组成的运动神经,支配臀中肌、臀小肌和阔筋膜张肌。其主要功能是使大腿外展。此神经受损害时,腿外展困难。两侧损害时,发生不稳的“鸭行”步态。

5. 臀下神经　系由第五腰神经根和第一、二骶神经根纤维组成的运动神经,支配臀大肌。其主要功能是使大腿伸展(向后伸展),当立于前弯位置时,使躯干挺直,大腿固定时使骨盆后倾。此神经受损害时,大腿(向后)伸展困难,立位前弯姿势下,躯干不能挺直,因而患者上楼梯、由坐位起立困难。

6. 股后皮神经　系由第一、二、三骶神经根组成的感觉神经。分布于臀部下部和会阴部一部分的皮肤,主要还是分布在大腿的后面。此神经损害时,主要在大腿后面发生疼痛、异常感觉和感觉障碍。

下肢诸神经根及主要神经病变时症状见表16-3和表16-4。

表 16-3　下肢诸神经根病变症状比较

特点	腰 2	腰 3	腰 4	腰 5	骶 1
感觉分布	横过大腿上部	横过大腿下部	自膝至内踝	腿外侧至足背和足底	外踝后至足外侧
感觉丧失区	多无	多无	腿内侧	足背	外踝后
疼痛部位	横过大腿	横过大腿	下达内踝	大腿后面、小腿外侧、足背	大腿后面、小腿后面、足外侧
反射丧失	无	收肌反射	膝反射	无	跟反射
运动缺陷	髋屈 大腿内收（腰 2、3）	膝伸	足内翻	足、趾背屈	掌屈、足外翻
常见病因（以发病频度为序）	神经纤维瘤，脑膜瘤，其他肿瘤，除腰 4 外椎间盘病变少见，<5%			椎间盘病变，转移性恶性肿瘤，神经纤维瘤，脑膜瘤	

16

表 16-4　下肢主要神经病变症状比较

特点	闭孔神经	股神经	坐骨神经	
			腓神经	胫神经
感觉分布	大腿内侧	下肢前内面至内踝	小腿前面，足、跟背面	小腿后面，足外侧缘
感觉丧失区	多无	一般按解剖位置	常在足背面	足掌面
疼痛部位	大腿内侧	大腿前面，小腿内面	多无痛	多有疼痛
反射丧失	内收反射	膝反射	无	跟反射
运动缺陷	大腿内收	膝伸直	足背屈、内翻、外翻	足掌屈，内翻
常见病因	盆腔肿瘤、妊娠	糖尿病，股疝，股动脉瘤，后腹腔肿瘤，腰肌脓肿	腓骨颈压迫麻痹，髋骨骨折脱位，臀部穿通伤，注射不当	在臀部极少损伤，分支损伤较多

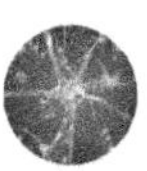

病例介绍：

男性，24 岁。因右侧腰痛与鼠蹊部疼痛 5 个月于 1973 年 6 月 14 日入院。患者在 1969 年受凉后曾有右侧腰痛，因而在原单位用普鲁卡因封闭，一直未完全缓解。于 1973 年 2 月后更伴发右鼠蹊部疼痛，腰部为持续性钝痛，右鼠蹊部为阵发性剧痛。疼痛发作时不敢活动，屈膝侧卧于床上，每次发作 10~20 分钟，痛重时呻吟不止。疼痛间歇期右大腿上部有麻木感。

入院后检查主要阳性体征是胸 12 至腰 2 脊神经根分布区痛，触觉明显减退，右下腹壁反射减弱，拟诊腰 1 神经根部纤维瘤，但腰穿压力及化验结果正常。因疼痛反复发作不止，于 1973 年 11 月 3 日进行椎管碘油造影，发现腰 1、2 椎间右侧有一小的(直径 0.5cm)充盈缺损。次日于局麻下切除腰椎椎板探查，于腰 1、2 关节突间发现肿物，伸入椎管的部分很小，主要在椎管之外，咬除腰 1、2 关节突及腰 1 椎弓，发现肿瘤有完整包膜，上达胸椎 12 下缘，向下探查到腰椎 4，但未见明确下界。切除肿瘤的可见部分重 500g，术后症状减轻。12 月 19 日做第二次手术，切口自胸 10 棘突右旁 3cm 向下达第 12 肋骨，再经髂嵴内至耻骨联合共 35cm，发现仍有 10cm×10cm×8cm 大的肿瘤，完全切除，重 500g，术后疼痛完全消失。最后经病理检查，诊断：巨大神经纤维瘤。

本例虽最后治愈出院，但住院半年有余，术前对病情估计不足，入院后因主要症状为疼痛且为发作性，伴情感反应，痛苦呻吟。曾怀疑“神经官能症”，但反复斟酌其体征，确属根性分布的感觉障碍，而且右下腹壁反射减弱，因而坚持做椎管造影，得以获得手术机会，获得了值得记取的经验教训。

第十七章

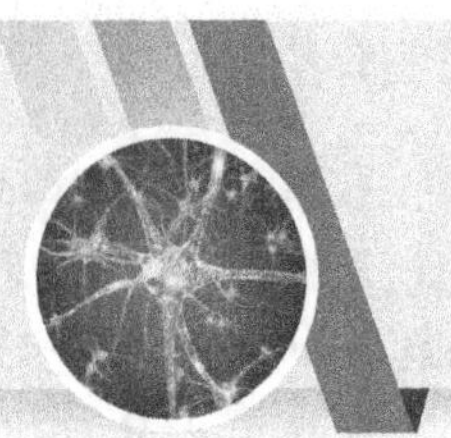

辅助诊断

神经系统疾病各项辅助检查的医疗费用较高，一般不列入常规检查，在进行这些检查之前应当首先考虑病变的部位（定位诊断），明确病变部位后，对无须检查的部位可以省去更贵的检查，因此，日常临床工作中很有意义。神经系统检查的辅助方法如下：

一、腰椎穿刺（腰穿）

通过腰穿可测量颅内压力，检查脑脊液的各种成分，注入造影剂做脊腔造影，或将治疗药物做鞘内注射。腰穿的相对禁忌证包括穿刺部位的感染，出血性素质，颅内压增高，以及阻塞脑脊液流通的Ⅰ型 Chiari 畸形。如有视神经乳头水肿或局灶性神经障碍，应先做 CT 或 MRI 检查排除占位性病变，以免轻易做腰穿而激发经小脑幕裂孔或枕大孔的脑疝，如怀疑为细菌性脑膜炎，应立即给予抗生素治疗，不要因为等待腰穿或脑脊液报告而延误治疗。在蛛网膜下腔出血的病例中，CT 扫描常能明确诊断，从而可以免除腰穿，腰穿有可能使血块对破裂的动脉瘤的填充压迫作用降低而促进再出血。

正常脑脊液外观透明无色，当细胞数≥300×10^6/L 时呈雾状或混浊。取得血性脑脊液时应区别损伤性穿刺与蛛网膜下腔出血。损伤性穿刺属常见(由于穿刺针损伤了椎管前壁的静脉丛),可资鉴别的特征是脑脊液的逐步变清(比较第1管与第4管脑脊液的红细胞计数可以证实),而且将脑脊液即刻离心后上清液不呈黄色症。如果是蛛网膜下腔出血造成的血性脑脊液,先后收集到的各管脑脊液其血性程度均匀一致,而且在出血后经过数小时由于红细胞的溶解会产生黄色症,在显微镜检下还能看到皱缩红细胞。略带黄色的脑脊液也可能是由于老年性色素原,陈旧性出血,严重黄疸或蛋白含量过高(>1g/L)。

脑脊液的细胞数,葡萄糖与蛋白质的定量对许多神经科疾病的诊断都能提供有用信息。如怀疑为感染性疾病,应将脑脊液离心后的沉淀物做各种涂片染色检查:细菌(革兰染色)、结核菌(抗酸染色或免疫荧光染色)、隐球菌(印度墨汁染色)。收集较多量的脑脊液(10ml)做检查能提高病原体的检出率,特别对抗酸杆菌及某些真菌,不论是涂片染色或培养。在双球菌性脑膜炎的早期,或患者有严重的白细胞减少症时,脑脊液蛋白定量的增高可能不多,不足以在革兰染色检查时使细菌黏附在玻片上,从而产生假阴性结果。在脑脊液的沉淀物中加入一滴无菌的血清可以防止这种问题的发生。如怀疑出血性脑膜脑炎,应将脑脊液做湿性固封以检查阿米巴原虫。乳胶凝集反应与协同凝集反应能快速确定致病细菌,特别当涂片与培养检查结果都呈阴性时(例如在未经充分治疗的脑膜炎病例中)。需氧的和厌氧的脑脊液培养都要进行,既要查抗酸杆菌,也要查真菌,除肠道病毒外,从脑脊液中分离出病毒的机会属于罕见,病毒抗体测定板市场已有供应。性病研究实验室(VDRL)测试以及隐球菌抗原测试往往已被作为常规检查。

正常人脑脊液/血液葡萄糖含量的比数约为0.6,除非患者有严重的低血糖症,一般脑脊液葡萄糖含量能维持在>50mg/dl(2.78mmol/L)水平。脑脊液蛋白定量的升高(>0.5g/L)是疾病存在的一个敏感指标,但对具体病种无特异性意义。超过0.5g/L

的蛋白定量的增高不常见，可见于化脓性脑膜炎，晚期结核性脑膜炎，脊髓肿瘤引起的椎管完全阻塞或血性脑脊液。γ-球蛋白（正常 <15%）寡克隆带以及碱性髓鞘蛋白的特殊检查有助于脱髓鞘性疾病的诊断。

脑脊液检查虽然直接定位价值有限，但患者如果脑脊液有炎症表现，有脑膜刺激征，脑电图改变轻微，病变定位于脑膜，临床意义也很重要。

二、计算机断层扫描（CT）

CT 能对脑沟、脑室、灰质、白质、骨质以及钙化结构做出快速且无创伤的成像。CT 能查出脑积水、皮质萎缩、脑穿通囊肿，以及占位效应所造成的中线结构的移位变形。组织密度的降低可见于水肿、梗死、脱髓鞘病变、囊肿形成以及脓肿。密度的增高则是新近的出血与钙化病变（如颅咽管瘤）的特征。静脉注射碘化增强剂可使血管、血管畸形、肿瘤以及血脑屏障受损区域显示出来。CT 也可检出头颅与脊柱的先天性畸形、骨折、骨关节增生的压迫以及肿瘤引起的骨质侵蚀。通过鞘内注射甲泛葡胺造影剂后，CT 可勾画出压迫脑干、脊髓或脊神经根的各种异常（如脑膜癌肿病、椎间盘脱出），还可发现脊髓空洞症。但磁共振所提供的脊髓空洞症的成像质量最好。CT 也可用于指导治疗（例如在急性脑卒中病例中，在应用抗凝或溶栓治疗之前排除脑出血），监测治疗措施的有效性（例如脑积水的脑室内分流，癌肿脑转移的放射治疗，或者脑脓肿的抗生素治疗）。

三、磁共振成像（MRI）

磁共振成像能对神经结构提供比 CT 分辨度更佳的成像，而对患者损伤小。MRI 对显示脑干病变以及颅后窝其他异常的帮助尤其大，因为这个部位的 CT 扫描常为骨纹伪迹所干扰。MRI 能发现脱髓鞘斑块、早期梗死、亚临床脑水肿、脑挫伤、初期的经小脑幕脑疝、颅颈交界处异常以及脊髓空洞症。有时，炎症、脱髓鞘与肿瘤病变只有在静脉注射顺磁性造影剂(如钆)增强以后才能被发现。MRI 主要的缺点是费用昂贵,需要特殊的房屋设置。对安装有心脏起搏器者,脑内有磁铁性动脉瘤夹或体内有任何可移动的金属修补物的患者,MRI 是禁忌的。对椎管内压迫脊髓并且需要紧急干预的一些病变(出血、梗塞、肿瘤,脓肿),MRI 有特殊的诊断价值,但有时 MRI 影像见很显著的异常信号临床上几乎没有症状或体征,出现难以解释,可能是已有脊髓病变,但轴索尚未损坏。

磁共振血管显影术(MRA)可以显示头部与颈部的一些主要动脉与它们的分支。虽然 MRA 不能取代脑血管造影术,但是在某些没有必要去承受脑血管造影风险与费用的病例中,它是很有用的。例如患者突发新的剧烈头痛,怀疑为脑动脉瘤,但 CT 与腰穿都未发现蛛网膜下腔出血;或者患者拒绝接受脑血管造影术。作为脑卒中病例的一项辅助检查时,MRA 有较大大动脉狭窄严重程度的倾向,因此通常不会错过大动脉的闭塞性疾病。

磁共振静脉成像术能显示颅腔内主要静脉与静脉窦。可以免却脑血管造影术而对脑静脉性血栓形成作出诊断,而且它对监测血栓的消散与指导抗凝治疗应用时间的长短都很有用。

四、脑回声图描记

针对不同大脑部位的超声波所引出的回声可以通过示波器予以描记。在 2 岁以下的儿童中,特别在新生儿重点监护病区内,这种可在床边进行的操作对检测脑出血与脑积水很有用。在较大的儿童以及成人中,其使用已被 CT 扫描所取代。

正电子发射体层摄影(PET)是利用放射同位素示踪剂摄取量来测定活体大脑的血源,葡萄糖代谢与氧代谢的一种研究用诊断措施。虽然它能提供有关癫痫、脑肿瘤及脑卒中的重要信息,但对临床诊断实用很少,而且,正在发展中的功能性 MRI 可以提供动力性生理性脑成像,有可能会将 PET 淘汰。

五、脑血管造影术

在注射造影剂后进行X线摄影可显示脑内的动脉循环与静脉循环，通过数字减影处理（数字减影脑血管造影术），注射少量造影剂就能获得高分辨度的成像。脑血管造影术对CT与MRI能起的补充作用是可以显现出颅内病变的定位及其血管供应情况，而且对诊断动脉的狭窄或闭塞、先天性血管缺失、动脉瘤与动静脉畸形来说，脑血管造影术仍被认为是金标准。

在患者经过轻度镇静并接受局部麻醉后，将导管经股动脉插入，导向主动脉弓，注射造影剂后可使主动脉弓及各大动脉的起源都显影（此时患者会感到一阵灼热不适感）。也可将导管引入个别的颈动脉与椎动脉，以了解动脉的开通程度、解剖形态以及自颈部至颅内的血流情况。直径小至0.1mm的血管也能被显影。在某些医疗中心，神经放射科医生也兼做介入手术，在血管造影术以后，根据疾病过程的需要，进行血管成形术、支架安置、动脉内溶栓或动脉瘤闭塞操作。

六、经颅多普勒超声扫描

这种非创伤性操作可用于检测颈动脉分叉处有无夹层撕裂、狭窄、闭塞以及动脉壁溃疡。本法安全，可在门诊部进行快速操作，但无法提供血管造影术所能显示的细节，用于检测颈动脉系统短暂缺血性发作的病例，它比眶周多普勒超声检查与眼体积描记术更为优越，对异常情况做跟踪随访复查也很有用。经颅多普勒超声扫描可用于评估脑死亡的残余血流，蛛网膜下腔出血后大脑中动脉的血管痉挛与椎-基底动脉系统的脑卒中。德国Walter等报告，脑实质超声（BPS）检查显示黑质高回声，既是原发性帕金森病的临床表现，也是皮质底节变性（CBD）的特征表现，可用于CBD与进行性核上性麻痹（progressive supra nuclear palsy，PSP）的鉴别诊断。CBD和PSP与帕金森病关系密切，具有许多共同的临床特征，临床鉴别很困难，尤其在病程早期。BPS 是一种新的超声技术。能通过完整的颅骨显现脑组织回声。Walter 等对 8 例 CBD 患者和 13 例 PSP 患者进行 BPS 检查,结果显示 7/8(88%) CBD 表现出黑质高回声,但 11 例 PSP 患者没有这种表现,10/13 例(77%)PSP 患者有明显第三脑室扩张,但在 CBD 患者中未发现,BPS 对第三脑室的检测参数与 MRI 检查结果高度吻合。因而指出,如果 BPS 显示黑质高回声或第三脑室宽度 <10mm 则提示 CBD,其敏感度 100%,特异性为 83%,阳性预测值 80%。

七、脊腔造影术

通过腰穿将造影剂(碘苯六醇,碘异酞醇或其他非离子型水溶性造影剂)注入蛛网膜下腔后,对脊髓进行 X 线摄影。脊腔造影术可显示椎管内各种异常(例如,椎间盘突出,脊椎关节强硬形成的横条,髓内或髓外的肿瘤,动静脉畸形,脊膜癌肿转移以及蛛网膜炎)。造影剂不需清除,能增加检查的分辨度(特别对脊神经根),配合 CT 扫描可澄清,否则难以判断病变(例如,脊髓空洞症与脊髓肿瘤的鉴别)。脊腔造影术的禁忌证和腰穿相同(见上文)。如果患者已有脊腔完全阻塞,脊腔造影术有可能会使病情加重,特别是如果脑脊液放出过多并过快。负责检查的放射科医生必须对存在完全阻塞的可能性经常有所警惕。在椎管内各种异常的检查方面,MRI 已大部分取代了脊腔造影术。

八、脑电图(EEG)描记

脑电图能发现癫痫、睡眠障碍、代谢性与器质性脑病所伴发的大脑电活动改变。要记录相当一段时间的大脑电流的电位。在头部安放对称分布的 20 个电极(加上一个头顶电极)。正常人清醒时的脑电图显示,8~12Hz、50μV 的正弦形 α 波,在枕-顶区呈现出消长;额部有 >12Hz、10~20μV 的 β 波,另有散在的 4~7Hz θ 波。要注意两侧半球有无不对称现象(提示器质性病变),有无过度的慢活动(1~4Hz、50~350μV 的 δ 波可见于意识不清，脑病与痴呆病例），以及有无异常的波型。

有些异常波型是非特异的（例如痫样尖波），但另一些则有诊断意义（例如，失神癫痫的 3Hz 棘 - 慢波，Creutzfeldt-Jakob 病的周期性 1Hz 尖波）。脑电图对一些发作性并且病因不明的意识障碍的判断特别有用。如果怀疑为癫痫，而常规脑电图记录正常，采用一些激活皮质电活动的措施（过度换气，闪光刺激，睡眠与睡眠剥夺）有时会引发出癫痫发作的证据。应用鼻咽电极有时可检测到颞叶的癫痫性灶，后者在常规脑电图上可无异常表现。应用 24 小时连续性脑电图监测（不论是否同时进行录像监测），往往能帮助确定一些一过性记忆缺失、主观的先兆征象或者异常的发作性动作行为是否属于癫痫性质。

九、诱发电位的测定

视觉、听觉或触觉刺激均能激活相应的神经解剖传导束与电转站，引发出小的皮质电位波形。通常这些较小的电位都被脑电图的背景噪音所淹没，但通过计算机对一系列与脑电图时相锁定的刺激进行叠加以后，能将背景脑电活动消除，而显示出诱发电位。诱发电位的潜伏期、时限以及幅度能反映出受检的感觉通路是否保持完整的生理功能。

对于检测隐匿的脱髓鞘性病变，检查不合作的婴儿的感觉系统功能，区别一些功能障碍，以及随访疾病的亚临床病程来说，诱发电位的检查特别有用。例如，视觉诱发电位的检查可以揭露多发性硬化病例中未被疑及的视神经损害。如果怀疑脑干有病损，脑干听觉诱发电位可以作为一项客观的测试（感音性与神经性耳聋的鉴别）。当器质性疾病（例如累及神经丛与脊髓的转移性癌肿）侵犯神经轴的多个水平时，体感诱发电位的检查将生理障碍所在比较精确地定位出来。

临床上常用的诱发电位检查包括视觉诱发电位（visual evoked potential，VEP）、听觉诱发电位（auditory evoked potential，AEP）、体感觉诱发电位（somatosensory evoked potential，SEP），以

及运动诱发电位(motor evoked potential，MEP)。其中视觉诱发电位是施以视觉性刺激(闪光或图形反复刺激)，由视网膜接收后经视觉径路传到大脑枕叶之视觉反应区，记录所激发的脑细胞电位活动。图形反复刺激所得之诱发电位(pattern reversal eyoked potential)正常，清醒下呈“V”字形，含有两个负(N)波及一个正(P)波，其中又以正波P100之判读最具意义，根据其潜伏期、振幅及波形之改变可用以诊断及定位视神经径路之病变，如视神经炎、球后神经炎、多发性硬化症等。而听觉诱发电位则是用听觉刺激诱发听神经反应，传到大脑听觉中枢之活动电位，以电极于头部记录而得。正常的脑干听觉诱发电位有七个波，分别代表听神经到大脑颞叶之听觉径路，其中又以第1、3、5波最具临床应用价值。可用于听神经及脑干病变之检查定位，提高多发性硬化症之诊断率，评估昏迷患者之预后；同时可用于手术时监视听神经及脑干功能，避免开刀时之损伤。

体感觉诱发电位(SEP)是经由刺激体感觉神经引发反应，沿着体感觉传导径路传向脊髓背柱，再经脑干、视丘到达大脑感觉皮质。传统的感觉神经检查只能侦测外围神经的远程病变，而体感觉诱发电位则可评估外围神经的近端乃至中枢神经的整个传导径路。理论上任何一条感觉神经均可用以刺激获得体感觉诱发电位，但一般较常做的为上肢的正中神经及尺神经和下肢的后胫神经及腓神经。临床上体感觉诱发电位的记录方法及反应波之命名，仍未完全统一，其反应波中以短潜伏期(short latency)之反应波较具临床应用价值。以下以正中神经为例，提出较常用的一种检查方法：以小量电流刺激腕部正中神经，电量大小恰足以引起大拇指轻微抽搐而不曾疼痛，刺激频率约每秒2~5次，其刺激约1000次，然后加以平均，同时以四组记录电极记录反应波，其主记录电极分别在第六颈椎(C_6)、第七颈椎(C_7)、第二颈椎(C_2)及对侧感觉皮质区(C_3或C_4)，参考电极则均为前额处。由此四组记录电极可记录到三个负波、分别发生于9ms(N9)、13ms(N13)及19ms(N19)，以及一个正波(P22)。这些波之来源多已被证实，如 N9 起源于臂神经丛，N13 可能来自脊髓后柱，N19 起源于视区，而 P22 来自视丘皮质放射。根据这些波之潜伏期、振幅及波间潜伏期，以及用两侧比较即可判别病变位置。其临床应用范围极广，包括外围神经近端病变、脊髓病变(外伤)、脑干及视丘病变、脑血管病变及评估昏迷患者之预后等，同时可提高多发性硬化症之诊断，或应用于手术时监视以减少手术之后遗症。体感觉诱发电位是相当客观的一种检查，但它通常是由较大的髓鞘纤维所产生，仅代表部分感觉神经径路，因此检查结果正常并不能排除所有感觉异常，这是临床应用须考虑的。

运动诱发电位（MEP）检查是于头部对应于大脑皮质运动区（如手区或脚区）的部位给予刺激激发大脑的运动神经径路而引起手或脚部肌肉的动作电位。此种运动诱发电位可用以评估由大脑运动皮质经皮质脊髓径路传导到运动神经元再到外围肌肉的整个运动神经径路之病变，如脊髓病变、脊髓外伤、多发性硬化症、运动神经元病变及外围神经近端之病变。于大脑皮质刺激引发之运动诱发电位，再配合患者之随意收缩（voluntary contraction）则会有加强作用，使电位振幅变大。此外也可直接于脊椎做刺激，激发运动神经根来引发运动电位，一般由第六颈椎刺激可引发上肢的肌肉动作电位，而于胸椎第十二节刺激则引发下肢的肌肉动作电位，但随意收缩无法增强脊椎刺激引发之电位。一般用以激发运动诱发电位之电流强度很强，常造成头皮及脸部肌肉强力收缩而引起不适，而磁圈刺激（magneticcoil stimulation）是利用磁圈在人体产生之磁场转化为刺激电流来引发运动诱发电位，由于是一种无痛性刺激，已取代原先电流刺激方法。磁圈刺激法与一般之电流刺激差不多，但一般于头顶（vertex）刺激可得到最大肌肉动作电位，而非置于对应之运动皮质区做刺激。同样的经由随意收缩可增大反应电位之振幅，同时也可使潜伏期缩短约 3ms。对于装心脏节律器患者及接受神外手术装有颅内金属物，如血管瘤箝（aneurysm clip）患者，应列为禁忌，以免磁场干扰造成危险。

十、肌电图描记与神经传导速度测定

当临床上难以确定肌无力的征象究竟是由神经、肌肉或神经肌肉接头点病变引起时，进行电生理检查往往有助于诊断，能够确定具体受损的神经与肌肉，是临床或亚临床的损害。肌电图描记是通过针电极插入受检肌肉，在示波器上可以显示出肌肉电位活动的波形，同时可在扬声器上传出电活动的声音变化。要记录肌肉静息时与主动收缩时的肌电活动。正常情况下，静息的肌肉不表现出电位活动；肌肉做轻收缩时出现单一运动单位的电位活动。随着肌肉收缩力量的加强，运动单位电位活动数量也增多，形成干扰相波形。失神经支配的肌纤维其表现是插入电位的增多与异常的自发电活动（肌纤维颤动与肌束颤动）的增多。当肌肉收缩时，参加的运动单位数量减少（干扰相削弱），出现巨大动作电位（存活的轴索发出分支去支配邻近的肌纤维，从而使运动单位有所扩大）。在肌肉疾病中，受损的是个别的肌纤维，与运动单位无关；因此，动作电位的幅度有降低，但干扰相表现如常。

在神经传导速度的测定中，对周围运动神经可以在其通向肌肉径路上若干点施加电击刺激，并记录肌收缩开始出现的时间。根据神经冲动经过可以测量到的神经长度所需的时间可以计算出神经传导速度。在通过最接近肌肉的神经节段上神经传导所需的时间称为远端潜伏期。对感觉神经也可进行类似的神经传导速度测定。若肌无力是由肌肉疾病所引起，神经传导速度都正常。在周围神经病变中，神经传导速度常有减慢，而且由于无髓鞘与有髓鞘轴索受累不等可出现动作电位的分散。对神经施加重复的刺激可检测神经肌肉接头点有无病态的疲劳现象，例如在重症肌无力中可见到重复刺激引起的肌收缩反应的进展性减退。定位于神经肌肉接头部病变有临床意义。

肌电诊断（electrodiagnosis）是利用神经及肌肉的电生理

特性，以电流刺激神经记录其运动和感觉的反应波，或用针电极记录肌肉的电生理活动，来辅助诊断神经肌肉疾病的检查。肌电图检查包括三大部分：①神经传导检查（nerve conduction studies）；②针极肌电图检查（needle electrmyography）；③诱发电位检查（evoked potentials）。

临床上上述检查有重要定位诊断价值，可帮助区分中枢神经、外围神经及肌肉病变。特别是对于下运动神经元、神经根、神经丛、神经肌肉接点（neuromuscular junction）乃至肌肉的各种异常，神经传导检查及针极肌电图检查均可帮助检测病变的性质（区分神经病变或肌肉病变）、部位（神经根、丛或外围神经病变）及严重度，以协助正确临床诊断、选择治疗方式及评估效果与预后。随着计算机应用及科技的日新月异，肌电诊断检查之技术也有更新，大大提升其于临床应用上之地位和价值，不论是中枢神经或外围神经病变，乃至肌肉病变，均可经由肌电诊断检查，来辅助临床诊断及疾病定位。

神经传导检查是指以电极刺激受测神经，而于其支配的感觉神经或肌肉上记录电位，以得到感觉神经电位波（sensory nerve action potential）、复合肌肉动作电位波（compound muscle action potential），以及特殊反射的电位波（H-reflex 及 F-response）的检查。检查方法是以超大电量刺激（supramaximal stimulation）来刺激受测神经（H 反射例外），以使该神经所有轴突均同时兴奋，而得到一最大反应波，根据此最大反应波之传导潜伏期（latency）、振幅（amplitude）、表面积（surface area）及传导速度（nerve conductionvelocity），再与正常值作比较，可以帮助区别神经的轴突病变（axonopathy）或脱髓鞘病变（demyelination）。例如在髓鞘病变可见潜伏期延长或传导速度变慢，而轴突病变或有肌纤维丧失则可导致振幅或表面积减小。须注意的是有些因素会影响检查所得参数值，包括检查者技术、患者年龄及皮表温度等，因此，检查时须将此等因素列入考虑，才能得到正确检查结果。感觉及运动神经传导检查包括上肢的尺神经、桡神经、腋神经及肌皮神经，以及下肢的股神经、腓神经、后胫神经、外侧股皮神经、隐神经、腓肠神经及内外脚掌神经等。

F反应及H反射之测定：F反应是利用超大电量刺激神经，使去极波沿运动神经轴突逆向传到脊髓，再经同一运动神经元或数个中间神经元后传回下运动神经元，引发其支配的肌肉收缩所产生之反应波。经由一定次数之刺激(20~100次)可计算其出现频率及传导潜伏期，当出现频率变少或传导潜伏期延长则表示该运动神经至脊髓的近端传导径路有问题。H反射则是利用较小电量刺激神经，经感觉神经纤维向上传导至脊髓，再经单一突触联结(monosynape)传入下运动神经元而引发肌肉收缩所记录到之反应波，同时随着电量加大、复合肌肉动作电位波逐渐变大，H反射波会逐渐被抑制变小乃至消失。H反射不同于F反应，后者可见于所有运动神经，而H反射在正常成人只在于第一椎神经根所支配的肌肉必定出现，其他部位则较少见。若H反射消失则表示该神经根有病变或是传导径路的其他部位有问题，相反的，若H反射大量出现于其他部位则代表中枢神经病变。

十一、重复电刺激检查

重复电刺激检查(repetitive nerve stimulation)主要用于诊断神经肌肉接点之异常。检查方法是利用低频(2~3Hz)或高频(10~20Hz)的电刺激连续刺激神经，记录复合肌肉动作电位波，若于低频电刺激下出现递减反应(decrement response)，即前五个连续电位波中，最小的波与第一个最大波间振幅减小达10%以上，则可诊断重症肌无力；反之，若于高频电刺激下，连续电位波显示递增反应(incrementresponse)则为肌无力症候群(myasthenic syndrome)。

针极肌电图检查是指利用针极刺入肌肉，记录其各种状态下的电位活动，再经由多条肌肉的检查来判定神经和肌肉病变的特性、部位及范围和严重度。一般常用针极为同轴针极(较耐用，干扰少，但较痛）及单极针极（记录面积大、较不痛，但干扰大、易损坏）两种。常规之针极检查包括四个步骤，依序观察下列活动电位：

1. 针极刺入活动电位（insertional activity）。

2. 自发性活动电位（spontaneous activity）。

3. 轻微自主收缩时运动单元电位波（motor unit potential，MUP）之型态。

4. 最大力量收缩下，运动单元电位之表现（recruitment）反应及干扰型态（interference pattern）。

在正常情况下，针极刺入肌肉会引起短暂的刺入活动电位，但正常应于300ms内恢复静止状态，如针刺活动电位延长，代表肌纤维细胞膜之不稳定，如去神经现象、肌强直异常或肌肉病变等；反之针刺活动电位减少或消失，常代表肌肉明显萎缩或纤维化。若针极静止不动，肌肉亦处于完全放松状态，此时应记录不到任何活动电位，除非针极正好位于运动终板区，则可见到运动终板电位（endplate potential）或微运动终板电位（miniatual end plate potential），除此之外，若出现下列自发性运动电位均属异常：

（1）纤颤波（fibrillation）或正相尖波（positive sharp wave）：均为单一肌纤维放电形成之自发性活动电位，通常代表肌肉去神经现象，但须在神经受伤后2~3周才会出现，亦见于肌肉病变、某些上运动神经元病变及失用性肌萎缩症。

（2）肌束波（fasciculation）及肌束阵挛（myokymia）：肌束波是由一群肌纤维同时不自主的放电而造成之运动单元电位波，常见于下运动神经元疾病，但也可见于上运动神经元病变、特定代谢疾病及偶尔在正常肌肉见到。而肌束阵挛则指一群运动单元连续反复地放电引起肌肉收缩，临床上可见该肌肉上的皮肤蠕动现象，见于慢性神经病变。

（3）复杂重复放电波（complex repetiitive discharge，C.R.D.）：一组肌纤维以相同频率重复放电所形成的复杂电位、声音有如机关枪，见于肌肉病变及慢性神经病变。

(4) 肌强直放电波(myotonic discharge)：肌纤维周期性振幅由小而大再由大而小的放电，造成如飞机俯冲般之声音，见于先天性肌强直症及肌强直性肌营养不良。

个别运动单元电位波之形态则于轻微肌肉收缩时观察。运动单元是肌肉收缩的功能单位，每一运动单元包括一个运动神经元、其轴突及所支配的肌纤维，当一运动神经元之神经冲动传至其所支配之肌纤维时，引起所有肌纤维收缩，经整合而得一运动单元电位波，其判读参数主要包括：①波幅(amplitude)：最高正相波与负相波间之电位差，正常在 200~5000μV 之间，过高或过低均为异常。②时限(duration)：电位波初离开基线至最后回到基线之时间，与记录范围内之肌纤维数有关，正常约 2~15ms 之间。③表面积(surface atea)：指电位波内所含之面积。④相数(phase)：波形穿过基线之次数，代表肌纤维密度与放电整合情形，正常不超过 4 个相数，否则称为多相波，每条肌肉之多相波约占 5%~15%。⑤转折(turn)：波形极化方向转变之次数。⑥升起期(rise time)：针极接近肌纤维之程度。⑦电频率(firing race)：在不同疾病及疾病不同阶段所出现之运动单元电位异常均不相同，例如在神经病变急性期可见到残余之正常运动单元电位波及一些正常间期之多相波；当神经末梢再生时可见微小多相波；如有侧支再生则出现后电位(late component)；至于慢性神经再生则呈现长间期、高振幅之多相波。

至于肌肉病变之典型异常则为放电频率增加、短间期、低振幅之多相波。最后则让患者做最大力量收缩，使所有运动单元均被征召(recruitment)加入收缩，同时个别运动单元电位之放电频率亦增加，以加强肌肉收缩力量，此称为征召现象。此时针极记录到的众多电位波互相干扰，使整个监视器屏幕均充满电位波，看不到基线，是为干扰形态(interference pattern)。随着肌肉指征异常的程度，可将之区分为轻度下降、重度下降、分离征、单一动作电位征(single unit recruitment)乃至无指征反应。

除了上述常用检查外，还有一些特殊针极检查，如单纤维肌电图即是以微小电极(25m)来侦测单一肌纤维运动电位波之变化，以了解单一肌纤维运动终板及肌肉内神经支之活动情形，由于其高敏感度，现已被广泛用于诊断神经肌肉传导的疾病。单纤维肌电图可以记录到两个单纤维间期之变异称为颤移(jitter)，它有一定正常值，可用于诊断重症肌无力，因这类病人神经肌肉传导异常会导致颤移延长，更严重者会造成阻断(blocking)。除此之外，也可用以测量肌纤维密度(fiber density)，正常人应小于 1.5，有神经肌肉病变时密度增加。另外巨形肌电图(macro EMG)乃记录整个运动单元之情形，以测定神经再支配分布的容量。诱发电位检查，可分别测感觉传导速度(SCV)、运动传导速度(MCV)以分别认识感觉及运动纤维病变的存在及程度。肌电图检查有重要定位诊断价值。

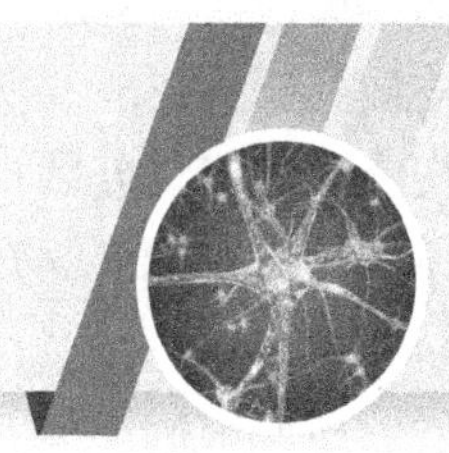

索 引

H

J

K

L

M

N

P

Q

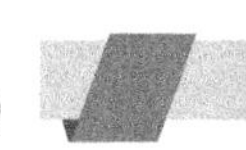

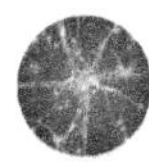